全国高等医药院校药学类专业第六轮规划教材

U0746343

国际医药贸易理论与实务

第3版

（供药学类专业用）

主　编　马爱霞
副主编　胡　霞　张　慧　王星丽　刘永军
编　者　（以姓氏笔画为序）
　　　　马爱霞（中国药科大学）
　　　　王星丽（中国药科大学）
　　　　刘永军（中国药科大学）
　　　　孙源源（南京中医药大学）
　　　　张　慧（广东药科大学）
　　　　胡　霞（中国药科大学）
　　　　原宗琳（广东药科大学）
　　　　凌小贤（中国药科大学）
　　　　陶田甜（南京医科大学）
　　　　彭仁贤（广东药科大学）
　　　　董　为（广东药科大学）

中国健康传媒集团
中国医药科技出版社 ·北京

内 容 提 要

《国际医药贸易理论与实务》教材由两大核心部分构成：国际医药贸易理论与政策、国际医药贸易实务。前者深入探讨了国际贸易理论演变、世界医药市场特征与趋势，概述了各国贸易政策差异，特别是世界各国的医药进出口政策，介绍了国际多边贸易体制，以及主要国家和地区的医药对外贸易现状与特点等。后者则全面涵盖了国际医药贸易合同的签订与执行、国际贸易术语应用，以及医药商品品质管理、质量控制、包装设计、价格策略、运输、保险、货款收付、检验、理赔、报关、风险控制与管理等实务环节。本教材为书网融合教材，即纸质教材有机融合电子教材，教学配套资源（PPT、微课、视频、图片等）、题库系统、数字化教学服务（在线教学、在线作业等）。

本教材特色鲜明，紧密围绕医药行业，旨在为医药类院校经济与贸易类专业本科生提供全面指导，对药学类专业学生和药品管理人员也有重要参考价值。

图书在版编目（CIP）数据

国际医药贸易理论与实务 / 马爱霞主编. -- 3 版.

北京：中国医药科技出版社，2025. 7. -- ISBN 978-7
-5214-5448-2

Ⅰ. F746.3

中国国家版本馆 CIP 数据核字第 2025LN9509 号

美术编辑　陈君杞
版式设计　友全图文

出版　**中国健康传媒集团** | 中国医药科技出版社
地址　北京市海淀区文慧园北路甲 22 号
邮编　100082
电话　发行：010 - 62227427　邮购：010 - 62236938
网址　www.cmstp.com
规格　889mm×1194mm $\frac{1}{16}$
印张　22
字数　642 千字
初版　2006 年 4 月第 1 版
版次　2025 年 8 月第 3 版
印次　2025 年 8 月第 1 次印刷
印刷　北京印刷集团有限责任公司
经销　全国各地新华书店
书号　ISBN 978-7-5214-5448-2
定价　**68.00 元**

获取新书信息、投稿、为图书纠错，请扫码联系我们。

出版说明

"全国高等医药院校药学类规划教材"于20世纪90年代启动建设。教材坚持"紧密结合药学类专业培养目标以及行业对人才的需求,借鉴国内外药学教育、教学经验和成果"的编写思路,30余年来历经五轮修订编写,逐渐完善,形成一套行业特色鲜明、课程门类齐全、学科系统优化、内容衔接合理的高质量精品教材,深受广大师生的欢迎。其中多品种教材入选普通高等教育"十一五""十二五"国家级规划教材,为药学本科教育和药学人才培养作出了积极贡献。

为深入贯彻落实党的二十大精神和全国教育大会精神,进一步提升教材质量,紧跟学科发展,建设更好服务于院校教学的教材,在教育部、国家药品监督管理局的领导下,中国医药科技出版社组织中国药科大学、沈阳药科大学、北京大学药学院、复旦大学药学院、华中科技大学同济医学院、四川大学华西药学院等20余所院校和医疗单位的领导和权威专家共同规划,于2024年对第四轮和第五轮规划教材的品种进行整合修订,启动了"全国高等医药院校药学类专业第六轮规划教材"的修订编写工作。本套教材共72个品种,主要供全国高等院校药学类、中药学类专业教学使用。

本套教材定位清晰、特色鲜明,主要体现在以下方面。

1.融入课程思政,坚持立德树人 深度挖掘提炼专业知识体系中所蕴含的思想价值和精神内涵,把立德树人贯穿、落实到教材建设全过程的各方面、各环节。

2.契合人才需求,体现行业要求 契合新时代对创新型、应用型药学人才的需求,吸收行业发展的最新成果,及时体现2025年版《中国药典》等国家标准以及新版《国家执业药师职业资格考试考试大纲》等行业最新要求。

3.充实完善内容,打造精品教材 坚持"三基五性三特定",进一步优化、精炼和充实教材内容,体现学科发展前沿,注重整套教材的系统科学性、学科的衔接性,强调理论与实际需求相结合,进一步提升教材质量。

4.优化编写模式,便于学生学习 设置"学习目标""知识拓展""重点小结""思考题"模块,以增强教材的可读性及学生学习的主动性,提升学习效率。

5.配套增值服务,丰富学习体验 本套教材为书网融合教材,即纸质教材有机融合数字教材,配套教学资源、题库系统、数字化教学服务等,使教学资源更加多样化、立体化,满足信息化教学需求,丰富学生学习体验。

"全国高等医药院校药学类专业第六轮规划教材"的修订出版得到了全国知名药学专家的精心指导，以及各有关院校领导和编者的大力支持，在此一并表示衷心感谢。希望本套教材的出版，能受到广大师生的欢迎，为促进我国药学类专业教育教学改革和人才培养作出积极贡献。希望广大师生在教学中积极使用本套教材，并提出宝贵意见，以便修订完善，共同打造精品教材。

中国医药科技出版社

2025 年 1 月

数字化教材编委会

主　编　马爱霞
副主编　胡　霞　张　慧　王星丽　刘永军
编　者　（以姓氏笔画为序）
　　　　马爱霞（中国药科大学）
　　　　王星丽（中国药科大学）
　　　　刘永军（中国药科大学）
　　　　孙源源（南京中医药大学）
　　　　张　慧（广东药科大学）
　　　　胡　霞（中国药科大学）
　　　　原宗琳（广东药科大学）
　　　　凌小贤（中国药科大学）
　　　　陶田甜（南京医科大学）
　　　　彭仁贤（广东药科大学）
　　　　董　为（广东药科大学）

前 言

近年来，全球医药经济呈现出快速增长的态势，全球医药市场规模持续扩张，东盟、南美等新兴市场需求不断增长。同时，贸易数字化和数字化贸易的兴起，为医药贸易的发展提供了新的动力。跨国医药企业的持续国际化布局，进一步推动了医药贸易的全球化发展。而中国医药企业也在国际市场上取得了显著突破。截至 2024 年底，我国已有 10 款创新药成功在美国上市，License - out 交易屡创新高，NewCo 新模式发展，为中国医药产业的国际化发展奠定了坚实基础。然而，国际医药贸易也面临着一些新的挑战。国际消费需求萎缩、逆全球化思潮的出现，以及以 WTO 为代表的多边贸易体制被破坏等，都对医药国际化产生了深远的影响。同时，国际贸易规则与惯例也产生了新的变革，这些变化都对本书的修订提出了新的要求。

本次修订主要体现在内容的更新与形式的优化上。第一，更新统计数据与案例。更新数据以反映当前国际医药市场的最新动态和趋势，以最新的医药贸易案例帮助学生更好地理解理论知识在实际中的应用。第二，优化内容结构。在保持原有基本框架的前提下，对内容进行精简和优化，去除过时或冗余的信息，突出重点和核心概念，使教材更加简明扼要且易于理解。第三，引入数字化教学资源。利用二维码等数字化手段，提供教材配套课件、章节微课、知识点体系、习题等学习资源，方便师生利用移动终端进行学习，提高教学效果和学习效率。主要修订内容包括：第二章国际贸易理论，新增了外部环境的发展趋势对国际贸易的影响以及贸易保护理论。第四、五章在原有的国际贸易政策框架下，结合当前世界贸易形势的发展，具体阐述了中国、美国、日本、欧盟及部分发展中国家的医药贸易政策及具体措施的演变。将原第六章国际贸易体制拆分成第六章国际多边贸易体制和第七章区域经济一体化，增加了中国入世对医药贸易的影响，将"北美自由贸易区"更名为"美墨加自由贸易协定"，增加了区域全面经济伙伴关系协定（RCEP）、全面与进步跨太平洋伙伴关系协定（CPTPP）、数字经济伙伴关系协定（DEPA）等最新区域贸易协定。第九章国际医药贸易合同概述，根据我国 2021 年颁布的《中华人民共和国民法典》更新了合同法内容。第十章国际贸易术语，根据《国际贸易术语解释通则 2020》对国际贸易术语进行了更新，同时重点对 2000、2010、2020 三个版本的贸易术语进行了对比。第十六章医药进出口商品的报关，根据最新发展新增了了关务水平测试内容。

本次教材的修订工作，由中国药科大学的马爱霞教授与胡霞副教授主导完成，并得到了来自广东药科大学、南京医科大学、南京中医药大学等参编院校领导的深切关怀与教师们的鼎力支持，我们对此致以最诚挚的谢意。参与本教材编撰工作的团队成员如下：马爱霞编写第一章，彭仁贤编写第二章，陶田甜编写第三章，张慧编写第四章，胡霞编写第五章、第八章，王星丽编写第六章、第七章，原宗琳编写第九章、第十章，凌小贤编写第十一章、第十六章，孙源源编写第十二章、第十三章，董为编写第十四章、第十五章，刘永军编写第十七章。同时，我们也非常感谢中国药科大学国际医药商学院的王璐颖博士后，陈一凡、崔宏艺、毛佳慧、欧小雨、石雯雯、闫思佳等优秀研究生的全力协助，他们的贡献为本次修订增添了宝贵的力量。

然而，鉴于国际贸易环境以及医药国际化的日新月异以及编者认知的局限性，本教材仍可能存在诸多不完善之处。在此，衷心恳请广大读者不吝赐教，提出宝贵意见与建议，以便我们不断完善，共同推动医药国际贸易教学与研究的进步。

编 者
2025 年 5 月

目录

第一章 导 论

PPT

学习目标

　　1. 通过本章学习，掌握国际贸易的分类；熟悉国际贸易的基本范畴、贸易差额及对各国经济的影响；了解世界贸易发展的历史及对世界贸易格局的深远影响，我国医药贸易发展概况等。

　　2. 具备识别不同贸易形式的能力。

　　3. 树立社会责任感，使学生明确不仅要立足于民族、胸怀祖国，而且要面向世界，中国的命运与世界命运之间有着紧密的联系，不可分割；树立科学的人生观和价值观，使学生了解国际贸易和经济全球化中的开放、合作、包容的中国价值观和贸易观。

　　国际贸易是世界经济中不可或缺的组成部分，国际医药贸易又是国际贸易的一个重要领域。了解国际贸易和国际医药贸易的基本知识是对其进行研究的基础。本章主要介绍了国际贸易的基本涵义、分类、产生和发展，并在此基础上探讨进行国际医药贸易应具备的条件。 微课

第一节　国际贸易的基本概念

一、国际贸易与对外贸易

　　国际贸易（international trade）指世界各个国家或地区在商品和劳务等方面进行的交换活动。它是各国或地区在国际分工的基础上相互联系的主要形式，反映了世界各国或地区在经济上的相互依赖关系，是由各国对外贸易的总和构成的。从国际范围来看，国际贸易是一种世界性的交换活动，所以又被称为世界贸易（world trade）。

　　国际医药贸易是指以医药相关产品为交易商品的国际贸易。医药国际贸易的含义有广义和狭义之分。广义的国际医药贸易是指不同国家或地区之间药品、医疗器械、制药机械、医用材料等有形商品和医疗健康服务、医药知识产权等无形商品的交换活动。狭义的国际医药贸易专指药品等有形产品在世界各国、各地区间的买卖流通活动。

　　如果从单个国家或地区的角度出发，当一个国家或一个地区，以本国或本地区为主体，同世界上其他国家或地区进行商品和劳务等交换活动时，则称之为对外贸易（foreign trade）。某些海岛国家如英国、日本等，把这类交换活动称为海外贸易（oversea trade）。

　　国际贸易与对外贸易既有联系，又有区别。它们的联系表现在，世界各国对外贸易的总和构成了国际贸易，它们是个体与总体的关系。但是，作为各国对外贸易总和的国际贸易，又与构成这个总体的各个国家的对外贸易存在着区别：一方面，两者的研究角度不同。对外贸易是以一国或地区为主体，对其他国家或地区进行的商品和劳务等的交换活动，而国际贸易是从世界角度来研究的世界各国或地区之间进行的商品和劳务等的交换活动；另一方面，两者的考察范围不同。对外贸易只考察本国或本地区与别国或其他地区的贸易活动，而国际贸易的考察范围是所有国家对外贸易的总和，它既包括本国与别国的贸易活动，又包括其他国家之间的贸易活动。

二、国际贸易的规模

国际贸易的规模可以用两种方法来计量。

(一) 国际贸易值

国际贸易是由世界各国对外贸易的总和构成的。要了解国际贸易值 (value of international trade)，首先必须知道对外贸易值的含义。

一定时期内一国从国外进口的商品的全部价值，称为进口贸易值；一定时期内一国向国外出口的商品的全部价值，称为出口贸易值。两者之和便是该国的对外贸易总值 (value of foreign trade)。一国的对外贸易总值一般由该国货币或国际上最通用的货币来表示。这里的"最通用货币"，过去通常采用美元，因为美元是国际贸易中的主要结算货币，也是国际储备货币。但未来人民币的国际地位将不断提升。

【例】据海关统计，2022 年我国货物贸易进出口总值 420678 亿元，比 2021 年增长 7.7%。其中，出口贸易值 239654 亿元，增长 10.5%；进口贸易值 181024 亿元，增长 4.3%。

从概念上看，国际贸易值虽然应该是世界各国对外贸易值的总和。但却不能简单相加。由于一国的出口就是另一国的进口，将各国对外贸易值相加得出的国际贸易值中存在重复计算。因而，通常所说的国际贸易值仅指世界各国出口贸易值的总和。例如，2021 年的国际贸易值为 449147 亿美元，这里的国际贸易值就是世界各国出口贸易值的总和。

(二) 国际贸易量

国际贸易量 (quantity of international trade) 是以不变价格计算的反映贸易规模的指标。由于现实生活中物价经常变动，从而影响国际贸易值的变化，使国际贸易值对国际贸易的实际规模产生扭曲的反映。为了避免物价因素对国际贸易值的影响，进而对国际贸易规模变化的影响，真实地反映国际贸易的发展趋势，只有按一定时期的不变价格来计算国际贸易量。具体做法是以某个确定年份为基期计算的进口或出口价格指数去除当时的进出口值，得到相当于按不变价格计算的进出口值。即，国际贸易量 = 国际贸易值/价格指数。

【例】2005 年和 2020 年中国的出口贸易值和商品价格指数见表 1-1，试比较 2005 年和 2020 年出口贸易值的变化情况。

表 1-1　2005 年和 2020 年的出口贸易值和商品价格指数

时期	贸易值 (亿元)	贸易量 (亿元)	商品价格指数 (%)	贸易量指数 (%)
2005 年 (基期)	62648.10	62648.10	100	100
2020 年 (报告期)	179278.80	X	137.18	Y

1. 不剔除价格变动的因素

2020 年出口贸易值/2005 年出口贸易值 = 179278.80/62648.10 ≈ 2.86

2020 年出口贸易值比 2005 年出口贸易值增长了 2.86 倍。

2. 剔除价格变动因素

2020 年出口贸易量：

X = 2020 年出口贸易值/商品价格指数 = 179278.80/137.18% ≈ 130688.73 亿人民币

2020 年出口贸易量指数：

Y = 2020 年出口贸易量/2005 年出口贸易量 = 130688.73/62648.10 ≈ 2.09

2020 年出口贸易量比 2005 年出口贸易量增长了 109%。

通过这种方法计算的国际贸易值剔除了价格变动的因素，单纯反映了国际贸易的数量关系。用各个时期的国际贸易量与基期比较，能较准确地反映国际贸易规模的变动趋势。

三、贸易差额

一国在一定时期内（通常为一年）进口贸易总值和出口贸易总值之间的差额，称为贸易差额（balance of trade）。当进口贸易总值超过出口贸易总值时，出现贸易逆差（unfavorable balance of trade），或称为入超（excess of import over export）；相反，当出口贸易总值大于进口贸易总值时，出现贸易顺差（favorable balance of trade），或称为出超（excess of export over import）。若进出口总值基本相等时，则称贸易平衡（equilibrium of trade）。

一国的贸易差额可以显示该国对外贸易的收支状况，反映该国的经济实力以及在国际市场上的竞争能力，是判断该国对外贸易是否处于有利地位的一个重要标志。一般来说，贸易顺差表示一国在对外贸易中处于有利地位，贸易逆差则表示一国在对外贸易中处于不利地位。因此，通常各国都会通过扩大出口来争取贸易顺差。

【例】2022 年我国的出口贸易值达到 239654 亿元，进口贸易值达到 181024 亿元，处于贸易顺差地位，顺差额为 58630 亿元。但是，长期顺差不一定有利。因为长期顺差意味着大量资源外流，并且可能引起本国货币升值或升值压力，甚至引发贸易摩擦。所以，各国应根据本国的实际情况来确定出超和入超政策。我国 2018—2022 年的对外贸易差额情况见表 1 - 2。

表 1 - 2　2018—2022 年我国对外贸易差额情况

年份	出口总额（亿元）	进口总额（亿元）	进出口差额（亿元）	备注
2022	239654.00	181024.16	58630.00	顺差
2021	217287.38	173634.29	43653.10	顺差
2020	179278.80	142936.40	36342.40	顺差
2019	172373.60	143253.70	29119.90	顺差
2018	164128.80	140881.30	23247.50	顺差

数据来源：国家统计局

四、对外贸易与国际贸易商品结构

对外贸易商品结构（composition of foreign trade）是指一个国家或地区，一定时期内各种类别的进出口商品占整个进出口贸易额的份额。一个国家对外贸易商品结构，主要是由该国的经济发展水平、产业结构状况、自然资源状况和贸易政策决定的。发达国家对外贸易商品结构是以进口初级产品为主，出口工业制成品为主；发展中国家的对外贸易商品结构的特征则是以出口初级产品为主，进口工业制成品为主。广义上的对外贸易货物结构指货物、服务在一国进出口或世界贸易中所占的比重。狭义上的对外贸易货物结构指货物贸易在一国进出口贸易或世界贸易中所占的比重。

国际贸易商品结构（composition of international trade）指一定时期内各大类商品或某种商品在整个国际贸易中的构成，即各大类商品或某种商品贸易额在整个世界进出口贸易额中所占的比重。国际贸易商品结构可以反映出整个世界的经济发展水平、产业结构状况和科技发展水平。

商品的种类繁多，常见的分类方法有两种，一种是根据商品的加工程度，把商品分为初级产品与工业制成品两大类。前者是指未经加工或只经简单加工的农、林、牧、副、渔和矿产品；后者是指经过机器完全加工的产品，如机器设备、化学制品、其他工业产品等。另一种常见的分类方法是根据商品生产中所需要的某种较多的生产要素，把商品分为劳动密集型商品、资源密集型商品、技术密集型商品、资本密集型商品等。目前，联合国的《国际贸易标准分类》（Standard International Trade Classification，SITC）是世界各国普遍采用的国际贸易商品结构分类标准，在国际上得到了广泛应用。SITC 的分类方法是按照商品的加工程度由低级到高级进行编排，同时也适当考虑商品的自然属性。一般将 0～4 类商品列为初级产品，把 5～9 类商品列为制成品。

五、对外贸易与国际贸易地区结构

对外贸易地区结构是指一定时期内各个国家或国家集团在一个国家或地区的对外贸易中所处的地位，常常表现为一个国家或地区一年的进出口贸易总额在不同贸易伙伴之间的分配情况。它既表明了一国出口商品的方向，也表明了该国进口商品的来源，从而反映该国进出口贸易的国别分布与地区分布，表明了它同世界各国或地区经济贸易联系的程度。一国的对外贸易地区结构通常受经济互补性、国际分工的形式与贸易政策的影响。我国贸易伙伴结构优、增势好，2022 年，我国对东盟、欧盟、美国分别进出口 6.52 万亿元、5.65 万亿元和 5.05 万亿元，分别增长 15%、5.6% 和 3.7%。同期，我国对"一带一路"沿线国家进出口增长 19.4%，占我国外贸总值的 32.9%，提升 3.2 个百分点；对《区域全面经济伙伴关系协定》（Regional Comprehensive Economic Partnership，RCEP）的其他成员国进出口增长 7.5%。图 1-1 为 2022 年我国对前十大贸易伙伴的进出口值。

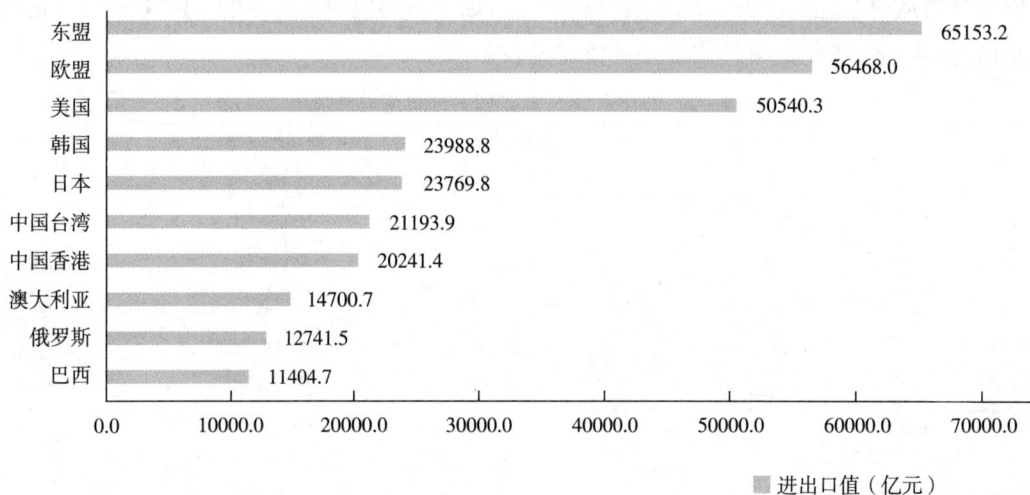

图 1-1 2022 年中国十大贸易伙伴
来源：中国海关

国际贸易地区结构，表示各洲、各国或各地区在国际贸易中所处的地位，通常用它们的出口贸易额或进口贸易额占世界出口总额或进口总额的比重来表示。观察和研究不同时期的国际贸易地理方向，对于我们掌握市场行情的发展变化，认识世界各国间的经济交换及密切程度，开拓新的国外市场，均有重要的意义。

六、贸易条件

贸易条件又称交换比价或贸易比价，指出口价格与进口价格之间的比率，即一个单位的出口商品可以换回多少进口商品。

贸易条件可以用实物和货币来衡量。使用实物来衡量贸易条件，若等量出口能够换到的进口量增加，则表明贸易条件改善，反之则表明贸易条件恶化。使用货币来衡量贸易条件，是通过贸易条件系数来衡量的：

$$贸易条件系数 = \frac{出口商品平均价格指数}{进口商品平均价格指数} \times 100$$

若基期的贸易条件指数为 100，当报告期贸易系数大于 100，则说明该国的该年度贸易条件得到改善；如果贸易系数小于 100，则说明该国该年度贸易条件恶化。

【例】某国贸易条件以 2022 年为基期，2023 年出口商品平均价格指数下降了 10%，进口商品平均指数上升了 5%，则：

贸易条件系数 = 90/105 × 100 ＝ 85.71 ＜ 100

表明从 2022 年到 2023 年，该国的贸易条件系数从 100 下降到 85.71，表明与 2022 年相比，2023 年的贸易条件恶化了。

七、对外贸易系数

对外贸易系数也叫对外贸易依存度（foreign dependence degree），指一国货物与服务进出口额在该国国内生产总值中所占的比重。

它是衡量一国国民经济对进出口贸易的依赖程度的一个指标。各国经济的发展水平不同，对外贸易政策的差异，国内市场的大小不同，导致各国的对外贸易依存度有较大的差异。通常情况下，以外向型经济为主的小国才会拥有较高的对外贸易依存度，如新加坡、韩国、巴拿马等，但是随着国际产业链分工的扩大和深化，一些发展中大国的对外贸易依存度也出现了较大幅度的提高。

外贸依存度要保持适中。若太高，则说明国内经济易受国外经济的影响大；若太低，则说明没有充分利用国际分工的利益。图 1-2 为我国 2013—2022 年对外贸易依存度。

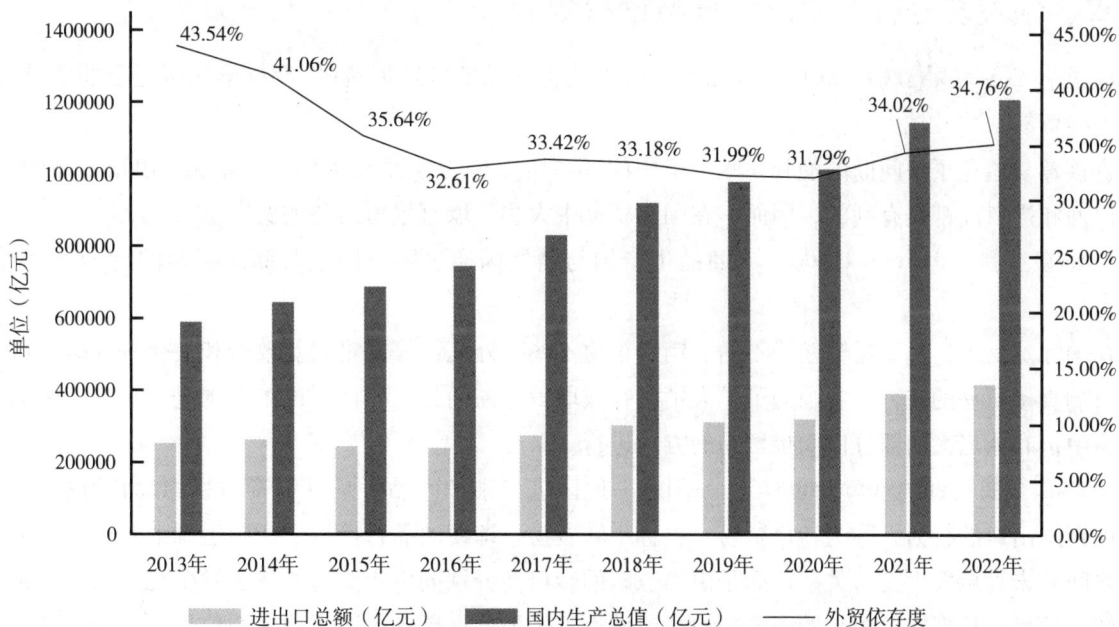

图 1-2　2013—2022 年中国对外贸易依存度

来源：国家统计局

第二节　国际贸易的分类

国际贸易活动种类繁多，性质复杂。因此，从不同角度对国际贸易进行科学分类对于了解国际贸易范畴十分必要，这也是我们对国际贸易相关问题进行进一步分析研究的基础。作为国际贸易的一个部分，国际医药贸易的形式与一般国际贸易的形式基本相同，结合国际医药贸易实际工作中的惯例，介绍如下七种主要分类。

一、依商品移动的方向进行划分

1. 出口贸易（export trade）　将本国生产和加工的商品运往其他国家的市场销售，叫作出口贸易。当外国商品输入本国后，未经任何实质性加工改制，再向国外出口时，称为"复出口"或"再出口"（re-export）。复出口通常是因为购买时想在境内销售与消费，但因国际市场价格上涨而选择出口以赚取收益。

2. 进口贸易（import trade）　将外国生产或加工的商品输入本国国内市场销售，称为进口贸易。与此相适应，本国输出到国外的商品，未经加工改制再输入本国时称为"复进口"或"再进口"（re-import）。复进口通常是因为出口商品质量不合格或商品在境外销售不对路。

出口贸易与进口贸易是同一笔交易中的两个方面。同一笔交易行为，对卖方来说，是出口贸易；而对买方来说，就是进口贸易。

3. 过境贸易（transit trade）　甲国的贸易货物通过丙国国境，不经加工改制而运往乙国销售的贸易活动，对于丙国而言就是过境贸易，也称通过贸易。例如，内陆国家与不相邻国家之间的商品交易，必须通过第三国国境，对第三国海关来说，这类贸易就属于过境贸易。在过境贸易中，丙国不参与甲、乙两国之间的贸易，但接受货物过境，可以获得转运费用、过境税等方面的收益。

二、依贸易是否有第三者参与进行划分

1. 直接贸易（direct trade）　商品生产国直接将商品销售给消费国，没有第三国经手的贸易行为，称为直接贸易。

直接贸易避免了中间商的渔利，减少了中间环节所支付的各种流通费用，降低了出口商品的成本，对出口商和进口商都是有利的，因而，在国际贸易中大多采取直接贸易的方式。

2. 间接贸易（indirect trade）　商品生产国与消费国通过第三国进行商品买卖的行为，称为间接贸易。

在国际贸易中，由于运输航线不通、销售渠道不畅、外汇结算困难以及政治和文化等障碍，或多或少地影响直接贸易的进行。各国为了扩大销售，或取得急需商品，往往通过第三国进行贸易。因而，国际贸易中仍有相当大的部分以间接贸易的方式进行。

3. 转口贸易（entrecote trade）　一国或一地区进口某种商品不是以消费为目的，而是把它作为商品再向别国出口的行为，称为转口贸易，也称中转贸易。即使商品直接从生产国运到消费国去，但只要两者之间并未直接发生交易关系，而是由第三国的转口商分别同生产国与消费国发生交易活动，则仍然属于转口贸易。从事转口贸易的国家、地区或城市大多地处世界各大区域的中心位置，商业发达，与世界各地贸易联系较频繁，港口设备较好，贸易设施完备，贸易信息灵通。如伦敦、新加坡、鹿特丹等都是国际著名的中转地。

转口贸易与过境贸易是不同的。两者的区别主要表现为三点：一是在过境贸易中，第三国不直接参与商品的交易活动，而转口贸易必须由转口商来完成交易手续；二是过境贸易中，接受过境商品的国家只收取少量的过境税和必要的手续费，而转口贸易中，转口商是以盈利为目的的，往往能够获取大量的转口贸易利润；三是过境贸易中，货物所有权并未通过第三国转移，而转口贸易中，货物所有权是通过第三国转移的。

三、依统计进出口贸易的不同标准进行划分

各国统计进出口额的标准不尽相同，有的国家是以国境为标准统计进出口贸易额，有的则以关境为标准统计进出口贸易额。从而把国际贸易划分为总贸易和专门贸易两种形式。

1. 总贸易　总贸易（general trade）是以国境为标准划分和统计的进出口贸易。按照这个标准，凡是进入国境的商品即为总进口（general import），凡离开国境的商品即为总出口（general export）。总进口额与总出口额之和即为总贸易额。目前有美国、日本、英国、加拿大、澳大利亚等 90 余个国家和地区是以国境为标准统计其进出口额的。

2. 专门贸易　专门贸易（special trade）是以关境为标准划分和统计的进出口贸易。按照这种标准，凡进入关境之后的商品才列为进口，称为专门进口（special import），凡离开关境的商品都要列为出口，称为专门出口（special export）。专门进口额与专门出口额之和即为专门贸易总额。目前有中国、德国、意大利、法国、瑞士等 80 余个国家和地区以关境为标准来统计其进出口额。

总贸易与专门贸易的数额往往是不相同的，这是因为：第一，各国的关境和国境往往是不一致的。国境是指一个国家行使主权的领土（包括领海、领空）范围；关境是指一个国家的海关可以代表国家全面实施法规的范围。世界上多数国家的国境和关境是一致的，但当一国国境内设有自由贸易区、海关保税仓库等，则其国境大于关境，因而总贸易额大于专门贸易额；相反，由于区域经济一体化的发展，出现了区域化的经济组织，如欧盟，欧盟的所有成员国联合组成关税联盟，从而使欧盟成员国的关境都大于它们各自的国境，以致使这些国家的总贸易额小于专门贸易额。第二，对某些特殊形式的贸易两者的处理不同。比如，过境贸易会计入总贸易额中，但不会列入专门贸易额。因此，联合国发表的各国外贸资料，一般都注明采用的是何种体系编制的。

四、依贸易商品的形式进行划分

1. 有形贸易　因为实物商品是看得见摸得着的有形商品，所以在国际贸易中，实物商品的进出口称为有形贸易（visible trade）。

世界市场上有形商品的种类繁多，为了便于统计，联合国制定了《国际贸易标准分类》（SITC）。2006 年 3 月联合国统计委员会通过的第四次修订标准，将商品分为 10 大类、63 章、233 组、786 个分组和 1924 个项目，具体详见表 1-3。

表 1-3　联合国标准国际贸易分类

类别	商品	类别	商品
SITC 0	食品及活动物	SITC 5	化学成品及有关产品
SITC 1	饮料及烟类	SITC 6	按原料分类的制成品
SITC 2	非食用原料（燃料除外）	SITC 7	机械及运输设备
SITC 3	矿物燃料、润滑油及有关原料	SITC 8	杂项产品
SITC 4	动植物油脂及蜡	SITC 9	未分类产品

注：其中，SITC 0～SITC 4 类可认为是初级产品和自然资源密集型产品，SITC 5～SITC 9 为工业制成品。

目前，此分类标准已被世界上绝大多数国家采用。我国从 1981 年起，以 SITC 为基础，结合实际，编制了新的分类标准。1980—1991 年海关统计采用以《国际贸易标准分类》第二次修订本（SITC Rev. 2）为基础的 6 位数商品分类编制，前 5 位数表示的内容与 SITC 相同，第六位数表示"子目"。1992 年起采用以《商品名称及编码协调制度》（HS）为基础的 8 位数商品分类收集和编制贸易统计。现行 2023 年版《中华人民共和国海关统计商品目录》计有 01～99 章（77 章空缺）8957 余个 8 位数商

品编号，其前 6 位数是 HS 编码，第 7、8 位数是根据我国进出境税收征管、统计和贸易管理方面的需要而增设的本国子目。同时采用《国际贸易标准分类》第四次修订本（SITC Rev. 4）进行贸易分析。例如，"300310" 为 "含有青霉素及链霉素的药品，未配定剂型"，"30031011" 为 "含有氨苄西林的药品，未配定剂量或制成零售包装"。

2. 无形贸易　国际贸易中，无形商品的进出口被称为无形贸易（invisible trade）。它包括两类，一类是与实物商品贸易有关的国际服务贸易；另一类是与实物商品贸易无关的国际服务贸易、国际资本流动和技术等的贸易。

有形贸易与无形贸易是联系在一起的。有形商品的贸易产生和启动了服务贸易以及相关的资本流动和技术贸易，而服务贸易又反过来促进了有形商品的贸易。但二者是有区别的，有形贸易需要结关，从而表现在海关的贸易统计上，它是国际收支的构成部分；而无形贸易不经过海关办理手续，所以不反映在海关的贸易统计上，但它也显示在国际收支表上。

五、依国际收支中清偿工具的不同进行划分

1. 现汇贸易　通过银行汇总，对每笔交易以现汇单独结算的贸易方式，称为现汇贸易（trade by cash）。现汇贸易要求进口国有比较充裕的外汇储备，交易达成后，进口方按合同规定，通过汇付、托收或信用证等方式进行支付。在时间上有预付、即期付款、延期付款之分；在支付凭证方面又有凭单据支付和凭所到货物支付之分。

2. 记账贸易　由于许多发展中国家存在外汇短缺的现象，现汇贸易不是总能顺利达成的，从而产生了记账结算的贸易方式，即记账贸易（trade on account）。

记账贸易是指进行贸易的两国政府缔结有关协定，各自以政府的名义在对方的指定银行开立结算账户，在约定的期限内，两国所有的贸易支付都在账户上进行记账索取，届期，账户上的收支差额再按预先约定的方法处理。记账贸易可使贸易国家以有限的外汇实现大量的进出口贸易，但要对所使用的货币及本国货币的汇率做出规定。

3. 易货贸易　以货物经过计价作为清偿工具的贸易称为易货贸易（barter trade）。它起因于贸易参与国双方的货币不能自由兑换，而且比较缺乏可兑换的外汇储备的情况。在这种贸易形式下，进口与出口直接联系，贸易双方有进有出，互换货物品种相当，进出基本平衡。

【例】我国在 1949 年至 20 世纪 80 年代中期，对苏联、东欧各国、朝鲜、越南、蒙古国以及某些发展中国家的贸易，在政府间签订贸易协定的基础上，以记账的方式进行。

六、依贸易方式的不同进行划分

1. 商品贸易　以商品买卖为目的纯商品方式所进行的贸易活动称为商品贸易（good trade）。商品贸易的交易方式有很多，如包销、代理、寄售、招标、拍卖、商品交易所交易等。

2. 加工贸易　加工贸易（process trade）是指利用本国的人力、物力或技术优势，从国外输入原材料、半成品样品或图纸，在本国内加工制造或装配成成品后再向国外输出的，以生产加工性质为主的一种贸易方式。加工贸易分为 "三来" 和进料加工。"三来" 包括来料加工、来样加工和来件装配。主要是指国内生产企业接受外商提供的原材料或零部件，按照外商的要求进行加工装配成产品，并把生产的产品交给外商，以收取加工费。进料加工则是国内企业自主从国际市场上进口原材料或零配件，自行加工成产品，并自营出口和自负盈亏的方式。

3. 补偿贸易　补偿贸易（compensation trade）在国际上广泛使用，是利用外资的一种方式。补偿贸

易是指参与两国间贸易的双方，一方是以对方提供的货物购进机器、设备或其他技术，或者是以对方的机器、设备或技术进行生产和加工活动，待一定时期后，该方用该项目下的产品或其他产品，或者是产品销售后的收入去偿还对方的货物或设备技术款项的一种贸易方式。补偿贸易通常有四种方式：直接产品补偿贸易、间接补偿贸易、部分补偿贸易和劳务补偿贸易。

4. 租赁贸易 出租人将商品交给承租人使用，并在约定期限内向承租人收取租金的贸易方式称为租赁贸易（lease trade），也称为租赁信贷。租赁贸易的特点是：出租的商品一般都是价格较为昂贵的设备或交通工具等；租赁公司享有该商品的所有权，并可按期收回稳定的资金；租户可避免积压大量的设备资金，并可及时更新、使用更新的技术。租赁贸易通常分为融资租赁、经营租赁、转租租赁及回租租赁。

七、依经济发展水平不同进行划分

1. 水平贸易 经济发展水平比较接近的国家之间开展的贸易活动被称为水平贸易（horizontal trade）。

所谓经济发展水平，通常是指一个国家或地区经济发展的规模、速度和所达到的水准。其一般可以用国内生产总值、国民收入、人均国民收入、经济发展速度、经济增长速度等指标来加以度量。习惯上，按照经济发展水平的不同可以将世界上的国家划分为发达国家与发展中国家两个大类。发达国家之间、发展中国家之间以及区域性集团内的国际贸易，一般都是水平贸易。

2. 垂直贸易 经济发展水平不同的国家之间的贸易称为垂直贸易（vertical trade）。这两类国家在国际分工中所处的地位相差甚远。发达国家与不发达国家之间的贸易（南北贸易）一般就属于垂直贸易。

区分和研究水平贸易和垂直贸易之间的差异，对一国确定其对外贸易政策具有重要作用。

除以上分类标准外，依货物运输方式不同，又可把国际贸易分为四种形式：陆路贸易（trade by roadway）、海路贸易（trade by seaway）、空运贸易（trade by airway）、邮购贸易（trade by mail order）。

国际贸易按照不同的分类标准可以分为不同的类型，对国际贸易进行科学分类，是进一步研究国际贸易的基础。本节根据国际医药贸易实际，按八种不同的分类依据对国际贸易进行了分类，详见表1-4。

表1-4 国际贸易分类表

分类依据	国际贸易类型	分类依据	国际贸易类型
依商品移动的方向	出口贸易	依国际收支中清偿工具的不同	现汇贸易
	进口贸易		记账贸易
	过境贸易		易货贸易
依贸易是否有第三者参与	直接贸易	依贸易方式的不同	商品贸易
	间接贸易		加工贸易
	转口贸易		补偿贸易
			租赁贸易
依统计进出口贸易的不同标准	总贸易	依经济发展水平不同	水平贸易
	专门贸易		垂直贸易
依贸易商品的形式	有形贸易	依货物运输方式不同	陆路贸易
			海路贸易
	无形贸易		空运贸易
			邮购贸易

第三节　国际贸易的产生与发展

国际贸易是符合一定历史条件而产生的经济现象，它伴随着人类社会历史的发展而发展。本节主要介绍了对外贸易的产生历程以及其在人类社会各历史发展阶段的存在特征。

一、前资本主义生产方式下的对外贸易

对外贸易属于历史范畴，它是在一定的历史条件下产生和发展起来的。它的产生应具备两个条件：一是可供交换的剩余产品；二是各自为政的社会实体。可见，对外贸易产生和发展的基础是社会生产力的发展，以及社会分工的扩大。

原始社会初期，生产工具十分简陋，生产力水平极为低下，人们征服自然的能力非常薄弱，决定了人们必须联合起来与自然界作斗争，从事集体劳动。为了保证每个公社成员都能生存下去，有限的劳动产品只能实行平均分配。因此，当时没有剩余产品和私有制，也不存在阶级和国家，也就谈不上对外贸易的存在了。

原始社会中后期三次社会大分工的出现，逐渐改变了上述情况。第一次社会大分工（畜牧业与农业的分工），促进了生产力的发展，使产品有了剩余，出现了原始部落之间偶然的物物交换；第二次社会大分工（手工业从农业中分离出来），出现了商品生产，产生了货币，商品交换由物物交换发展成以货币为媒介的商品流通；第三次社会大分工（即出现了商业和专门从事商品买卖的商人），导致了商品生产和商品流通的进一步扩大，从而使原始社会末期产生了私有制、阶级和国家，商品流通超出了国家的界限，产生了最早的对外贸易。

在奴隶社会里，自然经济占统治地位，生产关系是建立在奴隶主占有全部生产资料，并直接占有奴隶的基础之上的。总体上讲，奴隶社会中生产的直接目的主要是为了个人消费，因而商品生产所占份额极小，进入流通的商品数量很少，流通范围也受到限制。当时的贸易中心和贸易民族主要集中于水上交通便利的欧洲地中海沿岸各奴隶制国家，如腓尼基、迦太基、亚历山大、希腊、罗马等。从国际贸易的商品构成来看，奴隶是当时对外交换的主要商品，此外，还有奴隶主需要的奢侈消费品，如宝石、香料、各种织物和装饰品等。总之，奴隶社会中，由于生产力的发展，对外贸易的商品数量增多了，贸易的范围较原始社会扩大了，但当时对外贸易的影响还是有限的。

封建社会时期的对外贸易又有了较大的发展。封建社会对外贸易的发展经历了三个阶段。在封建社会的早期，由于各封建庄园大都各自为政，采取自给自足的自然经济，地租也以劳役地租和实物地租为主，加之盗匪四起，交通不便，因而进入国际贸易的商品除了盐一类的必需品和奴隶之外，其他商品不多。公元 7 世纪至 8 世纪，阿拉伯民族由于贩运非洲的象牙、中国的丝绸、远东的香料和宝石等，成为当时著名的贸易民族。封建社会的中期，由于商品经济的进一步发展，货币地租逐渐取代了劳役地租和实物地租，特别是公元 11 世纪以后，随着意大利北部以及波罗的海和黑海沿岸城市的兴起和城市手工业的发展，使国际贸易的范围扩大到地中海、北海、波罗的海和黑海沿岸。国际贸易的商品种类也增多了，除了奢侈品外，有了少量手工业品，如毛纺制品。封建社会的末期，由于城市手工业的进一步发展，城际之间、国家之间的贸易有了进一步的发展，形成了较大的国际贸易集市，如 12 世纪至 14 世纪的香槟集市（Fires de Champagne）就是当时欧洲最大的国际贸易集市，此外还形成了诸如热那亚、威尼斯、比萨、佛罗伦萨等著名的贸易城市。参与贸易的商品除传统的香料和奢侈品外，还增加了呢绒、葡萄酒、金属制品等。运输的方式也改进了，既有海路运输，又有陆路运输，并形成了比较固定的运输线路。

我国的封建社会时期较长（公元前 11 世纪至 19 世纪中叶），是历史上较早发展对外贸易的国家之一。公元 2 世纪的西汉时代，就开辟了西起西汉的长安（今西安），经我国新疆、中亚、西亚，通往中东和欧洲的"丝绸之路"。西域商人经由中亚各国的"丝绸之路"将木香、豆蔻、羚羊角、龙涎等动植物药输入中国，同时也将中国的大黄、肉桂、黄连、茴香等药材运往阿拉伯等地。明朝郑和七次率领船队下西洋，扩大了中国与东南亚、南亚、东非、中东等国的海上贸易关系，通过对外贸易把中国的四大发明传播出去，也把欧亚各国的物产输入中国，对世界文明的进程产生了深远的影响。此间，郑和远洋医疗队储存中医药材多达 300 种，除自身需要外，还与他国进行药物交换。同时对海外药用生物资源进行了长期的考察，将其中对我国有用的种类予以引进，促进了我国与海外的药物贸易，扩展了我国中药材进出口品种。

二、资本主义生产方式下的国际贸易

在资本主义生产方式确立之前，虽然国家之间的贸易已有几百年的历史，但国际贸易真正具有世界的性质则是在资本主义生产方式确立之后。

资本主义生产方式准备时期的国际贸易的发展，与 15 世纪至 16 世纪的地理大发现及同期开始直到 17 世纪的资本原始积累是分不开的。1492 年，意大利人哥伦布自西班牙出发，经大西洋发现美洲；1498 年，葡萄牙人达·伽马从欧洲绕道南非好望角发现通往印度的新航路；1522 年，葡萄牙人麦哲伦第一次完成环球航行。地理大发现和新航路的开辟，使世界市场初步形成，国际贸易的范围和规模空前扩大，贸易中工业原料和城市居民消费品等商品的比重增大。地理大发现的结果使西欧各国纷纷走上了向亚洲、非洲和拉丁美洲扩张的道路，在殖民制度下进行资本的原始积累。资本的原始积累促进了各国对外贸易的发展，对外贸易的发展又加速了资本原始积累的进程和资本主义生产方式的确立。

18 世纪后期至 19 世纪中叶是资本主义的自由竞争时期，这一时期的工业革命为国际贸易的发展提供了坚实的物质基础。一方面，机器大工业大大提高了社会生产力水平，且极大丰富了可供交换的商品，从而使贸易的规模和种类空前增加；另一方面，机器大工业使交通运输工具和通信技术迅猛发展，大大便利和推动了国际贸易的发展，使国际贸易发展具有了全球性质。

19 世纪末 20 世纪初，资本主义进入垄断阶段，即帝国主义时期。垄断资本主义的特征不可避免地渗透到国际贸易的各个角落，从而使国际贸易也带有垄断的特性。国际贸易中明显形成了大型垄断组织瓜分世界市场的局面，少数帝国主义国家在世界市场上占据统治地位，资本在不同国家之间的流动改变着国际贸易的地理方向，优化着国际贸易商品结构，变革着国际贸易方式，并推动着国际贸易的发展。

该时期中国倍受帝国主义侵略，对外贸易中半殖民地半封建性质进一步加深。甲午战争后，中国对外贸易已逐步为帝国主义所控制。此时，中国已沦为帝国主义的商品销售市场、原料产地和投资场所。

两次世界大战之间（1914—1938 年），由于欧洲各交战国的国内经济遭受严重破坏，加之 1920—1921 年的经济危机使得日本、英国、美国工业生产大受影响，在财政困难与经济危机的重压下，资本主义阵营爆发了空前的通货膨胀，引起各国汇率的紊乱，破坏了正常的贸易秩序。1929—1933 年爆发了整个资本主义世界经济大危机，国际贸易的发展几乎停滞了。25 年间世界贸易量的年均增长率仅为 0.7%，世界贸易值反而减少了 32%。

历次世界大战期间中国的进出口贸易绝大部分受帝国主义的控制，1919 年英国、美国、日本一起控制中国 84.6% 的进口贸易和 76.18% 的出口贸易。1936 年对中国贸易享有控制权的又增加了德国、法国。从此，中国的对外贸易受多国控制。

第二次世界大战以后，随着第三世界国家民族解放运动的兴起和一些社会主义国家的建立，多种社会制度的共存，打破了资本主义生产方式在国际贸易中一统天下的局面，各种类型的国家都有必要也有可能更多地参与国际分工和国际贸易，特别是 20 世纪 90 年代以来，随着亚太地区经济的迅速崛起，太平洋沿岸国家及亚洲各国在世界贸易中的地位不断增强。

三、当代国际贸易新发展

当代国际贸易格局正在经历前所未有的变革，全球化进程、科技革命与新兴技术的发展共同推动了贸易模式的创新与升级，不仅促进了新兴市场的崛起，也深刻改变了传统贸易的方式与结构，为全球经济增长注入了新的活力。

1. 电子商务的兴起打破了时空限制 随着互联网的普及，电子商务正在全球范围内迅速崛起，彻底打破了传统贸易的时空限制。企业和消费者可以通过在线平台进行跨国交易，极大地提升了贸易效率。例如，阿里巴巴、亚马逊等电子商务平台已成为全球贸易的重要桥梁。根据联合国贸易和发展会议（United Nations Conference on Trade and Development, UNCTAD）2021 年的报告显示，全球电子商务销售额在 2019 年已达到了 25.6 万亿美元，占全球 GDP 的 30%。与此同时，全球供应链的深度融合对电子商务的发展起到推动作用。现代供应链通过全球化的资源配置，使商品能够更快、更高效地在各个国家之间流动。通常，供应链网络可涉及多个国家的生产、组装和销售环节，为电子商务提供了强大的后盾。

电子商务促进了新兴市场的崛起，使得中小企业也能参与到全球贸易中，进一步推动了全球贸易的增长。根据中国商务部统计数据显示，2024 年上半年国内网上零售金额为 7.1 万亿元人民币，增长率为 9.8%，其中数字商品、服务消费和以旧换新成为新的增长来源。此外，人工智能技术发展也促进了电子商务的智能化时代，可以优化贸易流程，进一步降低交易成本。

知识拓展

中国电子商务发展

近年来，中国电子商务产业取得了瞩目的成就，成为全球电子商务的引领者之一。根据商务部发布的《2022 年中国电子商务报告》数据，2022 年中国电子商务交易额达到 46.31 万亿元，同比增长 3.5%。其中，实物商品网上零售额达到了 11.96 万亿元，占社会消费品零售总额的 27.2%。这种快速增长得益于数字技术的应用、互联网基础设施的完善以及中国政府在政策上的大力支持。中国商务部于 2024 年 4 月发布了《数字商务三年行动计划（2024—2026 年)》，致力于更好推动商务各领域数字化转型，赋能经济社会发展，服务构建新发展格局。预计到 2026 年底，我国各领域数字化、网络化、智能化、融合化水平显著提升，数字商务规模效益稳步增长，支撑体系日益健全。

2. 国际贸易商品结构变化 在国际贸易的演进中，世界经济迅速繁荣起来，其结果必然刺激参与国际交往的商品向更高层次发展以满足消费水平的提高。当代国际贸易商品结构中，高技术产品、服务贸易以及绿色产品的贸易比重显著上升。例如，全球范围内的服务贸易额近年来不断增长，特别是云计算、数据服务等高技术服务成为国际贸易中的重要组成部分。相比之下，初级产品的贸易比重则逐年下降。此外，基于经济合作与发展组织（Organisation for Economic Co-operation and Development, OECD）环境产品清单的估算，2023 年全球绿色产品的贸易额约为 1.4 万亿美元。在全球整体贸易下滑的背景下，绿色产品贸易逆势增长了 7%，占全球货物贸易总额的比重约为 6%。

3. 国际贸易方式的多样化 随着当前社会科技的变更，传统的商品贸易方式已经无法满足现代国际贸易的需求，跨境电子商务、离岸贸易和服务外包等新型贸易方式迅速发展。跨境电商的兴起为中小企业提供了进入国际市场的机会，跨境电商成为企业维持国际业务的重要途径。此外，信息技术外包、客户服务外包等服务外包内容，也成为现代贸易的关键组成部分。

4. 国际贸易格局的重塑 随着新兴市场的崛起，全球贸易格局正在发生深刻变化。中国、印度等新兴经济体或其他第三世界国家的快速发展，打破了以往由发达国家主导的全球贸易格局。同时，地缘政治冲突和贸易保护主义的抬头，也对全球贸易格局产生了负面影响。近年来的中美贸易摩擦、俄乌冲突、巴以冲突等国际事件，对全球供应链的稳定性带来一定的挑战。

5. 区域贸易组织的发展和推动 区域贸易组织如《区域全面经济伙伴关系协定》（*Regional Comprehensive Economic Partnership*，RCEP）和《全面与进步跨太平洋伙伴关系协定》（*Comprehensive and Progressive Agreement for Trans-Pacific Partnership*，CPTPP）正在积极推动全球贸易自由化和便利化的水平，其中RCEP是目前全球最大的自由贸易区，涵盖了全球近三分之一的生产总值。区域贸易组织通过消除关税壁垒、简化通关程序等措施提高了贸易效率，进一步加深了成员国之间的贸易合作。

6. 单边主义抬头，多边贸易体制受冲击 近年来，全球贸易环境愈发复杂，单边主义和保护主义对以WTO为核心的多边贸易体制产生了深远影响。此外，地缘政治紧张局势进一步推动了单边主义和贸易保护主义的发展。例如，中美贸易摩擦、英国"脱欧"后的贸易谈判等政治事件，对全球供应链和国际贸易格局产生了较大的影响。这种背景下，各国纷纷调整其贸易政策以维护本国利益，这也使得贸易网络趋于区域化和分散化。这种趋势使得全球贸易环境更加复杂，增加了贸易环境的不确定性。

7. 中国的崛起成为不可忽视的新生力量 20世纪90年代以后，发展中国家的贸易额增长迅速。尤其是中国经济的高速发展，备受世界瞩目。世界贸易组织的数据显示，2000年至2009年，中国出口量和进口量年均增长速度分别为17%和15%，远远高于同期世界贸易总量3%的年均增长速度。2018年至今，由于受国际政治和经济环境、流行病等诸多因素影响，中国进出口量增速降低。根据世界贸易组织统计数据，2018年至2022年间，中国的出口量和进口量年均增速分别为9.8%和8.6%。截至2023年，美国、中国、欧盟和日本等经济体在国际贸易中占据了主导地位，成为国际贸易的主要推动者。

中国对外贸易的发展为贸易伙伴提供了广阔市场。2001年以来，中国货物进口总额扩大了约5倍，年均增长约20%，中国迅速扩张的进口规模已成为世界经济增长的重要推动力，为贸易伙伴扩大出口创造了巨大市场空间。目前中国已经是日本、韩国、澳大利亚、巴西、南非、东盟等国家和地区第一大出口市场，是欧盟的第二大贸易伙伴。

四、国际贸易是世界经济的重要组成部分

当今世界是一个高度开放的世界，随着贸易参与国的日趋增多，国际贸易发生了空前的增长趋势：1970年世界贸易额仅为3000亿美元，到2000年增长到62000亿美元，2020年达到了176529亿美元。2020年的世界贸易额相当于1970年的59倍。据世界银行统计，2000—2020年，世界产出（GDP）的年平均增长率为4.75%，按购买力平价折算后为4.9%，而同期货物出口的年平均增长率为5.86%。国际贸易增长速度超过生产的增长速度，意味着生产的专业化分工水平和劳动生产率的提高。

在国际贸易不断增长的同时，各国的对外贸易依存度迅速上升，相互间的经济依赖程度不断加深。2000年，全球进出口总量与经济总量比率为38.7%，2010年上升至46.16%，2020年该比率略有下降，为41.84%。

在医药贸易方面，2005年我国的医药进出口总额为256.37亿美元，到2022年，我国医药进出口总额已到达2207.88亿美元。

以上说明，国际贸易在世界经济发展中已居于十分重要的地位，随着生产国际化的发展，各国在经济发展中相互依赖，进一步发展对外贸易是发展各国经济乃至发展世界经济所必需。国际贸易是世界经济的重要组成部分。

第四节　进行国际医药贸易应具备的条件

国际贸易与国内贸易都是商品和劳务等的交换活动，因而具有许多共性特点。作为商品交换，它们都在社会生产和消费之间充当媒介作用，是连接生产与消费的桥梁，是社会再生产过程的中间环节；作为商品流通，活动的最终目的都是为了实现更多的盈利；作为市场经济活动，都要受价值规律的制约和影响；作为商品交换对生产所具有的反作用，都对一国的经济发展产生重要的影响，是一国经济发展不可忽略的重要因素。但是，国际贸易比国内贸易困难更多，更加复杂，风险也更大。

一、进行国际贸易的困难

（一）国际贸易的困难更多

1. 各国的语言和风俗习惯不同　国际贸易是在不同的国家之间进行的，如何在交易过程中准确地使用对方的语言或通用的语言沟通信息，是交易顺利进行的前提条件。当今国际贸易中最通行的商业语言是英文，诸如进行贸易交谈、通信、电报、签约和处理贸易中各种单证等，大都采用英文。但英文也不是通行无阻的，有些地区使用还不普遍，如东欧、北欧通常使用德文；法国及中西非国家通行法文；西班牙及大部分中南美国家以西班牙语最为普遍。因而，进行国际贸易首先会遇到语言沟通的障碍。另外，商品的包装及说明书、商品名称的翻译等，都应符合各国的语言习惯，否则会引起误解，给使用带来麻烦。

各贸易商和消费者的民族特性、宗教信仰、风俗习惯都有较大差异，甚至在商品包装的颜色、图案及产品说明上都有不同的忌讳、偏好和具体规定，从而对贸易商和出口商品生产者提出了较高的要求。

2. 各国的文化、政治、法律和经济背景不同　各国的法律规章和贸易规章存在较大差异。如各国的国家药典就有《中国药典》《美国药典》《英国药典》《日本药局方》等，又如各国都有的《药品生产质量管理规范》（GMP）不尽相同。因此，从事国际贸易必须了解对方国家贸易法规、国际贸易法规及国际贸易惯例。同时，各国为了控制商品的进出口，往往采取各种外贸政策、国别政策和海关政策等，作为进出口企业如果不了解这些规定，必将影响其进出口业务的开展。

3. 国际贸易的调研工作难开展　要保证国际贸易的顺利进行，必须对各国的政治、经济、外贸政策及对出口国的态度等有较全面的了解；对各国市场及国际市场的供求信息较为熟悉；对客户的资信状况有较准确地掌握。由于各方面的限制，要获取以上情报资料并非易事。

4. 国际贸易技术性贸易壁垒多　各国或区域组织为了维护国家或区域安全、保障人类及动植物健康安全、保护环境、保证产品质量等，会采取一些强制性的或自愿性的技术性措施。医药产业是高投入、高回报、高技术性产业，关系到国民的生命健康。以美国为首的发达国家纷纷将医药产业视作新经济增长点和战略性支柱产业，从研发、生产到注册上市均制定了严格的法律规范和技术标准，从而构建了全面的质量管理体系，以严控产品质量。发达国家利用技术优势制定的各类苛刻的规范与标准，已成为阻碍发展中国家医药国际贸易发展的技术性壁垒。如欧盟制定的《欧盟传统植物药注册程序指令》（2004/24/EC）对我国中药产品出口构筑了一道无形的贸易"门槛"。此外，中药在绿色壁垒的影响下，西方国家对我国封锁了一半以上的中药进口。与国际贸易不同，国内医药贸易不会面临这类严苛的技术性壁垒。

5. 国际贸易中交易接洽及纠纷处理的困难　国际贸易往往以函电、电话、电传、电子邮件等多种方式接洽交易，其安全性有待加强。受地域条件的限制，交易接洽更加困难。并且，由于国际贸易共同法规尚不完备，一旦出现贸易纠纷，不易顺利解决。

（二）国际贸易更加复杂

1. 各国的货币和度量衡制度不同 除大部分欧盟成员国之外，世界其他国家都有自己的法定货币，一旦超出国界就不能用本国的货币来计价和支付，而要采用双方愿意接受的货币或国际通用货币。在国际贸易中汇率是经常变动的，因而在商品价格的折算上非常复杂。另外，各国度量衡制度不同，度量衡的换算也非易事。

2. 商业习惯复杂 由于各国文化背景不同，经商的习惯存在很大差异，在与商业伙伴的交往中，必须根据不同国家、不同商业伙伴的商业习惯对症下药，才能取得良好的效果。否则，轻则失去贸易机会，重则带来贸易冲突，甚至更大的贸易摩擦。同时，各国对贸易规约与条例的解释也存在不同，特别是价格标准不同，对各种价格术语的解释有差异，从而使国际贸易更加复杂。

3. 各国的海关制度不同 各国海关对于货物的进出口都有许多规定，货物出口不但要在输出国办出口报关手续，而且出口货物的种类、包装和商标也要符合输入国家的各种规定。如日本、韩国和美国对进口药品的包装都有一些特殊规定。因此，进出口企业必须熟知各国海关制度与通关程序。

4. 国际货物的运输与保险复杂 国际货物运输的方式很多，不仅有海路运输，还有陆路运输、航空运输、邮寄以及多式联运等方式。运输中，不仅要办理租船、订舱手续，签订运输合同，还要考虑运费、承运人与托运人的责任，办理装运手续，交单提货手续，以及处理仲裁与索赔。为了避免贸易货物在运输过程中受损，还要对运输货物进行保险。洽购保险，确定保险种类，签订保险合同，划分保险人与被保险人的责任，计算缴纳保险费用及商品受损时的索赔等也十分复杂。

（三）国际贸易风险更大

开展国际贸易可能发生的风险甚多。诸如，客户的信用风险，交易中的商业风险，支付中的汇兑风险，交货中的运输风险以及整个贸易过程中的政治风险等，都使贸易双方面临更大的困难。

二、进行国际医药贸易应具备的条件

经营国际贸易会遇到诸多困难，办理更复杂的业务，面对更大的风险，并且医药商品作为与人体健康和生命安全直接相关的特殊产品，其贸易涉及的问题更多。因此，对于国际医药贸易而言，经营者必须具备一些起码的条件，主要如下。

1. 要具备一些专业知识 从事医药贸易工作的人员至少应有下列专门知识：通晓外语、市场营销学、医药相关知识、法律知识、保险知识、运输业务知识、国际金融汇兑知识。熟悉各国关税制度及非关税方面的规定，通晓国内外外贸政策、法律、规章制度和报关、商检手续。还需具备外贸财会、统计方面的知识。

2. 要有灵通的商业信息情报 进行国际贸易的第一个重要环节，就是对国际市场进行周密的调查研究，掌握商业信息，包括对贸易各国进行国别调查，对客户进行资信调查，特别是对商品市场进行详细调研，以把握有利的时机，使对外贸易取得最佳效益。进行国际医药贸易，还应了解国际医药市场的基本情况，进口国医药商品进口限制和特殊规定，出口药品在进口国的市场供需状况及价格走势，竞争药品的特点，进口国医药流通渠道等商业信息。

3. 要有雄厚的资金 国际贸易多是大宗交易，而医药制成品的贸易更是需要较高投入。要想经营好国际医药贸易，获得最佳经济效益，则需要较雄厚的资金。不仅经营进出口贸易的生产企业需要雄厚资金维持生产；而且专业外贸经营企业要抓住商业机会，也需要大量资金；即使是一般代理商，资金过少，也难获得委托者的信赖。

4. 要有良好的商业信用 开展国际贸易，对经营者的要求较高。经营者首先要有较多的经济理论知识，能了解生产与贸易之间的相互关系以及本国经济的变动趋势，还要有较多的世界经济方面的知识，知道世界各国经济、政治变化的动态，更要有良好的商业信誉，要"重合同，守信用"。只有这样，才能高瞻远瞩、洞察全局，在外贸活动中立于不败之地。

5. 要有完备的组织机构　国际贸易的开展仅依靠个人是无法完成的，其完成需要一个完备的组织机构，机构各部门分别负责国际贸易中的各个环节，办理不同的业务。各司其职，相互配合，只有这样才能够将对外贸易过程中的各种复杂的业务程序顺利办理完成。

综上所述，虽然经营国际贸易会遇到各种困难，并且需要承担更大的风险，但是国际贸易所产生的经济效益也是国内贸易无法取代的。不仅如此，国际贸易对世界经济的发展，也有着极为重要的作用和意义。因此，国际贸易以惊人的速度向前发展，国际贸易对世界各国经济的发展、对世界的进步作用，必将越来越充分地显示出来。

思考题

答案解析

1. 什么叫国际贸易？什么是对外贸易？推动国际贸易发展的动力是什么？国际贸易与对外贸易的关系如何？
2. 怎样考察国际贸易的规模？
3. 对外贸易依存度反映的是什么内容？
4. 简述来料加工与进料加工的联系与区别。
5. 简述直接贸易、间接贸易和转口贸易之间的区别。
6. 从国际贸易与国内贸易的区别中，分析说明从事国际医药贸易应该具备哪些条件。

书网融合……

微课　　　　　题库　　　　　本章小结

第二章　国际贸易理论

PPT

1. 通过本章学习，掌握国际分工与国际贸易的关系，国际贸易利益实现的条件，不同历史阶段代表性的国际贸易理论及其政策主张；熟悉国际贸易理论发展的脉络；了解国际分工的形成和发展，国际贸易的利益。

2. 具备观察、思考和综合分析能力。理论的发展来源于实践的不断变化与发展，学会观察国际贸易实践的发展动态，用所学理论来分析和解释所观察到的情况，实现理论与实践的结合。

3. 树立创新意识，通过学习国际贸易的理论分析方法，能够结合现实条件的发展，追踪国际贸易理论发展的新成果。

国际贸易之所以能迅速发展，关键就在于它能增进世界各国的利益，促进世界经济的发展。在不同的时代背景下，出现了众多关于国际贸易的思想和理论，本章对国际贸易理论进行梳理，以便更好地理解国际贸易，为进一步研究国际贸易问题打下基础。📱微课

第一节　国际贸易的基础

国际分工和国际贸易是一国经济从国内向国际范围发展的一个过程的不同表现形式。国际分工是国际贸易的基础，国际贸易是国际分工发展水平的主要标志、实现途径和枢纽，国际贸易的发展也将有力地推动国际分工的发展。各国参与国际分工的形式和国际分工的格局决定了一个国家的对外贸易结构、地理方向和利益。

一、国际分工的形成与发展

（一）国际分工的含义

国际分工（international division of labor），是指世界上各个国家之间的劳动分工，是社会分工发展到一定阶段，国民经济内部分工超越国界向国际领域延伸发展的必然产物，是把当代社会生产力引向高级形式发展阶段的一种形式。国际分工是国际贸易和世界市场的基础。

（二）国际分工的分类

国际分工的形式是多样的，这是由于生产技术水平、历史因素、自然条件以及国际生产关系等多方面因素的造成的。可以按参加国际分工经济体的生产技术水平和工业发展情况的差异来分类。

1. 垂直型国际分工　垂直型国际分工是指经济技术发展水平不同的国家之间的纵向分工。垂直型国际分工又可分为两种。一种是不同国家在不同产业间的分工，这种分工表现为生产和提供原料的国家，与生产和供应工业制成品的国家之间的分工。资本主义生产和殖民主义扩张所开创的世界分工体系，首先表现为世界工厂和世界农村的垂直型国际分工。从单个国家参加国际分工的方式观察角度来看，日本是参与垂直型国际分工的典型，日本进口的 80% 以上为原材料，出口的 90% 以上是工业制成

品。另一种是相同产业内部之间的分工，主要指同一产业内技术密集程度较高的产品与技术密集程度较低的产品之间的分工，或同一产品的生产过程中技术密集程度较高的工序与技术密集程度较低的工序之间的分工。二战后，随着发展中国家的经济发展，垂直型国际分工有所削弱，但仍然是发达国家与发展中国家之间的一种主要分工类型。

2. 水平型国际分工　水平型国际分工是指经济发展水平基本相同的国家之间的横向分工。主要表现为经济发展水平相同或接近的国家（如发达国家以及一部分新兴工业化国家）之间在工业制成品生产上的分工。当代发达国家的相互贸易主要是建立在水平型分工的基础上的。水平型国际分工可分为产业内与产业间水平分工。前者又称为差异产品分工，是指同一产业内不同厂商生产的产品虽有相同或相近的技术程度，但其外观设计、内在质量、规格、品种、商标、牌号或价格有所差异，从而产生的分工和相互交换，它反映了寡头企业的竞争和消费者偏好的多样化。随着科学技术和经济的发展，工业部门内部专业化生产程度越来越高。后者则是指不同产业所生产的制成品之间的分工和贸易。部门内部的分工、产品零部件的分工、各种加工工艺间的分工越来越细。这种部门内水平分工不仅存在于国内，而且广泛地存在于国与国之间。由于发达资本主义国家的工业发展有先有后，侧重的工业部门有所不同，各国技术水平和发展状况存在差别，因此各类工业部门生产方面的分工日趋重要。各国以其重点工业部门的产品去换取非重点工业部门的产品。工业制成生产之间的分工不断向纵深发展，由此形成水平型分工。

3. 混合型国际分工　所谓混合型国际分工，即把垂直型与水平型有机结合起来的分工。当前，世界上许多国家都实行混合型国际分工，其中德国是混合型国际分工的代表，它对发展中国家是垂直型，而对其他发达国家是水平型。虽然在发达国家与发展中国家之间及第三世界内部，仍存在大量的混合型国际分工，但水平型分工发展得非常迅速。

（三）国际分工发展的几个阶段

国际分工是人类社会发展到一定阶段的产物，是资本主义生产方式的发展促成了相应的国际分工和世界市场。

1. 国际分工的萌芽阶段（15 世纪末到 18 世纪中期）　在人类社会的发展史上，社会分工是社会生产力进步的源泉和标志。最早的社会分工是在原始社会内部，人们按性别、年龄实行劳动分工，以增进共同劳动的效率，增强抵御自然灾害的能力。原始社会中后期的三次社会大分工，把生产力水平大大地向前推进了一步，最终导致了阶级和国家的产生。随后，在奴隶社会和封建社会中，虽然社会分工越来越细，但在整个前资本主义社会，由于自然经济占统治地位，各民族、国家的生产方式和生活方式差别甚小，所以只存在不发达的社会分工和地域分工。

15 世纪末到 16 世纪初的地理大发现为国际分工的萌芽提供了准备条件。16 世纪到 18 世纪手工业向工场手工业过渡，极大促进了社会生产发展，国际贸易开始迅速扩大，而在贸易发展的带动下，分工也开始跨越国界，使国际分工进入萌芽阶段。这一时期，在拉丁美洲、亚洲、非洲和欧洲之间形成了较为固定的三角贸易，即西非提供奴隶劳动力、西印度群岛诸国生产并出口农产品，特别是甘蔗糖和烟草，由西欧各国尤其是英国生产并出口工业品，从而形成了国际分工的最早雏形。1699 年英国贸易与种植园高级专员曾说，我们的意图就是把种植园安排在美洲，那里的人民应该专门生产那些英国不生产的产品。这一时期的国际分工主要取决于自然条件的差异，而且带有明显的地域分工性质。

2. 国际分工的发展阶段（18 世纪 60 年代到 19 世纪 60 年代）　在这一时期，英、法、美等主要资本主义国家相继完成了第一次工业革命。随着工业革命的完成，机器大工业代替工场手工业，资本主义生产方式确立加快了商品经济的发展，社会分工也不断推进，为国际分工的形成奠定了基础。

（1）机器大工业取代手工劳动，小生产者不可避免地被大批排挤掉，自然经济不得不让位于商品经济。

（2）大机器生产使生产能力和规模不断扩大，源源不断地生产出来的大批商品不仅需要国内市场，而且需要寻求新的国际销售市场。同时，生产规模的扩大引起了对原料需求的极大增长，开辟廉价的国外原料来源成为必要。

（3）机器大工业改革了交通通信工具，把原料生产国与工业品生产国紧密地联系在一起，便利了国际贸易，使国际分工成为可能。

这个时期，在世界范围内初步形成了工业国与农业国的分工。大机器工业的建立是推动国际分工形成的主要原因。欧美国家借助于机器大工业的力量，占有亚、非、拉国家的市场，并使这些国家沦为只提供农副产品的农业国。同时，由于英国首先完成了产业革命而成为国际分工的中心。世界市场上交换的商品日益为大宗商品所代替。正如恩格斯在《英国工人阶级状况》中写到的："英国是农业世界的伟大的工业中心，是工业太阳，日益增多的生产谷物和棉花的卫星都围绕着它运转。"

3. 国际分工体系的形成阶段（19世纪中叶到第二次世界大战前） 19世纪70年代开始，以美国、德国为中心，以电气化为特征的第二次工业革命开始了。第二次工业革命的新发明和新技术，催生了许多新兴的工业部门，比如汽车制造业、钢铁业、化工业和冶炼工业等。这些新技术和新兴工业部门推动了社会生产的飞速发展，对原材料和市场的需求急剧增加。工业革命促进了社会生产力和国际分工的发展，与此同时，资本主义从自由竞争向垄断过渡，通过资本输出，进一步加深和扩大了国际分工，形成了门类较为齐全的国际分工体系。

亚、非、拉美国家形成畸形、片面的单一经济，生产并出口少数几种农产品或矿产品，从而导致这些国家在经济生活上依赖于少数几种产品，深化了垂直型国际分工，对产品的需求和本国产品的销售更加依赖于世界市场。另一方面，发达资本主义国家之间也形成了以经济部门为主的水平分工，由于它们之间的部门间分工加强，也增强了对国际分工的依赖性。

罗萨·卢森堡以德国为例描述了这种相互依赖关系："德国的产品大部分是输往其他国家及其他大陆，以供他国居民需要，其数额巨大且逐年不断增大。德国铁制品不断销到欧洲邻近诸国，而且远达南美洲与澳大利亚，皮革制品由德国输往法国，英国和奥匈；麦酒、人工蓝靛、氨基苯及其他柏油制品、颜料、药品、纤维胶、金属品、煤气、焰罩、棉制品和毛织品，以及衣服，铁轨，几乎行销全世界所有经商的国家。另一方面，德国国民不管在生产上或日常消费上，每一步都免不掉依赖其他国家的产品，如我们吃俄罗斯谷物制成的面包，匈牙利、丹麦及俄罗斯家畜的肉类，我们消费的米是从东印度及北美运来的，烟草是从荷属东印度群岛及巴西运来的，我们还从西非获得可可豆，从印度获得胡椒，从美国获得猪油，从中国买到茶叶"。

总之在这个时期，国际分工的特点是，发展中国家的国际贸易高度依赖发达国家市场，各国对于国际分工的依赖不断加强，垂直型国际分工继续发展，工业国之间的水平型国际分工形成。由于第二次工业革命，国际分工的中心由英国一国变为了英、美、德等一系列资本主义国家。

4. 国际分工的深化发展阶段（第二次世界大战后） 战后，随着旧殖民体系的瓦解，第三次科技革命的兴起，生产和资本的国际化，特别是区域经济一体化的加强，国际分工向纵深方向发展。这一阶段国际分工有如下特征。

（1）旧殖民体系的瓦解，经济落后国家纷纷努力推进本国的工业化进程，积极参与国际分工，传统的资本主义国际分工经历了巨大的冲击。某些工业品的生产从发达国家向发展中国家转移，某些初级产品的生产从发展中国家向发达国家转移。加之第三次科技革命使科学技术日新月异，发达国家在尖端工业生产上需要互相合作，为此，发达国家往往在一定区域内组成国际经济组织。从而，形成了北北关系、南北关系、南南关系以及东西方之间的国际分工。所以，当代国际分工是一种由不同经济制度和发展阶段的国家参加的复合型国际分工体系。

（2）随着第三世界工业化的发展和新型合成材料的增长，国际分工的协作方式发生了重大变化，出现了多种多样的协作方式。不仅有传统的垂直型国际分工、水平型国际分工，混合型国际分工的比重也不断增加。

（3）基于上述两点可见，国际分工出现了新的发展趋势：一是国际分工从产业间分工转向产业内分工。战后，国际分工已突破产业部门的界限，而进入部门之间和同一产品的零部件制造。二是以交换商品为媒介的分工转为各国互相提供不同的生产要素的合作，一般是发达国家提供资本、技术，而发展中国家则提供资源、劳动力等进行合作生产，共同分享产品和收益。三是从不同国家间的体力劳动之间的分工转向各国间实行体力劳动与脑力劳动的分工，出现了简单加工工业与复杂加工工业间的分工，劳动密集型工业与资本密集型和技术、知识密集型工业间的分工，劳动密集型工序或劳动密集型的零部件生产与资本密集型和技术、知识密集型工序或零部件生产之间的分工。

二、影响国际分工发展的主要因素

（一）社会生产力的发展水平是国际分工形成和发展的决定性因素

马克思主义认为，社会生产力的发展是社会分工的前提条件，一切分工，其中包括国际分工，都是由社会生产力所决定的。国际分工形成与发展的历史，证明国际分工是生产力发展的必然结果。第一次工业革命，建立了机器大工业，促使各国国内的社会分工发展为国际分工，导致了近代国际分工的产生；第二次工业革命，使人类进入了电器时代，国际分工得以进一步发展，从而形成了门类齐全的国际分工体系；第三次科技革命，推动了各个生产领域内国际分工不断深化。从单个国家的角度看，一国的生产力水平决定其在国际分工中的地位。一般来讲，总是那些生产力发展水平高的国家，在国际分工中处于领先的或统治的地位，成为国际分工的中心。例如，在历史上，英国最早完成了产业革命，成为世界工厂，在相当长的一段时期内就处于国际分工的中心。又如二战后，一些新兴工业化国家和地区由于生产力的较快提升，经济迅速发展，使这些国家和地区在国际分工中的地位逐步提升。

（二）自然条件是国际分工产生和发展的基础

国际分工得以发生需要两个前提条件：一是各国生产力的发展水平；另一个就是自然条件的差异。自然条件是一切经济活动的基础。气候、土壤、资源、地理位置等方面的差异性，使各国有可能从事不尽相同的经济活动，从而形成不同的国际分工格局。

应当指出的是，某些有利的自然条件只能说明该国在国际分工中拥有比较优势的可能性，从而具备了其参与国际分工的可能性，而要把可能性变为现实性，还需要一定的条件。自然条件在国际分工的萌芽阶段曾发挥了主导作用，但随着科技的进步，在许多方面降低了自然条件对国际分工的影响，因而自然条件在国际分工中的作用正在下降。

（三）资本国际化是国际分工深入发展的重要条件

资本国际化促进了国际分工的迅速发展。而其中资本输出是国际分工体系形成和发展的重要条件之一。自19世纪末以来，资本输出就已成为世界经济中重要的经济现象。二战后，随着生产和资本的进一步集中和国际化，跨国公司成为资本国际化的主要载体。跨国公司的一个重要特征就是对外直接投资。跨国公司通过全球化战略，把企业内部有组织有计划的分工，扩展到世界范围，加速了水平型国际分工的形成，从而推动着国际分工的深化扩大。经济一体化组织的建立，密切了国家之间的关系。这些大大小小的地区性经济集团和综合商社的出现，对国际分工的格局产生了重大影响。此外，许多国际经济组织的成立，也促进了国际分工的发展。

（四）上层建筑也是影响国际分工的重要因素

上层建筑是指建立在一定经济基础之上的社会意识形态以及相应的政治法律制度、组织和设施的总和。它对国际分工的发展可能产生积极的推动作用，也可能起着消极的延缓作用。

首先，国家主权直接影响着国际分工。战后，随着旧殖民体系的瓦解，广大发展中国家取得了政治上的独立，积极参与国际分工，使国际分工的范围更广，形式更多样，格局也发生了显著的变化。其次，一国的经济政策，尤其是外贸政策，直接影响着国际分工的发展。若一国实行对外开放政策，则企业就会积极地投身世界市场的竞争，主动地参与国际分工；而若实行封闭的外贸政策，就会缩小国际分工的范围。另外，文化观念对国际分工也产生一定的影响。在现实中，国际分工总是首先在文化观念相近的民族之间得到发展的。

除了以上影响国际分工的主要因素外，一国的人口状况、劳动规模以及市场容量等，都在不同程度上直接或间接地影响着国际分工的发展。

三、国际分工与国际贸易的关系

国际分工与国际贸易是互为条件、互相促进的关系。没有分工，就没有交换，也就没有国际贸易的发生；反过来，没有交换和贸易，也就没有分工存在和发展的必要。

（一）国际分工是国际贸易的基础

社会分工是商品经济的基础，国际分工是国际贸易的基础。国际分工对国际贸易的影响主要体现在以下七点。

1. 国际分工影响着国际贸易发展的速度　纵观世界贸易经济发展史，国际分工发展较快的时期，国际贸易的发展速度也较快；相反，国际分工发展缓慢时，国际贸易相应地也发展较慢。从全球国际贸易的数据来看：1800—1913 年，随着资本主义社会两次工业革命的完成，世界性国际分工体系形成与发展，在此期间人均世界贸易额以每十年 33% 的速度增长。其中 1840—1870 年的高峰期，曾经达到每十年 53% 的增长率。1913—1948 年，受到两次世界大战和大萧条的影响，国际分工处于停滞状态，世界贸易年均增长率为 0.7%，其中有些年度甚至呈现负增长。直到二战后，随着第三次科技革命的兴起，国际分工再次发展，国际贸易的增长速度也随之加快，1950—2000 年，世界贸易实际年均增长率为 6%。从英国的经济数据来看，18 世纪到 19 世纪中叶，由于英国处于国际分工的中心，因而其对外贸易发展较快，英国在资本主义世界对外贸易中的比重从 1820 年的 18% 提高到 1870 年的 22%；19 世纪末，随着英国在国际分工中的地位下降，英国在国际贸易中的比重下降到 15%。

2. 国际分工制约着国际贸易的地区分布　当代各国在世界市场上的位置，无不和它在国际分工中的地位息息相关。从西方发达国家的情况来看，国际分工中位置的变迁是导致各国在世界贸易中地位变化的关键因素之一，从而导致其所在区域贸易状况的变化。早期的国际贸易由于欧洲诸国在国际分工中的主导地位而集中于西欧地区；随着美国在国际分工中取代了英国的霸主地位，成为世界市场的主宰力量，美洲与其他国家的贸易量急剧增加；20 世纪中叶以来，欧洲经济共同体（1993 年后改称欧洲联盟）实力不断增强，在国际分工中处于举足轻重的地位，特别是到 20 世纪 90 年代以来，欧盟更成为世界上第一大贸易实体，是我国主要的商品供应者和出口贸易伙伴之一。2011 年，欧盟是世界最大出口方和进口方，占全球出口、进口比重分别为 14.9% 和 16.2%（不考虑欧盟内部贸易）。当前，随着亚太地区在国际分工中地位的增强，国际贸易的中心正在向亚太地区转移。

3. 国际分工的形式决定国际贸易的格局和地理方向　19 世纪国际分工的基本格局是世界分化为工业国和农业国的"垂直型"分工，世界市场商品的流向是发达国家向落后国家销售工业品，而从后者大量进口原料和食品等。二战后，国际分工的类型由垂直型为主转变为以水平型和混合型的国际分工为主。一方面发展中国家与发达国家间的国际分工越来越多地在工业范围内进行，加之发达国家资金雄厚，可以把资金投向世界任何地方，因此发达国家成了世界贸易、国际分工的主要对象，占据了大部分世界市场。1989 年，发达国家之间的相互出口占其总出口额的 76.9%，而发展中国家对发达国家的出口也占其总出口额的 64.5%；2003 年，发达国家货物出口和进口额分别占世界贸易总额 64.5% 和 63%。因此，从贸易地区分布上来看，发达国家占据了世界贸易的绝大部分比重，成为国际分工的中心。

4. 国际分工直接影响着国际贸易利益的分配 国际贸易能给参与贸易的国家带来一定的利益，这是国际贸易的内在动力。但由于各国在国际分工中的地位不同，因而所获得的利益也不尽相同。关于这一点，将在以后的内容中详细分析。

5. 国际分工的发展会不断优化国际贸易的商品结构 二战前，由于以殖民主义宗主国与殖民地落后国家间的垂直分工为主，故初级产品在国际贸易中的比重较大。战后，国际分工从部门之间的分工向部门内部的分工转化，使工业制成品、半制成品在国际贸易中的比重大增。这样一来，国际商品机构与各国的进出口商品结构就不断优化。这种变化表现在以下四方面。

(1) 工业制成品在国际贸易中所占比重超过初级产品所占的比重。二战前，初级产品在国际贸易中的比重一直高于制成品，大致为制成品占 40%，初级产品占 60%。战后，情况逐渐发生了根本性变化，工业制成品贸易在国际贸易中所占比重超过初级产品贸易所占比重，初级产品只占 40%，而制成品上升到 60%，如果把石油提价的因素剔除掉，初级产品仅占 30% 左右。

(2) 随着发达国家与发展中国家分工形式的变化，发展中国家出口的工业品不断增加，所占比重从 1970 年的 18.5% 提高到 1998 年的 67.4%，发展中国家制成品出口额在世界制成品出口额中的比重同期从 5.5% 提高到 15.5%。

(3) 国际分工从部门之间向部门内部的深化，使制成品产业内部贸易不断发展，在制成品贸易中比重不断提高。从 1970 年到 1998 年，在法国、荷兰、英国、比利时、卢森堡、意大利、德国、美国、加拿大、日本、澳大利亚等国的制成品贸易中，产业内贸易所占比重从 53.7% 提高到 71.6%。其他国家和地区的贸易发展也有同样的发展趋势。

(4) 服务贸易发展迅速。近年来，服务贸易有了迅速发展，在各国对外贸易中的比例不断增长。世界服务贸易总额从 1990 年的 7805 亿美元剧增到 2014 年的 96020 亿美元。我国的对外服务贸易额更是从 1990 年的 57 亿美元增长到了 2023 年的 9331 亿美元。

6. 国际分工的发展影响着各国对外贸易政策的制定和对外贸易方式的选择 在历史上，英国曾是国际分工的中心，因而，英国首先推行了自由贸易政策。但当时经济起步较晚的美国和德国则采取了保护贸易的政策，而当这些国家完成工业化后，在国际分工中的地位不断增强，便相继采用了自由贸易政策。当前，由于发达资本主义国家在国际分工中居统治地位，纷纷主张自由贸易，而发展中国家为了发展本国经济，则实行国家统治下的贸易保护主义。但也随着其经济发展的需要，将逐渐转向自由贸易政策。另外，在贸易方式的选择上，也很大程度上受各国在国际分工中的地位的影响。如我国在改革开放的初期，技术较为落后，资金短缺，在国际分工中处于劣势，因而当时我国的贸易方式主要选择补偿贸易、加工贸易等形式。

7. 国际分工的深入发展使对外贸易依存度不断提高 随着国际分工的发展，尤其是二战后国际分工的深入发展，世界各国的经济发展越来越依赖于对外贸易的发展，进出口贸易所创造的价值在其国民经济中的重要性愈加明显，各国的贸易总额占其国内生产总值（GDP）的比例逐年升高，因此整个世界贸易依存度都在不断地提高。

（二）国际贸易是国际分工实现的条件

尽管在分工与交换的相互关系中，分工是基础，但交换和贸易也同样影响着分工的发展与深化。

首先，国际贸易是国际分工的纽带。也就是说，各国之间的劳动分工是通过各国之间的商品贸易即国际贸易实现的。如果没有国际贸易，所有的国家不得不努力一切商品自给自足。

其次，国际贸易制约着国际分工功能的实现。国际分工能使各种生产要素合理地配置，能节约国际社会的劳动时间，能降低劳动成本，改进劳动和交通工具。国际分工的各种功能，是通过国际商品交换来实现的。而这些功能实现的程度又受到国际贸易功能的制约，在平等互利的基础上进行贸易，国际分工的上述功能就会得到充分合理地实现；否则，上述功能就不能得到充分合理地实现，从而影响国际分工利益的获得。同时，国际贸易的规模和发展速度又制约着国际分工的发展。

四、医药行业国际分工的变化和发展趋势

在大型医药跨国集团的推动下，医药经济全球化不断发展。越来越多的国际医药集团在经济全球化发展的前提下，充分利用外部的优势资源，重新定位、配置企业的内部资源。

为了节省药品研发支出，提高效率，降低风险，推动本土化发展，跨国制药企业将研发网络进一步扩大到临床资源丰富、科研基础较好的发展中国家，研发外包比重不断提高。2018—2022 年，全球药物研发外包服务市场规模由 867 亿美元增至 1330 亿美元，复合增长率预计达到 11.3%。

由于发达国家环保费用高，传统的原料药已无生产优势，因此跨国制药企业逐步退出一些成熟的原料药领域，转移到环保要求较低的发展中国家。随着医药制造工艺日趋复杂，为追求企业经营效益最大化，部分企业将生产制造的业务外包出去。全球医药制造外包（CMO）的市场规模在 2023 年估计为 1613.7 亿美元，预计到 2028 年将达到 2105 亿美元，在预测期间（2023—2028 年）以 5.46% 的复合年增长率增长。

20 世纪 90 年代以来，医疗器械企业在产品的设计、实验、开发、制造、测试、销售、售后服务等整个产业链的各个环节上，重新配置各种资源，调整企业发展定位，实施国际集优化协作分工配套模式，构筑自己的竞争优势，形成了部件制造外包（OEM）、部件设计制造外包（ODM）及生产专业化部件和专业化模块产业。

第二节　国际贸易的利益

国际贸易之所以能以惊人的速度向前发展，根本原因在于国际贸易能增进各国的利益。国际贸易利益就是通过国际商品交换而获得的利益，包括国际贸易的静态利益和动态利益。

一、国际贸易的静态利益

（一）国际贸易静态利益的含义

国际贸易的静态利益是指在各国的资源总量不变，技术条件不改进的前提下，各国生产自己的优势产品进行国际交换，使参与交换的各国消费者得到的商品数量，大于各国在封闭状态中所能提供的商品数量，使各国从贸易中获得了利益。它是在各国资源总量和技术条件不变下实现的，所以被称为贸易的静态利益。下面通过一个例子说明这一情况。

假设在一个由 A、B 两个国家组成的世界上，两国都能生产小麦和呢绒，两国都同时需要这两种商品。如果假设两国生产的技术条件不变；可利用的生产资源总量为一定；商品从一个国家运输到另一个国家的费用为零；各国均实行自由贸易政策；没有关税及非关税壁垒措施。

在封闭的条件下，A 国如果把资源全部用于生产小麦，则可提供 100 个单位，而如果把全部资源都用于生产呢绒，则可生产 60 个单位。B 国如果把资源全部用于生产小麦，能提供 80 个单位，而把全部资源都用于生产呢绒，能提供 100 个单位。

现实生活中，A、B 两国都要按一定组合来安排生产，即在生产一定量小麦的同时也生产一定量的

呢绒。图 2-1 和图 2-2 说明这一情形。

图 2-1 中，斜线 CF 是 A 国的生产可能性曲线。在△OCF 内的任何一点上，A 国在封闭的条件下都有能力达到。假设在自给自足条件下，A 国是在 E 点组织生产，即生产 30 单位呢绒和 50 单位小麦。这是 A 国生产者可以提供的总供给量，假设也正好是 A 国消费者的总需求量。

图 2-2 中，斜线 C′F′是 B 国的生产可能性曲线。在△O′C′F′内的任何一点上，是 B 国在封闭条件下都有能力达到的。假设 B 国是在 E′点上组织生产，即生产 50 单位呢绒和 40 单位小麦，这是 B 国生产者可提供的商品总供给量，假设正好是 B 国消费者的总需求量。

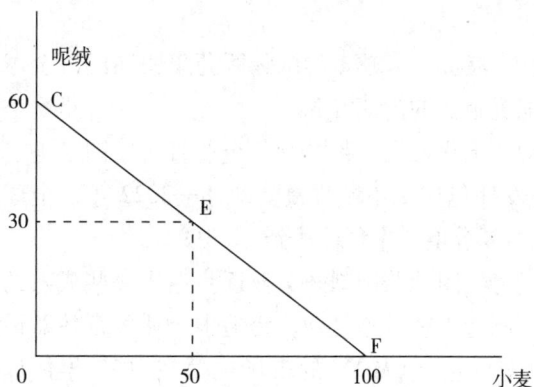

图 2-1　A 国的生产可能性曲线

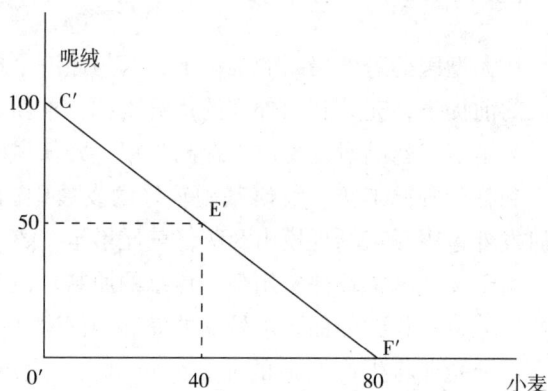

图 2-2　B 国的生产可能性曲线

可见，在封闭条件下 AB 两国国内市场上商品的相对价格，即直接用一种商品来表示的另一种商品的价格是不同的。在上例中，如果用呢绒来表示小麦的价格，则 A 国 1 单位小麦的价格是 0.6 单位的呢绒；而 B 国 1 单位小麦的价格是 1.25 单位的呢绒。反过来，如果用小麦来表示呢绒的价格，则 A 国 1 单位呢绒的价格是 1.67 单位的小麦；而 B 国 1 单位呢绒的价格是 0.8 单位的小麦。

由于不同国家中商品的相对价格存在差别，AB 两国间的贸易就有了可能。因为在 A 国市场上，1 单位小麦只能换到 0.6 单位呢绒，而在 B 国市场上则能换到 1.25 单位呢绒；相反，1 单位呢绒在 B 国市场上只能换到 0.8 单位小麦，而在 A 国则能换到 1.67 单位小麦。显然，在自由贸易的条件下，A 国专门生产小麦去 B 国交换呢绒，比自己生产要合算，而 B 国专门生产呢绒去 A 国交换小麦，同样可以得到更多的收益。就 A 国而言，只要 1 单位小麦能交换到 0.6 单位以上的呢绒，它就会继续生产并出口小麦，导致资源朝小麦生产转移。对于 B 国，只要 1 单位呢绒能换到 0.8 单位以上的小麦，它也会继续生产并出口呢绒。

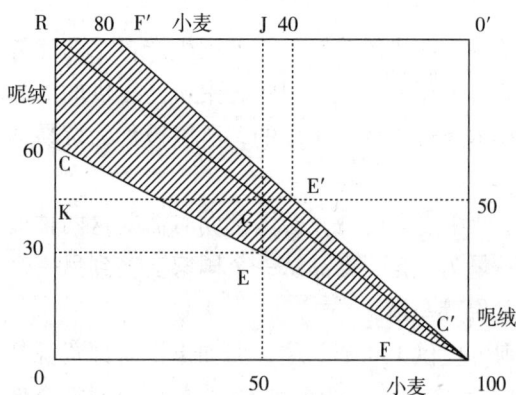

图 2-3　贸易后的两种商品交换比例

然而，AB 两国生产并出口一定种类和数量的商品是有限度的。A 国出口 1 单位小麦到 B 国，最低要交换到 0.6 单位呢绒，最高只能交换到 1.25 单位呢绒，超过这个界限，B 国就会退出贸易；反过来，B 国出口 1 单位呢绒到 A 国，最低要交换到 0.8 单位小麦，最高也只能交换到 1.67 单位小麦，超出这个界限，A 国便会退出贸易。因此，两国必须在一定的区间内贸易，两国都能接受，并且都能获得相应的利益，即增加本国居民实际享受的物质福利。如图 2-3 所示。

图 2-3 是由图 2-1 和图 2-2 综合而成，其中右上方的图形是图 2-2 旋转 90°后加在图 2-1 之上的。如前

所述，△OCF 和△O′C′F′，分别是 AB 两国在孤立状态下的供给可能性区域。而只有图中的阴影区域内的两种商品的交换比率，才能为两国共同接受。

从图中不难看出，在自由贸易条件下，两国分别生产自己的优势产品，与其他国家的优势产品相交换，则 AB 两国的消费者得到的商品都超过了本国的生产可能性曲线，即获得了比自己生产时要多的商品数量，这就是通常所谓的来自贸易的利益。假设两国在 G 点进行交换，若 A 国仍维持原来 50 个单位小麦的消费水平，用剩余的 50 单位小麦去 B 国交换呢绒，则可得到 OK 单位的呢绒，多于自己生产两种商品时的 30 单位；B 国若仍只消费 50 单位的呢绒，用剩余的 50 单位呢绒与 A 国交换小麦，则可得到 O′J 单位的小麦，也大于 B 国自己生产两种商品时所能生产的 40 单位。

综上所述，通过贸易使参与国的消费者都能得到更多的商品，即获得更多的福利或利益。这种利益是在各国的资源总量不变，技术条件不变的前提下出现的实际福利的增长，所以被称为贸易的静态利益。

（二）国际贸易静态利益的源泉

1. 生产是国际贸易利益的主要来源 根据马克思主义政治经济学原理中的劳动价值论，流通过程既不能增殖价值，也不能创造任何使用价值，财富的增加只能来自生产。在上面的例子中，A、B 两国按专业化原则进行国际分工并组织生产，可以提高生产效率，增加产量，即 A 国专门生产小麦，B 国专门生产呢绒时，两国生产的商品总量大于各国在封闭条件下生产的商品数量之和。两国分别进行两种商品的生产，能生产出 90 单位的小麦和 80 单位的呢绒，而当两国专门生产某种商品时，则可生产 100 单位的小麦和 100 单位的呢绒。可见国际贸易的静态利益来自生产效率的提高。

2. 参与国际贸易是获得贸易利益的条件 国际贸易能引导各国将有限的资源配置到效率较高的部门，从而增加社会产品的总供给量，并通过贸易，使参与各方获得相应的贸易利益。如果没有各国之间的交换，上述例子中 A、B 两国的合理分工就不能实现，各国就不能发挥自身的优势，资源也就不能转向效率较高的产业，也就不能增加产品产量，使彼此获得相应利益。

二、国际贸易的动态利益及其实现条件

国际贸易不仅能给贸易国的消费者带来静态利益，使他们获得的商品总量增加。同时还能促进社会生产的发展，加速国民经济的增长，带来相应的动态利益。国际贸易的动态利益是指国际贸易对贸易双方的经济和社会发展所产生的间接的积极影响。

（一）国际贸易的动态利益

1. 推动技术进步，大大缩短与发达国家的技术差距 国际贸易不仅可通过商品贸易来互通有无，调剂余缺，而且还可以促进先进的生产方法、生产工艺、技术诀窍和管理方法等在贸易国家之间的传播。这可以在节省时间和投资的前提下，促进本国技术水平提高，加速经济增长，缩短与发达国家之间的距离。

2. 提高企业竞争能力 国际市场的激烈竞争会促使国内出口产业和相关产业努力改进产品质量，降低产品成本，从而提高企业在国际市场上的竞争能力。同时，非出口企业为了维持在国内市场上的地位，也必须改善产品与服务质量，降低商品价格，增强与外国商品同台竞争的能力，以便在进口商品的竞争面前保持其市场份额。

3. 获得规模经济效益 所谓规模经济效益，指随着商品生产数量的增加，单位商品的生产成本会降低，从而使生产的经济效益提高。一般来说，出口企业需要有适度的初始规模，随着国际贸易的开展，企业获得一部分海外市场，这将促使企业生产规模扩大，从而为提高劳动生产率提供了前提，并有助于企业降低产品成本。只有这样，才能在为国内消费者提供相当数量商品的同时，还能在国际市场上

销售一定量的同类商品，获得生产和交换带来的规模经济效益。

4. 促进生产要素的充分利用，加快经济发展的速度　在现实中，各种生产要素在不同国家的分布往往是不平衡的。有的国家劳动力富余而资本短缺，有的国家资本充裕而土地有限，还有的国家土地辽阔而耕作技术落后。在封闭的条件下，各国生产规模和生产能力的发展都会受到其短缺生产要素的制约，同时又会使一部分生产要素闲置或浪费，生产潜力得不到充分发挥。国际贸易则可以使这些国家通过国际劳务贸易、资本输出、土地租赁、技术转让等方式，将一部分国内富余的生产要素输出，同时引进国内短缺生产要素，从而实现资源的优化配置，提升资源利用效率，加快经济发展。

另外，国际贸易还能加速国内的资金积累，以扩大生产规模，开拓新的市场，促进国内新兴产业的兴起和发展，同时还能在与外商打交道的过程中，学习一些先进的管理经验等。

（二）国际贸易动态利益的实现条件

国际贸易的动态利益是客观存在的，但这并不意味着任何一个国家都能无条件地获取或分享到贸易的利益，更不意味着贸易利益的获得无需付出任何代价。由于各国国情不同，其经济发展水平和经济条件不同，各国的对外贸易对其经济增长的作用效果即获得国际贸易动态利益的结果也会不一样。

1. 市场容量的扩大　市场容量将制约一国经济的增长与发展。对外贸易是连接国内和国外两个市场的纽带，对外贸易给国内经济增加了一个国际市场，为本国经济开拓了更加广阔的运行空间，进而为本国经济的市场容量扩大提供了更多的机遇。例如，19 世纪新殖民地区的国家经济快速发展，很大程度是由于这些中心国家有稳定的出口市场。具备了市场容量扩大的条件，国际贸易就促进了这些国家经济的增长。在二战后资本主义的黄金时期，经济的高速发展使国际市场保持了长期稳定的需求，东亚各国也正是抓住了这一机遇，成功地推行了出口导向战略。

2. 贸易动力的转换　对于以初级产品的出口带动和支持经济增长的国家来说，一旦初级产品的外部需求减少，经济增长的速度便会放慢，在初级产品贸易条件恶化的情况下，来自贸易的利益就会减少。这就是现实经济生活中很多发展中国家在贸易发展过程中所遇到的贫困化增长的问题。建立在自然禀赋的比较优势上的贸易增长动力会随着自然资源或劳动力资源优势的逐步丧失而减弱，贸易增长到一定时期就面临着贸易动力转换的问题，不但要使比较优势高级化，即比较优势由自然禀赋上升到技术、管理和营销网络等后天禀赋；而且要建立起技术、规模和创新这三个层次上的竞争优势。实现贸易持续增长的关键是贸易动力的转换，创造新的比较优势。

3. 产业结构的调整　贸易的基础是现行的价格结构，价格结构的基础是比较优势结构，但这两个结构只有形成贸易和强化现有分工的功能，而没有使产业结构优化和转换的功能。从长远和发展的眼光来看，发展对外贸易的最终目的是促进经济的发展和产业结构的优化和升级。产业结构变化的动态过程就是使资源得到更有效配置的过程，亦即经济增长的实现过程，日本就是一个典型代表。而产业结构的优化和转换能量来自技术进步、要素积累以及产业政策所造就的优惠的价格条件。在这里贸易动力的转换和产业结构的优化是内在统一的。

4. 资本要素的积累和技术进步　实现贸易动态利益的关键在于生产要素的积累和技术进步。对于劳动力相对丰裕的发展中国家而言，要素积累的核心是资本要素的积累。在平衡的国际收支上，商品出口的顺差和资本要素流动的逆差是并存的，商品出口实现的国际价值用来"购买"本国短缺的生产要素、资本和与资本相伴随的技术与管理。从可持续发展的角度看，只有通过对外贸易刺激并促进技术进步进而来推动经济增长才是唯一有效的长期战略，靠本国的闲置资源或利用国外市场获得规模经济效益来促进经济增长都是有极限的。一旦本国的闲置资源被充分利用或不可再生资源被耗尽，出口的扩大反过来会阻碍本国经济的发展。例如，我国医药产业利用劳动力资源优势是目前世界上最大的原料药供应国，但是随着经济的不断发展，劳动力资源优势逐渐减弱，我国医药产业必须注重科技创新、技术进步，形成贸易与技术进步的良性循环，依靠技术进步在对外贸易中创造更大的比较优势，利用出口为技术进步创造更多的可能性。

三、国际贸易利益实现的限制条件

国际贸易利益是客观存在的，这是国际贸易持续发展的重要动力。而对于参与国际贸易的各方而言，受到多种现实条件的制约，能否获得国际贸易利益，获得数量的多寡也是值得研究的课题。诸多的限制条件既有国内条件也有国外环境条件，既包含微观条件也包含宏观条件。综合而言，主要的限制条件来自以下四方面。

（一）一国的经济主体能否对国际贸易做出合理的反应，并采取合理的行动

从宏观视角而言，在开放经济条件下，一国能否制定积极的正确的外贸政策和外贸发展战略，并能根据国际国内情况的动态发展，适时调整这些政策和战略，都将直接影响国际贸易能否发挥带动经济增长与发展的作用以及作用效果的好坏。从微观主体视角而言，企业是一国经济中最具活力的微观主体。当企业面临进口带来的竞争压力，能够积极应对，通过增加对现有资源的利用效率，以及采用引进的新技术和先进设备来改进生产，提高生产效率，从而获得竞争优势，不仅立足于国内市场更着眼于广阔的国际大市场，最终对一国经济发展，并实现贸易利益起到重要的作用。反之如果企业面对开放经济的压力缺乏改进的动力，企业将无法享受参与国际竞争而获得的收入，贸易利益也将得不到最有效的利用，更谈不上实现一国出口增加、经济增长的良性循环。

（二）一国是否具备必要的市场经济发展条件

从市场发育状况看，完备的市场体系和市场结构，有助于生产要素在本国实现充分自由地流动，进而为由进出口所引起的经济资源的重新配置和优化配置提供条件。以出口为例，能否对经济发展起到推动作用以及作用的大小，取决于出口部门与国内经济其他部门在生产、技术和市场交换等各方面的联系程度。如果有一个较为成熟的市场体系作为联系的纽带，出口的增长才能通过市场向各个部门传递经济和技术信息，并通过出口的扩大而牵动资源的重组和优化配置，带动经济增长。相反如果市场发育程度较低，经济结构不合理，要素市场之间、商品市场之间、商品市场与要素市场之间的联系程度较低，即使出口形成了潜在的动力，但由于出口的增长向各经济部门传递动力的各种必要的经济和技术渠道不畅或中断，或者其他经济部门无力或无法作出积极的反应，使得出口增长无法带动经济增长，而且出口本身也会衰竭下来。

（三）产业结构转变的代价和时间

产业结构转变是通过资源和生产要素在不同部门之间的转移来实现的，这种转移会产生微观和宏观两个层面上的影响，从企业和个人这一微观层面上来看，企业的破产、重组和兼并使一部分劳动者面临重新就业的问题；从宏观上来看，一个国家产业结构的调整必然引起利益的再分配和权力结构的调整。故而对一国而言，如何尽量减少产业结构转变的代价以及节约产业结构转变所需耗费的时间是面对国际竞争所必须解决的现实问题。

（四）国际贸易对国内收入分配的影响

国际贸易对国内收入分配的影响也不容忽视。要素的价格决定了要素所有者的收入。国际贸易会引起一国生产要素收益发生变化，从而会使不同部门和行业的生产要素的收益出现差别。从短期看，国际贸易会引起出口行业的产品价格上升，因而出口行业的所有生产要素都会获益；同时，进口竞争行业的产品价格下降，因而这个行业的所有生产要素都会受损。从长期看，贸易会引起生产要素在出口部门和进口竞争部门之间的重新配置，引起生产要素市场供求关系的变化，从而影响生产要素的价格和收益。

四、国际医药贸易的利益分配

国际贸易利益是国际贸易产生和发展的源动力，药品虽然与一般商品相比有其特殊性，但医药行业的国际贸易同样也是由贸易利益的分配而推动的。

（一）自然环境对国际医药贸易利益的影响

各个国家地处环境不同，有的在热带，有的在寒带，有的在海边，有的在内陆，因而气候会有很大差异，也就产生了具有当地特色的植物药、动物药等。各个国家与众不同而又疗效明显的特殊药材、药品，对于其他国家而言是极具竞争力的，在国际贸易的过程中将占据优势地位。如我国的中药是我国的国粹之一，是先祖们世世代代流传下来的宝贵财富，同时由于我国幅员辽阔，拥有上千种中药材，因此这类产品的国际贸易有着很大的发展潜力。

（二）经济发展水平影响了国际医药贸易的利益分配

生产力发展水平以及经济发展水平与国际医药贸易的利益分配也有着直接的联系。经济实力强的发达国家，通常掌握着新药研发的主要力量，世界上绝大多数新化合物、新化学制剂都是先在发达国家注册，然后再引入到发展中国家。在大多数时候，也只有发达国家中的大型企业，才能支付新药研发时所需的巨额资金。相反，发展中国家由于经济力量有限，只能较多地开发仿制药，或者以初级产品的出口换取高技术含量的产品进口，或者利用廉价的劳动力沦为发达国家制药企业的生产基地。

五、外部环境的发展趋势对国际医药贸易的影响

外部环境和世界格局的不断变化发展，使得国际医药贸易也随之发生相应的变化。例如，近年来由于环保问题日益突出，化学原料药等药品生产所带来的环境问题也越来越受到人们的关注。正是这个原因，给我国的原料药生产带来了一次难得的发展机遇。某些原料药的大量生产已经由欧洲转移到我国和其他亚洲国家。当然，我国也不应仅仅为了一时的利益产生大幅度的环境污染。绿水青山就是金山银山，近年来，我国也开始加大了环境保护的整治力度。如何将制药工业的发展、国际贸易利益的提高与环境保护进行有机结合，实现全方位的可持续发展，是当前医药国际贸易发展中亟待解决的问题。

第三节　国际贸易的理论发展

国际贸易和国际分工是密切联系的。国际分工是国际贸易产生和发展的基础，国际贸易的发展程度是国际分工发展的主要标志。国际贸易是怎么产生的、国与国之间应如何开展贸易、贸易利益当如何分配？这些基本问题构成了国际贸易理论研究的基本框架。下面对部分经典的国际贸易理论做一些简要的介绍，希望通过对国际贸易基本理论的借鉴和利用能够对我国医药国际贸易提供理论指导，并对其进一步发展有所帮助。

一、亚当·斯密的绝对成本理论

亚当·斯密（Adam Smith，1723—1790 年）是英国古典政治经济学的主要奠基人之一，也是国际分工－国际贸易理论的创始人。他所生活的时代是英国工业革命逐渐展开，资本主义从工场手工业到机器大工业过渡时期，新兴的工业资产阶级迫切要求在国民经济的各领域迅速发展资本主义，但受到了中世纪遗

留下来的封建行会制度和资本原始积累时期建立起来的重商主义政策体系的重重束缚。在此背景下，斯密用了近10年时间，于1776年出版了《国民财富的性质和原因的研究》（*Inquiry Into the Nature and Causes of the Wealth of Nations*，《国富论》）。在该书中，斯密对重商主义进行了猛烈的抨击，创立了自由放任的自由主义经济理论，而其在国际贸易领域的体现则是绝对成本理论（theory of absolute cost）。

斯密通过对国家和家庭进行对比来描述国际贸易的必要性。他首先强调了分工的利益，并指出分工可以提高劳动生产率，从而增加一国的财富；在此基础上，既然分工可以极大地提高劳动生产率，那么每个人都专门从事其最有优势的产品的生产，然后进行交换，每个人都将获得分工带来的利益。由国内的分工带来利益的原理推广到国与国之间，斯密认为各国间存在的生产技术上的差别，以及由此造成的劳动生产率和生产成本的绝对差别，是国际贸易和国际分工的基础。

所谓绝对优势（absolute advantage），是指一国较之另一国在生产同种商品时，具有更高的劳动生产率，表现为单位劳动投入带来的产出率最大；或是指一国较之另一国在生产同种商品所具备的最低的生产成本，表现为单位产出的劳动投入量最小。反之，如果一国在某种产品的生产上相比于别国的劳动生产率更低，或者生产成本更高，那么该国就在这种产品的生产上存在绝对的劣势。各国应该集中生产并出口具有绝对优势的产品，进口其不具有绝对优势的产品，其结果可以使每个参与国都受益，并获得比分工前更大的贸易福利。这一学说即为绝对成本理论或者绝对优势理论。

下面通过一个例子来进一步说明斯密的绝对成本理论。

假设英、法两国同时生产小麦和呢绒，由于各种主客观条件不同，两国生产同量小麦和呢绒的生产成本（以劳动者的劳动表示）不同，英国生产50吨小麦和20匹呢绒各需100人劳动一年；而法国生产50吨小麦需要150人劳动一年，生产20匹呢绒只需50人劳动一年。

显然，生产同量小麦，英国的生产成本比法国低，所以英国在小麦生产上拥有绝对优势；而生产同样呢绒，法国的生产成本比英国低，法国在呢绒生产上拥有绝对优势。按照斯密的理论，英国应专门生产并出口小麦而进口呢绒，法国则专门生产并出口呢绒而进口小麦。这样两国都能从贸易中获得利益。

首先，国际分工能提高劳动生产率水平。上例中，英国200个劳动者专门生产小麦，一年可生产100吨小麦，法国200个劳动者专门生产呢绒一年可生产80匹。这样，两国所耗费的劳动量（即生产成本）不变，尽管小麦的总产量没变，但呢绒总产量由40匹增加到80匹，产量增加了一倍，即劳动生产率提高了一倍。具体见表2-1。

表2-1　国际分工促进生产效率提升

		英国	法国	产量合计
分工前	小麦	50吨（100人）	50吨（150人）	100吨
	呢绒	20匹（100人）	20匹（50人）	40匹
分工后	小麦	100吨（200人）		100吨
	呢绒		80匹（200人）	80匹

其次，国际分工还能促进各国消费水平的提高。假定英国用一半小麦与法国交换呢绒，交换比例为1∶1，英国可换得50匹呢绒，比原来的20匹多了30匹；法国自己剩30匹，比原来的20匹多了10匹。可见，通过国际贸易交换，两国居民小麦的消费水平未下降，而呢绒的消费水平都提高了。具体见表2-2。

表 2 - 2   国际贸易带来的利益

		英国	法国	贸易利益
贸易前	小麦	100 吨		英国：多 30 匹呢绒 法国：多 10 匹呢绒
	呢绒		80 匹	
贸易后	小麦	50 吨	50 吨	
	呢绒	50 匹	30 匹	

再次，通过国际分工和国际贸易，可节约社会劳动。上例中，若两国维持分工前的消费水平不变，英国只需用 40 人一年劳动生产的 20 吨小麦与法国换呢绒 20 匹，比自己生产时节约了 60 人一年的劳动。法国只需用 125 人一年生产的 50 匹呢绒与英国换 50 吨小麦，比自己生产时节约了 25 人一年的劳动。

斯密通过绝对成本理论，开创了对国际贸易的经济分析，深刻展示了分工对于促进生产效率提高的重要意义，并在此基础上解释了国际贸易产生的原因，同时也首次论证了在国际分工和国际贸易中，参与国都能获得贸易利益的双赢局面。但绝对成本理论将国际贸易严格限制在各自具有绝对优势的双方之间，故而被认为是国际贸易实践中的一个特例，缺乏普遍适用性。试想如果一个国家的商品生产成本都比其他国家高，那么还有没有必要参与国际分工，进行国际贸易了呢？如果进行国际贸易分工，贸易国双方能否都从贸易中获得利益？李嘉图则通过比较成本理论补充并发展了斯密的理论，并回答了上述问题。

二、大卫·李嘉图的比较成本理论

大卫·李嘉图（David Ricardo，1772—1823 年）是英国古典政治经济学的完成者和集大成者。他所生活的时代是英国工业革命迅速发展、资本主义不断上升的时代。1815 年，英国政府修订实施了《谷物法》。该法案实施后，引起了粮价上涨、地租上升、生产成本激增等一系列问题，从而引发了工业资产阶级与地主贵族阶级关于是否废除贸易保护主义措施的激烈争论。1817 年李嘉图的代表作《政治经济学及赋税原理》（*Principles of Political Economy and Taxation*）出版，他在该书中提出了比较成本理论补充和发展了亚当·斯密的自由贸易学说，并从理论上论证了谷物自由贸易的优越性，为《谷物法》的废除提供了重要的理论基础。基于此，人们将他同斯密并称为自由贸易学说的奠基人。

比较成本理论（theory of comparative cost），是李嘉图依照生产成本相对差别实行国际分工而提出的一种自由贸易理论，是在亚当·斯密绝对成本差异基础上发展起来的。李嘉图认为，国际贸易的基础并不应该局限于绝对成本差异，只要交易各方存在生产成本上的相对差异，仍然可以通过各自生产具有比较成本优势的产品来进行国际分工和贸易，从而都能够获得贸易利益。如果两个国家的生产力水平不相等，甲国生产任何一种商品的成本均低于乙国，处于绝对优势，而乙国则处于绝对劣势，按照斯密的绝对优势理论，两个国家应该不存在互利的国际分工和贸易的可能。但李嘉图比较成本理论则认为即使在这种情况下依然能够进行分工与贸易，因为尽管其中一国在所有商品上具有绝对优势，但并不能在所有的商品生产上都具有比较优势，故而仍存在分工与贸易的可能性。比较成本可以定义为两个国家生产两种产品所耗费的劳动量的比例，耗费劳动量少的则比较成本低；也可以用机会成本来进行衡量，即两国生产同一种产品的机会成本进行比较，机会成本较低的国家在该产品生产上具有比较优势。甲乙两国各自只生产具有比较优势的商品，通过国际贸易，互相交换，彼此都节省了劳动，充分利用了资源，都得到了贸易利益。

他举例说，假设葡萄牙生产 1 单位葡萄酒只需 80 人劳动一年，生产 1 单位毛呢只需 90 人劳动一年，而英国生产同样数量的葡萄酒需要 120 人劳动一年，生产同样数量的毛呢需要 100 人劳动一年。

如表 2-3 所示，葡萄牙生产 1 单位酒和毛呢所需要的劳动力均少于英国，按照比较成本原则，葡萄牙的比较成本：毛呢为 90/100，酒为 80/120，显然生产酒的优势高于生产毛呢的优势；对于英国而言生产酒和毛呢所需的劳动力都多于葡萄牙，但其生产两种商品的比较成本：毛呢是 100/90，酒是 120/80，可见毛呢的不利程度较酒的不利程度要小，因而英国的毛呢具有相对优势；故而两国都生产具有比较优势的产品，葡萄牙专门生产酒，英国专门生产毛呢，通过国际分工和贸易都能够获得贸易利益。因此，李嘉图比较成本理论的原则是"两利相权取其重，两弊相衡取其轻"。

表 2-3　国际分工促进生产效率提升

		英国	葡萄牙	合计
分工前	毛呢	100 人劳动一年生产 1 单位	90 人劳动一年生产 1 单位	2 单位
	葡萄酒	120 人劳动一年生产 1 单位	80 人劳动一年生产 1 单位	2 单位
分工后	毛呢	220 人劳动一年生产 2.2 单位	—	2.2 单位
	葡萄酒	—	170 人劳动一年生产 2.125 单位	2.125 单位

英、葡两国分工后，所耗费的劳动人数并未增加，但酒从 2 单位增加到 2.125 单位，增加了 0.125 单位；毛呢从 2 单位增加到 2.2 单位，增加了 0.2 单位，因而提高了劳动生产率。

两国通过贸易，都能够提升本国的消费水平。假设英、葡两国商品的交换比例为 1∶1，英国用一半毛呢与葡萄牙交换酒，则英、葡两国消费量均有提高：英国毛呢和酒的消费量均为 1.1 单位，分别比分工前增加了 0.1 单位；葡萄牙毛呢的消费量为 1.1 单位，酒的消费量为 1.025 单位，分别比分工前增加 0.1 单位和 0.025 单位。具体见表 2-4。

表 2-4　国际贸易带来的利益

		英国	葡萄牙	贸易利益
贸易前	毛呢	2.2 单位		英国：多 0.1 单位毛呢多 0.1 单位酒
	葡萄酒		2.125 单位	葡萄牙：多 0.1 单位毛呢
贸易后	毛呢	1.1 单位	1.1 单位	多 0.025 单位酒
	葡萄酒	1.1 单位	1.025 单位	

接下来，从人力成本的角度来考察一下国际分工和贸易所带来的好处。假设英、葡两国的消费需求不变，在存在分工的情况下，英国只需用 100 人生产的 1 单位毛呢换回自己需要的 120 人才能生产出来的 1 单位酒，节省了 20 人一年的劳动，葡萄牙只要用 80 人生产的 1 单位酒换回自己需要的 90 人才能生产出来的 1 单位毛呢，节省了 10 人一年的劳动。

由此可见，按照生产成本的相对差别进行国际分工，能发挥各国长处，提高劳动生产率；增加产品产量，提高消费水平；节约社会劳动；从而使得各国均能够从中获利。

李嘉图的比较成本理论是对斯密的国际分工理论的发展和修正，在更普遍的意义上解释了国际贸易的产生和自由贸易的利益，具有较高的科学价值和历史进步性，体现在以下三方面。

首先，比较成本理论表明无论一国处于什么发展阶段，都能根据比较成本来确定各自的相对优势，并按照"两利相权取其重，两弊相衡取其轻"的原则进行国际分工和贸易，并使各国获得利益。这不仅反映了当时资产阶级的客观要求，为自由贸易理论提供了有力的思想武器，而且对整个国际贸易的扩大和社会生产力的进步起了积极的推动作用。因而，这一理论被后来的资产阶级经济学家推崇为古典学派成熟的国际贸易理论。

其次，比较成本理论指出了价值规律在国际市场上发生作用的重大变化。价值规律在国内市场作用的结果是优胜劣汰；而在世界市场，处于劣势（即劳动生产率低）的国家不仅不会被淘汰，只要采取正确的外贸发展战略，还有可能从国际分工和贸易中获得利益，进而推动本国经济的发展。

再次，比较成本理论论证了国际贸易中的互利程度实际上是在一定范围之内。两国间贸易关系的实质，实际上就是一个对国际分工利益的分割问题。这为探讨不等价交换、贸易条件等国际贸易的理论问题提供了一个研究的基础。

当然，李嘉图的比较成本理论也存在一些错误和局限性。

第一，比较成本理论虽然以劳动价值论为基础，但由于未能正确区分价值与交换价值，故而李嘉图的劳动价值论是不彻底的。由于他没有国际社会必要劳动和国际价值的概念，因而不能解释价值规律在国际市场上变化的根本原因。

第二，为了论证比较成本理论，李嘉图将多变的经济状况抽象成为静态的、凝固的状态，而忽略了对其进行历史的、动态的研究和分析。

第三，他还掩盖了国际分工和国际贸易中生产关系的作用，把国际分工简单地说成生产率差异的结果，而忽视了在生产力与生产关系的辩证统一中研究国际分工的产生。

分析比较成本理论的局限性并非为了否定其内涵的科学性。事实上，通过对该理论局限性的分析有助于结合现实的经济发展状况，更好地利用比较成本理论来为我所用。

正如比较成本理论指出，发达国家与发展中国家进行国际贸易的基础在于生产成本不同而产生的产品价格上的差别，从而使各自在不同产品的生产上具有比较优势。我国是发展中国家，制药工业落后于发达国家，无论是生产原料药还是生产制剂，我国的生产成本都高于发达国家，但是，经过几十年的技术改造和技术创新，化学原料药生产技术已经接近或达到世界先进水平，部分生产技术甚至超过世界先进水平。因此，我国可以将化学原料药出口到发达国家，参与国际贸易和国际分工，获得国际贸易比较利益。事实上，我国已经成为世界最大原料药生产国和出口国，根据 Clarivate 数据，中国能够生产约1650 个品种的原料药，产能约占全球的 30%。随着供给侧结构性改革的推进和市场需求的增加，2019—2023 年，我国原料药供给产量有所回升，到 2023 年，原料药总产量约 394.9 万吨。2023 年，我国原料药出口金额为 409.1 亿美元。

总之，李嘉图的比较成本理论认为各国生产成本的相对差异，导致了国际分工和国际贸易。而产生比较成本差异的原因是各国生产要素（比如劳动）生产率的差异。但是，如果各国之间生产要素的生产率相同，那么，产生比较成本差异的原因又是什么呢？瑞典经济学家赫克歇尔和俄林的要素禀赋理论解决了这一问题。

三、赫克歇尔－俄林的要素禀赋理论

李嘉图认为比较成本优势是国际分工和国际贸易发生的基础，但是李嘉图并没有解释劳动成本或机会成本的差异又是因何而产生的？要素禀赋理论则对此进行了解释。同时要素禀赋理论从各国要素禀赋供给情况的差异具体分析了国际贸易格局的状况，开辟了国际贸易理论研究的一个新阶段。赫克歇尔（E. F. Heckscher，1879—1953 年）是瑞典经济学家，瑞典学派代表人物之一。1919 年，赫克歇尔发表了《对外贸易对收入分配的影响》，在文中他率先将生产要素禀赋的分析纳入国际贸易研究领域。俄林（Bertil Cotthard Ohlin，1899—1979 年）是瑞典经济学家，于 1977 年获诺贝尔经济学奖。他在 1933 年出版的著作《域际和国际贸易》（*Interregional and International Trade*）中，继承和发展了赫克歇尔的贸易思想，并对要素禀赋理论进行了全面系统的论证。因此要素禀赋理论又被称为赫克歇尔－俄林定理（Heckscher–Ohlin theorem）。该理论是现代国际贸易理论的重要基石，现代资产阶级国际贸易学说中的一个重要理论。

（一）要素禀赋理论的基本假定

赫克歇尔－俄林的要素禀赋理论是在一系列的假定下推导出来的。这些假定包括：第一，两个国家使用两种生产要素（土地和劳动）生产两种商品（小麦和布），即这是一个两国两要素两商品（2×2×2）模型。第二，每一种生产要素的供应量都是固定的，且生产要素都被充分利用；生产资源（生产要素）在国家内部可以自由流动，在各国之间没有要素的流动。第三，两种商品生产技术水平完全一样，即生产函数相同，但要素密集性不一样，小麦是土地密集型的，布是劳动密集型的，并且不发生生产要素密集性变化，即两国小麦都是土地密集型，布都是劳动密集型，不会发生变化。第四，没有关税和运输成本，商品在国际能完全自由流动（流通过程不存在限制，交易成本为零）。第五，商品市场和要素市场是完全竞争的。第六，企业生产过程中不存在规模效益。第七，两国消费者需求偏好一致。第八，两国的贸易达到平衡。根据上述的假定可知，两国除要素禀赋不同外，其他条件都相同。

（二）要素禀赋理论的内容

要素禀赋理论可以分为狭义的要素禀赋理论和广义的要素禀赋理论。狭义的要素禀赋理论也称为要素供给比例理论。广义的要素禀赋理论不仅包括要素供给比例理论，还有要素价格均等化理论。

1. 要素供给比例理论 俄林认为，不管是在一个区域内，还是在一个国家内，在一个综合的时间里，所有商品的价格和生产要素的价格都是由它们各自的供求关系决定的。生产要素的供求关系是由消费者欲望、生产要素占有情况、生产要素的供给及生产的物质条件四个因素组成。这些因素在不同地区的不同组合是自然具有的，因此这可以归结于自然禀赋的差异。俄林把这种差异称为生产要素的相对稀缺性。如有的国家劳动力丰富，有的资本丰富，有的技术丰富，有的土地丰富等。一般来说，一个国家丰裕的生产要素，其价格就便宜；反之，比较稀缺的生产要素，其价格就高一些。各个国家各种生产要素的丰裕程度不可能一样，有的相对丰裕，有的相对短缺，其要素价格也会有的高些，有的低些。各国生产要素禀赋比率不同，是产生比较成本差异的重要决定因素。各国可按资源禀赋的丰裕程度，进行最优化配置生产，即各国都生产那些使用本国禀赋较多，价格相对便宜的生产要素所生产的商品以供出口，交换那些使用本国禀赋较少，价格相对昂贵的生产要素所生产的商品，便可在国际贸易中获得利益。

俄林认为："贸易的首要条件是某些商品在某一地区生产要比别的地区便宜。在每一个地区，出口商品中包含着该地区拥有的比其他地区较便宜的、相对大量的生产要素，而进口别的地区能较便宜地生产的商品。简言之，进口那些含有较大比例生产要素昂贵的商品，而出口那些含有较大比例生产要素便宜的商品。"可见，国际贸易产生和发展的基础是各国生产要素价格比率的差别和生产各种商品时利用它们的程度。

2. 举例和图解 假设，日本劳动相对丰裕，土地相对稀缺，因此劳动较便宜而土地较贵，假设1单位劳动的价格为1日元，1单位土地的价格为4日元；澳大利亚劳动相对稀缺，土地相对丰裕，1单位劳动的价格为2澳元，1单位土地的价格为1澳元。如表2-5所示。

表 2-5 生产要素价格

	劳动（1单位）	土地（1单位）
日本	1日元	4日元
澳大利亚	2澳元	1澳元

假设，这两个国家生产小麦和纺织品两种产品，两国生产这两种产品的要素密集性，即投入劳动和土地的比例是一样的：生产1单位小麦投入劳动和土地的比例是1:5，生产1单位的纺织品投入劳动和

土地的比例是 10:1，如表 2-6 所示。

表 2-6　生产要素消耗量（要素消耗比例）

	劳动	土地
生产 1 单位小麦	1	5
生产 1 单位纺织品	10	1

这样，两个国家小麦和纺织品的比较成本，即商品价格是不同的。日本生产小麦和纺织品的成本比例是 21:14 = 3:2；而澳大利亚生产小麦和纺织品的成本比例是 7:21 = 1:3，如表 2-7 所示。

表 2-7　生产要素比较成本（即价格差异）

		生产成本
日本	小麦 纺织品	（1 单位劳动 ×1 日元）＋（5 单位土地 ×4 日元）=21 日元 （10 位劳动 ×1 日元）＋（1 单位土地 ×4 日元）=14 日元
澳大利亚	小麦 纺织品	（1 单位劳动 ×2 澳元）＋（5 单位土地 ×1 澳元）=7 澳元 （10 单位劳动 ×2 澳元）＋（1 单位土地 ×1 澳元）=21 澳元

从表 2-7 中可见，日本纺织品生产成本相对低（因为日本生产纺织品较多使用了相对丰裕而又比较便宜的生产要素——劳动），因而纺织品有比较优势；澳大利亚小麦生产成本相对低（因为澳大利亚生产小麦较多使用了相对丰裕而又比较便宜的生产要素——土地），因而小麦有比较优势。当澳大利亚出口小麦，进口纺织品，而日本出口纺织品，进口小麦时，双方都能得到好处。

3. 生产要素价格均等化理论　国际贸易改变了一个国家对生产要素的需求，从而改变了各国生产要素的价格，并影响生产要素所有者的报酬。俄林认为："贸易的直接后果是各地商品价格趋于一致，只要没有运输成本或其他贸易阻碍，一切商品在各地区一定要有相同的价格"。国际贸易使生产要素的国际价格趋向于相等，即要素价格均等化理论。但俄林认为国际要素价格均等化仅是一种趋势，并未给出充分的理论解释。

20 世纪 40 年代至 50 年代，美国经济学家萨缪尔森（P. Samuelson，1915—2009 年）就此发表多篇论文，对要素价格均等化作了数学证明，指出国际要素价格均等化不仅是一种趋势，而且是一种必然。故这一理论合称为赫 - 俄 - 萨（H-O-S）原理。根据这个原理，如果各国都以各自的要素禀赋比率差距为基础进行贸易，在自由贸易的条件下，国际商品流动在一定程度上可以替代国际要素的流动，从而抵消了各国生产要素的差异。其结果是：某种商品出口，就增加了该国对生产这种商品的生产要素（即贸易前相对丰裕的生产要素）的需求，从而使这种原先较为丰裕价格较为低廉的生产要素的价格上涨；某种商品的进口，就会使国内供给短缺的生产要素得到节约，从而使国内原来相对稀少而价格较贵的生产要素价格下降。这样的过程发展的结果，将会逐渐达到要素价格比率的国际均等化。故而要素价格均等化是一个必然的结果。这一理论不仅论证了自由贸易带给不同国家同种要素价格的长期影响，并指出通过自由贸易，能够实现世界范围内生产和资源配置的高效率，进而改善各国收入分配水平，缩小经济差距，促进经济增长。在要素价格均等化的过程中，拥有该国丰裕生产要素的所有者，由于其价格上涨，而报酬增加，拥有该国稀缺生产要素的所有者，由于该种生产要素价格的下降，而报酬减少。

4. 赫克歇尔 - 俄林要素禀赋理论与我国医药行业发展　赫克歇尔 - 俄林的理论告诉我们，一个国家拥有的某种生产要素越丰富，这种生产要素的价格就越低廉。如果对生产要素进行最佳组合，在某种商品生产中多用价格低廉的生产要素，它就能在该商品上具有较低的生产成本。生产通用名原料药无需进行创新研究与开发，只需劳动与技术两种生产要素组合，属于劳动密集型和技术密集型产品。我国劳动力资源丰富，劳动力价格远低于发达国家，在生产技术相差不大的情况下，我国只要发挥劳动力生产要素低廉的优势，就能在化学原料药上取得比较优势。同理，中药材是资源密集型产品，我国中药材资源丰富。因此，即使中药制剂技术与日、韩等发达国家相比有差距，但种植生产上的技术优势仍然能使我国中药材出口占主导地位。

（三）对要素禀赋理论的评价

要素禀赋理论正确地指出了生产要素在各国进出口贸易中的重要地位，具有重要的实际意义和进步性。第一，要素禀赋理论深化和发展了斯密和李嘉图的古典国际贸易理论。该理论将要素禀赋的相对差异和生产商品时对各种生产要素的利用程度的差异来解释国际贸易发生的原因，并通过经济结构中土地、劳动力和资本等生产要素的相对比重来说明贸易的走向。这种靠山吃山靠水吃水的资源优势理论，对分析 19 世纪初到第二次世界大战前的资本主义国际贸易格局，具有实际意义。第二，要素禀赋理论指出了要素禀赋在国际贸易中的重要地位。用生产要素价格均等理论分析国际贸易对各国经济结构的影响，对于各国如何利用本国的资源优势参与国际贸易分工，以获得贸易利益，具有积极的意义。如前所述，国际贸易的发生，一方面增加了相对丰裕资源的需求，从而提高了它的价格，增加了这种资源所有者的收入；另一方面，减少了对相对稀缺的生产要素的需求，降低了它的价格，减少了该种资源所有者的收入。国际贸易改变了各国的经济结构，使生产要素得到了最有效的利用，使产品产量增加，各国收益增加。

当然，要素禀赋理论也存在着一些局限性。第一，该理论用要素比例说替代了劳动价值论，从而抹杀了劳动收入和财产收入的区别；第二，该理论仅将要素禀赋差异来解释国际分工和国际贸易产生的原因，抹杀和掩盖了国际分工和国际贸易的最重要原因，事实上技术的差异、规模经济性的不同都是国际贸易分工和国际产生的原因；第三，该理论得以建立的一系列假设是静态的，且有诸多假设不符合实际情况，故而影响了其对国际贸易现实状况的解释力度。

四、弗农的产品生命周期理论

从斯密的绝对成本理论、李嘉图的比较成本理论到要素禀赋理论，它们都假设技术不变。但在现代经济中，技术进步是社会前进的重要力量。在现代国际贸易中，作为技术创新产物的工业制成品大多是在以美国为代表的西方发达国家创造发明的，随着产品生产不断标准化，其生产与出口逐渐由原发明国转向其他国家。美国经济学家弗农（R. Vernon）于 1966 年发表了《产品周期中的国际投资与国际贸易》（*The International Investment and International Trade in the Product Cycle*）。文中，弗农将市场营销学中的产品生命周期与技术进步结合起来，从动态的角度来分析贸易格局的变化，来论证国际贸易中的新问题，这就是弗农的产品生命周期理论（the theory of product life cycle）。它是关于产品生命不同阶段决定生产与出口该产品的国家转移理论。在此基础上，威尔斯（L. T. Wells）、赫希什（Hirsch）提出了制成品生命周期理论；梅基（S. P. Magee）、罗宾斯（N. T. Robins）提出了原料贸易生命周期理论。

产品生命周期（product life cycle，PLC），是产品的市场寿命，即一种新产品从开始进入市场到被市场淘汰的整个过程。弗农认为："产品和人的生命一样，要经历形成、成长、成熟、衰退这样的周期"。就产品而言，也就是要经历一个开发、引进、成长、成熟、衰退的阶段。而这个周期在不同技术水平的国家里，发生的时间和过程是不一样的，其间存在一个较大的差距和时差，正是这一时差，表现为不同国家在技术上的差距，它反映了同一产品在不同国家市场上的竞争地位的差异，从而决定了国际贸易和国际投资的变化。为了便于区分，弗农把这些国家依次分成创新国（一般为最发达国家）、一般发达国家、发展中国家。

该理论认为，战后国际贸易越来越受到技术进步的影响，一般规律是：如果一个国家发明了某项新技术，并垄断这种技术开发新产品，那么在一段时期内该新产品就会成为此技术发明国的主要出口产品。但是，很少有国家能长期垄断该产品的技术，当新技术被流传到国外，其他国家的企业就会仿效生产此产品，该技术的发明国便逐渐失去对该技术和新产品的出口垄断，继而还可能成为此产品的进口国。至此，一个新产品对发明国来说，就完成了市场寿命，其必将转而发明其他新技术和新产品。所以，产品生命周期理论认为，从产品创新国的角度看，一个新产品的国际寿命周期可以划分为四个阶段。

第一阶段是创新国对创新产品的出口垄断时期。这时的新产品是一种技术、知识密集型产品，由于发明国垄断了制造技术，因而就垄断了该产品的世界市场。此阶段生产工艺尚未定型，生产技术仍需要完善，生产的规模经济性仍未实现。新产品需要大量的研究开发费用及大量的技术熟练工人，生产成本高导致产品价格高，因而只能在发明国和其他发达国家市场上销售。

第二阶段是其他发达国家开始仿效生产该新产品的时期。随着产品逐步成熟，生产技术基本完善，产品出口增多，技术也开始扩散。创新国的新产品在发达国家打开销路后，不仅吸引了大量消费者，也吸引了很多生产厂家。这一阶段产品由技术、知识密集型变成技能、资本密集型。由于仿制生产的费用低，所以产品成本降低，销售价格具有优势。因此他们开始大量生产新产品，并在本国市场销售。创新国的新产品对这些国家的出口减少甚至停止。

第三阶段是国外生产的新产品在出口市场上进行竞争的时期。由于仿制国依靠大规模生产，使成本大大降低，在国际市场上具有竞争优势。此时产品对生产技术的要求降低，产品已经变为资本密集型或资本、劳动密集型，一些发展中国家也开始仿效该产品的生产。随着仿制国出口量的扩大，创新国逐渐失去国际市场。

第四阶段是该新产品在创新国开始了进口竞争的时期。如上所述，由于仿效生产国的生产优势，以至于可以把产品打进创新国市场，于是创新国成了该产品的净进口国。新产品在创新国的生命周期宣告结束。

这个周期虽然在创新国结束了，但在其他发达国家，产品生产周期还在继续，它可能处在第二或第三阶段上，一些发展中国家可能才刚刚开始生产。因此，产品的国际寿命周期实际延长了产品的市场寿命。

像美国那样工业先进、技术力量雄厚、国内市场广阔、资源相对丰富的国家，在产品国际寿命周期的第一阶段具有比较优势；其他发达国家资本丰裕、技术先进，在产品寿命周期的第二、三阶段具有比较优势；发展中国家拥有丰富的劳动力资源，在产品寿命周期的第四阶段具有优势。

接下来，以产品生命周期理论来分析医药行业的事例。新化学实体药（NCE）的研制需要耗费大量资金，并要承担失败的巨大风险。据报道，研究开发一个新处方药的平均花费是 26 亿美元，因此新药的研发大部分在资本充裕、技术力量雄厚的发达国家进行。新药成功上市后，原研发制药公司在专利保护期内可以获取巨额利润。但是专利一旦失效，其他国家可以无偿仿制，这时新药就成为通用名药物（generic drug），资本和技术逐渐失去了重要性，而劳动力成本逐渐成为决定该产品是否具有比较优势的重要因素，生产该产品的比较优势就从技术集约、资本充裕的发达国家转移到发展中国家，发达国家反而要进口该产品了，直到最后发展中国家成为该产品的净出口国。我国劳动力价格低廉，生产通用名原料药极具竞争力与比较优势，因此有能力生产并大量出口通用名化学原料药。

五、林德的需求偏好相似理论

需求偏好相似理论（theory of preference similarity），又称偏好相似说或收入贸易说，是瑞典经济学家林德（S. B. Linder）于 1961 年在其著作《论贸易和转变》（*An Essay on Trade and Transformation*）中提出的。林德认为赫克歇尔－俄林理论能够较好地解释初级产品尤其是自然资源密集型产品的贸易模式，但并不足以于解释工业制成品尤其是资本密集型产品的贸易模式。他用国家之间需求结构的相似来解释工业制成品贸易发展的理论，第一次从需求角度对国际贸易的原因做出分析。

林德认为国际贸易是国内贸易的延伸，产品的出口结构、流向及贸易量的大小决定于本国的需求偏好，而一国的需求偏好又决定于该国的平均收入水平。这是因为以下三个方面的原因。

1. 一种产品的国内需求是其能够出口的前提条件　出口是国内生产和销售的延伸。与国际市场相比，企业通常更加了解国内市场的需求，所以在初期，企业的生产主要是基于本国的需求。为更好地满足市场需求，生产者不断地进行产品的研发以及通过规模化生产来降低成本，当产量增长速度超过本国需求增长速度，从而使该国有能力向别国出口。可见，一种工业品要成为潜在的出口产品，首先是在国内拥有较大的需求。

2. 影响一国需求结构的最主要因素是人均收入水平　高收入国家对技术水平高、加工程度深、价值较大的高档商品的需求较大，而低收入国家则以低档商品的消费为主，以满足基本生活需求。所以，林德指出人均收入水平可以作为衡量两国需求结构或偏好相似程度的指标。如高尔夫球在欧美是普及运动，但在发展中国家却不是代表性需求。人均收入水平与消费品、资本设备的需求类型有密切的联系。人均收入水平较高的国家，其选择的消费品质量与档次较高，资本设备需求结构也必然更先进、更高级。而人均收入水平较低的国家，其选择的消费品质量也相对较低，这是由于收入水平有限与需求多样化之间权衡取舍的结果；同时，为了实现充分就业和掌握生产技术，也只能选择通用的技术简单的资本设备，从而又导致了这些国家消费品结构的低级化。因此，人均收入水平越相似的国家，其消费偏好和需求结构越相似，产品的相互适应性就越强，贸易交往就越紧密；而人均收入水平的差异，就会导致需求结构或偏好的不同，使得贸易交往的可能性越小。

3. 贸易量取决于需求结构或偏好的相似程度　人均收入水平相近的国家间，消费者拥有共同需求品质的情形，被称为重叠需求。两国消费结构或偏好越相似，则重叠需求的部分越大，而重叠需求是两国开展国际贸易的基础，品质处于这一范围的商品，两国均可进口和出口。两个国家的需求结构或偏好越相似，重叠需求的范围就越大，这些重叠需求的制成品都具有贸易的可能，因而这两个国家之间的贸易量也越大。可见，需求结构或偏好将决定两国的贸易量。

结合林德的需求偏好相似理论来观察我国的医药产品国际化发展之路。一方面我国仍然是发展中国家，与其他第三世界国家的经济发展水平程度相似，与亚洲特别是东南亚国家的文化有一定的相通性，再加上人种的基本一致，故而在医药产品上具有一定的重叠需求，这使得我国医药产品大量出口东南亚国家成为可能。尤其是对于中药来讲，东南亚国家由于华人分布广泛，与我国有着相同的文化背景，也是全世界范围内最能够接受传统中医药的地区之一，因此由东南亚地区开始我国中药材、中药制剂的国际化进程是一个不错的选择。

六、产业内贸易理论

传统的国际贸易理论，主要是针对国与国、劳动生产率差别较大的和不同产业之间的贸易。20 世纪中期出现的第三次科技革命，不仅大大推动了国际经济的发展，同时也促使国际分工的进一步深化，进而对国际贸易格局产生了巨大影响，使国际贸易量、贸易的商品结构和地理方向发生了根本性的变化。主要体现在两方面：一是发达工业国之间的贸易量大大增加，发达国家之间的贸易成为国际贸易的主要部分，二是同类商品之间的贸易量增加。传统的"进口初级产品－出口工业产品"的模式逐渐改变，许多国家出现同一行业既出口又进口的双向贸易或产业内贸易。为了解释这种现象，国际经济学界产生了一种新的理论——产业内贸易理论。

1975 年，美国经济学家格鲁贝尔（W. H. Grubel）和澳大利亚经济学家劳艾德（P. J. Leoyd）出版了《产业内贸易：差别产品的国际贸易与计量》（*Intra -Industry Trade Theory：The Theory and Measurement of International Trade in Differentiated Products*），系统地论述了产业内贸易理论。

产业内贸易理论认为，当代国际贸易中的分工格局，从产品结构上可分为产业间贸易和产业内贸易两大类。前者是指各国以不同的产业部门所生产的产品进行的交换，如初级产品与工业制成品的交换；后者则是指各国彼此交换同一产业部门所生产的产品，即一个国家在对外贸易中同时进口和出口同类产品，如美国和日本之间相互输出汽车。而要素禀赋理论只是研究产业间贸易，即工业制成品和初级产品之间的贸易，不能解释产业内贸易的原因。

产业内贸易理论指出产业内贸易普遍存在的主要原因，具体如下。

第一，同类产品的异质性是产业内贸易的重要基础。由于世界市场上竞争愈演愈烈，非价格竞争的手段已被广泛采用。同类产品可以由于质量、功能、商标、牌号、款式、包装、规格，甚至色彩等方面的差异而被视为异质产品，即使实物形态相同，也可以由于信贷条件、交货时间、售后服务和广告宣传等方面的差异而被视为异质产品。如小轿车，美国生产的豪华而坚固，日本生产的实用而节能。各国不同阶层消费者的收入水平不同，购买和使用商品的习惯和爱好也不同，因而，这种同类的异质性产品可以满足不同消费心理、消费欲望和消费层次的消费需要，从而导致不同国家间产业内贸易的发生与发展。

第二，追求规模效益是产业内贸易的重要动机。该理论认为，企业将销售市场从国内扩大到国外，可以促使同类产品生产总量的提高；随着生产规模的扩大，研制新产品所投入的资金和购置生产设施所用的固定资本会分摊到更多的产品中去，使单位产品的成本下降；大规模的生产还可以更充分地发挥各种生产要素的效能，使与生产有关的人、财、物都得到更好的利用。这些都可以降低产品成本，提高产品的市场竞争能力，从而进一步扩大产品的出口。这样，产业内贸易自然就形成了。

第三，经济发展水平的相似性是产业内贸易的重要制约因素。该理论认为，一方面经济发展水平越高，产业部门内异质性产品的生产规模也就越大，产业部门的内部分工也就越发达，从而形成异质性产品的供给市场。另一方面，经济发展水平越高，人均收入水平也会相应增高，高收入消费者的需求会更加多样化，会呈现出对异质性产品的强烈需求，从而形成异质性产品的需求市场；而当两国之间人均收入水平趋于相等时，必然会引发需求偏好的相似性，以及由此形成的消费结构的相似性。这样，产业内贸易发展的倾向就会更加强烈。

第四，消费者的偏好是产业内贸易重要成因。消费者的偏好是多种多样的，并且受到其收入水平的制约。消费者偏好的差别若从需求方面分析，同样可以分为垂直差别与水平差别。前者指消费者对同类产品中不同质量、等级的选择；后者指对同一质量等级的同类产品在其尺寸、款式、品种等方面的不同选择。因此，可选择的产品品种、规模、款式、等级越多，消费者需求的满足程度越高；消费者偏好的差异性越大，产业内贸易的可能性也越大。

产业内贸易理论放开了传统贸易理论的诸多假定，从不完全竞争市场结构、产品异质性、规模经济性、需求偏好等方面对当代国际贸易的现状进行了探讨。如果产业内贸易的利益能够长期存在，说明自由竞争的市场是不存在的。因为其他厂商自由进入这一具有利益的行业将受到限制，因而不属于完全竞争的市场，而是属于不完全竞争的市场。另外，该理论不仅从供给方面进行了论述，而且从需求方面分析和论证了部分国际贸易现象产生的原因以及贸易格局的变化，说明了需求因素和供给因素一样是制约国际贸易的重要因素，这实际上是将李嘉图理论中贸易利益等于国家利益的隐含假设转化为供给者与需求者均可受益的假设。这一理论指出规模经济是当代经济重要的内容，它是各国都在追求的利益，而且将规模经济的利益作为产业内贸易利益的来源，这样的分析较为符合实际。此外产业内贸易理论还论证了国际贸易的心理收益，即不同需求偏好的满足，同时又提出了产业间贸易与产业内贸易的概念，揭示了产业的国际分工和产业间国际分工的问题。故而，无论从理论还是实践，产业内贸易理论都对当代国际贸易具有了更广泛的解释力度。虽然产业内贸易理论主要是研究发达国家间的贸易，但对于已经实现工业化的发展中国家提升在国际贸易中的竞争力同样具有启发意义。

同其他理论一样，产业内贸易理论也有不足之处。尽管该理论赞同动态化，但它使用的仍然是静态分析的方法，这一点与传统贸易理论是一样的。它虽然看到了需求差别和需求的多样化对国际贸易的静态影响，但没有论及需求偏好以及产品差别是随着经济发展、收入增长、价格变动而不断发生变化的。如当前在国际市场上，日韩的汉方药是我国中药出口的最大挑战，印度的原料药也是我国的强劲对手，在化学制剂方面，我国的总体生产水平更是与先进发达国家相距甚远。但根据产业内贸易理论，同时结合我国的实际情况，我们可以着力打造民族品牌，以差异化的产品进入先进国家，使中药进入日韩，令原料药进入印度，逐步实现我国的医药产品的国际化发展道路。

七、异质性企业贸易理论

理论与实践相结合，要求理论应该基于对实践中不断出现的新问题新情况进行总结与提炼，从而不断发展与更新。国际贸易理论的发展亦遵循同样的路径，虽然斯密、李嘉图到赫克歇尔－俄林等的经典贸易理论既简洁优美又极具理论的洞察力，但其严苛的理论假设脱离于不断发展的国际贸易现实。如20世纪70年代贸易实践中出现的大规模产业内贸易，为产业内贸易理论的形成与发展提供了丰富的研究基础。

继产业内贸易现象之后，随着企业层面微观数据的可获性大大增强，经济学家开始将观察的视野聚焦于更加微观的层面。相关研究发现并非所有的企业都从事国际贸易，而参与出口活动的企业和不参与出口活动的企业在性质上存在明显差异，前者的生产率明显高于后者。企业在规模、组织结构、产品质量、员工技能以及劳动生产率等方面都存在巨大差异，即使同一行业中企业之间也存在巨大的差异，这一特征被称为企业的异质性（heterogeneity）。这与经典国际贸易理论中企业是同质的（homogeneous）的假定并不吻合。故而应放弃企业同质性的假定，基于企业差异性视角的异质性企业贸易理论逐步发展起来。

在众多异质性企业模型中，2003年，哈佛大学的梅里兹（Melitz M J.）在论文《贸易对行业要素配置和总行业生产率的影响》（*The Impact of Trade on Intra－Industry Reallocations and Aggregate Industry Productivity*）中的异质性企业模型成为基准框架，影响最为深远。该模型将企业的生产率差异与规模报酬递增、不完全竞争、产品多样化结合起来，很好地解释了企业的异质性和贸易参与的正相关关系、企业自我选择出口的原因，也说明了贸易自由化的新福利效应。

梅里兹的异质性企业模型（heterogeneous firm model），采用垄断竞争市场分析框架，分析了企业在生产率方面的异质性对其从事国际贸易的影响。

该模型的核心内容可以概括为三个方面。

1. 贸易自由化吸引生产率较高的企业进入出口市场 由于企业的异质性，尤其是企业生产率的差异，不同企业在进入该行业时都拥有不可撤销的初始投资以及在出口活动中面临出口固定成本，故而企业是否参与出口需要从生产率水平和利润角度考量。若企业参与出口后能够维持非负的利润（即企业不亏损），企业将参与出口。而企业生产率和出口固定成本是决定企业出口利润的重要因素，企业生产率越高，企业出口利润越高，因此，只有较高生产率的部分企业才会参与出口。这就可以解释为什么参与出口的企业生产率较高，而不参与出口的企业生产率较低。这种由于存在出口固定成本而形成的企业依据自身生产率高低决定是否参与出口活动的现象被称为企业出口自选择效应。

2. 贸易自由化会引起异质性企业的产业内竞争和资源重新配置效应 国际贸易所带来的竞争加剧，会对生产率较低、表现不佳的企业造成较大冲击，它们不仅无法参与出口，只能获得被国际竞争对手蚕食后的部分国内市场，并面临更低的利润，甚至被迫退出市场；而生产率高、表现好的企业，则会留在市场，并可能会抓住贸易自由化所带来的国际市场规模扩大的机会，扩大生产和销售额。进而国际贸易就会造成资源的重新配置，即资源会从生产率较低的企业流向生产率较高的企业，从而提升行业的生产率。

3. 贸易自由化将提升消费者福利 尽管在自由贸易的冲击下，部分国内企业退出市场，从而导致企业数量减少国内产品的供给数量减少，但同时会促使国内企业成本和售价下降，并使更多国外高生产率企业将其产品出售到本国。消费者可以较之前更低的价格享受到质量水平更高且品类更丰富多样的产品，从而促进福利水平的提升。

异质性企业贸易理论开启了国际贸易研究的新领域，为国际贸易理论的发展做出了重要的贡献。一方面，异质性企业贸易理论突破了传统贸易理论的框架，将企业的异质性作为贸易发生和贸易模式决定的关键因素，从微观视角开启了国际贸易这一宏观的匣子，为解释现实世界中复杂的贸易现象提供了新的视角。另一方面，异质性企业贸易理论的发展也为制定和实施贸易政策提供了有益的参考。在全球化背景下，各国的贸易往来密切，如何积极参与国际分工，如何更好地利用国际贸易促发展，成为政府和企业关注的焦点。异质性企业贸易理论提供了一种有效的分析框架，有助于深入理解企业在贸易中的行为和决策，也有助于相关政策的制定与实施。

知识拓展

"一带一路"重大倡议

2013 年 9 月和 10 月，国家领导人在出访中亚和东南亚国家期间，先后提出共建"丝绸之路经济带"和"21 世纪海上丝绸之路"的重大倡议，得到国际社会高度关注。2015 年 3 月 28 日，国家发展改革委、外交部、商务部联合发布了《推动共建丝绸之路经济带和 21 世纪海上丝绸之路的愿景与行动》，即为了推进实施"一带一路"重大倡议，让古丝绸之路焕发新的生机活力，以新的形式使亚欧非各国联系更加紧密，互利合作迈向新的历史高度。十年来，我国与共建国家一道，发挥各自在不同领域的比较优势，互利合作共同发展，取得了丰硕的成果。目前，中国与五大洲的 150 多个国家、30 多个国际组织签署了 200 多份共建"一带一路"合作文件。

在合作框架下，进一步深化了经贸合作，对全球和区域经济增长起到了重要的支撑作用。世界银行报告显示，共建"一带一路"，使参与方贸易增加 4.1%，外资增加 5%，使低收入国家 GDP 增加 3.4%，并预测到 2030 年，共建"一带一路"每年将为全球产生 1.6 万亿美元收益，占全球 GDP 的 1.3%。贸易畅通是共建"一带一路"的着力点，是推动各国经济持续发展的重要力量。中国已与 28 个国家和地区签署了 21 个自贸协定，自贸伙伴覆盖亚洲、大洋洲、拉丁美洲、欧洲和非洲。2013 年到 2022 年，中国与共建国家进出口总额累计 19.1 万亿美元，年均增长 6.4%。共建"一带一路"倡议提出 10 年来，在"共商""共建""共享"的原则下，在全球范围内拉动近万亿美元投资规模、形成 3000 多个合作项目、为共建国家创造 42 万个工作岗位。根据世界银行的统计，从中长期看，共建"一带一路"合作将帮助全球近 4000 万人摆脱贫困。

第四节　贸易保护理论

贸易保护理论和自由贸易理论是国际贸易理论发展中的两大主线。从世界经济发展的进程来看，世界贸易整体上是向自由贸易的方向发展，并且任何一国要想发展经济，实现现代化，必须不断降低保护程度。但从各国对外贸易政策的演进无不体现出，贸易自由化是一个过程，在总体保护程度上是一个由高到低的演进过程。自由贸易理论随着国际贸易实践不断发展的同时，为贸易保护的辩护也从未停止过。尽管自由贸易理论对贸易保护理论提出了尖锐的批评，但贸易保护的论据对自由贸易理论产生了很大影响，甚至也有学者认为保护贸易理论是对自由贸易理论的修正和完善。接下来，本节将介绍几种代表性贸易保护理论。

一、重商主义学说

重商主义（mercantilism）产生和发展于 15 世纪至 17 世纪欧洲资本原始积累时期，是代表商业资产阶级利益的一种经济学说和政策体系。15 世纪以后，伴随着工商业的发展，西欧封建经济逐渐瓦解，资本主义生产关系迅速发展，与此同时，世界市场的形成又进一步推动商品交换的发展，商业经济规模空前，社会经济生活对商业资本的依赖日益加深，这是重商主义兴起的物质基础。商业的繁荣，加剧了国内封建阶级和商业资本家的利益冲突，为消除封建割据，建立统一的国内市场，商业资本支持国王建立中央集权国家。同时为了降低海外贸易的风险，拓展海外殖民地，亦需要国家的政治和军事力量的支持。西欧的封建国家为了维持宫廷和皇室的巨额开支，以及应付日益增多的军费开支，需要从商业资本那里获得大量的货币供给，这使得封建国家与商业资本结盟，为商业资本的发展扫清障碍。政府干预成为重商主义发展的政治基础。

重商主义经历了两个发展阶段，15 世纪至 16 世纪中叶的早期重商主义阶段和 16 世纪下半叶至 17 世纪的晚期重商主义阶段。

早期的重商主义也称为重金主义（bullionism）或货币差额论（balance of bargains），其主要代表人物是英国的约翰·海尔斯（J. Hales，？—1571 年）、威廉·斯塔福德（W. Stafford，1554—1612 年）和法国的孟克列钦（A. de Montchretien，1575—1621 年）。海尔斯和斯塔福德的重商主义思想主要体现在其著作《关于近来我国同胞常有的一些抱怨的简单考察》（1581）中。他们把保存金银当作国际贸易的指导原则，极力提倡吸收国外货币到国内，禁止货币输出国外，达到国家贮藏尽量多的货币、积累尽可能充足的货币财富的目的。他们反对金银出口，认为金银输出国外，是国家和社会的极大损失，强调从国外输入商品就会引起金银外流是有害的，英国只有尽量多输出少输入，才能吸收贵金属，增加金银库存。他们反对原料输出，尤其是反对英国输出羊毛而进口羊毛织物，一方面自己制造毛织品可以发展毛纺织工业，工人可以获得工资；另一方面外国商人把英国羊毛运出去，再织成毛织品到英国以高价销售，赚取了英国的货币。他们主张禁止外国工业品特别是奢侈品的进口，凡是英国能制造的产品，即使制造成本较高，也不能进口廉价的外国商品，因为这样可以发展本国工业，避免金银外流。孟克列钦则在 1615 年出版的《献给国王和王后的政治经济学》中阐述了他的重商主义主张。他建议政府推行有利于法国商人的政策，极力反对外国商人享受同法国商人一样的权利。他认为外国商人的活动对国家经济是有害的，他们运走法国的商品和货币，使法国的财富减少；他建议设立新型工场手工业，改善工业产品质量，把外国商品从法国市场上排挤出去；他重视黄金货币，认为对外贸易是黄金货币的来源，政府应扶持本国的对外贸易。对于早期重商主义，恩格斯曾在《政治经济学批判大纲》中形象地指出，在这个时期，"各国彼此对立着，就像守财奴一样，双手抱住他心爱的钱袋，用嫉妒和猜忌的目光打量着自己的邻居。"

晚期重商主义也被称为贸易差额论（balance of trade），主要代表人物是英国的托马斯·孟（Thomas Mun，1571—1641 年），其代表作为 1621 年出版的《论英国与东印度的贸易，答对这项贸易常见的各种反对意见》。他批评了早期的重商主义禁止货币流出，将货币储藏起来的不明智做法，认为这样做不但是徒劳的，而且是有害的。一方面，国内金银太多，会造成物价上涨，消费下降，出口减少，从而影响贸易差额；另一方面，以邻为壑的零和贸易模式会遭受其他贸易国家的报复，使本国贸易减少甚至消失，货币积累的目的将无法实现。他主张将货币投入有利可图的对外贸易，认为货币产生贸易，贸易增加货币，只要保持贸易顺差，就增加货币并使国家富足，当然他指出追求贸易顺差的办法是保持本国对外贸易总额的顺差。为了实现对外贸易顺差，他还提出发展英国工场手工业、航运业、殖民扩张及保护贸易等政策主张。

不论早期还是晚期，重商主义的共识在于以下四点。①他们认为货币（金、银）是衡量财富的唯一标准，一切经济活动的目的就是为了获取货币，这一点反映了新兴资产阶级对货币资本的强烈追求。②他们认为财富的直接源泉在流通领域，除了开采金银矿外，发展对外贸易是获得货币财富的唯一源泉。国内贸易的结果只是社会财富在国内不同集团之间的再分配，并不能增加货币总量，只有对外贸易并且尽量使出口大于进口才能使一国货币财富增加。③他们认为为实现对外贸易的顺差，国内的商品生产应服从于外贸出口需要，主张鼓励和发展有利于出口的本国工场手工业。④他们主张国家积极干预经济生活。如垄断对外贸易、奖励和监督工业生产、保护关税等。

而早期和晚期重商主义的不同观点则主要体现在：①对待货币的观念不同。早期重商主义将货币看作贮藏手段，只以储存货币形式来积累财富；晚期重商主义则将货币看作货币资本，主张把货币投入流通，以使其在流通中增值，从而带来更多的货币。②对获取金银财富的手段不同。早期重商主义主张国家以行政手段禁止金银外流，鼓励出口限制进口，通过对外贸易少买多卖，使本国货币增加。晚期重商主义主张国家允许货币输出，扩大对外国商品的购买，加工后再输出，或发展转口贸易，并保证外贸出超。

重商主义的贸易思想和政策在历史上有一定的进步作用。首先，重商主义顺应了早期资本主义的发展需要，其理论和政策促进了资本主义的原始积累和欧洲各国工业生产的发展。其次，重商主义重视货币财富的积累，追求贸易顺差并强调国家干预对外贸易的作用，倡导奖出限入的措施以及鼓励发展出口工业等政策措施。他们提出的政策措施至今仍具有一定的现实意义，其中有不少主张依然被许多国家采用。再次，重商主义提出的许多重要概念，为后人研究国际贸易理论与政策打下了基础。如关于贸易的顺差、逆差，进一步发展成为后来的贸易平衡概念；关于进出口对国家财富的影响深远，对凯恩斯的国民收入决定模型亦有启发。更重要的是，重商主义已经开始把整个经济作为一个系统，而把对外贸易看成为这个系统非常重要的一个组成部分。正是基于此，经济学家熊彼特（J. A. Schumpeter）评价重商主义"开始为 18 世纪末和 19 世纪初形成的国际贸易一般理论奠定基础"。

重商主义的贸易思想同样也存在着不少错误和局限性。他们认为流通过程特别是对外贸易是财富和价值增值的源泉，而忽视了生产领域创造财富，未能真正揭示财富产生和积累的源泉。正因为如此，重商主义将高水平的货币积累等同于经济繁荣从而把货币与真实财富等同起来。此外，重商主义的局限性还在于将国际贸易看作一种零和博弈，而没有意识到国际贸易对促进各国经济发展的意义。

二、李斯特的幼稚产业保护理论

（一）幼稚产业保护理论产生的历史背景

幼稚产业保护理论是近代贸易保护理论的代表成果，出现于 18 世纪末至 19 世纪初的美国和德国，是资本主义世界经济发展不平衡的产物。当时英国已经完成工业革命，法国的工业也有了很大的发展，而美国和德国则刚步入资本主义的发展轨道，在经济发展水平上存在很大差距。如果任由英、法物美价廉的工业品自由地进入美国和德国市场，必将对美国和德国的产业发展造成巨大冲击，进而影响经济发展，美国和德国有了贸易保护的客观要求，幼稚产业保护理论正是适应这一要求而逐步形成的。幼稚产业（infant industry）通常指处于成长阶段尚未成熟，但具有潜在优势的产业。幼稚产业的观点最早由美国独立后的首任财政部部长亚历山大·汉密尔顿（Alexander Hemilton，1757—1804 年）于 1791 年向国会提交的《保护制造业的报告》中提出。汉密尔顿指出美国的经济发展情况落后于欧洲先进国家，工业基础薄弱，若实行自由贸易政策，将断送美国工业的发展，进而威胁美国经济和政治上的独立地位。因此，他极力主张通过关税措施保护美国的工业特别是制造业，使之生存、发展和壮大。德国经济学家弗里德里希·李斯特（Friedrich List，1789—1846 年）受到汉密尔顿思想的启发，在其著作《政治经济学的国民体系》（1841）中系统地阐述了幼稚产业保护理论，使该理论成为一个更为系统和完整的理论体系，李斯特因此被推崇为贸易保护理论的鼻祖。

（二）李斯特幼稚产业保护理论的主要内容

李斯特幼稚产业保护理论在承认自由贸易利益的前提下，主张以保护贸易为过渡，扶持有前途的工业，促进社会生产力的发展，最终实现自由贸易，该理论以生产力理论为基础，国家经济发展理论为依据，主张国家干预经济，并提出了贸易保护的相关主张。

1. 生产力理论 生产力理论是李斯特幼稚产业保护理论的基础，他指出一国从自由贸易获得的财富是重要的但也是暂时的，而财富的生产力则更加重要。所以他将生产力视为一切创造财富的能力，其发展是一国财富力量的根本源泉。他认为财富的生产力不仅可以使已有的和已经增加的财富获得保障，而且可以使已经消失的财富获得补偿。发展生产力是推动一个国家强盛兴旺的根本途径，而工业在发展生产力上所起的作用巨大，因而发展国内工业是发展社会生产力最有效的途径，国家应该高度重视。为此，他主张实行保护关税政策，以保护国内工业和市场。当然他也提到，采取关税保护的最初阶段，会使本国工业品价格提高，在价值方面受损，并使国民生产率有所降低。但他认为这是发展德国工业和提高国民生产率的一个条件，经过一段保护期，德国工业将会得到充分发展，生产力也将随之得到提高，产品价格得以下降。因此一国开展对外贸易，应着眼于生产力的提高，而非财富存量的多寡。

2. 经济发展阶段论 作为资产阶级政治经济学历史学派的主要先驱者，李斯特从历史演进的角度出发，用历史方法分析了社会经济发展过程，提出了经济发展阶段论。根据经济发展的程度，李斯特将各国的经济发展划分成了五个阶段：原始未开化时期、畜牧时期、农业时期、农工业时期和农工商业时期。各国处于不同的经济发展阶段，应该采取不同的贸易政策。在原始未开化时期、畜牧时期和农业时期，为实现迅速转变，进行自由贸易是大有好处的；尤其是在农业时期采取自由贸易政策，有利于本国农产品的自由出口及国外工业品的自由进口，这样既有利于促进本国农业的发展，同时也有利于培育工业化的基础。但到了农工业时期，本国现有的工业已有一定的基础但仍未达到与外国产品相竞争的地步，则必须实施贸易保护措施来保护国内的幼稚产业以促进其发展。这种贸易保护措施是暂时的、有条件的，当进入农工商业阶段后，由于国内工业产品已具备较强的竞争实力，国外产品的威胁降低，则可逐步实行自由贸易政策，以获得自由贸易的利益，并促进国内经济的进一步发展。李斯特分析认为，德国处在农工业时期，面对处于由农工业向农工商业时期转变的法国和处在农工商业时期英国，德国应实行贸易保护政策。

3. 主张国家干预经济 古典贸易理论主张自由竞争，市场机制能够实现有效的资源配置，从而调节社会经济的运行，进而否定国家干预经济的作用。李斯特则认为经济的增长，生产力的发展，不能仅依靠市场机制的调节作用，还必须借助国家力量对经济进行干预和调节。李斯特以英国经济发展的历史对国家干预经济活动的必要性进行了论证，他指出英国工商业非常发达，世界范围的自由贸易符合英国的利益，但其工商业的迅速发展也有赖于早期英国政府的扶植政策。作为工业落后的德国，正处于类似英国发展初期的状况，必须借助国家的干预，采取保护贸易政策，来促进德国生产力的发展。

4. 贸易保护的相关主张 贸易保护只是一种手段，而不是目的。正如李斯特所言："国际贸易的自由和限制，对于国家的富强有时有利，有时有害，是随着时期的不同而变化的。"故而，他提出一些有关的原则和措施，进一步阐述了其贸易保护主义的理论主张。

（1）关于保护对象　李斯特认为，贸易保护并非针对所有的产业，而主要是对具有发展潜力，并且通过保护能够得以成长起来，获得国际竞争力的产业。贸易保护的目的是保护本国幼稚产业的发展，从而促进生产力的进步，最终目的仍然是进行自由贸易。

（2）关于保护程度　李斯特主张实行有节制的保护，而不是绝对禁止进口。当利用保护关税政策发展本国产业时，应根据不同的保护对象实行差别税率。保护关税税率可以高到实际上等于完全禁止进口，也可以低到只对进口数量稍加限制。总之，关税的高低要与产业的发展水平相适应。

（3）关于保护期限　李斯特认为对幼稚产业的保护也不是无休止的，而是有一定的保护期。保护期限太长，可能会出现低效率保护的局面。保护期限以 30 年为最高期限，在此期限内，被保护的产业仍未能发展起来，就应解除对其的保护。

（4）关于保护手段　李斯特指出保护本国工业发展，有许多可供选择的保护手段，但关税制度是最为核心的。他主张采取差别税率。以幼稚产业的保护为出发点，对不同产业征收不同的关税。对于国内幼稚产业相竞争的产品，通过禁止输入和征收高额关税来降低其进口数量，同时以免税或征收少量进口税的方式鼓励本国不能自行生产的机器设备进口，以促进国内工业的发展。

（三）李斯特幼稚产业保护理论简评

李斯特幼稚产业保护理论以生产力发展为基础，将一国参与国际贸易的利益进行了动态化分析，并就古典自由贸易理论对后起国家工业发展的危害性以及贸易保护对促进后起国家工业化发展的必要性和积极意义等进行了论证。该理论的提出，确立了贸易保护理论在国际贸易理论体系中的地位，也标志着国际贸易理论的两大学派的另一个分支贸易保护理论的完全形成。

李斯特幼稚产业保护理论代表后起国家的经济利益，讨论了贸易保护对其经济发展的重要性，为后起国家在民族工业化过程中实施贸易保护政策提供了强有力的理论支持。不仅对当时德国的资本主义发展起到了积极的推动作用，而且至今也仍然具有启发作用和现实意义。如以此为依据，世界贸易组织在自由竞争规则之外订立了幼稚产业保护条款，允许成员国在某种程度上对幼稚产业进行保护。

当然，李斯特幼稚产业保护理论也同样存在其不足和历史局限。主要体现在他对生产力的概念范围界定得过于庞杂，对影响生产力发展的各因素分析也略显混乱，此其一；对于幼稚产业的确定标准并没有进行深入分析和明确回答，此其二；最后他对经济发展阶段的划分缺乏科学性，因为仅仅将社会历史的发展归结为国民经济部门的变迁，忽视了生产关系这一根本因素，因而不能科学地反映社会经济形态的变化。

三、凯恩斯的新重商主义

（一）凯恩斯新重商主义产生的历史背景

约翰·梅纳德·凯恩斯（John Maynard Keynes，1883—1946 年）是英国资产阶级经济学家，凯恩斯主义的创始人，宏观经济学的奠基人，其代表作是 1936 年出版的《就业、利息和货币通论》（*The General Theory of Employment，Interest and Money*，以下简称《通论》）。

在 1929 年到 1933 年资本主义世界发生空前严重的经济危机之前，凯恩斯依然信奉传统的自由贸易理论，认为贸易保护主义对于一国经济的繁荣和就业增长并无益处。但严重的经济危机使各资本主义国家陷入大萧条，也促使各国相继放弃了自由贸易政策，纷纷采取严格的贸易保护政策，并强化国家政权对经济的干预作用。面对这些变化，凯恩斯改变立场，转而推崇重商主义，他认识到重商主义保护贸易政策确实能够保护经济的繁荣，扩大就业，因此建议国家应干预经济，将对外贸易与扩大有效需求相结合。凯恩斯的国际贸易理论被称为新重商主义理论（new mercantilism）或者超贸易保护（super-protective trade policy）。

（二）凯恩斯新重商主义理论的主要内容

在《通论》中，凯恩斯提出了有效需求不足理论，这也是凯恩斯新重商主义理论的出发点。

1. 贸易收支与总需求的关系 凯恩斯认为国民收入来源于四种需求：

$$Y = C + I + G + (X - M)$$

式中，Y 为国民收入水平；C 为私人消费需求；I 为私人投资需求；G 为政府购买；X 为该国商品的出口额；M 为该国商品的进口额；$(X - M)$ 为一国贸易收支差额，该差额为正且数额越大，代表本国贸易收支顺差越多。

凯恩斯指出当贸易收支为顺差时，意味着总需求的增加，进而会提升国民收入水平。

2. 贸易收支与一国投资水平的关系 凯恩斯指出"当局既不能直接控制利率，又不能直接操纵国内投资之其他引诱，则增加顺差，乃是政府可以增加国外投资之唯一办法；同时，若贸易为顺差，则贵金属内流，故又是政府可以降低国内利率、增加国内投资动机之唯一间接办法。"由此可见，贸易收支至少在两方面直接和间接影响着一国投资水平。一方面，贸易收支顺差时，本国对国外的净投资增加，从而总的私人投资增加，同时这也意味着总需求的增加，进而是国民收入水平的提高。另一方面，贸易顺差可以增加贵金属的流入，进而提高国内投资水平。贵金属流入得越多，国内的货币供给量就越多，货币供给量上升将促使该国的利率水平下降。利率水平下降有助于鼓励私人投资增加，进而提高有效需求水平。

3. 奖出限入的贸易政策有助于实现国内充分就业 凯恩斯认为，传统贸易理论所言"在自由贸易条件下包括劳动和资本在内的一切生产要素都能够得到充分利用"的假设在大萧条的现实面前已不复存在。与此相比，重商主义的合理性在于，贸易保护包含着维护对本国产品需求的意义，进而有助于增加国内的就业，这正是传统贸易理论未提及的。因此凯恩斯指出重商主义所倡导的奖励出口、限制进口的贸易政策具有非常重要的现实意义，奖出限入的贸易政策有利于促进一国贸易顺差的增加，也有助于弥补国内经济有效需求的不足，更重要的是可以减少失业从而实现充分就业。

4. 政府干预对外贸易的主张 贸易收支顺差对一国经济而言，首先意味着外国对本国企业产品的需求增加了，出口需求增加，企业需要扩大生产，追加投资，从而使私人投资需求增加；其次贸易收支顺差不仅对出口企业有积极影响，对国内其他企业也有积极影响，因为顺差带来的贵金属流入将提高国内货币供给促进国内利率水平的降低，从而降低投资的机会成本，鼓励所有私人投资；最后企业扩大生产又有利于实现充分就业。基于贸易收支差额与一国投资水平、总需求水平以及就业之间都存在着密切关系，因而凯恩斯认为政府应该干预对外贸易。在凯恩斯看来，如前文所述，一国政府还不能合法地干预国内经济的话，可以将政府干预的切入点放在贸易保护或维持贸易收支顺差。当然，凯恩斯也不主张政府无限制地采取贸易保护，他认为政府干预、保持外贸顺差并非长期目标，而只有在一定的条件下（比如一国有效需求不足）才可以实施。

（三）凯恩斯新重商主义理论简评

凯恩斯新重商主义理论是传统贸易保护理论在当代的发展。首先，国民经济是一个庞大的复杂系统，各子系统之间存在着相互联系和相互促进的关系，新重商主义揭示了对外贸易与国民经济发展之间的内在规律性。其次新重商主义理论将贸易顺差与国民经济结合起来，通过贸易乘数分析了出口额对国民经济的乘数效应，首次将贸易问题纳入到宏观经济分析的范围，从方法论的角度而言，这是贸易理论的一种突破。最后，新重商主义也具有强烈的现实意义。该理论为各国摆脱经济危机和大萧条，采取贸易保护政策提供了政策依据。二战后日本贸易立国政策的成功和亚洲四小龙以出口为主导带动经济起飞，都证实了出口在国民经济中起着非常重要的作用。

凯恩斯新重商主义理论也存在一些局限性，主要体现在以下三方面。

（1）贸易顺差并不能解决资本主义的根本矛盾。理论基于资本主义大危机的背景，强调以扩大有效需求来解决经济危机，并强调通过贸易顺差的方式来增加需求。但他忽略了在资本主义制度下，要从根本上解决经济危机是不可能的。

（2）扩大出口对国民收入和就业产生的乘数效应对于一国不同的产业部门而言影响也不尽相同，而凯恩斯的贸易保护理论并未对国内产业问题进行深入分析。

（3）该理论忽略了对外贸易发挥乘数效应的条件。只有当世界市场总的进口增加的条件下，一国才能通过持续增加出口来实现国民收入的增长。假定其他一切条件不变（包括世界的总进口价值不变），除非降低了出口商品的价格，否则出口无法继续增加；但是如果降低出口商品价格，私人企业则会因利润率下降而不愿继续投资和扩大产量。

四、普雷维什的中心－外围理论

（一）普雷维什的中心－外围理论产生的历史背景

第二次世界大战从根本上撼动了帝国主义的殖民体系，二战后原帝国主义的殖民地、半殖民地纷纷摆脱帝国主义、殖民主义的统治和奴役，宣布独立。为了巩固政治上的独立，他们对发展民族经济，实现经济自主有着迫切的需求。但是，发展中国家发展民族经济的愿望受到了旧的国际经济秩序，尤其是旧的国际分工和国际贸易体系的严重阻碍。劳尔·普雷维什（Raúl Prebisch，1901—1986 年），阿根廷经济学家，发展经济学先驱之一，国际经济新秩序的积极倡导者。在这一历史背景下，1949 年 5 月，普雷维什向联合国拉丁美洲和加勒比经济委员会（以下简称拉美经委会）递交了一份题为《拉丁美洲的经济发展及其主要问题》的报告，结合其工作实践经验及对拉美国家的经济发展问题进行深入研究的基础上，系统完整地提出了中心－外围理论（core and periphery theory）。

（二）普雷维什的中心－外围理论的主要内容

1. 世界经济体系分为中心和外围两部分 普雷维什认为，现今的世界经济体系是资本主义工业革命后，随着资本主义生产关系和生产技术在世界传播而形成的。该体系被分为两个部分：一部分是由发达国家组成的中心国家（central countries），另一部分是由广大发展中国家组成的外围国家（peripheral countries）。首先，中心－外围体系是一个统一的、动态的整体，是技术进步及其成功在资本主义世界经济体系中发展和传播的必然结果。其次，中心国家和外围国家在生产结构上存在很大差异。普雷维什认为，中心国家是技术的创新者和传播者，经济结构具有同质性和多样性，即现代化生产技术被运用到国民经济的各部门，生产覆盖了相对广泛的区域；外围国家是技术的模仿者和接受者，经济结构则存在异质性，生产率高、技术先进的部门与生产率低、落后技术的部门同时存在。最后中心国家和外围国家的关系是不平等的。中心国家主要生产和出口制成品，在整个世界经济中居于主导地位；外围国家则主要从事初级产品的生产和出口，对工业制成品和服务的需求大部分依赖进口，处于依附地位并受中心国家的控制和剥削。在这种国际分工和贸易体系下，中心国家获得了国际分工和贸易的绝大部分利益，而外围国家则享受很少甚至享受不到贸易利益。

2. 外围国家贸易条件不断恶化 贸易条件（terms of trade，TOT）是指一个国家在一定时期内出口商品价格与进口商品价格的对比关系，反映一国的对外贸易状况。一般用贸易条件指数来衡量：贸易条件指数＝出口商品价格指数/进口商品价格指数×100，贸易条件指数＞100 时表明贸易条件得以改善，贸易条件指数＜100 时则表明贸易条件恶化。

普雷维什认为英国作为世界经济的中心，主要进口初级产品出口制成品，所以其进口和出口可以分别代表这一时期初级产品和工业制成品的世界价格。他考察了 1876—1938 年英国进出口产品价格指数，计算出以后各年的原材料价格与制成品价格之比，并以此说明主要出口初级产品的外围国家和主要出口工业品的中心国家的贸易条件变化情况。如果将 1876—1880 年外围国家的贸易条件设为 100，除了 1881—1935 年的价格比例略有上升（102.4）以外，其余时期的价格比例均呈现下降趋势，到 1936—1938 年已降至 64.1。普雷维什由此得出结论，外围国家的贸易条件呈长期恶化的趋势。

普雷维什认为，外围国贸易条件不断恶化的原因有以下三方面。

（1）技术进步的利益在中心－外围分配不均　科学发明主要源于中心国家，而由此带来的技术进步也将首先被用于在中心国家的工业生产部门，新技术有利于提高生产率，使工业部门的要素收入增加，故制成品价格较高。而外围国家由于自身工业技术基础薄弱，又受限于中心国家的技术限制措施，几乎无法享受技术进步的利益，只能长期提供初级产品。初级产品生产部门技术落后，劳动生产率较低，投入要素的边际收益递减，从而使初级产品的价格较低。

（2）初级产品和制成品的需求收入弹性不同　相比较而言，制成品需求收入弹性较大，初级产品的需求弹性较小。随着人民实际收入的提高，对制成品的需求会有较大的增长，需求上升会带来价格的上涨。相应地，由于较低的需求收入弹性，对初级产品的需求增长较少，不会对初级产品价格产生太大的刺激作用，因而初级产品的价格上涨幅度很小，甚至不涨反降。

（3）中心国家和外围国家工会的作用不同　中心国家拥有较强的工会组织，有能力在经济周期的上升阶段，要求增加工资；而在经济萧条阶段，也可以使工资不降低或降低幅度较小，由于劳动力成本存在刚性，因而工业品价格会维持在较高水平。而外围国家工会组织力量薄弱，缺乏工资谈判的能力，再加上存在大量剩余劳动力的竞争，工人工资在经济繁荣时增长较少而萧条期则大幅下降，也因此使外围国家初级产品价格较低。

3. 外围国家必须实行工业化，独立自主地发展民族经济　基于对国际经济体系中心－外围的划分以及对旧的国际分工体系和贸易格局下外围国家贸易条件长期恶化的分析，普雷维什提出外围国家必须实行工业化的主张。他根据拉丁美洲各国的实际情况，提出了进口替代（import substitution）的工业化发展战略，即限制工业品的进口，充分利用本国资源努力发展本国工业，改变工业品依靠从中心国进口的局面，逐步工业品自给自足。根据世界经济形势的变化和拉美国家经济的发展，他又进一步提出了出口替代（export substitution）的发展战略，通过促进出口产品的生产与出口，改变出口商品结构，由以出口初级产品为主向出口工业品为主转变，从而促进外围国家的工业化和经济发展。

4. 为了实现工业化，外围国家应实行贸易保护政策　普雷维什认为在一个相当长的时期内，贸易保护政策是发展中国家发展工业所必需的。外围国家可以综合采取征收关税以及配额、许可证、外汇管制等非关税手段限制进口，同时还可以有选择地实行出口补贴来增强其制成品在世界市场的竞争力，以此来促进工业化的顺利进行。普雷维什指出，外围国家的贸易保护政策与中心国家的贸易保护政策性质是不同的。外围国家的贸易保护政策是有节制、有选择的，是为了推动本国工业的发展，也有利于世界经济的全面发展；而中心国家的贸易保护政策则是对外围国家的歧视和遏制，既不利于对外围国家的发展，也不利于整个世界经济的发展。

（三）普雷维什的中心－外围理论简评

普雷维什站在发展中国家的角度提出的中心－外围理论，对发展中国家的国际贸易理论做了开拓性研究，丰富了国际贸易理论的研究内容。该理论的科学性主要体现在：一方面，普雷维什对二战后的世界经济格局分析是正确的，使发展经济学家对二战后国际经济关系的不平等认识上升到新的理论高度，为发展中国家打破旧的经济秩序、争取建立新的经济秩序提供了有力的思想武器和理论工具。另一方面，普雷维什关于发展中国家实行进口替代战略、出口替代战略、采取贸易保护政策、促进工业化发展等观点，对战后发展中国家的经济发展起到了积极的指导作用。

中心－外围理论的某些观点和对现象的解释也存在一些不足。比如关于工会组织对产品价格施加影响的观点就缺乏有力的证据来支持而显得较为主观；另外对国际贸易条件恶化的原因分析应该是多方面的，需要结合不同国家和不同产品进行更为细致的研究。

五、战略性贸易政策理论

（一）战略性贸易政策理论产生的历史背景

20 世纪 70 年代中期以来，世界产业结构和贸易格局发生了重大变化，随着科技的发展，主要发达资本主义国家内部不完全竞争态势加剧，国家间产业内贸易不断发展，国与国之间贸易政策的依存度和相互影响也日益加深，这些都对传统贸易理论提出了挑战。传统的国际贸易理论认为，国际贸易的发生是建立在自由竞争和资源禀赋的基础上，它排除了产品差异、市场障碍、规模经济、技术水平、消费偏好等因素的影响，但这些假定使传统贸易理论无法解释不断发展变化的国际贸易现状。在这一背景下，20 世纪 80 年代加拿大经济学家布兰德（James A. Brander），美国经济学家斯宾塞（Barbana J. Spencer）、克鲁格曼（Paul R. Krugman）等以不完全竞争和古诺双寡头为条件，运用产业组织理论、市场结构等工具，提出了战略性贸易政策理论（strategic trade theory）。

（二）战略性贸易政策理论的主要内容

克鲁格曼将战略性贸易政策（strategic trade policy）定义为，由于不完全竞争的市场结构和规模经济的存在，运用补贴或保护国内市场的手段扶持本国战略性产业的发展，以获取规模报酬和垄断利润的贸易政策。而布兰德和斯宾塞则更强调战略性贸易政策的博弈论基础，将其定义为：能够改变寡头厂商之间战略性关系的贸易政策。

1. 布兰德和斯宾塞的战略性出口政策和战略性进口政策 布兰德和斯宾塞根据产业组织理论和博弈论的研究成果，探讨了在不完全竞争和规模经济的条件下，政府的补贴政策对一国产业发展和贸易发展的影响，建立了战略性贸易政策理论的基本框架。他们认为，传统贸易理论是建立在规模收益不变和完全竞争的假设基础上，因而自由贸易政策为最优贸易政策。但现实经济中，不完全竞争和规模经济性普遍存在。在不完全竞争市场中，尤其是寡头垄断市场，存在规模收益递增现象，只要占有更多的市场份额便能获得更高的超利润。他们提出了以补贴促进出口的战略性出口政策和以征收关税的战略性进口政策。一方面，政府可以通过直接补贴和减税支持本国寡头垄断企业，降低产品的边际成本，使其实现规模经济，从而可以在国内外竞争中占有较大的市场份额和垄断利润份额。未来通过成本降低与市场份额扩大而获取的收益能够抵销出口补贴和减税的成本，那么以补贴为核心的战略性贸易保护政策则将进一步提高本国福利。另一方面，对外国垄断厂商征收关税。征收关税除了可以分享外国垄断厂商获得的垄断租金（垄断租金是指某种要素获得的高于该要素用于其他用途所获得的最大收益）；也可以对外国垄断厂商行为产生影响，使其要么降低产品售价，要么减少出口量，两者都将有利于本国企业，从而提升本国净福利。

为确保战略性贸易政策理论的有效实施，补贴的产业选择尤为重要，能够给予补贴的行业需要同时具备三方面条件：①该产业在国内具备一定的规模优势，以确保补贴带来的规模扩张主要面对国际市场，而不会过度挤占国内市场；②该产业具备较强的潜在竞争优势，即通过补贴能够迅速降低产品成本，并有能力在国际市场上获取额外的市场份额，以使最终使收益超过补贴的成本；③该产业在国际市场上面临激烈的竞争或竞争威胁，因而通过补贴可以使该产业获得竞争优势。

当然，布兰德和斯宾塞也意识到，在寡头垄断的市场结构下，实施战略性贸易保护政策的国家可以快速在特定行业获取较大的规模收益，但也可能会遭到竞争对手国家同样的政策报复，使实际的政策福利效果变得不确定，甚至得不偿失。

2. 克鲁格曼的以进口保护促进出口观点　克鲁格曼认为，在非完全竞争的环境中以及存在规模报酬递增的情况下，要提高产业或企业的国际竞争能力，首先应扩大生产规模以获得规模经济效益。但扩大生产规模单纯仅靠企业自身积累非常困难，最有效的解决方法是政府加以保护。政府同样也不是对所有产业进行保护，而是选择有发展前途的产业，通过采取保护政策使之迅速扩大生产规模、降低生产成本、提高竞争能力；当这些产业具备了能与外国相关产业抗衡的能力时，政府则将取消保护。与布兰德和斯宾塞的观点不同，克鲁格曼将保护的落脚点放到了进口上面，主张以进口保护促进出口。他认为，如果政府对外国垄断厂商进入本国市场设置阻碍，可以使本国厂商在国内市场上获得有力的竞争优势，从而有利于本国企业首先在国内市场实现规模经济；随着本国厂商成本进一步下降，就能够提高本国企业在国外市场的竞争力，达到促进出口的目的。

3. 战略性贸易保护的外部经济效应　外部经济效应指某一产业的经济活动对其他产业产生的有利影响。战略性贸易政策理论强调的外部经济则体现在受到政策支持的企业，其发展会对该产业或相关产业都产生有利影响，表现为成本的降低和利润的提高。

近年来，新兴高技术产业往往具有外部经济效应，其创造的知识、技术和新产品将会对全社会的科技进步与经济增长起着积极的推动作用。但在现实世界中存在知识的无偿占用而导致潜在市场失灵的现象，即知识生产带来的外部经济效应对企业继续研发不能形成有效的激励，进而造成私人利益与社会利益相偏离。如果得不到政策某种形式的补偿或扶持，这些企业可能会因为高额的研发投入得不到相应的收益而逐渐丧失研发的动力，而这对于国家长远发展而言是不利的。为保护企业知识创造的热情，激励企业从事知识的研究与开发，扩大知识外溢所产生的经济效应，政府应对外部经济效应显著的产业提供补贴和适当的财政扶持。而战略性贸易政策对这类产业的扶植，则不仅能解决其自身的发展，更重要的还在于实现其外部经济效应，以推动一国经济发展。

（三）战略性贸易政策理论简评

战略性贸易政策理论的积极意义在于：①该理论是国际贸易理论中新贸易保护理论在贸易领域的反映与体现；②战略性贸易政策理论综合运用了产业组织理论、博弈论的分析方法和研究成果，在国际贸易理论的研究中实现了研究方法的突破；③战略性贸易政策理论是基于经济中存在的不完全竞争市场和规模经济递增等现实情况中发展而来，为国家进一步干预对外贸易活动提供了依据。战略性贸易政策理论论证了在不完全竞争条件下，政府通过实施贸易干预政策，可以促进本国战略性产业的发展，提升其国际竞争力，从而提升一国的福利水平。该理论在一些国家的实践中也取得了实效，因而也具有积极的实践意义。

战略性贸易政策理论的缺陷也同样需要引起重视。①关于政府贸易干预的补贴，战略性贸易政策理论没有给出通用的方法。同时战略性产业的选择也需要非常谨慎。②战略性贸易政策理论的实现同样有一些严格的限制条件，如果这些条件得不到满足，政策效果将大打折扣。除了产业需具备不完全竞争和规模经济两个条件外，该理论还假定：政府具有完全信息，受补贴企业的完全配合，产品需求扩大并不会吸引新厂商加入以保证企业的规模经济效益，以及其他国家不会采取相应的报复措施。③战略性贸易政策是以牺牲他国利益为代价，来提高本国福利的，因而势必会导致其他国家采取针锋相对的报复措施，从而引发贸易战和贸易保护主义的抬头，抵消战略产业扶持发展的效果。

思考题

答案解析

1. 什么是国际分工？国际分工的产生和发展经历了哪些阶段？影响国际分工的因素有哪些？

2. 国际分工与国际贸易的关系是怎样的？

3. 什么是国际贸易的静态利益？这种利益源自何处？

4. 简述国际贸易动态利益的概念，并分析一国应具备哪些条件才能更好地获得国际贸易动态利益。

5. 试用比较成本理论结合我国医药行业实际，分析说明国际贸易的可能性及原因。

6. 试述赫克歇尔－俄林要素禀赋理论与我国医药行业发展的启示。

7. 简述弗农的产品生命周期理论。

8. 简述中心－外围理论的主要内容，并说明其对发展中国家的现实意义。

书网融合……

微课   题库   本章小结

第三章　世界市场

PPT

　　国际贸易是世界各国在商品和劳务等方面的交换活动，而世界市场则是世界各国交换商品的场所、渠道或领域。如果说国际分工是国际贸易形成和发展的基础，那么，世界市场就是国际贸易的发展和进一步深化，特别是国际贸易得以实现的必要条件或舞台。📱微课

第一节　世界市场的涵义与形成

　　当今世界市场不仅进行商品的交换，还包含服务、资本、技术等相关交易。世界市场的形成发展经历了数百年的历程，从 15 世纪末和 16 世纪初的初步形成至今，世界市场已发展成为一个分工合作，开放竞争的交易舞台，在世界各国的经济发展中起着不可或缺的作用。

一、世界市场的涵义

　　世界市场是世界各国交换商品、服务、资本、技术等的场所、渠道或领域，是在世界范围内通过国际分工联系起来的各个国家内部以及各国之间的市场的总体。

　　狭义的世界市场是指来自不同国家的商品进行交换的场所或领域。而广义的世界市场是指国际进行的一切商务活动，包括世界商品市场、世界服务市场、世界资本市场、世界技术市场、世界信息市场等有机结合而成的市场体系。其中，商品市场是世界市场的主体，其他市场都是为这个主体服务的。

　　世界市场的发达程度，取决于参加国际交换的国家数目，商品交换的数量、规模以及运销信息网络的机制等。

二、世界市场的形成

　　世界市场形成的历史，就是资本主义从欧洲扩张到全世界的历史，就是把所有国家和地区的经济，纳入资本主义国际分工体系的历史。15 世纪末和 16 世纪初的地理大发现，使得欧洲市场与亚洲、美洲、非洲、大洋洲市场彼此联系起来，也为世界市场的产生和形成奠定了基础。这一时期，资本原始积累和工场手工业的发展，欧亚海上贸易的建立，以及美洲殖民地的开拓，初步形成了以欧洲为中心的世界市场。17 世纪至 18 世纪的殖民扩张拓展了资本主义世界市场，使人类商业活动在全球范围内开展，国家

间贸易额迅速增长，人类经济活动被广泛联系在一起。

世界市场在资本主义生产方式确立时期得到了空前的发展。18世纪60年代至19世纪中叶，工业革命先后在英、法等国发生后，各国日益被卷入世界市场网中。世界市场先是演变成以英国为中心，扩及许多经济发展水平不同国家间的商务交换活动；交换的内容扩大到所有工业原料、半成品、制成品、技术及劳务和金融活动。到19世纪末20世纪初，随着法、德、美各国工业的崛起，世界市场变为以少数发达国家为中心，广大落后国家为外围的格局。此时，全球任何一个国家或地区都已处在资本主义生产关系的支配之下，资本主义进入垄断时期，形成了统一的、无所不包的世界市场。

第二次世界大战之后，随着第三次科技革命及发展中国家民族解放运动的兴起，世界政治经济形势发生了巨大的变化，世界市场的发展也随之出现新的特征。特别是广大不发达地区摆脱了殖民统治，社会生产力进一步提高，国际分工进一步加深，在经济上有了不同程度的发展，逐步形成了一个发展迅速、多层次、多中心、不断分解组合的当代世界市场。

进入21世纪以来，世界市场竞争出现新趋势，尤其是互联网经济的发展带来线上零售大规模交易，平台经济发展迅速，跨国供需双方直接面对面，跨境交易、服务、支付更为便捷，降低了世界市场的交易成本。小批量、柔性化生产定制导致的线上零售及新零售商业模式，给大规模生产方式下的批发以及实体商店零售模式带来严峻挑战。云计算、区块链、元宇宙等新技术在世界市场交易和服务中被广泛应用，数字经济与贸易给未来世界市场发展提供了新机遇。世界市场对于世界各国经济发展的积极作用日益关键，它是各国参加和利用国际分工，促进世界各国社会生产力蓬勃发展，节约社会劳动，取得良好经济效益的手段；也是促进各国人民友好合作，维持世界和平的重要因素；同时，又是促进国际贸易深入广泛发展，加强各国经济相互联系，形成世界经济体系的必要前提。

第二节　世界商品市场的形式

世界商品市场按业务形式，可分为有固定组织形式的市场和无固定组织形式的市场。这是世界市场商品流通的两条主要渠道。

一、有固定组织形式的世界商品市场

有固定组织形式的世界商品市场，是指在固定的场所，按照事先规定好的原则和规章进行商品交易的市场。这种市场主要有商品交易所、国际拍卖、国际博览会和展览会等。

（一）商品交易所

商品交易所（commodity exchange）是一种典型的具有固定组织形式的市场。在交易方式上，交易是在指定的固定地点、规定的时间内，按照规定的方式，由特定的交易人员（会员和经纪人）进行大宗商品交易的专业市场。交易所中通常没有商品，买卖时也不必出示和验看，而是根据各个商品交易所分别制定的统一品级标准或货样进行交易。各商品交易所均有自己的格式合同。合同规定了统一的品质，统一的数量要求，品质增减价办法和其他交易条件。交易磋商时，买卖双方只要在交易所规定时间内，洽定价格、交货期和合同批数。达成交易后，卖方只需将代表商品所有权的证件——栈单转交给买方，不需立即交付实物。在组织结构上，商品交易所基本上属于私人有限公司，本身不从事商品交易，只是提供交易的场地和设备，调解交易纠纷，规定最低交易保证金和最低佣金，监督场内交易活动等。

在交易所中进行的商品买卖，主要有两种交易方式：一是现货交易（physical actual transaction），买卖双方在成交后短期内进行商品的实际交付和货款支付；二是期货交易（terminal transaction），期货交易的对象是一种标准化合约，期货合约规定了在未来某个特定日期，以特定价格买卖一定数量的商品，占据交易所约 80% 以上的交易。在进行期货交易时，虽然是以实物为基础，但买卖双方一般都不打算得到或交出实际货物，而只是通过支付或取得签订合同这一天的价格与交割那一天的价格之间的差额，以从中获利。期货交易提供了杠杆效应，投资者只需要支付一定比例的保证金即可控制更大价值的合约，放大了收益和亏损的可能性；期货交易中既有投机者利用价格波动赚取利润，也有套期保值者通过合约锁定成本或销售价格避免风险。

近年来，商品交易所的发展势头迅猛。大连商品交易所（以下简称大商所）成立于 1993 年，是中国最大的农产品期货交易所，全球第二大大豆期货市场，是经国务院批准并由中国证监会监督管理的五家期货交易所之一。大商所成立 30 年来，已上市包括全球首个实物交割的铁矿石期货、国内首个活体交割畜牧品种生猪期货等在内的 21 个大宗商品期货和 13 个期权品种。目前，大商所共有会员单位 160 家、有效客户 219 万户、交割库 541 个、存管银行 16 家。2023 年，大商所实现成交量 25 亿手（单边，下同）、成交额 114 万亿元、日均持仓量 1466 万手，其中成交量位居全球衍生品交易所第 9 位，是全球重要的农产品及塑料、煤炭、铁矿石期货市场。商品交易所的交易在国际贸易中起着重要的作用。

第一，具有调节国际贸易中市场价格的作用。世界性的大商品交易所，每天开市后第一笔交易的成交价格（开盘价格），和最后一笔交易的成交价格（收盘价格），以及全天交易中的最高、最低价格，均被刊登在重要的报纸上，作为世界市场价格动态的重要资料。因此，世界性商品交易所价格，即交易所牌价，一般被公认为是世界市场价格的重要参考数据，并直接影响与之有联系的商品的国际贸易价格。

第二，有利于生产者转移风险，保证再生产过程的正常运行。在商品生产和交换过程中，随时都会出现价格风险。因此，厂商、生产者及商人会使用套期保值的办法来转移价格风险，保障预期利润，从而使生产者免于遭受市场价格风险的干扰，保障再生产过程的正常运行。

第三，有利于进行市场预测。各国及世界的政治、经济、战争动态，以及天气变化都会通过交易所反馈到商品交易上，因此，人们可以根据交易所的交易情况，进行市场预测。

第四，交易所进行期货合同交易，便于寻找对手。从而有利于活跃市场，促进贸易。

目前，随着国际生产专业化水平的提高，商品交易所交易的专业化程度非常高，每类主要商品都会集中于专门的交易中心，这些交易中心主要进行大宗初级产品的交易：

有色金属：纽约、伦敦、新加坡；

天然橡胶：新加坡、伦敦、纽约、吉隆坡；

谷物：芝加哥、伦敦、利物浦、温尼伯、鹿特丹、安特卫普、米兰；

食糖：伦敦、纽约；

可可豆：纽约、伦敦、巴黎、阿姆斯特丹；

棉花：纽约、新奥尔良、芝加哥、利物浦、亚历山大、圣保罗、孟买；

棉籽油：纽约、伦敦、阿姆斯特丹；

黄麻：加尔各答、卡拉奇、伦敦；

咖啡：纽约、伦敦、利物浦、鹿特丹、哈佛、汉堡、阿姆斯特丹；

大米：米兰、阿姆斯特丹、鹿特丹；

豆油和向日葵：伦敦；

生丝：横滨、神户。

（二）国际商品拍卖

国际商品拍卖（international auction）是一种在规定的时间和场所，按照一定的规章和程序，通过公开叫价竞购，把事先经买主看过的货物逐批或逐件卖给出价最高者的交易过程。

拍卖是由专门从事拍卖业务的拍卖行组织进行的。他们提供拍卖的场所和各种服务，一般有两种类型：一种是由专业公司或经纪人专门为接受货主委托从中赚取佣金而组织的；一种则是大企业为了出售自己的产品而举办的。许多拍卖贸易的买主来自国外，具有国际性。

国际拍卖贸易的主要商品有皮毛、原毛、马匹、茶叶、烟草、木材、香料、蔬菜、水果、花卉、鱼类、地毯、古玩珍贵艺术品等。由于这些商品都是不能高度标准化的，或者是容易变质难以长久存放的，或历史上有拍卖习惯的，因而不能根据规定的标准品级和货样进行交易。这就要求在拍卖之前，买主必须验看或品尝拍卖的商品，做到心中有数，因而对买主的鉴定水平要求较高。事先验看商品是拍卖贸易的必要条件，一旦拍卖成交，除非商品具有隐蔽的缺点，否则无论拍卖人，还是货主，对商品质量都再不承担责任，买主不能对他们任何一方就此提出异议和索赔。

虽然各种商品的拍卖都有自身特点和惯例，但是进行拍卖的程序却大致相同。一般可以分为三个阶段，即准备阶段、正式拍卖阶段和拍卖成交交货阶段。拍卖主要通过三种方式进行，即增价拍卖、减价拍卖和密封递价拍卖。

拍卖的主要作用在于将商品的价值与即期供求结合起来，可以发现商品真实的价格。由于拍卖交易买卖双方无需就买卖交易条件进行函电往返磋商，所以具有买卖时间短、交易数量大的特点。同时对买卖双方都有好处，卖者可以优质优价，通过竞争，还可卖得好价；而且交货迅速，收款可靠，有利于打开商品销售渠道，扩大销售市场。买者也可以按照愿出的价格标准，购进符合自己需要的货物；而且现货交易，有利于资金周转。

目前，在世界市场中，主要通过拍卖成交的商品也有固定的拍卖地：

羊毛：伦敦、利物浦、开普敦、墨尔本、悉尼；

皮毛：纽约、伦敦、蒙特利尔、哥本哈根、奥斯陆、斯德哥尔摩、圣彼得堡；

茶叶：伦敦、科钦、加尔各答、科伦坡；

烟草：纽约、阿姆斯特丹、不来梅、卢萨卡；

花卉：阿斯米尔；

水果蔬菜：安特卫普、阿姆斯特丹；

马匹：多维尔、伦敦、莫斯科。

（三）国际博览会、展览会

1. 国际博览会 国际博览会（international exposition）是一种定期、在同一地点、规定的期限内举办的有众多国家、厂商参加的，展、销结合的国际市场。起源于欧洲中世纪，最初只是在重大节日举行，后来逐渐发展成为定期、定点的展销市场。博览会所陈列的产品也已逐渐由单纯以交易为目的的商品，扩大到带有展览性的工农业产品以及科学文化与艺术作品。主要有综合性的（水平型）和专业性的（垂直型）两种。前者规模大、会期长，包括工农业各类产品，后者只限于某种专业性产品。

2. 国际展览会 国际展览会（international exhibition）是不定期举行的，只展不销，通过展览的方式促成会后的交易。其目的是展示一个或多个国家在生产、科学和技术领域中所取得的成就。一般有以下几种：短期展览会、流动展览会、长期样品展览会、贸易中心和贸易周。

博览会与展览会存在如下异同点：前者是定期举行的，内容较为丰富，且是有展有销的市场；后者是不定期举行的（往往是一次性的），有明显的专业性质，且只展不销。但这两种形式都能为买卖双方了解市场行情、收集信息、开发商品、开拓市场提供依据，并为各方了解技术发展趋势、开展技术交流、建立业务联系提供有利条件。因而两者均是国际买卖双方签订贸易合同的重要场所。另外，对于会展所在地而言，通过会展带来的人流、物流、信息流促进了当地交通、运输、旅游、通讯等相关行业的发展。一项会展带来的相关收益，即外溢效应仅可计算的就达到会展收入的 10 倍以上。如一年两次的广交会每年给广州带来的收入在70亿元左右。世界范围内有一定影响力的博览会、展览会举办地如表3-1所示。

表3-1　世界主要博览会、展览会举办地

国家	城市	国家	城市
德国	莱比锡、汉诺威、法兰克福	比利时	布鲁塞尔
意大利	米兰、的里亚斯特、帕多瓦	智利	圣地亚哥
英国	伦敦	哥伦比亚	波哥大
法国	巴黎、里昂、波尔多	西班牙	巴塞罗那、马德里
日本	东京、大阪、神户	叙利亚	大马士革
瑞典	哥德堡	阿尔及利亚	阿尔及尔
荷兰	乌特勒支	奥地利	维也纳
加拿大	温哥华、和蒙特利尔	克罗地亚	萨格勒布
澳大利亚	悉尼	波兰	波兹南

我国除有选择地参加上述博览会、展览会外，还从1957年春季起，每年春秋两季在广州定期举办广交会，广交会全称为中国出口商品交易会，在2007年春季更名为中国进出口商品交易会。广交会是我国目前历史最长、层次最高、规模最大、商品种类最全、到会采购商最多且分布国别地区最广、成交效果最好、信誉最佳的综合性国际贸易盛会，是我国外贸的晴雨表和风向标。到2024年春季，广交会已举办135届。2010年5月1日至10月31日期间，上海成功举办了第41届世界博览会，世博会以展示国家在社会、经济、文化和科技等领域的成就为主。上海世博会以"城市，让生活更美好"为主题，总投资达450亿元人民币，创下了世博会史上最大规模的纪录；参展主体是历届之最，共有246个国家和国际组织、国内31个省区市和港澳台参展；超过7300万人次的总参观人数，单日客流最高达到103万多人次，创下了历届世博会之最。另外，为了主动扩大进口，我国从2018年开始在上海举办进口博览会，到2023年11月已举办六届。在数字经济的影响下，我国从2022年开始在杭州举办全球数字贸易博览会。医药领域的主要展会有中国国际医药原料药/中间体/包装/设备交易会（API China）和世界制药原料中国展（CPhI）等。

二、无固定组织形式的世界商品市场

除了以上有固定组织形式的世界商品市场外，通过其他方式进行的国际商品交易过程，都可以纳入无固定组织形式的世界市场范畴。这些交易大致可以分为两类：一类是单纯的商品购销形式；另一类则是与其他因素结合的商品购销形式。

（一）单纯的商品购销形式

单纯的商品购销形式是指交易双方不通过固定市场而进行的商品买卖活动，它是由买卖双方通过单次洽商达成交易的。以这种方式进行交易的原则是买卖双方自由选择成交对象，对商品的品质、规格、数量、价格、支付、商检、交货、保险、索赔、仲裁等内容进行口头或书面洽商，在双方意见一致的基础上签订合同。一般通过面谈或函电洽商的方式进行，是世界上最基本也是最普遍的国际商品交易方式。

（二）与其他因素结合的商品购销形式

与其他因素结合的商品购销形式主要包括补偿贸易、加工贸易、招标与投标、租赁贸易等。

1. 补偿贸易　补偿贸易（compensation trade）是与信贷相结合的一种商品购销形式。指买方以信贷的形式从卖方购进机器设备、技术工艺、专利、技术诀窍、中间产品等，进行生产后，在约定的期限内，以所生产的商品或其他劳务支付贷款的贸易。

补偿贸易的种类有三种：一是返销（也叫回购），即买方利用对方提供的设备、技术工艺等开发生产出来的产品，偿还进口设备等的贷款。二是互购，指买方不是用进口设备、技术等开发生产的产品，而是用双方商定的其他产品或劳务来支付进口贷款。三是其他补偿做法，如部分补偿，对进口设备的贷款部分用商品补偿，部分用现汇支付；如多边补偿，即有第三方参与，负责接受、销售补偿产品或提供初偿产品。

在补偿贸易过程中，由于进口设备买方不用现汇或少用外汇，因而可以缓解发展中国家进口设备外汇不足的矛盾，并能及时引进和利用较为先进的机器设备和工艺，提高生产能力和技术水平，以促进经济的发展。进口方可以用产品分期偿还引进设备的贷款，可解决其缺少资金进行设备更新和技术改造的难题，从而使产品得以升级换代增强市场竞争能力，促进商品出口，开拓国际市场，增强出口竞争能力。同时也可以缓解发达资本主义国家产品和资本过剩所引起的一系列矛盾。出口方在提供信贷的基础上，扩大设备和技术的出口。出口方出于转移产业的诉求，通过补偿贸易方式将产业转移至发展中国家，既获得了转让设备和技术的价款，又从返销商品的销售中获取利润。但是，由于设备出口方普遍采取的技术限制策略，因而引进的往往并不是世界最先进的技术，甚至可能是发达国家已淘汰的设备。

20世纪60年代末70年代初，补偿贸易在苏联、东欧国家对西方国家之间的贸易中较为普遍。由于经济建设的需要，从20世纪70年代末开始，我国也采用了补偿贸易方式，并给补偿贸易的企业以优惠政策，如对中小型补偿项目进口的设备和零件，一律免征关税和工商税，在偿还设备贷款期间，企业可以用补偿贸易项目增加的产品利润、固定资产折旧费和应缴的固定资金占用费偿还设备贷款或利息；中小型补偿贸易收入的外汇，扣除偿还进口设备的贷款后，给企业和地方各留成7.5%。另外，国家还在物资分配和运输等方面对补偿贸易项目予以优先照顾。

2. 加工贸易　加工贸易（process trade）是把加工与扩大出口或收取劳务报酬相结合的一种购销方式。主要方式有以下形式。

（1）来料加工　指外商提供原材料、辅助材料与包装物料等，并提出成品的质量、规格、式样等要求，由国内企业按要求生产，成品交给对方，收取加工费。

（2）来样加工　指由外商提供样品款式和规格等要求，国内企业按要求生产，成品交给对方，收取原材料费及加工费。

（3）来件装配　指由外商提供装配所需零部件、元器件，必要时提供技术或设备，国内企业按要求进行装配，成品交给对方，收取加工费。

（4）进料加工　从事加工贸易的企业自己进口原料，自主进行加工，自行组织产品出口的加工贸易方式。

来料加工、来样加工、来件装配被称为"三来"，"三来"与进料加工是有严格区别的。进料加工是自进原料，自行安排加工和出口，自负盈亏，因而原料与成品出口间没有必然联系。成品所有权在我方，两国商人间是纯粹的买卖关系，而且加工厂家承担的风险较大，相应获得的利润也较高。而来料加工则是由外商提供原料，按外商的要求进行加工。加工产品由外商包销，因而进口与出口间有密切联系，成品所有权在外方，两国商人间是一种委托加工关系。由于来料加工的原料进口与商品销售都由外商负责，因而加工企业承担的风险较小，相应获得的报酬也低。

自改革开放以来，加工贸易在我国从无到有，从小到大，已成为我国扩大出口的主要形式。1994年我国加工贸易进出口额突破千亿美元，2011年，我国加工贸易出口和进口分别达到8354.2亿美元和4698亿美元，分别是1999年的7.5倍和6.4倍。2014年，我国加工贸易进出口达到8.65万亿元。

随着我国加工贸易的发展，加工贸易在我国对外经济贸易中的地位越来越重要。1986年，加工贸易出口和进口占我国出口总额和进口总额的比重仅为18.2%与15.6%，1994年出口额占我国出口总额比重的 47.1%，而 1996 年则已占对外贸易的半壁江山，并一直保持较高比例。近年来，国内外环境发生了深刻变化，传统加工贸易规模和占比也有所下降。最新数据显示，2023 年我国货物出口额中属于加工贸易的达到 4.91 亿元，比上年下降了 9%，加工贸易出口额占出口总额的比重约为 20.64%；货物进口额中属于加工贸易的达到 2.71 亿元，比上年下降了 11.3%，加工贸易进口额占进口总额的比重约为 15.05%。

加工贸易对我国经济结构的调整和产业结构升级发挥的积极作用越来越大，加工贸易出口产品已从以纺织、轻工制成品为主转变为以机电产品出口为主。1993 年，加工贸易机电产品出口额为 162 亿美元，占当年全国加工贸易出口额的 36.6%；1999 年，加工贸易机电产品出口额为 528.5 亿美元，是 1993 年的 3.6 倍；2000 年 1～6 月，我国加工贸易机电产品出口达 351.6 亿美元，相当于 1993 年全年的 2.2 倍，占同期加工贸易出口值 625 亿美元的 56.3%。2003 年加工贸易机电产品出口额为 1701.1 亿美元，是 1999 年的 3.2 倍，2014 年上半年，我国加工贸易机电产品出口达 3016.5 亿美元，相当于 1999 年全年的 5.71 倍。此外，在我国相当比例的加工贸易属于贴牌生产。商务部等 10 部门于 2023 年 12 月 27 日联合印发《关于提升加工贸易发展水平的意见》，从六个方面提出 12 项措施促进加工贸易持续健康发展。

我国加工贸易在其发展过程中曾经出现过一些问题。第一，我国加工贸易产业链条较短，相当大的一部分尚处于简单加工的发展阶段。第二，加工贸易在一定程度上冲击了国内相关原料工业的发展。在加工贸易，特别是来料加工中，外商投资企业完全掌握市场和销售渠道，严格控制关键技术，我方只参与简单的加工装配环节，因此加工贸易的大规模发展必然要大量进口原料，无形中减少了国有原材料的需求，使我国原材料工业的发展受到阻碍。第三，一些不法企业利用加工贸易名义倒买倒卖进口料件；擅自内销加工成品；飞料走私，偷税漏税。后果是冲击国内市场，减少国家税收，严重扰乱了正常的生产经营秩序和社会风气。因此，从 20 世纪 90 年代中期以来，对加工贸易进口料件实行银行保证金台账制度。

对加工贸易（包括来料加工、进料加工以及外商投资企业从事的加工贸易）进口料件实行银行保证金台账制度，即经营加工贸易单位或企业（包括有进出口经营权的外贸公司、工贸公司、国有企业、外商投资企业和经批准可以从事来料加工业务的企业）凭海关核准的手续，按合同备案料件金额向指定银行申请设立加工贸易进口料件保证金台账，加工成品在规定的加工期限内全部出口，经海关核销后，由银行核销保证金台账。这些指定银行为加工生产企业主管海关所在地中国银行分（支）行。2017 年，为进一步简化手续、降低制度性交易成本、促进加工贸易创新发展，又在全国范围内取消加工贸易银行保证金台账制度。根据海关总署公告 2018 年第 18 号规定，保证金台账"实转"管理事项转为海关事务担保事项。

3. 国际招标与投标　国际招标（international bidding）是一种传统的国际贸易方式，招标人发布招标公告，说明计划采购的商品或服务的标准和条件，公开征求应征人，选择最优者达成交易的行为。

国际投标（international tender）是投标人根据招标人提出的要求，提出自己的报价和条件，通过竞争，争取被招标者选中。

招标和投标在习惯上合称投标。一般是先由招标人通过刊登招标广告，公开发出招标通知或招标公告，说明拟采购商品的品种、规格、数量、交货日期等，邀请卖方在规定期限内，采用一次递价的办法进行投标。招标人根据投标人的递价，对质量、价格、交货期等条件进行比较，选择其中最满意的达成协议，签订买卖合同。

企业在投标时，要注意标单具有实盘性质，投标要对标单内容负责并受其约束，不经招标人同意是不能随意撤回的。因此，在确定投标条件时，价格应注意保本求利，过高不易中标，过低易使企业亏损。对企业的供货能力也应有正确估计，一旦不能按时、按质、按量交货，投标人需承担招标人的损失。

4. 国际租赁　国际租赁（international lease）指承租人和出租人不在同一国家所从事的租赁业务。租赁的有关当事人分属不同的两个或三个国家，当事人除出租人、承租人外还有供货人参与其中。一般有两种情况，一是出租人、供货人在同一国家，承租人在另一国家，则租赁双方签署的合同属国际租赁；二是三方分别在不同的国家，租赁双方签署的合同亦为国际租赁。由于进行国际租赁业务时，至少要考虑到两个国家的不同法律、税收和会计准则，并要求各当事人具有高水平的融资技巧和知识，因此是一项非常复杂的业务。

国际租赁使承租人能加快设备引进的速度，节约直接购买商品的资金，免除因设备更新频繁而出现的无形磨损，还能保有留购权，减少维修、保养费用；同时也使出租人通过租赁，扩大销量，占有更广阔的市场。国际租赁业务于20世纪50年代初起源于美国，60年代初由美国逐渐发展到欧洲和日本，70年代以来在全世界有了较大发展，到2004年底，世界上已有近100个国家或地区开展了租赁业。目前，国际租赁已成为发达资本主义国家促销的重要手段之一。

第三节　世界医药市场的特点

世界医药市场作为世界市场的重要组成部分，具有一定的独特性。本节将从世界主要医药市场分布及规模、医药产品销售、制药企业发展、新药研发上市以及世界医药市场发展趋势五个方面详细介绍世界医药市场的特点。

一、世界医药市场及地区分布

世界药品生产与药品消费于20世纪50年代开始加速发展，归因于各个治疗领域的新药涌现及世界市场的形成。在1951—1980年的30年间，世界药品产值由29亿美元增加至790.3亿美元，增加27.25倍，增速比发展较快的化学工业更迅猛（同期世界化学工业总产值增长20.3倍）。进入21世纪后，世界医药市场依然保持较高的增长速度，2000年世界药品市场规模达3680亿美元，2009年达到了8370亿美元。根据艾昆纬（以下简称IQVIA）发布的《2024年全球药品支出回顾与展望》，2024年全球药品市场规模将超过1.6万亿美元。预计到2028年将达到2.3万亿美元，并以每年5%~8%的速度增长。

在这份报告中，IQVIA将全球药品流通的限定日剂量（defined daily doses，DDD）作为指标，计算并预估了2018—2028年全球各地区药品使用量变化趋势（图3-1）。2022年，全球6大区域医药市场的药品流通情况依次为：亚太地区（40%，含中国、印度及日本）、北美（9%）、东欧（11%）、非洲及中东地区（13%）、西欧（14%）、拉丁美洲（13%）。全球药物使用量在过去5年中，增加了4140亿DDDs，预计到2028年将再增加4000亿DDDs。预计在未来5年内，中国、印度和亚太地区的药品使用量增长更为迅速，都将超过美国3%的复合年增长率。北美、西欧和日本等高收入地区的药品使用量增长较慢，可能与这些地区更为成熟的医疗卫生系统和现有的药品使用水平有关。拉丁美洲的药品使用量增长将从2023年的5年平均值6.1%大幅放缓，预计到2028年其5年平均值为1.9%，主要是由于该地区的经济增长预期放缓。尽管乌克兰冲突带来了一定影响，东欧的增长基本上没有变化，未来5年的年复合增长率预计为1.6%，比过去5年下降了0.1%。低收入国家的药物可及性很可能会大大降低，可以从图3-1中看到这个数值在过去5年中一直在下降，并预计在未来5年内继续保持这个趋势，可能会抵消这些国家健康相关政策举措的正向作用。进入21世纪以来，世界药品消费仍然主要集中在发达国家。根据IQVIA最新报告，2023年全球药品支出约1.6万亿美元，发达市场药品支出为1.3万亿美元，在全球市场中占比 79.4%，其中品牌药在发达市场中占比为 75.8%，未来增长主要受专利期内的品牌药驱动。新兴市场 2023 年支出为 3037 亿美元，占比 18.9%，其中仿制药占比超 70%，仿制药在新兴市场占据重要市场地位。当然，近年来全球医药支出和销量增长在不同地区也呈现出不同趋势，较大的成熟市场增长较慢，而东欧、亚洲和拉丁美洲的成长型市场在销量和支出方面都增长得较为迅速。2019—2023 年全球药品支出的复合增速为 6.0%，预计在 2024—2028 年将以 6.6% 的增长率增长。分区域看，2024—2028 年发达市场的药品支出增速预计在 5%~8% 区间，低于新兴市场，后者预计增速为 10%~13%。因此，未来发达地区药品用量变化趋势稳定且容量依旧较大，全球药物使用量增长将由新兴市场驱动。

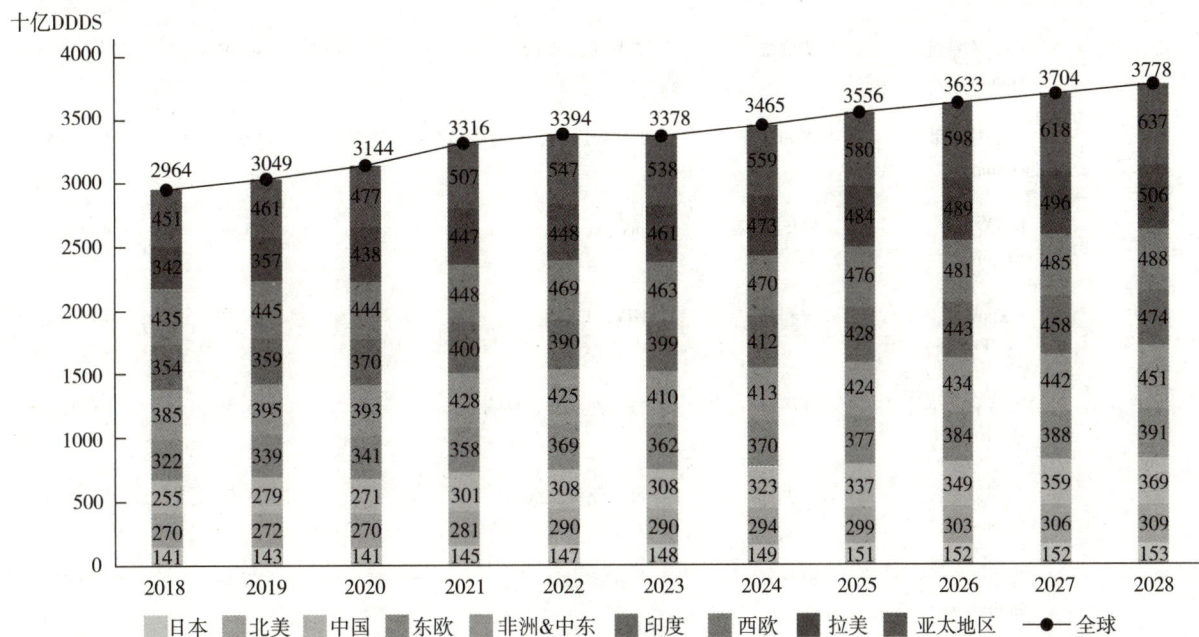

图 3-1 2018—2028 全球药物历年使用量及趋势预测（单位：十亿 DDDs）

数据来源：The IQVIA Institute. The Global Use of Medicines 2024：Outlook to 2028

二、世界主要医药产品销售情况

过去 20 年全球药物市场在癌症、心血管疾病和糖尿病等慢性疾病的发病率激增，人口老龄化和中产阶级人口的增长，科技进步和新药研发的不断推进作用下，经历了巨大变化。在世界范围内，各个治疗领域药品表现各有千秋。按治疗类别划分，2009 年销售额位于前十位的产品中有 4 类（抗肿瘤药、降血脂药、呼吸系统用药和糖尿病用药）的销售额均在 300 亿美元以上。2023 年全球销售额前 20 名产品，对应肿瘤、炎症及免疫、中枢神经、代谢、病毒、眼科、抗菌、血液系统和遗传疾病等九大类型。其中肿瘤学、炎症及免疫学和代谢疾病类产品数量最多，各有 4 款。病毒药物（包括疫苗）3 款，其余领域各有一款超巨产品。尽管肿瘤、免疫和代谢类疾病提供了丰厚的利润，但仍然有巨大的市场开发空间提供给新疗法，尤其是存在巨大未满足需求的治疗领域。2003 年全球销售额前十位的药品总销售额达到了 46.03 亿美元，占当年市场比重的 9.36%。其中，阿托伐他汀（立普妥）以 9.23 亿美元的销售额位居榜首，这一年全球畅销药物主要集中在几个治疗领域，包括心血管疾病、神经精神疾病、消化道疾病和代谢性疾病等。2009 年销售额最高的产品依旧是阿托伐他汀，达到 132.88 亿美元，比上年下降 0.3%。排名第二的是赛诺菲公司的抗凝药氯吡格雷，销售额达 91 亿美元，年增长率为 7.9%。排在第三位的是阿斯利康公司的抗溃疡药埃索美拉唑，销售额达 82.36 亿美元，比 2008 年增长 7.1%。直到

2012 年，阿达木单抗注射液（修美乐）作为全球首个获批上市的全人源抗肿瘤坏死因子单克隆抗体，以 94.8 亿美元的销售额成为全球销售冠军，并开始了其长达九年的蝉联历程。2023 年有 9 款药物的销售额超过百亿（表 3 - 2），进入"百亿美元俱乐部"，强劲表现也刷新了 TOP 9 上榜门槛，成为历史上"超级重磅炸弹"药物最多的一年。

表 3 - 2　2023 年全球畅销药 TOP9 榜单

排名	药品	公司	主要适应证	全球销售额（亿美元）	同比
1	帕博利珠单抗 Keytruda	默沙东	黑色素瘤、NSCLC、膀胱癌、头颈癌等	250.11	19.50%
2	阿达木单抗 Humira	艾伯维	自身免疫疾病	144.04	-32.20%
3	司美格鲁肽 Ozempic	诺和诺德	2 型糖尿病、心血管风险	139.17	66.00%
4	阿哌沙班 Eliquis	BMS/辉瑞	抗凝血	122.06	4.00%
5	Biktarvy（B/F/TAF）	吉利德	HIV - 1 感染	118.50	14.00%
6	度普利尤单抗 Dupixent	赛诺菲/再生元	特异性皮炎、哮喘等	115.88	34.00%
7	乌司奴单抗 Stelara	强生	自身免疫疾病	108.58	11.70%
8	恩格列净 Jardiance	BI/礼来	2 型糖尿病	107.50	31.00%
9	纳武利尤单抗 Opdivo	BMS/小野	黑色素瘤、非小细胞肺癌、头颈癌等	100.35	8.00%

数据来源：根据公开数据整理。

三、世界制药企业

医药行业是按照国际标准划分的 15 类国际化产业之一，被称为"永不衰落的朝阳产业"，是个高增长、高投入、高产出、高科技、高竞争、高风险的产业。因此，该行业拥有众多世界闻名的生产企业。根据《财富》杂志 2024 年发布的世界 500 强榜单，共有 13 家制药公司上榜。与 2023 年相比，上榜的制药企业数量减少 1 个（莫德纳），且一些公司的排名有所变化，其中强生排名下降至 42 位，成为榜单中排名最高的制药公司。其余几家企业按照次序分别是：默沙东、辉瑞、艾伯维、百时美施贵宝、礼来、安进、吉利德、晖致、再生元、Vertex Pharmaceuticals、Biogen、硕腾。根据美国《制药经理人》杂志（*Pharm Exec*）官网公布的 2024 年全球制药企业 TOP 50 榜单，按照 2023 年度处方药业务全球销售收入排名，前十强公司依次是强生、艾伯维、诺华、默沙东、罗氏、辉瑞、百时美施贵宝、阿斯利康、赛诺菲、葛兰素史克。在这些全球处方药销售 50 强药企中，2023 年上榜的 4 家中国企业有 3 家依然在榜，分别是中国生物制药（38）、上海医药（42）、恒瑞医药（48）。除石药集团滑出 2024 年全球 50 强榜单外，云南白药也进入榜单，位居第 33 名。

近年来，全球制药企业无论是老牌巨头，还是快速崛起的新贵，不论是面对政策方面（《通胀削减法案》、价格审查等）、经济方面（专利到期/生物类似药竞争等）、运营方面（供应链欠稳、全球动荡等），还是监管方面（数字合规性等）的挑战，都试图寻找属于自己的发展之路。这些制药企业从合并和裁员，到重新确定产品线优先级和品牌扩张，再到并购和产品许可追求……有药企苦于寻找新业绩增长点，有企业努力从单一支柱产品转型。大药企财力雄厚，常常多点发力，寻找下一增长点；新贵凭细分赛道尖端技术试图重新立于大潮之上，但两种策略能否走得稳、走得远，有待时间考验。世界制药行业发展大潮中，激浪翻涌。20 世纪 70 年代，美国药品研究与制造商协会（Pharmaceutical Research and Manufacturers of America，PhRMA）成员内公司总处方药销售额为 66.4 亿美元，全球药品销售额只有 300 亿美元，全球前 15 大巨头在 1974 年的总销售额为 123 亿美元，约占世界市场的 30%。进入 21 世纪以来，制药界并购浪潮风起云涌，使得本已十分集中的世界医药工业更加集中到部分跨国医药企业，使得世界制药行业相对垄断的特点显得越加明显。全球医药市场在 2005 年首次突破 6000 亿美元，而前 15 大巨头总销售额达 3593 亿美元，市场占有率接近 60%，集中度进一步提高。21 世纪的前 5 年，交易与并购高度活跃，辉瑞收购了法玛西亚，扩大了领先的优势；赛诺菲成功开发出氯吡格雷，并以小吃大吞掉了安万特而首次进入前十；罗氏因为生物药产品线爆发，排名持续上涨，全球最大的新兴生物科技公司安进，也因为重组促红素和重组粒细胞集落刺激因子日益走俏而榜上有名。阿斯利康因为奥美拉唑专利悬崖，排名下降了 3 位，百时美施贵宝下跌了 5 位，而安万特和法玛西亚因为被收购，消失在视野。2005 年之后，各国政府的反垄断调查日渐严格，大规模的合并潮有所下降。尽管如此，在 2005—2010 年间，拜耳依然收购了德国先灵，默沙东收购了先灵葆雅、辉瑞收购了惠氏、诺华收购了爱尔康、罗氏全资收购了基因泰克，田边与三菱合并等。2010 年之后，前十大制药巨头发起的合并或交易日渐减少，仅赛诺菲收购了健赞（收购后重新更名为赛诺菲），大规模并购来自排名在十名开外的药企，因此影响排名的主要是研发效率的变化。21 世纪的第二个十年末期，大规模兼并再次活跃起来，艾伯维因收购艾尔建而夺得榜首，百时美施贵宝兼并新基也重回前十，武田收购夏尔，销售额也大幅提高，如果按年报销售额口径排名，则可进前十。2020 年，全球药品销售额达到了 11780 亿美元，前十五大巨头的总销售额为 6074 亿美元，虽然规模达到历史之最，但市场占有率仅有 52%，集中度相比 21 世纪之初有明显下降。

四、研发和新药上市

新产品的持续上市对于制药企业是至关重要的，因此新药研发环节的强弱直接形成了世界制药企业间核心竞争格局。鉴于此，制药企业每年的研发费用节节攀升。随着制药企业兼并风愈演愈烈，制药企业的规模也越来越大，研发投入也屡创新高。全球 R&D 投入最多的前 300 家公司中，制药公司占到了 13% 以上，其中绝大部分分布在美国和日本。根据 IQVIA 发布的年度报告（*Global Trends in R&D* 2024），2023 年大型制药公司的研发支出总额创历史新高达 1610 亿美元，比 2018 年增长了近 50%。这些全球 TOP 15 公司的研发支出总额上升至 23.4%，比 2022 年大幅增长。图 3 - 2 中的企业研发支出和销售额来自于公司历年年度财务报表。2023 年在全球共有 69 种新型活性物质（创新药）审批上市，比 2022 年上升了 10%。在 2019—2023 年间，肿瘤、神经和免疫领域在新品上市中的占比不断升高，362 个总上市产品中这三大领域占 204 个（56%），对应 2014—2018 年期间 246 个总上市品种占 105 个（43%）。在 2014—2023 年中，共 201 种肿瘤新药上市，包括细胞和基因疗法（11 种），以及类似抗体 - 药物偶联物（12 种）和双特异性抗体（9 种）等创新机制。这 10 年里有 68 种神经领域药物上市，其中 2023 年上市的新药用于治疗罕见病，包括糖原贮积病 II 型（庞贝病）、弗里德赖希共济失调、瑞特综合征和杜氏肌肉营养不良症。

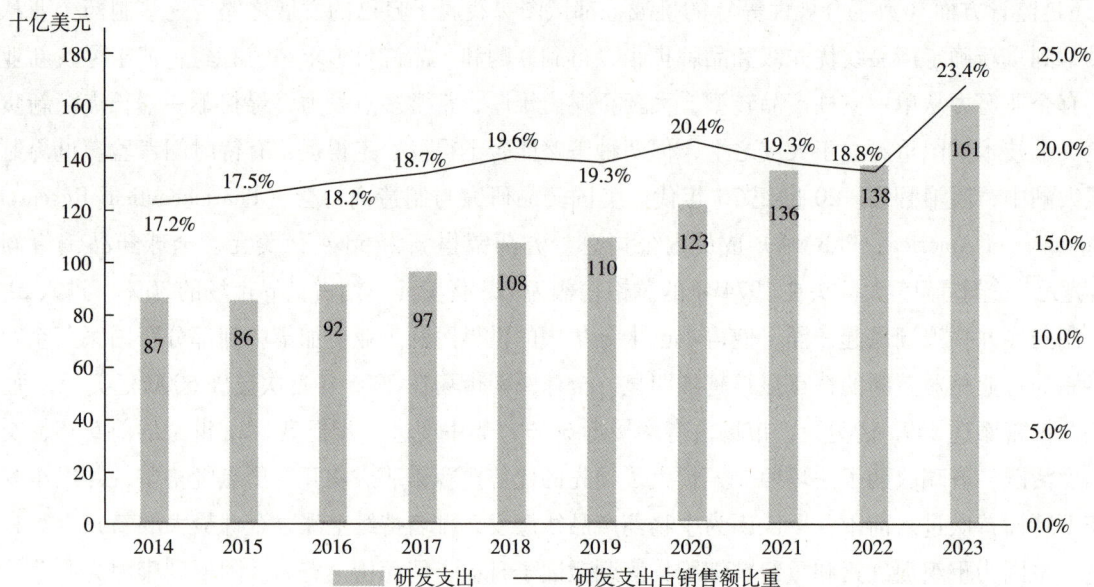

图 3-2 2014—2023 全球 TOP 15 大型制药企业年度研发投入及占比（单位：十亿美元）

数据来源：The IQVIA Institute. Global Trends in R&D 2024：Activity，productivity，and enablers

五、世界医药市场发展趋势

（一）全球医药市场仍将以一个较快的速度增长

医药工业发展速度一直高于世界经济发展的速度。20 世纪 70 年代，世界医药产业产值年均增长 13%，80 年代为 8.5%，90 年代为 7.5%，21 世纪前 10 年增长超过 7%。在世界医药市场中，美国市场仍将占据领先地位。20 世纪 90 年代初，美国市场和欧洲市场规模相当，当前美国市场已远远超过欧洲市场，原因是美国生物技术的领先和研发费用的持续投入，而欧洲和日本在医药创新方面依旧有一定差距。

我国化学药市场也呈现全面增长的良好态势，化学原料药行业已经成为我国医药工业的支柱一直稳步增长，产量年增长率平均在 10% 以上。2006 年，化学原料药、化学药品制剂分别完成销售产值 1048.3 亿元、1441.4 亿元。而到 2013 年，化学原料药、化学药品制剂制造业销售产值分别达 3819.87 亿元、5730.93 亿元。但受医保控费力度、新药研发力度加大、行业内部调整等因素影响，2023 年规模以上医药制造企业营业收入和利润总额均出现了下降，其中营业收入为 25205.70 亿元，同比下降 3.70%；利润总额为 3473.00 亿元，同比下降 15.10%。

在化学药市场快速增长的同时，全球生物制品市场也在迅猛增长。生物制品自 20 世纪 90 年代以来一直保持年均 15%～30% 的快速增长，大大高于全球医药行业年均增速。但其受全球金融危机冲击较大，许多中小生物制品企业破产倒闭，导致生物制品产业在 2008—2009 年期间增长速度出现大幅下滑。经历了 2009—2010 年的企稳回升阶段之后，2010 年全球生物制品产业产值规模为 1662 亿美元左右，年增长率为 8.1%。从规模上看，2002 年销售收入超过 10 亿美元的生物技术药物只有 6 个，而 2007 年达到了 22 个。2022 年全球医药产品市场规模超过 1.4 万亿美元，其中生物制品产业占比逐年增长，从 2016 年的 2202 亿美元上升至 2022 年的 3654 亿美元，在全球医药市场的占比超过 20%，复合年增长率达 7.3%。从 2021 年全球药品销售情况，排名前 100 的药品中生物制品占 55 个，销售额占比高达 64%。2010 年以来，在国家大力发展生物医药等战略性新兴产业政策的刺激下，我国生物制药行业规模保持稳步上升趋势。2011 年 1～6 月，我国生物、生化制品制造业总资产达 1388.11 亿元，同比增长 25.28%，实现销售收入 676.17 亿元，同比增长 30.35%。在《生物产业发展"十二五"规划》等利好政策相继出台的背景下，"十二五"时期我国生物制药行业进入了加速发展期，到 2015 年，我国生物医药市场有望达到 1000 亿美元规模，医药生物技术产业的产值达到 2000 亿元。根据机械工业信息研究院发布的《2023 年中国生物制药行业报告》，2022 年我国生物制药市场规模达到 5653 亿元，同比增长 16.05%，初步统计 2023 年市场规模为 6506 亿元，同比增长 15.09%。

（二）医药经济发展全球化

随着经济全球化的发展，国际竞争日趋激烈。跨国公司为了增强国际竞争力，通过大规模联合与兼并等资本运作，建立全球性的生产与销售网络，扩大市场份额。一是表现在生产的全球化，各大制药企业通过并购以及在世界各地开办全资及合资企业，将生产网点扩展到世界各地，尤其是在对中国等新兴市场的开发上，广泛采取开办独资、合资公司的方式；在对成熟市场的进入上，如欧洲制药公司进入日本市场，则更多地采用对当地企业收购兼并或与之合作的方式。生产全球化也表现在制药行业全球分工和地区分工日益变得专业化，如中国和印度逐渐成为世界原料药生产基地，而一大批新兴的生物技术公司将新药开发作为己任。二是表现为销售的全球化，各大制药企业纷纷建立全球性的生产与销售网络，扩大市场份额，尤其表现在新药的全球推广上，各大制药企业为了能在专利期内最大限度谋取利润，无不在新药一上市即向全球推广。互联网技术的兴起也为全球销售提供了便利。

（三）兼并使制药企业行业集中度进一步提高

由于制药行业具有高投入、高技术、高风险的特征，世界医药市场一直被少数发达国家和跨国制药企业所垄断，前 100 家世界性医药企业供应着全球药品的 80%，前 20 家企业控制着 60% 以上的市场。近年来风起云涌的兼并、重组浪潮使制药企业的规模进一步扩大。从供求角度看，90% 药品生产由美国、日本、德国、法国、英国和瑞典 6 个发达国家完成，占世界人口 25% 的发达国家消费了 79% 的全球药品。

（四）药品消费结构不断变化

20 世纪 80 年代以来，由于世界各国工业化进程的加剧和国民生活水平的普遍提高，以及饮食的改善和预期寿命的延长，慢性病问题如高血脂、肥胖病、心血管疾病、糖尿病、抑郁症等日益突出。这些疾病使得全球药品消费的结构逐渐发生变化。未来药品市场的发展趋势是：心血管等慢病药物占比依旧上涨，抗感染药物占比下降或维持；特殊人群市场，如罕见病、儿童用药市场加速发展；预防性疗法及药物、保健品持续升温；天然药物发展潜力大；精神和心理疾病治疗药物需求增加；为了减少住院患者数并节约医疗费用，门诊治疗新药有潜在市场前景；大批量专利药到期将同步作用于创新药市场新一轮研发，及仿制药市场竞争加剧。

🔗 **知识拓展** ....

限定日剂量

限定日剂量（DDD）是世界卫生组织为帮助全球更好地理解和管理药物使用而提出的"标尺"。它像一个精确的"刻度"，通过设定药物在标准适应证下的平均成人用量，让不同医院、地区甚至国家能够跨越界限，比较药物使用情况。这不仅帮助我们洞察药物的使用趋势，还为优化临床用药和政策制定提供了强大的数据支持。DDD 就像一个"导航仪"，引导我们在海量药物数据中找到合理用药的方向。比如，在公共卫生领域中，DDD 被用于药物政策的制定。在一些国家，卫生部门通过监测国家级别的 DDD 数据，发现某类药物在特定地区的使用量异常偏高，继而展开深入调查，发现该地区存在药物滥用问题。随后通过调整政策和加强监管，最终有效降低了该类药物的滥用风险。

第四节　世界市场的价值规律

价值规律是商品经济的基本规律。在国内市场上，价值规律是指商品的价值由生产商品时所耗费的社会必要劳动时间决定，商品交换以价值量为基础，实行等价交换。而且，商品的价值是市场价格的基础，市场价格总是围绕着价值上下波动。

随着世界市场的形成与发展，价值规律的作用也超出了国界，形成了国际价值和世界市场价格。价值规律在世界市场的作用发生了相应的变化，具有自身的特点，并制约着世界市场的商品交换，对各贸易国的贸易利益和贸易政策的制定产生重要的影响。

一、国际价值的形成

商品的价值是由凝结在商品中的抽象社会劳动决定的，当这种社会劳动发展为世界劳动时，即商品交换由国内变为世界性交换时，这种劳动便具有普遍的国际性质，商品的国别价值便成为国际价值。

国别价值是指在同一种商品生产上因国家不同而呈现出的一系列有差异的价值，也称"国民价值"。国别价值是由不同国家同一生产部门所耗费的社会必要劳动时间即国别社会必要劳动时间决定的。由于不同国家的经济发展水平和所面临的自然条件不同，因此同种产品的国别价值也不同。但当来自不同国家、凝结着不同国别价值的同种商品，一起出现在世界市场上时，只能有一个统一的价值，即国际价值。

国际价值是由世界劳动的平均单位（即世界平均劳动单位）决定的。世界平均劳动单位就是在世界经济的一般标准条件下，生产某种商品时所需要的特殊的社会必要劳动时间，即世界平均必要劳动时间。由各国劳动中等强度所决定了的国别价值，通过世界劳动平均单位而形成国际价值。不同国家在同一劳动时间内所能创造的国际价值是不同的。国际价值以国别价值为基础，在世界市场上形成，任何引起各国劳动生产率变化，从而引起国别价值变化的因素，也会影响国际价值的变化。贸易参与国的增减、贸易规模的变化、各类国家在世界贸易中所占比重的变化等，也将直接影响国际价值的变化。

当商品的国际价值被一定数量的世界货币单位来表示时，这便是商品的国际价格，即世界市场价格。国际价格围绕着国际价值进行波动，国际价值是世界市场价格变动的中心。

二、价值规律在世界市场的作用

第一，价值规律使国际商品交换出现"比较利益"，从而有利于世界各种生产要素的合理配置，提高各国的经济效益。

国际价值的形成过程已明确显示出，同一种商品具有国别价值和国际价值两种不同的价值尺度。商品在国内交换时，以国别价值作为衡量尺度，而在世界市场交换时，则以国际价值作为衡量的尺度。各国的技术水平、劳动生产率状况以及自然条件等存在着差异，从而导致国别价值与国际价值之间也存在着比较差异。各国总是利用本国最有利或相对有利的生产要素，发挥自身绝对或相对优势，生产并出口自己绝对或相对有优势的产品，通过国际交换，既有利于生产要素在世界市场上的优化配置，同时，又能提高世界乃至各国的经济效益。

第二，价值规律能促进国际分工的优化与深入发展。

世界各国在参与国际分工时，总是千方百计地利用本国优势，从而使自己在国际分工和世界市场上处于有利地位。如第二次世界大战之后，发达资本主义国家利用本国劳动者的熟练程度和高度的科技发展与应用，发展那些高精尖、用料少、污染轻的资本密集型产业，而把一些用料多、污染严重的劳动密集型产业转移到第三世界国家。其重要原因是那些技术、资本密集型的产品的国际价值量远远高于劳动密集型的产品。因而通过价值规律的作用，使发达资本主义国家能获得更多的利益，从而刺激了新型的国际分工格局的形成。

第三，价值规律能改变各国的贸易条件，进而影响各国的贸易利益。

贸易条件，又称贸易比价或交换比价，指一国出口商品与进口商品之间的交换比率。一定时期内，若一国一定数量商品出口能换得的进口商品数量增加，说明价值规律使该国的贸易条件得到了改善，或变得有利，该国的贸易利益便随之增大；反之，若一国一定数量商品出口所能换得的进口商品的数量减少，说明价值规律使该国的贸易条件恶化或不利，该国得到的贸易利益也随之减少。

第四，价值规律还对各国对外经贸政策的制定起着重要的作用。

如前所述，各贸易国可以从国内价值与国际价值的比较差异中，利用本国优势，获得相应的贸易利益。各国政府为了使本国商品的国内价值能转化为更多的国际价值，或使国际价值转化为更多的国内价值，从而纷纷制定相应的贸易政策与措施，以及与此相适应的国内经济、金融等政策。

三、价值规律在世界市场作用的特点

国际经济贸易活动也由价值规律来支配，但由于经济环境的变化，价值规律的作用也发生了重大变化。

第一，国际价值不是由一国的社会必要劳动时间决定，而要由国际社会必要劳动时间决定。因而，任何一个国家的商品，当它加入国际市场进行交换时，都会有两种价值尺度，一是国内社会价值，二是国际价值。国内价值或国别价值是国际价值形成的基础；而国际价值则是在国别价值的基础上，经过国际交换再次均衡而形成的。

第二，劳动生产率对国际价值的影响与对国民价值的影响不同。在一国国内，劳动生产率与商品的价值量成反比；在世界市场上，劳动生产率与商品的国际价值量成正比。因此，不同国家在同一劳动时间内所生产的同种商品的不同量，有不同的国际价值。

第三，价值规律不仅使参加国际贸易的发达国家获得高额利润，而且也使发展中国家"由此得到的商品比它自己所能生产的更便宜"。可见，这正如李嘉图的"比较成本说"所说明的，在一个国家内，价值规律的作用结果是"优胜劣汰"，而在国际市场上，劳动生产率落后者不仅不会因竞争而被淘汰，反而有可能从国际贸易和分工中获得利益。葡萄牙和英国之间的贸易便很好地说明了这一点。

第四，价值规律的作用是通过国际市场价格波动而实现的。世界市场价格由国际价值决定，并受国际市场的供求关系的影响，从而使国际市场价格围绕国际价值上下波动。价值规律在世界市场上的作用正是通过这种形式表现出来的。

思考题

答案解析

1. 从国际分工、国际贸易、世界市场发展的历史中分析说明三者的关系。
2. 世界市场对我国经济发展有什么影响？
3. 简述加工贸易与补偿贸易的异同。
4. 试述我国加工贸易发展的现状、存在的问题及其对策。
5. 案例分析：

2019 年 11 月 15 日，生物科技公司百济神州公司宣布，其自主研发的 BTK 抑制剂泽布替尼

（zanubrutinib），通过美国食品药品管理局（FDA）加速批准，用于治疗既往接受过至少一项疗法的套细胞淋巴瘤患者。这标志着泽布替尼成为迄今为止第一款完全由我国企业自主研发、在美国 FDA 获准上市的抗癌新药，实现我国原研新药出海"零的突破"。长久以来，在我国上市的抗癌原研药主要依赖进口，而从本土出口海外的药品则多为原料药或仿制药，总体对全球医药创新体系的贡献相对较小。近年，随着改革开放的深化与综合国力的提升，我国医药行业加快转型升级，尤其在药改、医改的利好政策驱动下，制药业兴起创新浪潮，大批科学家归国投入新药研发，为医药产业从仿制转向创新、从本土走向全球，注入了可持续发展的活力。除了百济神州之外，不少我国创新药企都正在努力将研发成果推向海外，已经在美国进行Ⅲ期临床试验或正在筹划Ⅲ期临床试验的品种包括亿帆医药的贝格司亭、贝达药业的恩沙替尼、和记黄埔的沃利替尼、康弘药业的康柏西普等。这些产品不仅代表着国际上对于中国新药研发水平的认可，实现了我国创新药"走出去"的心愿，更重要的是，它证明了我国的创新药企不仅能惠及本国患者，也具备充分实力为全球更多的患者服务。

结合以上案例，并查阅相关资料，思考和分析如下问题。

（1）我国在全球医药市场中国际分工角色的转变及其本质。

（2）随着我国在全球价值链地位的日益攀升，谈谈未来该如何升级医药产业结构。

书网融合……

微课　　　　　　题库　　　　　　本章小结

第四章　国际医药贸易政策

PPT

　　国际贸易与国内贸易最大的区别在于，国际贸易是以国家为主体展开的，因此，国家（政府）在外贸中的地位不可忽视。政府在对外贸易中的作用，可以体现在它所制定的本国对外贸易政策中，还可以体现在国家参与区域性经济集团对外贸易政策的制定上，更可以体现在国家在世界性经济组织（如WTO）基本规则制定中的发言权上。从本章开始，重点分析政府在对外贸易中的作用。

　　为了发展对外贸易，保障本国的经济利益，各国政府都要首先制定各自的对外贸易政策。本章重点是对国际贸易政策的性质及类型和国际贸易政策的演变进行简单介绍，并对世界各国对外贸易政策进行分析。其目的是了解贸易政策制定、变化的依据与条件，以及国际医药贸易政策的发展趋势。🔲微课

第一节　国际贸易政策的性质及类型

　　国际贸易是一项涉及各国物质利益重新分割和分配的经济活动，因此各国政府都会采取一系列有关政策和措施来推进本国的外贸发展，从而在其中获得更大的经济利益。本节主要介绍国际贸易政策的性质及类型，为读者进一步学习国际贸易政策的演变，分析各国对外贸易政策打下基础。

一、国际贸易政策的含义

　　国际贸易政策是世界各国在国际贸易过程中所实行的政策。从单个国家的角度出发，国际贸易政策就是一国的对外贸易政策。由于各国的实际情况不同，所实行的对外贸易政策存在差异，有的往往相互冲突。但是，有关外贸政策的基本理论和原则有着共同之处。

（一）对外贸易政策的涵义

　　对外贸易政策是一国政府在其社会经济发展战略的总目标下，运用经济、法律和行政手段，对对外贸易活动进行有组织地管理和调节的行为。它是一国对外经济和政治关系政策和措施的总体，属于上层建筑的一部分。对外，它服务于一国的对外经济和政治的总政策；对内，为发展经济服务，并随着国内外的经济基础和政治关系的变化而变化。它主要由以下要素构成：一是政策主体，即各国对外贸易政策的制定者和实施者，一般来说就是各国的政府。二是政策客体，即对外贸易政策所规范的贸易活动以及从事贸易活动的组织和个人。三是政策目标，一般来说一国的对外贸易政策首先是以本国利益为基本出

发点，然后才会考虑到全世界的福利。四是政策内容，即贸易政策的具体指向，反映了贸易政策的倾向、性质、种类和结构等。五是政策工具，即具体的管理措施，如关税措施、非关税措施、国内税收措施和建立经济特区的措施等。

一般来讲，对外贸易政策大致包括三方面的内容：①对外贸易总政策。包括进口总政策和出口总政策。这是一国从本国国民经济总体状况和本国的经济发展战略出发制定的，在一个较长的时期内实行的基本贸易政策，是整个对外贸易政策体系的基点。②进出口商品政策。它是为了实现总政策目标，针对不同种类的进出口商品实行不同的待遇。例如，有意识地扶植某种商品出口部门的政策，或暂时限制某种商品进口的政策。③国别对外贸易政策。它是根据对外贸易总政策或对外政治、经济关系等方面的需要，对不同的国家和地区分别制定不同的对外贸易政策。例如，为了缓解与某国的双边关系而给予该国商品进口的特殊优惠政策。这三个方面的内容相互交融，相辅相成。

影响一个国家对外贸易政策的因素是多方面的，既有经济方面的因素，也有政治方面的因素。大体上讲，各国制定对外贸易政策是要达到以下目的：①保护本国市场，发展民族工业，提高本国国民收入；②帮助本国的生产者占领国际市场；③扩大本国产品的出口市场；④促进本国产业结构的改善；⑤积累资本或资金，缩小和弥补经济发展过程中的资金不足；⑥维护本国的对外经济、政治关系；⑦促进经济发展与稳定。

（二）对外贸易政策的性质

一个国家的对外政策主要体现在外交政策和对外贸易政策上。对外贸易政策与外交政策紧密相关、相互影响、相互服务。在某些情况下，对外贸易政策要服从外交政策的需要。随着对外贸易在各国国民经济中的地位不断上升，对外贸易政策对外交政策的影响力正在增强。当今许多国家都奉行经济外交战略，或把贸易交往作为达到外交目的的手段之一。

对外贸易政策与国内经济政策既有联系又有区别。对外贸易政策与财政政策、货币政策和产业政策等国内经济政策的目标，都是维持国民经济的增长与稳定、国际收支平衡、国内价格稳定和增加就业。但是，对外贸易政策与国内的财政和货币政策、产业政策等又存在诸多的不同：①地位不同。国内经济政策是构成一个国家经济政策的主体，对外贸易政策则处于辅助地位。②调节对象不同。尽管每种政策都有可能同时对多个领域产生影响，但是外贸政策主要作用于涉外经济部门。③政策工具不同。对外贸易政策的实施有许多不同于国内政策调节的工具。

（三）对外贸易政策的制定和执行

对外贸易政策是一国经济政策的重要组成部分，因此，在制定对外贸易政策的过程中，通常要考虑以下因素：①经济实力和产品竞争力的强弱。经济比较发达的国家，技术较为先进，产品竞争能力强，总体上倾向于实行自由贸易政策，从而在国际市场的自由竞争中获得更多的利益；反之，经济不发达的国家，技术较为落后，产品竞争能力弱，则倾向于实行保护贸易政策，以避免在国际市场中遭受更大损失。②经济实力的变化。一个国家国际竞争力强时，会实行自由贸易政策；国际竞争力相对衰落时，就很可能倾向于保护贸易政策。③本国的经济结构和产业结构。传统产业占主导地位的国家，为保护本国传统工业免遭国际同类行业先进技术的冲击，促进传统产业的发展，通常会实行保护贸易政策；反之，经济结构和产业结构已高度现代化的国家一般实行自由贸易政策。④本国经济发展战略。采取外向型发展战略的国家，就会制定比较自由的对外贸易政策；采取内向型发展战略的国家，就会制定比较保守的对外贸易政策。⑤国内利益集团的影响。自由贸易政策有利于本国出口部门、进口商和消费者，但会给进口替代部门（其商品与进口商品竞争）带来压力；保护贸易政策有利于进口替代部门，但是会损害消费者的利益，对出口部门也会造成不利的影响。⑥世界多边贸易体制的约束。世界贸易组织成员方的对外贸易政策必须符合世界贸易组织的精神实质，反映本国在世界贸易中享有的权利和应尽的义务。此外，还要考虑本国与他国的政治关系、各国在一定时期内的主导经济思想和经济理论等多种因素。

　　各国对外贸易政策的制定与修改任务是由国家立法机构承担。国家的最高立法机关在制定和修改对外贸易政策以及有关规章制度前，需征询各个经济集团的意见，这些经济集团的各种建议和意见是立法机关的重点考虑内容。最高立法机关制定、修改并颁布的对外贸易各项政策，既包括一国较长时期内对外贸易政策的总方针和基本原则，又规定某些重要措施以及给予行政机构的特定权限。

　　各国的对外贸易政策主要是通过以下方式执行。首先，通过海关对进出口贸易进行管理。各国设置在对外开放口岸的海关，除对进出境的商品、运输工具实行监管，稽征关税和代征法定的其他税费外，还承担着查禁走私的艰巨任务。其次，国家设立各种机构，负责促进出口和监管进口。国家立法机构制定或修改对外贸易政策，有关的行政机构来监督和管理对外贸易。再次，国家政府出面参与各种国际贸易、关税等的国际机构与组织，进行国际贸易、关税方面的协调和谈判。这些机构和组织主要包括：①与联合国有关和下属的一些国际组织，如 WTO、国际货币基金组织、世界银行等；②种类繁多的双边的或多边的经济贸易集团，如欧盟、北美自由贸易区等；③政府间建立类似于卡特尔的国际组织来管理共同的对外贸易行为，如石油输出国组织（OPEC）。

（四）对外贸易政策的影响

　　1. 对外贸易政策对国际贸易的影响　　对外贸易政策主要通过对外贸易体制及贸易政策的区域化，对世界贸易的秩序、规模和方向产生直接的影响。

　　（1）对国际贸易秩序的影响　　发达国家的贸易政策逐渐向规范化、法治化发展，同时贸易政策也有国际化倾向。这种致力于共同约束的体制，是国际贸易秩序化的重要保障。世界贸易组织就是各国贸易政策互相协调的组织，该组织创造了一个比较有秩序的国际贸易环境。

　　（2）对国际贸易规模的影响　　对外贸易政策对国际贸易规模的影响显而易见。保护主义盛行势必会抑制国际贸易的发展，而自由化贸易的政策则必然推动整个世界贸易的发展。各国之间的减税协议以及非关税壁垒的削弱，有助于贸易的增长，而"贸易战"则会限制各国的贸易量。

　　（3）对国际贸易方向的影响　　国际贸易政策会对一国的贸易流向产生直接的影响，特别是区域经济、贸易集团的贸易政策一体化，对于国际贸易流向的影响是很显著的。

　　2. 对外贸易政策对一国经济的影响　　一国对外贸易政策的功能是多方面的，它既是实现对外贸易战略的工具，也是一国对外政策的重要组成部分。

　　（1）对外贸易政策是调节国民经济平衡的重要工具。国民经济的平衡主要是国内总供给与总需求的平衡。随着世界经济联系的日益密切，国际商品和劳务交换的日渐发达，一国的国内经济平衡可以通过对外贸易来调节，运用贸易政策影响生产者和消费者的行为，成为调节总供给和总需求的重要手段之一。

　　（2）对外贸易政策是调节一国以国际收支为主要内容的外部经济平衡的主要手段。一国可以通过对关税、非关税措施的调整，影响商品的进出口或国际资本的流动，从而调节外部经济的平衡。

　　（3）对外贸易政策是实现经济目标的工具。它影响着国内资源的配置、福利目标的调整，以及辅助产业发展目标的实现，从而促进经济增长。

　　当前，对外贸易政策对世界经济和一国经济的作用日益突出，使得政府管理和决策部门及经济学家对贸易政策日益关注。

二、国际贸易政策的特征

　　各国的对外贸易政策都是建立在本国经济基础之上，并维护和争取本国经济利益的。因此，不管一个国家的社会制度如何，其对外贸易政策都是国内经济政策的向外延伸，也就是说，各国对外贸易政策的目的都是为了促进和稳定本国经济发展，增加本国经济实力，提高本民族的物质福利水平。由此可见，外贸政策与国内经济政策有着不可分割的内在联系。但是，由于政策所干预的对象和具体措施方法上的不同，两者之间又有较大差别。对外贸易政策具有如下特征。

1. 外贸政策与外交政策之间相互服务、相互促进　在某些场合，对外贸易要服从外交上的需要，而在更多的场合，则是外交为外贸打通道路、提供保护。当今时代许多国家都奉行所谓经济外交战略，或将经济交往作为达到政治目的的一种手段。

2. 外贸政策是不同利益集团之间矛盾和斗争的产物　各个国家内部，不同的阶层或集团有着不同的利益，它们在国家的对外贸易政策上有着不同的倾向性。这一点在资本主义国家表现得最为明显。在资本主义国家中，不同利益集团在政界、议会都有各自的代言人，他们纷纷进行各种活动，力图在议会通过对本集团有利的外贸政策。哪些集团在政治上、经济上的实力越强，他们所倾向的对外贸易政策和措施就越易于通过并付诸实施。

3. 外贸政策反映出一国对外贸易在国民经济发展中的作用，以及一国在世界市场上的实力和地位　一般而言，外贸对一个国家的经济发展越是重要，该国就越会制定比较开放和自由的外贸政策。一个国家的经济实力越强，就越会主张在世界范围内进行自由竞争与合作。

三、国际贸易政策的类型

（一）自由贸易政策与保护贸易政策

国际贸易政策的最基本的类型是自由贸易政策与保护贸易政策。

自由贸易政策是指取消政府对进出口贸易的限制，不对本国商品的进出口商给予特权或优惠，也不对外贸活动进行管制和干涉，从而使商品能自由地输出和输入，在世界市场上实行自由竞争的贸易政策。自由贸易政策产生于18世纪初的英国，是18世纪新生资产阶级"自由放任"思想在对外经济关系上的延伸。采取自由贸易政策的国家基本上是竞争优势强大的经济贸易大国。但是，在国家存在的前提下，世界市场与国内市场存在很大的差别，对外贸易涉及国家、阶层和国民的各种利益。因此，完全意义上的自由贸易政策是不存在的。现实的自由贸易政策是指国家取消和减少对进出口贸易的限制和障碍，取消和减少对本国进出口商品的各种特权和优惠。而当今的贸易自由化则意味着降低政府对外贸（货物、服务与投资）的控制和直接干预，而代之以价格机制（如关税等）的调节，扩大服务市场的准入，取消对投资的限制。自由贸易政策在19世纪到20世纪第一次世界大战以前，成为对外贸易政策的主流（以英国为主导）。两次世界大战期间，在1929—1933年经济大危机的冲击下，自由贸易政策被首先倡导的英国放弃。第二次世界大战以后，随着世界经济的恢复与发展，贸易自由化政策成为发达国家起主导作用的贸易政策（以美国为主导）。随着1948年关贸总协定的生效和1995年世贸组织的建立，加上经济全球化进程的加快，贸易自由化进一步深入，成为世界各国贸易政策的主流。2008年以来，在世界性的金融危机冲击下，各国为了挽救经济，采取各种救市活动，其中有不少贸易保护主义成分。其特点是利用了世界贸易组织协议中的灰区、打擦边球，滥用和歪曲世界贸易组织规则，冲击了世界贸易组织主导的自由贸易政策。但尚未从根本上动摇自由贸易政策的主导地位。2014年G20峰会上，我国指出，自由贸易使世界贸易扩大，对各国都有益处，中国将继续做自由贸易的护旗手，反对贸易和投资保护主义，维护多边贸易体制，构建互利共赢的全球价值链，培育全球大市场。

在典型的自由贸易政策下，政府对贸易活动不进行任何干预，既不限入，也不奖出。从对进出口没有任何偏向这一意义上说，自由贸易政策是一种中性政策。在自由贸易政策下，一国对外经贸关系得以顺利发展，并通过对外贸易带动经济发展。它强调从外部寻求经济利益和发展机会，从这一意义上说，自由贸易政策又是一种外向型政策。

保护贸易政策是指政府广泛利用各种限制进口和经营领域或范围的措施，保护本国市场免受外国商品、服务和投资的竞争，并对本国商品、服务出口和对外投资给予优惠和补贴。保护贸易政策是一系列干预贸易行为的各种政策措施的组合。保护贸易政策基本上是落后国家或竞争力较弱国家崇尚的贸易政策。它始自西欧资本原始积累时期的重商主义，在资本主义自由竞争时期出现了美国和德国发展幼稚工业的保护贸易政策，在 1929—1933 年大危机后，演变为流行的超保护贸易政策，在 20 世纪 70 年代中期后，资本主义国家经历了两次经济危机，经济出现衰退，陷入滞胀的困境，形成了以绿色壁垒、技术壁垒、反倾销和知识产权保护等非关税壁垒措施为主要表现形式的新贸易保护主义。

保护贸易政策，是政府为保护国内市场和产业，而采取贸易干预措施，包括奖出和限入两种方式。保护的根本思路是削弱和排斥外国产品的竞争，它的一般做法是限制外贸活动。所以，这是一种着眼于国内市场而非国际市场的发展战略，即内向型贸易政策或战略。在政策运用上，它对奖出或限入有不同的侧重，是非中性或者说倾斜贸易政策。

（二）内向型政策与外向型政策

世界银行通常依据各国对外开放程度的高低，把它们的贸易政策分为四类：①坚定的外向型。由于进口壁垒而产生对出口的抑制，在不同程度上为对出口的奖励所抵消。从这个意义上讲，不存在对贸易的控制，或者控制程度很轻微。一般不采用或者很少采用直接控制和许可证颁发，汇率机制使可能的进口和出口贸易的实际汇率大体相等。②一般的外向型。奖励制度总的结构有偏向性，注重为内销的生产，不重视为外销的生产，但对本国市场的实际平均保护率较低，实际保护率的高低幅度也较小。使用直接控制和许可证办法是有限度的，虽然对出口贸易有某些直接奖励，但它们并不能抵销对进口的保护。③一般的内向型。奖励制度总的结构明显地对为内销的生产有利。对本国市场的平均实际保护率较高，实际保护率的高低幅度较宽。广泛实行对进口的直接控制和许可证办法。虽然对出口可能给予一些直接奖励，但有明显的反进口偏见，汇率也过高。④坚定的内向型。奖励制度总的结构强烈地袒护为内销的生产。对本国市场的平均实际保护率很高，实际保护率的高低幅度较宽。普遍实行直接控制和许可证制度以限制传统的出口部门，对非传统的可出口商品很少或没有积极的奖励，汇率定值很高。

从发展战略的角度，贸易政策的内向型和外向型被定义为：①初级内向型政策，即封闭落后经济，几乎完全与世界隔绝的对外贸易政策；②初级外向型政策，即以初级产品出口为主的贸易政策和发展模式，倾向于对传统产品出口的扶持；③次级内向型政策，即鼓励进口替代的政策，指一国为了限制某些重要的工业品进口，保护本国工业发展而采取的诸如关税、进口数量限制等严格限制进口措施的贸易政策；④次级外向型政策，即出口导向型政策，指一国采取各种措施促使进出口工业的发展，用工业制成品和半制成品的出口代替初级产品出口，促进出口产品多样化，目的在于增加外汇收入，带动工业体系和经济的持续增长。

根据上述概念的涵义，可以将贸易政策类型作简单概括，如图 4-1 所示。

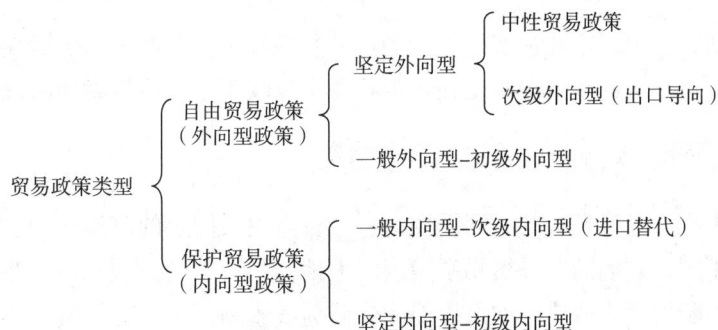

图 4-1　贸易政策类型

因此，一国实行自由贸易政策，并不意味着完全的自由，西方国家在标榜自由贸易的同时，总是或明或暗地对某些产品提供保护。它们往往把自由贸易的口号作为一种进攻的武器，即希望别国能够实行自由贸易，为它们的商品出口大开方便之门。而一旦别国商品进入它们的国内市场，对其造成一些危害或带来损失时，就实行限制。同理，一国实行保护贸易政策，也并不意味着紧闭国门，只是有些商品保护程度高一些，另外一些商品保护程度低一些而已。因为一国在实行保护贸易政策时不能不考虑维护同世界市场的联系。自由贸易与保护贸易的主要区别在于贸易政策中是自由的成分更多还是保护的成分更多。

一个国家究竟选择哪一种类型的外贸政策，取决于国际国内的多种因素，比如一国的国际竞争环境如何，一国的国内经济状况如何，国际竞争能力以及国内不同利益集团的力量对比情况怎样。而且，一个国家一定时期实行的外贸政策是随着经济发展过程而变化的。

20 世纪 70 年代中期以来，随着经济的发展，世界贸易掀起了一场新保护主义浪潮。由于能源危机、货币危机、债务危机、经济危机以及高失业率等沉重打击了世界发达国家的经济实力，各国贸易政策逐步脱离过去自由放任的贸易政策，发生了新的变化。

1. 限制进口措施的重点从关税壁垒向非关税壁垒转变 随着国际贸易自由化程度加深，各国间贸易的关税水平日益下降，关贸总协定的"约束性关税"又限制了成员国运用关税的范围，因此以关税壁垒来限制进口将困难重重。为避免关税下降对本国经济带来的不利影响，世界主要资本主义国家纷纷采取非关税壁垒措施限制进口。如采取进口限额制、进口许可证制、进口押金制以及设置苛刻的技术标准和卫生检疫规定等。

2. 奖出限入措施重点从限制进口向鼓励出口转变 采取限制进口的措施往往会加剧与他国间的贸易摩擦，影响与他国的经济、政治关系，甚至遭到国际社会的谴责和别国的报复。因此，许多国家将奖出限入的重点从限制进口转为鼓励出口，注重提高本国产品的国际竞争力。

3. 保护主义从国家贸易壁垒向区域性贸易壁垒转变 随着经济区域化和集团化的发展，20 世纪 90年代以来，区域贸易壁垒进一步强化，贸易保护主义逐步从国家贸易壁垒向区域性贸易壁垒转变。建立在此基础上的贸易集团具有排他性，对内加强贸易自由化的同时，又联合起来一致对外，排挤和打击集团以外的竞争者。

4. 发达资本主义国家贸易政策取向发生转变 20 世纪末以来，发达国家的贸易政策出现了一些新的变化，主要表为：①注重政府干预贸易的积极作用；②对内实行促进高科技产业成长的战略性贸易政策，对外强调互惠的对等原则；③由多边主义转向双边、单边主义和区域主义。

第二节　国际贸易政策的演变

在不同的历史时期，一个国家往往实行不同的对外贸易政策；在同一历史时期，不同国家往往实行不同的对外贸易政策。对外贸易政策的演变在一定程度上反映了不同经济发展阶段的客观要求。

一、资本主义国家对外贸易政策的演变

由于各个时期资本主义经济发展的不同需要，各个资本主义国家的政治、经济情况不同和它们在世界市场上所处的地位不同，它们的对外贸易政策因时因地而具有不同的倾向性，在资本主义形成与发展过程中，其内涵也在不断地发生变化。如果以时间先后为线索来划分，对外贸易政策的演变可分为以下阶段。

（一）资本主义生产方式准备时期的对外贸易政策

在 15 世纪至 17 世纪资本主义生产方式准备时期，资本主义国家主要采用的是重商主义政策。当时欧洲正处于资本原始积累时期，西欧各国普遍实行以重商主义为指导的保护贸易政策。重商主义是代表商业资本利益的经济思想和政策体系，它有早期和晚期之分。

　　早期重商主义也称重金主义，代表人物为英国的威廉斯·塔福。早期重商主义核心思想是：认为金银货币是财富的唯一形态，一切经济活动的目的就是为了攫取金银货币，因此严禁金银外流，由国家垄断全部货币贸易，积极吸收金银，规定外国人来本国进行贸易时，必须将其销售货物所得到的全部款项，用于购买本国商品。

　　晚期重商主义也称贸易差额论，代表人物为托马斯·孟。晚期重商主义政策主要表现为奖励出口、限制进口，其核心思想是：①限制进口政策，包括：禁止若干国外商品尤其是奢侈品的进口，课征保护关税，限制外国商品进口；②促进出口的政策，包括：对本国商品的出口给予各种补贴，出口退税，减低或免除出口关税，禁止主要原料的出口，但许可自由输入原料，加工后再出口等；③同时还制定了相关的产业政策，如保护农业、制定相关法律法规、由本国船只运输货物、奖励人口繁殖以扩大劳工来源。

　　重商主义最早出现于意大利，后来扩散到西班牙、葡萄牙、荷兰以及英、法、德、俄等主要资本主义国家。它加速了当时西欧各国货币资本积累，促进资本主义工场手工业生产的发展，推动了资本主义生产方式的建立。然而，在重商主义思想影响下的对外贸易政策，具有明显的贸易保护主义的色彩，对社会经济现象的探索只局限于流通领域，未考虑生产领域，妨碍了资本主义经济的进一步发展。

（二）资本主义自由竞争时期的对外贸易政策

　　在18世纪至19世纪资本主义自由竞争时期，主要采用的是自由贸易政策。18世纪70年代在英国开始的工业革命开创了蒸汽机和大机器工业时代，促使生产力迅速发展。英国是最早完成工业革命的国家，它的商品成本低、质量好，不怕外国竞争，同时，也需要国外市场引进大量原材料。因此，英国是最先实行自由贸易政策的国家。自由贸易政策的主要内容是：国家对国际贸易活动采取不干预的基本立场，取消对进出口贸易的限制和障碍，取消对本国进出口商的各种特权和优惠，关税税率逐步降低，纳税商品项目减少，税法简化，使商品自由进出，在国内外市场上自由竞争。19世纪20年代，以伦敦和曼彻斯顿为基地的资产阶级开展了一场大规模的自由贸易运动，并最后取得了胜利。最终废除了谷物法，降低了关税税率，减少了应税商品数目。废除了航海法，取消了特权公司，改变了对殖民地的贸易政策，并与外国签订了贸易条约，推动了自由贸易政策的实行。

　　但是，当工业革命在英、法等国深入发展时，其他国家经济还不发达，为了保护它们的幼稚工业，一些起步较晚的国家，如美国和德国采取了保护贸易政策。保护贸易政策的主要内容是：国家对国际贸易活动采取干预和管制的基本立场，国家采取各种限制进口的措施，以保护本国的产业和市场免受外国商品的冲击，并采取各种政策手段，对本国的出口商品给予津贴和优惠，鼓励出口，以刺激本国工业的迅速发展。

（三）资本主义进入垄断时期后的对外贸易政策

　　19世纪末至第二次世界大战前，由于第一次世界大战的发生，特别是1929年至1933年的经济大危机，原来发展较快的国家，这时经济地位削弱，不得不放弃自由贸易政策，转向保护贸易政策。但这一时期的保护贸易政策和第一次世界大战前不同，它不仅保护国内的幼稚工业，而且保护国内高度发展起来或正出现衰落的垄断工业；它不仅为了培养自由竞争的能力，而且巩固和加强对国内外市场的垄断；它不是防御性地限制出口，而是在垄断国内市场基础上向国外市场进攻；它不仅采用关税壁垒来实行贸易保护，还采取种类繁多的非关税壁垒；它不仅限制外国商品进入本国市场，以维持商品的垄断高价来保持高额利润，而且将部分垄断高额利润作为补贴，以倾销价格向国外进行倾销，占领国外市场，将生产扩大到最大限度；它不仅保护一般的工业资产阶级，而且保护大垄断资产阶级。可见，这种侵略性保护贸易政策具有更大的掠夺性与扩张性，因而这种保护贸易政策也被称为超保护贸易政策。

（四）二战后的对外贸易政策

二战后初期，发达资本主义国家，特别是西欧、日本等国家继续实行保护贸易政策，严格限制外国商品的进口，以保护本国市场。但是，随着资本主义世界经济的恢复和发展，从20世纪50年到70年代中期，发达资本主义国家都在不同程度上放宽了进口限制，增加自由进出口商品的数量，放宽或取消外汇管制，对外贸易政策呈现贸易自由化趋势。经历了两次大战，特别是20世纪30年代经济大危机后，资本主义各国需要恢复国内经济和国际经济关系，纷纷实行自由贸易政策。二战后，美国成为世界上最强大的经济和贸易国家，它迫切要求扩大国外市场，实行"贸易自由化"。1947年由美国倡议，23个国家参加，通过数轮多边贸易谈判，签订了"关税与贸易总协定"，缔约方间大幅度降低了进口关税税率，相互给予最惠国待遇。1968年建立了发达国家单方面给予发展中国家的"普遍优惠制"。1975年欧洲经济共同体签订了单方面给予非洲、加勒比和太平洋地区发展中国家特惠税待遇的"洛美协定"。战后资本主义世界经济迅速恢复和发展，贸易自由化在这段时期又盛行起来。

发达资本主义国家贸易自由化主要表现为大幅度削减关税和降低或取消非关税壁垒。战后贸易自由化的发展是不平衡、不稳定的，并根据不同垄断集团的需要和对外政策的变化，在不同程度上与贸易保护措施相结合。所以这一时期的贸易自由化是一种有选择性的贸易自由化，其具体表现在：①从商品来看，工业品的贸易自由化程度大于农产品的贸易自由化程度；工业品中，运输、机械产品，科学技术尖端产品贸易自由化程度大于消费品的贸易自由化程度。②从国家来看，发达资本主义国家之间的贸易自由化程度大于它们同发展中国家的贸易自由化程度；区域经济集团内部的贸易自由化程度大于集团对外的贸易自由化程度。贸易自由化推进了世界经济和贸易的高速发展，确立了各国贸易政策发展的总趋向，为国家贸易、经济通过协商获得发展提供先例。

（五）20世纪70年代后的对外贸易政策

20世纪70年代开始，贸易保护主义又有抬头。70年代资本主义经济出现"滞胀"现象，80年代西方主要国家之间的贸易失衡，美国连年扩大的巨额贸易逆差和日本、德国的巨额贸易顺差，使贸易保护主义的势力日益增强。第三世界则由于世界市场上初级产品的价格长期下降，贸易条件恶化，加上发达国家贸易保护主义的影响，外汇收入减少，形成债务危机，迫使它们在对外贸易上进一步采取保护措施。

但是这次保护贸易不同以往，它是以各种名目繁多的非关税壁垒的设置为特征，所以通常称之为新贸易保护主义。其特点是：①限制进口措施的重点从关税转向非关税壁垒。非关税措施的适用范围不断扩大，被保护的商品日益增加，从传统产品和农产品扩大到高级工业品和劳务部门，如受保护程度较深的产品不仅有纺织品、鞋、化工产品、钢铁、汽车、食品和家用电器等，而且还进一步发展到卫星、计算机、数控机床、民用飞机等新兴行业；非关税措施的项目和种类增多，各种非关税壁垒措施在20世纪60年代只有800多种，到90年代则已发展到上千种；非关税壁垒的歧视性增强，发达国家对发展中国家采取了更加严厉的非关税限制措施，甚至将非关税限制措施作为手段，对某些特定的国家进行"报复"，以达到某种政治经济目的。②奖出限入措施的重点从限制进口转向鼓励出口。对本国商品出口给予出口补贴、出口退税、出口信贷等。③贸易保护从国家壁垒转向区域性贸易壁垒。经济贸易的区域化、集团化发展，对加强集团成员国垄断资本的实力地位，排挤和打击外部竞争对手，起到了重要的作用。④"新兴市场"成为新贸易保护主义争夺的新目标。

新贸易保护主义的兴起和推行，虽然在缓和西方国家的国内经济危机、减少财政赤字、平衡国际收支及抑制通货膨胀等方面起到了一定的作用，但是却给广大消费者和其他国家乃至整个世界经济造成了严重的负面影响。这主要表现在：①提高了贸易保护程度，延缓了贸易自由化进程；②扭曲了贸易流向，妨碍了世界资源的合理配置；③增加了价格上涨的压力，损害了消费者的利益；④加剧发展中国家贸易条件的恶化；⑤导致贸易摩擦增多，影响世界经济全球化的发展。

（六）20 世纪 90 年代以来的对外贸易政策

20 世纪 90 年代以来，对国际贸易产生重要影响的是一种具有保护主义性质的贸易政策——战略性贸易政策。它的特点是各国政府把对外贸易推举到战略高度，并使其与产业形成紧密依存的关系，用关税、出口补贴等奖出限入的手段，对现有或潜在的"战略性"产业实行政策倾斜，使其取得或不断增加在国内外市场的竞争优势，并不断向国内其他产业形成良性渗透，最终达到增加本国福利和综合国力的目的。战略性贸易政策形成于 20 世纪 70 年代以后。从理论上讲，该政策的产生是因为人们对市场经济的本质有了清楚的认识，承认市场是不完全竞争的市场，对市场结构中垄断竞争和寡头垄断普遍接受，并承认市场失灵是客观存在的。同时人们认为，既然市场经济中存在市场经济自身无法克服的障碍，影响人类资源的有效配置，那么，政府直接干预就十分必要了。实行战略性贸易政策的国家政府有选择地对某些产业予以支持，一方面可以改善产业运行的经济环境，增强国际竞争力；另一方面可利用外部经济效应将先进性扩展到国民经济的各个领域，最终既增加了福利，又提高了综合国力，这是利用市场机制无法达到的。

二、发展中国家对外贸易政策的发展

第二次世界大战后，许多发展中国家获得政治上的独立，开始致力于发展民族经济。经济学家和各国政府都充分认识到工业化在一个国家经济发展中的重要性。工业化需要生产要素的积累，需要中间产品的供给，还需要对工业制成品的旺盛需求，发展中国家很难具备这些条件。历史经验表明，很多国家在工业化的初期阶段，是靠进口获得中间品，又靠出口积累资本和促进生产的。对外贸易的发展可以推动工业化的进程。由此，发展中国家的工业化战略和对外贸易政策就紧密地结合在一起了。初级产品出口、进口替代和出口导向是发展中国家工业化的三个阶段，也是发展中国家对外贸易战略的三个发展阶段。

（一）初级外向型贸易政策

初级外向型贸易政策是一种通过扩大初级产品的出口，促进经济发展的贸易政策。拉美国家 19 世纪 20 年代独立后至 20 世纪 30 年代，是初级产品出口发展战略时期。发展中国家工业基础薄弱，工业制成品缺乏国际竞争力。针对这种情况，发展中国家应该大力发展初级产品出口以积累工业化所需的资金。二战后至 50 年代末，绝大多数发展中国家的对外贸易政策就遵循这种初级外向模式，对外贸易政策的重点是扶植农产品和矿物原料出口。但总的来看，一国出口产品集中在少数初级产品上是十分不利的。首先，国际市场上初级产品的需求和价格不稳定。初级产品的需求和价格受世界经济周期性波动的影响很大，而且对波动性管理较困难，这就使得发展中国家无法获得稳定的贸易收入和财政收入，可能会成为国内经济政治不稳定的根源，同时，由于初级产品的贸易条件日趋恶化，使得发展中国家难以实现其持续的经济增长。其次，不利于本国的工业发展。实施该政策，由于工业品主要依靠进口，这就等于从初级产品到制成品的一系列工业加工过程在国外完成，自己只能成为原材料的供应地，这显然对本国工业的发展是极为不利的。第三，易受发达国家跨国公司的控制。为扩大初级产品出口发展起来的生产部门或地区，成为发达国家跨国剥削落后国家的领地，成为发达国家跨国公司的控制对象。所以，实施该政策国家的经济，在相当的一段时期内很难摆脱不稳定性、单一性和依赖性的畸形状态。因此，20 世纪 50 年代末，很多发展中国家转向进口替代政策。

（二）进口替代政策

进口替代政策是指一个国家采取保护贸易政策，限制一些工业制成品进口，以保护本国工业；同时利用外国资金和先进技术，发展本国工业，在国内市场上，逐渐以国产工业制成品替代进口工业制成品。由于进口替代是国内工业制成品替代同类产品的进口，产品主要面向国内市场，经济活动仍是在半封闭状态下进行的，所以属于内向型经济。包括发达国家在内的许多国家都曾采用过这一政策，如德国在 19 世纪初期，日本在 19 世纪中期，加拿大在 19 世纪末期都经历过进口替代。二战后，获得政治独立的发展中国家面临着摆脱外国资本控制，以经济上的独立确保政治上独立的紧迫任务，因而大都把经济多元化和快速增长作为经济发展的重要战略目标。20 世纪 50 年代末，拉美国家、亚非国家大多走上了进口替代的道路，把工业化作为发展的战略重点和实现战略目标的主要途径，故此进口替代成为发展中国家居主导地位的对外贸易发展政策。

进口替代是一个过程，大致要经历如下几个阶段：第一个阶段是非耐用消费品或轻工产品的进口替代，如收音机、自行车、纺织品、一般家用电器和食品加工等；第二个阶段是中间产品的进口替代；第三个阶段是耐用消费品及资本品的进口替代。实施进口替代政策，主要是为了克服初级产品出口政策的缺陷。进口替代的优点是可以保护本国幼稚产业、促进技术进步、促进工业化，并由此树立民族自豪感、增强进口替代国家在国际贸易中讨价还价的力量等。

进口替代是人为调整经济结构的政策，因此进口替代的贸易政策实质上是一种保护贸易政策，主要采取以下措施：①对于正在进行进口替代的产品实行高关税保护。②广泛采用贸易壁垒、限制进口的配额、许可证制度，制定国产化率的规定等。③实行外汇管制和高估本币汇率的政策。高估本币汇率可以抑制进口需求，可以使进口替代工业低价进口资本品和中间品，有利于进口替代工业的发展。④对进口替代工业实行税收减免等鼓励其投资的政策。比如新加坡，为了促进私人企业积累资本，发展生产，先后颁布了《新兴工业（豁免所得税）法》和《工业扩展法》，规定按照企业对工业生产追加资本数量的多少，豁免 2 ~ 5 年 40% 的公司所得税，而且投入生产的资本越多，享受豁免所得税待遇的期限越长；企业出口的产品达到规定销售量时，其所得税可由原来的 40% 减至 4%，这些措施刺激了私营企业的生产积极性，加速了进口替代产业部门的资本积累。

发展中国家实施进口替代政策取得了一定的成就，如 20 世纪 50 年代中期，拉美全地区的制造业产值开始超过农业；到 60 年代，拉美国家的生产能力已基本达到了满足本地居民消费需求的水平；到 70 年代中期，一般的生产资料也自给有余。巴西在 60 年代初的工业品自给率已达 90%，生产资料自给率接近 80%；墨西哥的工业品自给率在 60 年代中期也达到 85% 左右；阿根廷在战后不久工业消费品达到 97.4%。但是进口替代在发挥其政策优势的同时，也遇到许多困难，反映出这一政策的内在缺陷。其中比较突出的问题有以下五点：①外汇短缺。因为建立进口替代工业需要进口大量设备和中间品，要花费大量外汇。同时，高估本币汇率使出口受阻，外汇流入减少。②增大了贫富差距。因为进口替代的保护措施使工业品价格过高，损害了农民的利益，加剧了发展中国家的"二元结构"。③创造的就业机会有限。原因是进口替代工业往往不是劳动密集型的。④进口替代进入第二阶段后，需要一定的市场规模来支撑。即使是较大的发展中国家，其国内市场也过于狭小，达不到规模经济的要求。⑤劳动生产率低下，经济效益增长缓慢。长期的进口替代政策过度地保护了落后和低效益的企业，使国内产业劳动生产率低下。同时减少了本国企业改进生产技术、降低成本、提高经济效益的动力。由于进口替代暴露出种种问题，发展中国家开始调整工业化战略，一些国家转向了出口导向政策。

（三）出口导向政策

出口导向政策是指一个国家采取放宽贸易政策，鼓励扩大出口；同时积极引进外国资本和先进技术，充分利用本国的优势条件，大力生产和出口在国际市场上有竞争能力的工业制成品，逐渐以国产的工业制成品出口替代初级产品出口，以精加工制成品出口替代粗加工制成品出口。拉美国家 20 世纪 80 年代中期至今，是新自由主义外向型发展战略时期。由于出口导向政策主要是发展出口的工业制成品，产品要面向国际市场，经济活动是在开放状态下进行的，所以属于外向型经济。

从进口替代转向出口导向需要具备一些先决条件，即国内一些部门具有较高的生产技术水平、拥有较高水平的管理人才和管理经验、熟练的劳动力、产品具有国际竞争力，以及有广阔的国内外市场等。除此之外，国家要有一套鼓励生产和出口的政策措施。

战后，一些发展中国家和地区实行出口导向政策所采取的措施，主要有：给生产企业提供低息贷款，优先提供进口机器设备、原材料和燃料所需的外汇，积极引进外国资本和先进技术，建立出口加工区等，降低生产成本，提高产品的质量，增强创汇能力，给出口企业减免出口关税、出口退税、出口补贴、出口信贷和出口保险等，以降低出口成本，增加出口竞争能力，扩大出口，增加外汇收入。

出口导向政策作为一种外向型政策的优势有：①强化了国产品与进口品的竞争，提高了经济效率，有利于技术的改进。从1963年到1985年，外向型发展中国家制造业增加值占国内生产总值的比重增加了50%以上。②出口导向初期往往发展劳动密集型产业，可以增加就业。1980年坚定外向型发展中国家工业所用的劳动力比重达到30%，高于内向型经济国家的数字。③企业面向国际市场，可以获取规模经济效益。④扩大了资金积累，有利于弥补新兴工业化国家资本和技术不足的缺陷，带动了本国的工业化进程。⑤有利于较为合理地配置资源。

出口导向战略也存在诸多的局限性：①对国际市场、资金和技术的依赖性加强。②国内政策倾向于出口产业，影响其他产业的发展，加剧了经济发展的不平衡。③出口导向政策实施初期，可能由于保护减少、工厂倒闭而形成结构性失业。④发展出口导向工业引进大量外资，使本国或本地区主要经济部门为外国资本所控制，从而使大量利润外流，外债急剧增加。另外，从进口替代向出口导向转换需要具备一定的条件，除了内部条件，外部的国际贸易环境对于出口导向战略能否成功实施的影响较大。

🔗 知识拓展

我国实施的国际医药贸易政策体系

我国实施的国际医药贸易政策随着医药产业融入国际化进程的推进而不断发展。1984年制定的《中华人民共和国专利法》规定不保护药物专利，但为了更快融入国际市场，1992年这一条款便得到修正。在营造药物贸易环境方面，我国于1984年通过了《中华人民共和国药品管理法》，其中的第二、三章节对药品的注册与上市进行了规范，又于2003年出台了《药物进出口管理办法》，对药品的准入程序提供了依据。另外，我国是金砖国家中唯一没有实施过药物专利强制许可的国家。在推动药物出口方面，我国近年也尝试进行审批、监管制度改革，以期实现制度与国际接轨。2015年国家食品药品监督管理总局发布《关于开展药物临床试验数据自查核查工作的公告》，国务院于2018年发布《接受药品境外临床试验数据的技术指导原则》。这些举措规范了我国药物临床试验数据，加快海外药企在国内的注册审批速度，并最终促成我国国际医药贸易的繁荣。各国国际医药贸易的情况表明，医药产业薄弱则难以确保基本药物的生产、供应与可及性，而缺乏新药研发能力则很可能会遭遇技术垄断、定价主动权丧失以及进口依赖。我国目前依然存在新药以及小众药物的进口依赖。因此，对于我国而言不仅要继续推动新药研发技术进展，也要维持在药物生产与供应方面的优势。持续推动本土的药物研发技术与全链条产业建设，并以我国的产能优势更好地贡献于全球卫生公平。

第三节　世界各国医药贸易政策分析

进入21世纪，随着全球经济一体化进程迅速推进，世界医药市场竞争日趋激烈，世界各国为了适应经济一体化，在激烈的竞争中获利，纷纷制定了适合本国国情的医药贸易政策。

一、世界医药贸易政策概况

医药产业是国际公认的国际化产业，以国际最新标准划分的 25 种产业中，医药产品是国际交换量最大的 15 种产品之一，医药的生产经营活动日益超出一国国界。因此，药品出口是某些国家医药企业重要的销售途径，它们大多以国际市场为目标，进行跨国经营，分支机构遍布全球，生产经营国际化已迈向更全面、更高级的阶段。为增强医药企业的国际市场竞争力，各个国家普遍采取了国家干预手段。

（一）提供有利于医药产业发展的基本制度框架

其中包括界定和保护产权（含知识产权），制定和执行市场交易和市场竞争规则，反对垄断行为，维持竞争格局；规范技术市场，使其不只是科技成果的买卖场所，而且是科技资源社会化流动的主要渠道，是整个市场体系的有机组成部分。以我国为例：2000 年我国卫生部发布《卫生知识产权保护管理规定》，其目的在于加强卫生知识产权保护与管理，维护国家、企事业单位和科技人员等产权所有者或持有者的合法权益，鼓励发明创造，推动我国卫生科技进步。

（二）国家以不同方式和渠道介入

某些高投入、高风险产业的项目和领域，医药企业是无法独自承担的，政府采取措施替企业分担风险，保障必要的资源的投入，给予企业投资优惠和税收优惠。以我国为例：2008 年我国财政部、国家税务总局下发的《财政部、国家税务总局关于提高部分商品退税率的通知》指出艾滋病药物、基因重组人胰岛素冻干粉等生物医药商品的出口退税率由 5% 分别提高到 11% 和 13%。通过税收激励政策推动了我国生物医药行业的发展和国际化进程。

（三）促进医药行业国际贸易比较优势的形成和发展

支持和帮助医药企业的产品进入国际市场，促进其在国际经济一体化中占有一席之地，成为国际分工中不可缺少的组成部分。过去，我国和法国、意大利等欧盟非英语国家在医药产业上一直是民间闲散交流，并没有形成对话和交流机制。随着近年来国际交流的加深，中国医药保健品进出口商会为广大医药企业提供国际交流平台，我国商务部和驻国外使领馆也对商会提供全方位帮助和支持，促进企业了解其他国家的市场规则和导向、产业发展情况等，帮助国内企业走向国际市场。

（四）国家干预技术创新，实施制定重大项目发展计划

对于影响面广、技术构成复杂、投资巨大、反映国家综合国力的重大科技项目的研究发展与转化工作，政府出面组织、协调和支持。政府通过关键技术的选择，推动产学研各方进行信息交流和技术合作，共同开展产业技术创新。以我国为例：2016 年 2 月，国务院发布了《中医药发展战略规划纲要（2016—2030 年）》，指出中医药作为我国独特的卫生资源、潜力巨大的经济资源、具有原创优势的科技资源、优秀的文化资源和重要的生态资源，在经济社会发展中发挥着重要作用。因此我国中医药要在继承发扬中医药优势特色的基础上，切实提高中医医疗服务能力，大力发展中医养生保健服务，扎实推进中医药继承，着力推进中医药创新，全面提升中药产业发展水平，大力弘扬中医药文化，积极推动中医药海外发展，充分发挥中医药在深化医药卫生体制改革中的作用，造福人类健康。2021 年 12 月，中华人民共和国工业和信息化部发布《医药工业"十四五"发展规划》，指出医药工业发展环境和发展条件面临深刻变化，将进入加快创新驱动发展、推动产业链现代化、更高水平融入全球产业体系的高质量发展新阶段。要求到 2025 年，我国医药工业主要经济指标实现中高速增长，前沿领域创新成果突出，创新动力增强，产业链现代化水平明显提升，药械供应保障体系进一步健全，国际化水平全面提高。

二、美国医药贸易政策分析

在美国 200 多年的对外贸易政策史中，贸易保护主义和贸易自由主义"轮流坐庄"，贸易保护主义占主导地位。1915 年至 1969 年美国通过的贸易保护主义法案仅 50 起，1974 年至 1979 年美国通过的带有贸易保护主义色彩的法案达 70 多项。1980 年里根政府上台后，美国的贸易保护主义加剧，1985 年美国通过的贸易保护法案竟高达 500 项。1989 年布什政府上台后，公布了《美国贸易法修正案》。他将美国的战略目标定为"开放市场，建立一个不断扩大的国际贸易体制"。除此之外，他还推动了北美自由贸易区的建立。1992 年克林顿政府上台后，提出了"公平贸易"新概念，主要内容就是如果美国遭到别国的关税或非关税的阻隔，美国就将采取相应的报复行动，以求得"公平"和"对等"。它的实质也仍然是保护主义，为其打"贸易战"提供借口。虽然美国的市场在总体上是比较开放的，但也经常实施各种保护主义措施。小布什政府上台后，美国经济就面临着下滑的压力，同时由于一系列重大国际政治问题，其采取的贸易政策有保护主义的倾向。2009 年奥巴马政府上台后，由于经济衰退造成税收减少，加上政府实施金融救援计划开支很大，为减少贸易逆差，奥巴马政府的贸易政策将趋向保护主义。2017 年 8 月，美国正式对中国发起"301 条款"调查，在拜登政府上台后，这一关税政策不断被强化。

1974 年《贸易法》的美国"301 条款"是美国贸易代表利用贸易政策推行其价值观念的一种手段，其威力不在于条款本身，而在于它所带来的报复性后果和制裁的可能。其核心是以美国市场为武器，强迫其他国家接受美国的国际贸易准则，以此维护美国的利益。实际上，美国的贸易政策是攻击性的单边主义，针对贸易对手国采取不公平措施，通过潜在威吓的作用打开外国市场，是一种典型的为了美国的利益恶意运用权力，达到美国的贸易目的的行为。在医药贸易上，美国政府所实施的政策也带有这种保护主义的色彩。2018 年以来，美国政府采取多种措施对中国医药企业进行多轮打压，给中国药品进入美国市场造成严重阻碍，主要方式包括以安全为借口的审查、额外征收关税、对实体和个人实施制裁、给正常商业行为设置障碍、制定有关歧视性法案、限制相关人员交流、舆论抹黑以及推动供应链脱钩等。例如，2024 年 5 月，美国政府宣布拟将大幅提高中国部分医疗器械的进口关税，包括注射器和针头、口罩、医用橡胶手套等。

以生物医药产业为例。在中美贸易摩擦和科技竞争的背景下，美国通过多项法案和行政命令，对中国生物医药企业实施了一系列制裁措施。2018 年 4 月，美国发布针对总额约 500 亿美元的拟征税中国商品出口清单，涉及生物医药类 122 项产品，包括特色原料药、生物制品、制剂等领域。2018 年 11 月，美国《外国投资风险评估现代化法案》(Foreign Investment Risk Review Modernization Act，FIRRMA) 试点计划正式实施，美国外资投资委员会将对 27 个行业的外商股权投资进行更严格的国家安全审查，生物科技研发行业位列其中，此后中国在美生物医药和生物技术领域的投资发生多起被拖延或被阻止的事件。2019 年 5 月，美国国会提议《2019 中国技术转移限制法案》，以国家安全为由，要求禁止向中国出口包括生物技术在内的核心技术，法案列举了与《中国制造 2025》战略直接相关的 16 种工业技术，并提议出口其中任一种技术的公司将被列入黑名单。2020 年 5 月，美国商务部将中国物证鉴定中心、国家毒品实验室等列入"实体清单"进行制裁，严重影响中国芬太尼类物质检验鉴定工作，阻碍中国芬太尼类物质监测体系的正常运行。2021 年 12 月，拜登签署行政命令对一名中国公民与四家公司实施制裁，理由是打击芬太尼药物滥用和全球非法药物贸易，美方可能将制裁中国生物技术企业，制裁主体包括美国财政部和美国商务部。2022 年 2 月，美国 FDA 专家组拒绝了信达和礼来为其合作的抗 PD – 1 抗体"信迪利单抗"提交的注册上市审批，反对原因是Ⅲ期临床试验中只有中国基因组，不能证明对美国患者是否有普适性。2022 年 3 月，美参议院通过了一项"竞争"法案 (competes Act)，这项法案在医药和制造业的关注点主要在于供应链的保护，还呼吁美国与欧洲同行合作，"美国、欧盟和欧洲国家应该协调联合策略，将对供应链的依赖从中国分散到多个国家，特别是在医疗和制药领域"。2022 年 9 月拜登签署了一则《关于推进生物技术和生物制造创新以实现可持续、安全、有保障的美国生物经济》的行政命令，相继启动一项《国家生物技术和生物制造计划》。拜登政府寄希望于通过该新法案确保"能够在美国生产国内发明的所有东西"，建立强大的供应链，从而减少美国在生物技术领域对中国的依赖，尤其是在制药领域。

三、日本医药贸易政策分析

日本二战后贸易政策基本可以划分为两个阶段：一是从 20 世纪 60 年代起到 1970 年，推行的是贸易立国政策，即初级阶段战略贸易政策；二是从 70 年代中期开始至今，推行的是逐步的贸易和投资自由化政策，即高级阶段的战略贸易政策。21 世纪以来，日本对外贸易政策有了一些新的动向，表现为日本积极参与区域协定。

初级阶段战略贸易政策是指，在存在规模经济和不完全竞争条件下，主权国家和地区对具有外部性的高新技术产业率先实行扶持政策，可以使该类产业获得规模经济和国际竞争力。换言之，规模经济产业国际竞争力可以通过贸易保护政策获得。但初级阶段战略贸易政策实施存在着隐忧，即如果所有国家都实行战略贸易政策，则可能陷入规模经济产业过度竞争的困境。高级阶段战略贸易政策是指，确立合理的规模经济产业国际分工原则，促进规模经济产业在企业家才能丰富的国家优先发展，并加快规模经济产业以及相关技术向相对落后的国家转移。这样就可以解决规模经济产业过度竞争的难题。换言之，只有对规模经济产业实行贸易自由化和投资自由化，才能在世界范围内提高资源配置效率，分享贸易利益，促进经济可持续发展。

进入 21 世纪后，日本对外贸易政策发生了新的变化，其中显著的动向是积极参与区域协定。日本不仅在 2002 年与新加坡签署了首个自由贸易协定《日新新时代伙伴关系协定》，还在随后的时间里与多个国家和地区签订了自由贸易协定，如 2004 年与墨西哥、2004 年底与菲律宾、2005 年底与马来西亚、2007 年与智利、泰国、文莱、印尼等。2009 年，日本与越南签署了涉及商品和服务、投资、商业环境改善、劳动力流动及技术标准合作的自由贸易协定。2020 年 11 月 15 日，日本参与签署了《区域全面经济伙伴关系协定》（RCEP），这标志着全球规模最大的自由贸易协定之一正式达成。RCEP 的签署不仅加强了日本与其他成员国之间的经济联系，也为日本提供了新的经济增长点，特别是在汽车零部件、农产品和食品等行业。

在 21 世纪的自由贸易战略中，日本展现出了对国内转型的推动，通过自由贸易协定的谈判和实施，促进了国内经济结构的调整和升级。同时，日本在推动"巨型 FTA"（即巨型自由贸易协定）方面表现积极，这包括跨太平洋伙伴关系协定（TPP）和全面与进步跨太平洋伙伴关系协定（CPTPP），以及日本 - 欧盟经济伙伴关系协定（EPA）等。日本自由贸易战略的调整使亚太一体化的领导格局出现了新变数，加速了不同"巨型 FTA"之间的博弈，也使围绕贸易自由化的地区主义与多边主义之争进入新阶段。日本在推动"巨型 FTA"问题上最为积极，呈现出相当的主体意识和进取态势。中日韩三国在2023 年 5 月 27 日的第九次中日韩领导人会议上，同意"将继续就加快中日韩自贸协定谈判进行讨论"，并强调 RCEP 的透明、顺畅、有效落实作为中日韩自贸协定基础的重要性。这表明三国在自贸协定方面的合作意愿仍然强烈，有望在未来达成更高水平的自由贸易安排。

日本工业标准调查会（JISC）是日本国际标准化工作的主管机构。日本的技术标准、法规、合格评定程序、商品检疫和检验规定及绿色技术壁垒，一方面促进了企业提高产品质量，保护了消费者的利益，另一方面阻止了外国商品的进口。日本依据种种法规，如《食品卫生法》《药品法》《化妆品法》《蚕丝法》《消费生活用品安全法》《电器使用与材料控制法》等以及检验与检疫要求、自动标准等对进口商品严格管制。《食品卫生法》要求氯乙烯树脂容器和包装必须进行特定的实验过程。对于聚合氯化二酚、有机汞化物等要进行污染控制。《安全法》要求对四轮滑冰鞋进行严格的安全检测。《药品法》《化妆品法》要求药品、化妆品必须在日本政府指定的实验室进行试验；化妆品要与日本的化妆品成分标准（JSCL）、添加剂标准（JSFA）、药理标准（JP）的要求一致，只要其中一项指标不合格，日方就可以质量不达标为由拒之门外；包装物禁止使用干草和秸秆；药品、化妆品有许可证和标签的规定。日本对很多商品的技术标准要求是强制性的，并且通常要求在合同中体现，还要求附在信用证上，进口货物入境时要由日本官员检验是否符合各种技术性标准。

进入日本市场的商品，其规格选择亦为严格，堪称抑制国外商品进入日本市场的枷锁。而这些商品分为两种规格：一是强制型规格。这主要指商品在品质、形状、尺寸和检验方法上均需满足其特定的标准，否则就不能在日本制造与销售（如医药、化妆品、食品添加剂、电器和计算仪器等）；二是任意型规格。这类商品主要是每年在日本市场消费者心目中自然形成的产品，此规格又分为国家规格、团体规格、任意质量标志三种。其中 JIS 规格（工业品）、JAC 规格（农产品）、G 标志、SG 标志和 ST 标志等均为日本消费者所熟知，是任意的，但如果不能满足这些标准的要求，基本上不可能进入日本市场。

日本食品对农药残留量的要求非常严格，所实施的"关于残留农药等的肯定列表制度"（以下简称"肯定列表"制度），是日本为限制农产品进口制定的法律，被称为全球最严格的食品检验制度。该制度规定了食品中农业化学品（包括农药、兽药和饲料添加剂）的残留限量标准，对所有农业化学品在食品中的残留都做出了规定，设限数量大幅增加，限量标准更为严格，检测项目成倍增加。例如，对于未制定最高残留限量标准的化学物质，食品中的含量不得超过一律标准 $0.01mg/kg$（豁免物质除外）。在"肯定列表"制度下，黄瓜的农药残留基准值被改为 $0.2mg/kg$，莴苣、菠菜、白菜的农药含量标准则变成"一律基准"，即农药残留不得超过 $0.01mg/kg$。中国茶叶和生姜的出口受到了这一制度的严重影响，中国生姜出口量在 2023 年为 27.84 万吨，同比减少了 31.04%。日本还实施了正面清单制度，只允许在食品器具、容器和包装中使用经过安全评估过的物质。2020 年 4 月 30 日，日本厚生劳动省制定了首批合成树脂原料正面清单，要求现有物质在 5 年过渡期内必须列入正面清单，而新物质在生产或进口前必须列入正面清单。日本进口食品的检验检疫制度涵盖了农药残留、有毒有害物质、微生物污染等多个方面。对于违反食品安全法概率较高的食品，日本采取命令检查，即强制性检查，检查率达到100%，费用由企业承担。如果进口食品在检测中多次违反食品安全法，日本检疫当局可能将这些违规企业列入黑名单，并禁止这些企业向日本出口食品及农产品。

以天然植物药为例。日本历史上深受我国文化的影响，目前是我国中药出口的第一大市场，但汉方医药的使用也受到极大的限制，现行保险制度对使用汉方疗法及针灸疗法亦有诸多限制。日本厚生劳动省在 1975 年颁布了《一般用汉方制剂承认基准》，并于 2012 年进行了增补，共收载处方 294 个。厚生省对新增汉方药的审批异常严格，以等同于化学药新药的方法对待汉方药，几乎等于关紧了大门；对进口中成药的审批也有不少限制性措施。但近年来，日本政府在确保食品安全和有效性的基础上，正逐步放宽对健康食品的管制，如取消了剂型的限制，放宽了可以用于健康食品的天然植物药种类的限制等。

四、欧盟医药贸易政策分析

欧盟虽然自称奉行"自由贸易"原则，但实际上却精心利用各种关税和非关税壁垒限制从第三国的进口，以达到保护欧盟市场的目的。其中贸易壁垒措施是欧盟外贸政策的重点内容。主要包括有保障措施，反倾销和反补贴措施，差额进口税，产品的技术标准、测证和出证，卫生和植物卫生措施等。

很多欧盟之外的第三国在欲开拓欧盟药品市场时，会发现其中障碍重重，这是因为在 1993 年 1 月启动的欧洲统一大市场（又称单一市场）还不包括药品市场。欧盟的各个成员国政府均对药品的市场准入、价格和数量采取了种种限制措施。外国（包括欧盟其他成员国）药品要进入某个成员国市场，必须按照这个成员国的有关规定程序办理。

1995 年阿姆斯特丹条约（*Treaty of Amstedam*）生效以后，欧盟成立了专门的欧洲药物评审机构（EMEA）。EMEA 将药品上市核准（*marketing authorization*）程序分为两种，即"集中申请"和"互认申请"。这两种申请都是为消除成员国之间的上市核准结果互不承认现象，以消除成员国之间的药品贸易障碍。这两种申请程序用一句话概括就是：一个药品无论通过哪一个申请程序获得批准，所有的成员国都必须承认这种核准结果，并允许该药品在本国上市。这种互认程序于 1998 年 1 月强制生效。

对于在欧盟成员国以外的国家生产的原料药，要想获得许可进入欧洲市场，原料药生产商首先要向欧洲用户提供上市申请所需要的支持性文件，即"欧洲药物档案"（European drug master file，EDMF），供欧洲用户上市申请时使用。EDMF 程序决定了原料药生产商必须向每一个用户提供 EDMF，而且欧盟药管部门也不向生产商颁发任何的证明性文件。根据 1999 年 12 月 22 日生效的欧洲议会公共卫生委员会 AP – CSP（99）4 决议，由欧洲药典委员会的 27 个成员国启动了一个新的证书程序，即"欧洲药典适用性证书"（certificate of suitability to monographs of the European Pharmacopoeia，即 COS 或 CEP），规定只要申请人获得了证书，原料药生产商只需向欧洲客户出示并提供复印件，欧洲客户即可凭此证书复印件向欧洲药管当局申请上市，并可在 27 个成员国中的任一国上市。

值得注意的是，1997 年 9 月瑞士日内瓦原料药国际协调会议（ICH for API）以后，参会有关各方致力于在以后的国际医药贸易中达成统一的技术标准，最大限度地消除非关税的技术贸易壁垒。这次会议的最大成果之一是 1998 年 3 月由美国 FDA 牵头，起草了统一的"原料药 GMP 实施指南"，即"*GMP Guide for API*"。特别是 1999 年秋，欧盟和美国达成了原料药的 GMP 互认协议（MRA），双方同意协议生效后，在原料药的贸易过程中，相互承认对方的 GMP 认证结果。

对于欧盟人用药上市许可申请而言，EudraLex 卷 1 收录的指令 2001/83/EC 以及法规（EC）No 726/2004 至关重要，前者是人用药品的共同体法典，一向被视作"欧盟医药领域基本法"。指令 2001/83/EC 以及法规（EC）No 726/2004 制定了人用药上市审批、上市后药品常规监管的相关法律，还规定了人用药的生产、批发、广告等相关领域的协调性措施。2011 年 6 月 28 日，欧洲议会和理事会通过指令 2011/62/EU，修正了 2001/83/EC 指令。欧盟曾对该"基本法"先后做出了 8 次修正，不断提高标准，同时也对外国制剂和原料药进入欧盟设限。此次修正的目的是限制所有销往欧盟的药品。2011/62/EU 认为，"在欧盟境内发现药品造假现象有惊人的增长，严重威胁到公众健康，应通过加强药品生产商的确认要求来消除"。在"打假"的名义下，欧盟要求所有出口到欧盟的药品均需出具出口国监管部门的书面声明，证明其符合欧盟 GMP 规范。而 2011/24/EU 指令，即《应用患者跨境医疗权利指令》（*Directive on the application of patients' rights in cross – border healthcare*），旨在确保欧盟公民在跨境医疗中的权利得到保护，并促进成员国之间的医疗合作。

以天然植物药为例。欧盟及各国将药品视为一种特殊的商品，药品的生产、流通和价格的制定都由欧盟及各成员国政府控制。欧盟把药品分为 8 类，即专利药、仿制药、非处方药、天然植物药、疫苗制品、血液制品、生物制品和抗抑郁剂。除英、荷两国以外，德、法、意等国均将天然植物药列为处方药或 OTC 药物进行管制。德国是一个尊重传统的国家，在天然植物药的管理方面也走在了世界前列，德国卫生部于 1978 年设立 E 委员会，由 E 委员会编制的各个植物药专论（monograph），实际上构成了德国国家植物药药典。凡在德国出售的植物药，必须符合该药典的规定。随着欧盟一体化进程的加快，对天然植物药的法律法规也趋于一致。欧盟将单设一个传统草药评审委员会，其主要职责是对植物药进行评估，制定植物药分类清单、传统植物药清单等，该委员会预计在 2005 年正式行使权力。根据欧盟法律，药品上市的基本条件有三个：第一是质量，第二是安全性，第三是有效性，没有经济上的要求。欧盟考虑到植物药往往有长期使用的历史，与化学合成药物有所不同，采取特殊处理办法。欧盟提出了一个所谓"合理的可靠性"原则，同意生产商可以用有关该药在化学成分、药理和毒理方面的确切科学文献、临床记录以及流行病学调查等资料替代规定进行的临床试验，在确保药物的质量、疗效及安全性的前提下，供评审使用。这给试图进入欧盟市场的其他国家的植物药，也提供了一条相当有利的通道。新药上市若是向欧盟申请的，发证后各成员国通用，若各成员国之间有歧义，可上报 EMEA 评估。2003年 11 月，欧盟议会通过《欧洲植物药注册程序指令》修改意见，规定传统植物药可以含有非植物药成分，部分放宽了传统植物药注册的临床使用时间要求，将在欧盟区内临床使用的时间要求由原来的 15年缩短到 10 年，其前提是在欧盟以外临床使用时间达到至少 30 年，且注册申请人能提供相关证明。该指令生效后，原受有关食品法规管辖的传统植物药制品，如果其含有的天然植物药物质（herbal substances）或天然植物药提取物（herbal preparations）的含量低于医用剂量，则该植物药制品仍受相关食品法规管辖。

此外，欧盟还制定了某些特定药品的法律，包括罕见药品法规（EC）No 141/2000，儿科药品法规（EC）No 1901/2006，先进治疗药品法规（EC）No 1394/2007 等。

英国已于 2021 年 1 月 1 日正式全面脱欧。英国脱欧后，药品与医疗保健产品监管机构（Medicines and Healthcare products Regulatory Agency，MHRA）成为英国独立的药品和医疗器械监管机构，也逐步成为英国药品和医疗器械授权的唯一决策者。MHRA 在 2021 年的独立监管活动中，批准了 561 种药品的 1374 个许可证，其中 44 种（8%）药品是新颖的，包含新的活性物质。英国在全球药品贸易平衡中的排名从 2010 年的第 4 位下降到 2020 年的第 98 位，显示出英国药品出口下降而进口增加的趋势。原因之一在于英国政府对某些药品实施了出口限制，以防止或缓解药品短缺，特别是对于已在英国市场上且有证据显示存在严重短缺风险的药品。脱欧后，英国不再是欧盟单一市场的一部分，这可能影响英国与欧盟的药品贸易关系，包括知识产权权利的耗尽和平行贸易。

五、发展中国家的医药贸易政策分析

20 世纪 50 年代至 60 年代，大部分发展中国家，特别是发展中的大国，都采取了进口替代政策，以实现工业化，但是结果事与愿违，出现了行业效率普遍下降的现象。70 年代初期开始，越来越多的发展中国家逐步放松管制，转而实施出口导向政策，开始采取贸易自由化，从而提高了行业效率、促进了经济的增长。有些发展中国家还试行了战略性贸易政策，但收效甚微。

然而从 80 年代起，战略性贸易政策开始出现。战略性贸易政策是从不同角度，要求国家对贸易进行干预和保护。但是，虽然战略性贸易政策在理论上可以改变寡头垄断市场的现象，促进国家经济增长和增加社会福利，但在实施过程中有一定的困难。与此同时，另一个与经济发展相关的理论是内生理论，它要求贸易的自由化而不是贸易限制。

在医药贸易方面，各个不同的发展中国家所采取的政策不同。下面列举了部分国家的政策。

（一）中国医药贸易政策分析

中国在国际贸易领域遵循三项基本准则：第一条是自主发展与自主创新的准则；第二条是平等互惠、资源互补的准则；第三条是统筹协调、政策一致、协同运作的准则。

自 1949 年以来，中国长期实行的基本外贸政策是"对外贸易统制政策"，同时采用"保护贸易政策"。这也是社会主义国家曾经普遍采取的政策，这是由社会制度和经济基础两个方面的原因所决定的。改革开放以前，中国实行的是高度的计划经济体制，所有的经济运行均由中央政府统一管理控制，而曾被认为是"外交的一个重要组成部分"的对外贸易，更只能由国家管理控制。另外，当时经济基础比较薄弱，需要保护本国的产业，这也是经济发展过程中的一个基本规律。发达国家在经济发展的早期阶段也都先后采取过这种政策。从保护的形态来看，中国采用的是传统的贸易保护，即保护的对象主要为本国幼稚产业，而保护的手段主要依靠关税。

1979 年改革开放以后，在 15 年的时间里，政府都没有正式抛弃上述提法，但实质内容已经发生了很大的变化。这就是必须逐渐地按照国际惯例来管理中国外贸。而医药产业作为一种中国的朝阳产业，政府更是在适度开放的同时采取保护方式。2001 年加入 WTO 以来，中国医药市场逐步开放，与世界市场形成一体化格局。但在不违反 WTO 准则的前提下，中国政府考虑中国的基本国情与实际竞争力，确定市场准入的程度、规模和时间，制定一些政策法规保护国内医药产业。

2012 年修订的《药品进口管理办法》明确指出一般药品在进口时需由口岸药品监督管理局发放备案通关单。针对国家药品监督管理局特别规定的生物制品、首次在中国市场销售的药品，以及其他由国务院指定的药品，其到岸地被限定为北京市、上海市等特定城市的指定通关口岸。这些药品在经过口岸药品检验所的检验并符合国家标准规定后，方可办理进口备案手续并上市销售。在完成了申报品种的质量复核和临床研究后，国家药品监督管理局会对相关材料进行审查，对于符合要求的药品，将核发《进口药品注册证》。该证件是国外药品合法进入中国市场销售的必要证明文件，缺少该证件的国外药品在中国市场销售将被视为非法药品处理。2020 年 1 月 1 日起正式实施的《进口药材管理办法》（国家市场监督管理总局令第 9 号）取消了之前《进口药材管理办法（试行）》中关于"允许药材进口的边境口岸，只能进口该口岸周边国家或者地区所产药材"的限制，强调药材必须从国务院批准的允许药品进口的口岸或者允许药材进口的边境口岸进口。国家药品监督管理局主管全国进口药材监督管理工作，并委托省级药品监督管理部门实施首次进口药材审批。首次进口药材需要在取得进口药材批件后，向口岸药品监督管理部门办理备案。非首次进口药材则可直接向口岸药品监督管理部门办理备案，实行目录管理。此外，进口的药材应当符合国家药品标准，少数民族地区进口当地习用的少数民族药药材，如果没有国家药品标准，则应当符合相应的省、自治区药材标准。

2022 年 5 月发布的《关于推动外贸保稳提质的意见》中提出支持医药企业在国际组织成员所在国家或地区进行药品注册认证。此外，中国药品监管机构积极参与国际协调机制，如加入国际人用药品注册技术协调会（ICH）和启动药品检查合作计划（PIC/S）预加入申请。2024 年，中国商务部及其他相关部门共同发布了新修订的《关于促进医药产品出口的若干意见》（以下简称《新意见》）。《新意见》强调了对医药企业创新研发的支持，鼓励企业调整和优化出口产品结构，特别提到了促进中医药的国际化发展，支持中医药服务贸易，提升中医药在全球的影响力。

（二）阿联酋

阿联酋全称"阿拉伯联合酋长国"，由七个酋长国组成，阿联酋政局稳定，贸易政策自由开放，没有外汇管制，汇兑极其方便，汇率十分稳定，不收所得税，世界上许多国家和大的企业都将阿联酋作为拓展中东、非洲和东欧市场的滩头阵地。近年来经济持续稳定发展，重点加强了能源、交通、工业和市政建设，大力发展商贸、旅游业等。

据不完全统计，阿国年贸易额约 7700 亿美元，由于自然资源的匮乏，除了石油和天然气外的其他产品，从工业用原料、设备到民用生活物品均依赖进口，所以阿国一直实行开放的自由贸易政策，没有贸易壁垒，无外汇管制及其管理机构，从得到授权的银行可以无限制地获得外汇，没有征收公司或企业的利润税和营业税的规定，没有所得税、增值税、消费税和中间环节的各种税收，利润可以自由汇出。除了对烟草和酒精饮料实行特殊关税、对 53 种商品免征关税以外，大多数商品统一征收 5% 的关税，一般地说，该国是低关税和无各种非关税壁垒的国家。

阿联酋国内经济结构单一，对外依赖商品进口，尤其是医疗器械，几乎全部靠进口。2024 年 1 月 29 日至 2 月 1 日，第 49 届阿拉伯国际医疗设备展在迪拜世界贸易中心举行。此次展品包括医疗器械与仪器设备、家庭保健用品及小型保健仪器和原料药、中成药、医药保健品等。通过医疗设备展会，满足了阿联酋对于医疗用品，尤其是医疗器械的需求。

阿联酋医药产品市场属于高端市场，要求较高，进入该地区的产品必须要在如美国、日本、北欧、西欧等发达国家及地区注册和销售后，才能在当地注册销售。现在要求有所放松，只要 GMP 通过美国、欧洲或者日本等发达国家及地区的认可，设备要求达到世界卫生组织（WHO）认证或认可，即可进行产品注册销售。在阿联酋注册的中草药也必须首先在如下国家中的至少三个国家获得注册方可申请：澳大利亚、比利时、巴西、加拿大、中国、丹麦、埃及、法国、德国、印度、爱尔兰、意大利、日本、约旦、韩国、科威特、新西兰、巴基斯坦、沙特阿拉伯、西班牙、瑞士、叙利亚、英国和美国。如果获得了美国 FDA 的产品许可证书，则可直接向阿联酋政府申请产品注册。不过阿联酋针对包括中成药在内的天然药品存在的一些特性持理解和宽容的态度，对其质量标准的要求也比西药宽松一些。

阿联酋药品和医疗器械的监管体系正不断优化，与国际标准接轨。2023 年 9 月成立的阿联酋药品管理局将接管药品和医疗器械的监管工作，重点关注医疗器械、新型药物与仿制药、基因组学及基因治疗等领域，旨在让企业积极参与任务中的各个方面，以确保阿联酋监管环境对药企、研发机构等各界充满吸引力并通过公私合作塑造良好监管环境。

（三）越南

近年来，越南医疗市场展现出显著的增长趋势，特别是在医疗器械领域。这一增长得益于越南经济的稳定增长和医疗保健行业的需求增加。越南的医疗器械市场依赖进口，其中 90% 以上的医疗器械是从国外进口，主要来源包括日本、德国、美国、中国和新加坡。越南政府也鼓励社会资本和国外资本进入医疗产业，以促进其发展。

当前，越南注重全面发展传统医药，同时注重传统医药与现代医药相结合。2023 年 10 月，越南政府批准了《发展传统医药及传统现代结合医药章程（至 2030 年）》，主要包括四个方面：第一，提出在疾病防治、药材种养殖、稀有制药种质保存以及药品生产等方面从组织、培养、技术、研究以及应用等各口全面发展传统医药；第二，提出 2025 年、2030 年"两步走"，全面发展传统医药及传统医药与现代医药相结合的战略目标；第三，明确卫生部、财政部、农业和农村发展部、教育和培训部、工商部、资源和环境部、科学和工艺部、信息和传媒部、内务部以及各省和中央直辖市人民委员会的主要任务和相互配合关系；第四，提出具体措施，明确经费来源。该章程旨在提升越南医药行业的整体水平，确保药品供应的及时性和安全性，并推动国内药品、疫苗和生物制品的生产能力。该章程还强调了对天然药材的可持续开发和种植，以及提升医药行业的数字化水平。

（四）肯尼亚

药品制造业是肯尼亚迅速崛起的产业，在东非和南非共同市场比较发达。肯尼亚是一个充满希望的医疗器械市场，根据 Business Monitor International（BMI）的数据，它已被列为撒哈拉以南非洲地区增长最快的市场之一。肯尼亚通过提供特别优惠政策，对进口原料免征进口税，对制药机器少征关税，因此，药品制造业为未来投资生产和出口常规药及医疗设备提供了商机。肯尼亚目前是东部和南部非洲共同市场（COMESA）地区最大的药品生产国，供应该地区约 50% 的市场。根据 BMI 的数据，截至 2020 年底，肯尼亚的制药业价值 29 亿美元。处方药约占市场的 75%，紧随其后的是非处方药（OTC）产品销售。

（五）埃及

埃及政府高度重视医药产业的发展，出台了一系列支持政策。政府鼓励国内企业进行研发创新，提供优惠税收政策和资金支持，降低药品研发和生产的成本。此外，埃及政府还制定了相应的法律法规，加强医药市场的监管和管理。加强市场准入和产品质量监管，维护市场秩序，保障消费者的权益。

政府积极推动国际合作，吸引外资进入埃及医药产业，促进技术和经验的交流和共享。通过与发达国家的合作，埃及原料药行业引进更多的先进技术和产品，提升自身的竞争力。埃及原料药产业结构相对较为单一，以国内大型药企为主导。目前，埃及的医药企业主要集中在开罗、亚历山大和苏伊士等地。这些企业在原料药的研发、生产和销售方面具备一定的竞争优势。同时，埃及还鼓励外资企业在埃及设立生产基地，促进国内医药产业的技术升级和提高。通过与国际知名药企合作，埃及原料药行业可以吸收先进的生产技术和管理经验，提高产品质量和竞争力。此外，埃及还在加强原料药研发方面进行了一系列努力，鼓励高校和科研机构积极参与原料药的研究工作，培养更多的科技人才，推动产业创新和发展。

埃及原料药行业积极开展国际合作，寻求更多的发展机遇。埃及与中国、印度等医药大国进行合作，加强药品贸易和技术交流，提高埃及原料药的市场占有率。

同时，埃及还参与了一些国际医药展览和论坛，拓宽了国际市场渠道，增加了与国际企业的合作机会。通过国际合作，埃及原料药行业向高端产业链延伸，提高了产品技术含量和附加值。

思考题

答案解析

1. 简述对外贸易政策与国内经济政策之间的异同点。

2. 国际贸易政策的类型有哪些？分别有哪些性质特征？

3. 论述 20 世纪 70 年代后的新贸易保护主义。

4. 21 世纪以来，世界医药市场竞争日趋激烈，世界各国为了适应经济一体化，纷纷制定了适合本国国情的医药贸易政策，试分析这些政策带来了哪些影响？

5. 查阅资料，试述二战后发展中国家贸易保护的政策特点和理论依据。

6. 案例分析：

据中国海关总署数据，2022 年前 7 个月，中国对东盟进出口 3.53 万亿元，同比增长 13.2%，与区域全面经济伙伴关系协定（RCEP）其他成员国进出口同比增长 7.5%。两项数据的增速均超过当年上半年水平。尽管国际形势复杂严峻，通过调整对外贸易政策以来持续释放政策红利，为中国与东盟进一步深化经贸合作提供新的动力。中国广西北部湾畔，印尼金光集团亚洲浆纸业有限公司旗下的广西金桂浆纸业有限公司生产基地内，每天都有货车将白卡纸运往附近的钦州港码头，在那里，这些白卡纸装箱后将被运往泰国等东盟市场，用于药品、化妆品、电子产品等包装。根据 RCEP 原产地累积规则，公司从东盟国家进口的原材料如木片、木浆、淀粉等，经核算完全符合出口产品增值 40% 的原产地累积标准，从而使客户享受到优惠关税，提升了企业竞争优势。在马来西亚关丹港，一艘满载马来西亚锰矿的货轮起航，一周后驶入广西北部湾港。这些矿石上岸后，会被送往南方锰业集团的冶炼车间，制成电解二氧化锰后销往国内和出口日本，最终作为新能源电池的重要原料，深嵌在新能源汽车的产业链上。自对外贸易政策生效以来，马来西亚的锰矿关税进一步下降，使这条连接中国、东盟、日本的产业链在国际市场上更具竞争优势。当前，中国与东盟互为最大贸易伙伴，双方直接投资累计超过 3100 亿美元。对外贸易政策生效后，关税减免、原产地累积规则等诸多利好政策落地，中国与东盟经贸往来更加密切，同时将在该地区带来更多就业机会、更高经济增长和更快减贫成效，对东盟国家至关重要。

结合以上案例分析:

（1）对外贸易政策有哪些重大意义？

（2）对外贸易政策的制定需要考虑哪些因素？

书网融合……

微课

题库

本章小结

第五章　国际贸易政策的措施

PPT

学习目标

1. 通过本章学习，掌握关税的种类，主要非关税措施的含义；熟悉关税措施的含义、特征及其性质和作用；了解非关税措施的基本概念与特点，各国鼓励出口和限制出口的主要措施，以及世界主要国家的药品进出口政策。

2. 具备跨文化交流能力，以及在复杂的贸易环境中应对反倾销、反补贴及其他反贸易制裁的能力。

3. 树立法律意识，养成在国际贸易活动中遵守国际规则、国家法律法规和贸易惯例的意识和习惯；树立环保意识，理解贸易壁垒与环境保护的关系；树立社会责任感，理解贸易壁垒背后的社会因素如劳工权益、产品安全等。

在国际贸易中，各国为了维护本国的利益，往往采取一些具体的政策措施影响其商品进出口的规模、构成及方向等。国际贸易政策的措施主要分为关税措施和非关税措施，以及鼓励出口和限制出口的政策措施。国际贸易政策的措施对国际贸易的开展有不可忽视的作用，医药贸易领域也不例外。因此，研究国际医药贸易政策的措施意义重大。本章主要介绍了关税措施和非关税措施的含义、作用和种类，世界各国鼓励出口和限制出口的措施，以及中国、美国、日本、加拿大、欧盟等世界主要国家和地区的药品进出口政策措施。 微课

第一节　关税措施

关税作为一国调节进出口贸易和实施本国贸易政策的重要手段，不仅与国内的经济和生产有着直接关系，而且与世界其他国家或地区的政治、经济和外交等方面也有密切关系。关税措施体现了一国对外贸易政策；关税税率的高低，也影响着一国经济和对外贸易的发展。

一、关税的含义和作用

（一）关税的含义

关税（customs duties、tariff）是指一个国家的海关对进出口其关境的货物所征收的税金。关税是国家税收的一种，由国家海关负责征收。

关税不仅具有强制性、无偿性和预定性等一般税收的性质，而且还有以下特点。

1. 关税是一种间接税　直接税与间接税的分类方法是以税收负担能否转嫁为标准的。所谓直接税，是指纳税义务人同时是税收的实际负担人。而关税作为一种间接税，其税负一般先由进出口商垫付，但最终作为成本的一部分计入货价，在商品销售时转嫁给买方或消费者。

2. 关税的主体、客体　关税的主体是进出口商，客体是进出口货物。关税与一般国内税不同，关税的税收主体是本国进出口商。当商品进出国境或关境时，进出口商根据海关法的规定向当地海关缴纳关税。关税的税收客体是进出口货物。根据海关税法与有关规定，对各种进口商品制定不同税目和税

率，征收不同的税额。

3. 关税具有涉外性　商品的进出口涉及世界各国的政治、经济等方面。作为国际贸易中的重要措施之一，关税的征收与减免关系到各贸易国的利益，关系到国际经济合作与竞争，是国际谈判和协定的重要内容。

（二）关税的作用

1. 增加国家财政收入　关税自出现以来，一直是国家财政收入的一部分。近年来，随着社会经济的发展，税源增加，加之关税水平受到国际协定的约束，关税在财政收入中的作用大为降低。

例如在我国，关税是中央财政收入的重要来源。1994 年税制改革以前，关税收入占中央财政收入的比重均在十分之一以上，最高时达到 26.79%。1994 年大规模的分税制改革以后，实行中央、地方两级财政"分灶吃饭"的体制改革，加之各种国际协定的约束，使得关税税率大幅下调，关税在中央财政收入中的作用明显降低。2021 年我国关税只占税收收入的 1.6%。

2. 保护和促进国内产业与市场　世界各国普遍运用关税以限制进口，保护国内某些产业和市场的发展，同时鼓励出口，促进国内出口导向型产业和市场的发展。关税的这种保护作用在 2008 年的金融危机中表现得尤其突出。例如，2008 年 11 月俄罗斯宣布在 9 个月内暂时提高钢铁产品 15%~20%、汽车 30%、卡车和客车 25% 的进口关税，通过采取传统的提高关税、限制进口等方式保护本国企业和市场。同年 12 月 1 日起，我国取消部分钢材出口关税，同时降低部分化肥及其原料的特别出口关税税率。而减少这些产品的出口关税正是政府帮助企业应对金融危机的重要措施。

对于进口保护关税，一般国家征税的对象是国内具有发展潜力的产业，在一段时间内实行高关税保护，以免受到国外产品的竞争以度过幼稚期。而国内已经有竞争力的产业则不需要保护，使其在与外国同类商品的竞争中强大起来，同时国内不能生产的产品也一般低关税或无关税进口，以满足国内需求。

3. 调节贸易差额，平衡进出口贸易的发展　许多国家通过调节关税来调节贸易差额。当贸易逆差过大时，提高关税以限制进口；当贸易顺差过大时，减免关税以鼓励进口。通过调节关税平衡进出口贸易的比重。

【例】 从 2009 年中国轮胎特保案实施限制关税开始，美国陆续对中国出口的太阳能光伏产品、纺织品等诸多产品下手，进行反倾销和反补贴调查。而中国的贸易顺差是美国频频挑起贸易争端的最重要因素。为调节贸易差额，近年来中国一直通过降低进口税来鼓励进口，并取得了明显的效果。统计显示，2011 年中国贸易顺差从 2010 年的 1845 亿美元收窄至 1551 亿美元，创下三年来的新低。而 2013 年，由于受到欧美经济复苏的影响，中国贸易顺差又增至 2597.5 亿美元，创五年新高。2018 年 7 月 6 日开始，美国发动对华贸易战，特朗普政府正式对 340 亿美元中国商品加征 25% 的关税，原因之一就是中美之间巨额的贸易差额，根据中国海关总署的统计，2017 年中国对美国货物贸易顺差达 2735 亿美元。

二、关税的种类

关税的种类繁多，可以按照不同的标准，从不同角度进行分类。

（一）按照商品流动方向分类

按照商品流动方向，关税可分为进口税、出口税和过境税。

1. 进口税　进口税（import duty）是指进口国的海关在外国商品输入时，对进口商品征收的关税。进口税是关税中最重要的一种形式，是一国保护国内市场的重要措施。第二次世界大战以后，许多国家加强了进口税的作用以保护本国经济发展，一般对工业制成品的进口征收较高关税，对半制成品的进口税率次之，对原料则征收较低的进口税甚至免税。

进口税又可以分为最惠国税和普通税。前者适用于从与该国签订有最惠国待遇条款的贸易协定的国家或地区所进口的商品，后者适用于从没有与该国签订这种贸易协定的国家或地区所进口的商品。最惠国税率低于普通税率，并且两者的差幅较大，如表 5 - 1 所示。

表 5 - 1　2023 年部分医药产品进口普通税率和最惠国税率的对比（2023 年 1 月 1 日起实施）

税则号列	货品名称	普通税率（％）	最惠国税率（％）
30019010	肝素及其盐	30	3
30024920	蓖麻毒素	20	3
30041011	氨苄青霉素制剂	30	0
30042011	头孢噻肟制剂	30	0
30049052	片仔癀	30	3
30059010	药棉、纱布、绷带	70	5

数据来源：《中华人民共和国进出口税则（2023）》。

2. 出口税　出口税（export duty）是指出口国的海关在本国产品输出时，对出口商品征收的关税。征收出口税会提高本国商品的销售价格，降低商品的国际竞争力，不利于本国产品的出口，因此目前大多数国家都不对出口商品征收出口税，只有少数国家为了增加财政收入或保障本国供应等特殊原因而征收出口税。

我国历来采取鼓励出口的政策，但为了控制一些商品的盲目出口，采取对少数商品征收出口税的方法。如 2023 年我国通过提高铝和铝合金的出口关税，促进相关行业转型升级和高质量发展。

3. 过境税　过境税（transit duty）是指一国对于通过其关境的外国货物所征收的关税。在资本主义生产方式准备时期，这种税制开始普遍流行于欧洲各国。但是后来人们发现，过境货物不仅对被通过国家的生产和市场没有负面影响，而且可以增加该国运输等方面的收益。随着交通运输的发展，现在大多数国家都已废除了过境税，只对通过的外国货物征收少量的准许费、印花费、登记费和统计费等。此外，关税与贸易总协定第五条明文规定："缔约国对通过其领土的过境运输不应受到不必要的耽延或限制，并应对它免征关税、过境税或有关过境的其他费用。但因运输费用以及相当于因过境而支出的行政费用或提供服务成本的费用，不在此限"。

（二）按照征税的目的分类

按照征税的目的，关税可分为财政关税和保护关税。

1. 财政关税　财政关税（financial tariff）是指以增加国家财政收入为主要目的而征收的关税。历史上关税产生后的很长一段时期内，征收关税的主要目的就是为了增加国家财政收入。以美国为例，1805 年美国联邦政府的财政收入中，关税收入占 90%～95%，直到 1902 年，关税收入还占其政府税收总额的 47.4%。

对进口商品征收财政关税时，必须满足以下三个条件：①征税的货物必须是国内不能生产或无替代品而必须从外国进口的商品；②征税的货物必须在国内有大量消费；③关税税率要适中或较低，若税率过高，将阻碍进口，达不到增加财政收入的目的。

由于国家财政收入中其他税源的增加和国际上对关税征收的限制，财政关税已逐渐被保护关税所代替。

2. 保护关税　保护关税（protective tariff）是指以保护本国工业或农业发展为主要目的而征收的关税。保护关税的税率一般较高，因为关税越高越能达到保护的目的。有时税率高达 100% 以上，致使货物无法进口，成为禁止关税（prohibited duty）。关税壁垒（trade barrier）指的就是保护关税。

保护关税可分为工业保护关税和农业保护关税。工业保护关税的目的是保护国内工业发展。一些经济落后国家往往采用保护关税作为保护和促进国内幼稚工业发展的手段。帝国主义时期，一些帝国主义国家往往对高度发展的垄断工业或处于衰退难以与国外竞争的垄断工业征收保护关税，以垄断国内市场，税率之高超过了一般保护程度，这种关税称为超保护关税。农业保护关税的目的是保护国内农业的发展。目前，保护关税已成为国际贸易战中的一个重要手段。

（三）按照差别待遇和特定的实施情况分类

按照差别待遇和特定的实施情况，关税可分为进口附加税、差价税、特惠税和普遍优惠制。

1. 进口附加税 进口附加税（import surtaxes）又称特别关税，是指对于进口商品除征收一般关税以外，根据某种目的再加征的额外的关税。征收进口附加税通常是一种特殊的临时性措施，其目的主要有：应对国际收支危机，维持进出口平衡；防止外国商品低价倾销；对某个国家实行歧视或报复等。

除了对所有进口商品征收进口附加税之外，许多国家有时还针对个别国家和个别商品征收进口附加税，主要表现为以下两种。

（1）反补贴税（counter - vailling duty） 反补贴税又称抵销税或补偿税。根据关税与贸易总协定（GATT）第6条的规定，反补贴税是指为了抵销商品于制造、生产或输出时所直接或间接接受的任何奖金或补贴而征收的一种特别关税。凡进口商品在生产、制造、加工、买卖、输出过程中接受的直接或间接的奖金或补贴都构成征收反补贴税的条件。

世贸组织《补贴与反补贴措施协议》对"补贴"的定义和分类作了进一步明确，认为补贴是"在一成员领土内或由一个政府或任一公共机构所提供的财政援助。包括政府的资金转移（即赠予、贷款和资产投入）、潜在的资金或债务的直接转移；政府预定的收入的扣除或不征收；政府对非一般基础设施提供货物或服务，或者购买货物；政府向基金组织或信托机构支付或指示某个私人机构执行上述所列举的、一般由政府承担的行为"。补贴可分为：可诉补贴、不可诉补贴、禁止性补贴。可诉补贴又称黄灯补贴，指的是非一律被禁止，又不能免于质疑的补贴；不可诉补贴又称绿色补贴，这种补贴不会招致其他成员方提起反补贴申诉；禁止性补贴又称红灯补贴，这种补贴一般会扭曲进出口贸易，如出口补贴、进口替代补贴等，因此是反补贴的主要对象。

反补贴税的税额应与奖金或贴补数额相等，目的在于提高进口商品的价格以抵消其所享受的补贴金额，使它不能在进口国的市场上进行低价竞争或倾销。近年来，一些国家出于保护国内产业的目的，利用 WTO《补贴与反补贴措施协议》和本国的反补贴立法，对进口的补贴产品不断提起反补贴调查并采取反补贴措施。补贴与反补贴已经成为一个复杂棘手、争议颇多的问题。

2007年，美国对中国铜版纸首征反补贴税。到2024年6月，全球对中国发起反补贴227起，其中美国对中国发起反补贴120起，是各国对中国发起反补贴最多的国家。2011年，墨西哥对我国三水阿莫西林发起反补贴调查，也是目前唯一一个对我国医药工业发起反补贴的国家。

（2）反倾销税（anti - dumping duty） 反倾销税是对于实行商品倾销的进口货物征收的一种进口附加税，目的在于抵制商品倾销，保护本国产品的国内市场。

世界贸易组织在《关于实施1994年"关贸总协定"第六条的协议》（又称《反倾销协议》）中对倾销的确定、损害的确定、反倾销调查的发起和后续程序等作了明确规定。《反倾销协议》规定"如果从一国向另一国出口的产品其出口价格低于在正常贸易过程中出口国用于本国消费的相同产品的可比价格，则该产品便被认为是在被倾销，即被以低于其正常价值的价值输入到另一国的商业中去"。在对"正常价值"的界定上，《反倾销协议》规定"只有确认相同产品在出口国国内市场上或者向一个第三国以价格低于单位（固定的和可变的）生产成本加行政管理费和销售费及一般费用，且产品销售是在长时期内大量进行的且是以未能在一段合理的时期内收回其全部成本的价格进行时，这种销售才可因价格原因而被作为不正常贸易过程中的销售对待，并在确定正常价值时不作考虑"。

但是，由于各成员国对于倾销的认定、"正常价值"的含义、反倾销的实施方式等问题的认识存在着一定的分歧，再加上国际贸易保护主义的泛滥，自 20 世纪 90 年代以来，反倾销扩大化的趋势明显加强，滥用反倾销税的事例时有发生。反倾销税已然成为贸易大国进行关税战、贸易战的重要工具。从 1994 年开始，我国一直是世界上遭遇反倾销调查最多的国家，我国遭遇反倾销的主要产品是：钢铁、铝、光伏、家电、化肥、医药产品等。1995 年到 2024 年 6 月我国医药工业遭遇的贸易救济案件共 46 起，反倾销案件就有 42 起，其中申诉国为印度的反倾销案件 28 起，占 2/3。其余案件的申诉国分别为乌克兰、墨西哥、美国、阿根廷、巴西、印尼、欧盟。

2. 差价税　差价税（variable levy）又称差额税，是指当某种本国生产产品的国内价格高于同类进口商品的价格时，为了削弱进口商品的竞争能力，保护国内生产和国内市场，按国内价格与进口价格之间的差额征收的关税。差价税随着国内外价格差额的变动而变动，是一种滑动关税（sliding duty）。

【例】欧盟对从非成员国进口的农产品征收差价税，税额是欧盟所规定的"门槛价格"与实际进口的货价加运保费（CIF）之间的差额。征收差价税是欧盟实施共同农业政策的一项主要措施，其主要目的是为了保护和促进欧盟内部的农业生产。在欧共体成立之初，各成员国之间的农产品贸易也曾使用过差价税，1968 年取消了内部的差价税，建立了统一的农产品市场。欧盟的共同农业政策，使欧盟成员国成为世界农产品的重要产地和出口地。

3. 特惠税　特惠税（preferential duties）又称优惠税，是指对特定某个国家或地区进口的全部商品或部分商品，给予特别优惠的低关税或免税待遇。特惠税有的是互惠的，有的是非互惠的。

特惠税开始于宗主国与殖民地附属国之间的贸易，如英联邦特惠税。影响比较大的是洛美协定国家之间的特惠税，《洛美协定》（Lome Convention）自 1975 年以来共执行了 5 期，欧盟一直通过该协定向非洲、加勒比和太平洋地区参加协定的部分发展中国家单方面提供特惠税。2000 年 2 月，《洛美协定》被《科托努协定》取代，协定规定：欧盟逐步取消对非加太地区国家提供单向贸易优惠政策，代之以向自由贸易过渡，双方最终建立自由贸易区，完成与世贸规则的接轨。该协定有效期 20 年，2020 年 12 月，欧盟与非加太国家谈判代表达成了一项新的《科托努协定》，该协定将进一步拉近未来 20 年欧盟 27 国与非加太 79 个国家之间的关系。新协定用以取代 2000 年商签的旧《科托努协定》，旨在减少贫困并帮助非加太国家融入全球经济。新协定侧重 6 个广泛领域：人权、民主与治理；安全；人类和社会发展；环境可持续性和气候变化；可持续增长；移民和流动性。合作范围已超越了关税。互惠的特惠关税主要是区域贸易协定或双边自由贸易协定成员间根据协定实行的特惠税，如欧盟成员之间、北美自由贸易协定成员之间、中国与东盟国家之间实行的特惠税。

4. 普遍优惠制　普遍优惠制（generalized system of preferences，GSP）简称普惠制，是指发达国家承诺对从发展中国家进口的商品，特别是制成品和半制成品，给予普遍的、非歧视的、非互惠的优惠关税待遇。它是发展中国家在联合国贸易与发展会议上长期斗争的结果，并于 1968 年通过建立普惠制决议之后取得，在 1971 年正式开始实施。

普惠制的主要原则是普遍的、非歧视的、非互惠的。所谓普遍的，是指发达国家应对发展中国家或地区出口的制成品和半制成品给予普遍的优惠待遇。所谓非歧视的，是指应使所有发展中国家或地区都不受歧视、无例外地享受普惠制的待遇。所谓非互惠的，是指发达国家应单方面给予发展中国家或地区关税优惠，而不要求发展中国家或地区提供反向优惠。

普惠制的目的是增加发展中国家或地区的外汇收入，加速发展中国家或地区的经济增长率。目前已接受 GSP 待遇的发展中国家（地区）已达 170 以上。GSP 的给惠国在提供普惠制待遇时都做了种种规定，一般都包括受惠国或地区的名单、受惠商品的范围、对受惠商品减税的幅度、对给惠国的保护措施、对原产地的规定等。根据世界银行的标准，不再属于低收入或中等偏低收入的经济体，发达国家可以取消给予普惠制待遇（俗称"毕业"）。从 1978 年开始，我国累计获得 40 个国家的普惠制待遇，由于经济发展水平提高，我国陆续从发达经济体的普惠制待遇中"毕业"。目前仍给予中国普惠制待遇的只有挪威、新西兰、澳大利亚。2021年9月海关总署发布第73号公告：从2021年10月12日起，不再对输往俄罗斯、白俄罗斯、哈萨克斯坦等三个欧亚经济联盟成员国的货物签发普惠制原产地证书；同年10月海关总署发布第84号公告：从2021年12月1日起，对输往欧盟成员国、英国、加拿大、土耳其、乌克兰和列支敦士登等已不再给予中国普惠制关税优惠待遇国家的货物，海关不再签发普惠制原产地证书。具体见表5-2。

表5-2　我国获得普惠制待遇情况

给予我国普惠制待遇的国家和地区	对我国的普惠制待遇是否已取消	取消时间
乌克兰	是	2012年
加拿大	是	2014年7月1日
瑞士、列支敦士登	是	2014年7月1日
欧盟、英国、土耳其	是	2015年1月1日
日本	是	2019年月1日
俄罗斯、白俄罗斯、哈萨克斯坦	是	2021年10月12日
澳大利亚	否	
新西兰	否	
挪威	否	

来源：根据公开数据整理。

（四）按关税保护的程度和有效性分类

按关税保护的程度和有效性，关税可分为名义关税和有效关税。

1. 名义关税　名义关税（nominal tariff）也称为名义税率或名义保护率。是指某种进口商品进入该国关境时海关根据海关税则所征收的关税税率。名义关税只考虑了进口商品尤其是制成品，因征收关税而提高了在市场上的价格，减少了进口国消费者对进口商品的消费需求，从而对本国同类商品生产起到保护作用。它并不考虑生产该产品时是否使用了进口投入品、对投入品是否征收关税以及对进口的制成品与投入品两者税率的比例关系。在其他条件相同和不变的条件下，名义关税税率越高，对本国同类产品的保护程度也越高。

2. 有效关税　有效关税（effective tariff）也称为实际关税或有效保护率。随着发达国家深加工产品生产的迅速发展，只对最终产品使用名义税率的保护理论已不足够，因为它未重视对中间投入品征税后对最终产品产生的影响。而有效关税主要是指对某个工业每单位产品"增值"部分的从价税，通过对投入品和制成品分别施用不同税率，以保护其加工净增值率的提高，计算公式有以下两个。

（1）对投入品不征税

$$E = T/V$$

式中，E 为有效关税保护率；T 为最终产品的名义关税税率；V 为最终产品的增值率。

（2）对投入品征进口税　如果进口国由于本国原材料不足，而必须进口原材料进行加工制造最终产品，则进口原材料的名义关税税率的高低及其在最终产品中所占比重会影响有效关税保护率。

$$E = \frac{T - Pt}{1 - P}$$

式中，E 为有效关税保护率；T 为最终产品的名义关税税率；t 为原材料的名义关税税率；P 为原材料在最终产品中所占的比重。

根据这个公式计算，有效关税税率将出现以下变化：

①当进口最终产品名义关税税率高于所用的进口原材料的名义关税税率时，有效关税保护率超过最终产品的名义关税税率，即 $E > T$；

②当进口最终产品名义关税税率等于所用的进口原材料的名义关税税率时，有效关税保护率将等于最终产品的名义关税税率，即 $E = T$；

③当进口最终产品名义关税税率小于所用的进口原材料的名义关税税率时，并且所用的原材料价值在最终产品中所占的比重很小时，有效关税保护率可能大大低于最终产品的名义关税税率，即 $E < T$。甚至出现负有效关税保护率，即 $E < 0$。

名义关税是海关税则中的法定税率，主要反映国家对进口商品所征收的关税水平；而有效关税则考虑了关税的实际执行情况，更能真实地反映进口商品在市场上的实际税负水平。有效关税保护率受到进口国最终产品的名义关税税率、进口原材料的名义关税税率和所用的原材料在最终产品中所占比重大小的影响。因此，各种进口商品的名义关税税率即使相同，有效关税保护率也会有所不同。

（五）按征收方法分类

关税的征收方法也称征收标准。依此分类，关税可分为从量税、从价税和混合税。

1. 从量税　从量税（specific duties）是指按照商品的重量、数量、容量、长度和面积等计量单位为标准计征的关税，计算公式为：

$$从量税额 = 商品数量 \times 每单位从量税$$

各国从量税的征收大部分是以商品的重量为单位，一般有以下三种。

（1）毛重（gross weight）法　又称总重量法，即对包括商品内外包装在内的总重量计征税额。

（2）半毛重（semi-gross weight）法　又称半总重量法，即对商品总重量扣除外包装后的重量计征税额。

（3）净重（net weight）法　又称纯重量法，即对商品总重量中扣除内外包装的重量后计征税额。

在从量税率确定的情况下，从量税额与商品数量的增减成正比关系，而与商品价格无直接关系。按从量税征收进口税，在商品价格下降时可以加强关税的保护作用，在商品价格上涨时则不能完全达到保护关税的目的。

2. 从价税　从价税（ad valorem duty）是指按照进口商品的价格为标准计征的关税，税率表现为货物价格的百分率，计算公式为：

$$从价税额 = 商品总值 \times 从价税率$$

从价税额与商品价格的涨落成正比关系。在税率不变时，从价税额随商品价格上涨而增加，随商品价格的下降而减少。从价税的优点在于征收比较简单，适用于各种不同的商品，并且税率明确，便于比较各国税率。

在从价税的征收过程中，较为复杂的是货物完税价格的确定。完税价格是指经海关审定作为计征关税的货物价格。各国采用的完税价格标准不一致，大体上可概括为以下三种：①以成本加保险费和运费价格（CIF）作为征税价格标准；②以装运港船上交货价格（FOB）作为征税价格标准；③以法定价格作为征税价格标准。

3. 混合税　混合税（mixed/compound duty）又称复合税，是指对进口商品采用从量税和从价税同时征收的方法，可分为以从量税为主加征从价税和以从价税为主加征从量税两种，多用于耗用原材料较多的工业制成品，计算公式为：

$$混合税额 = 从量税额 + 从价税额$$

【例】假设进口 10 台摄像机，成交价格为 8000 美元/台。依据海关税则，若每台完税价格低于或等于 5000 美元时，执行单一从价税率 22.5%；若每台完税价格高于 5000 美元时，每台征收 8100 元从量税，另加 3% 的从价税。本例中，对同一种进口货物采用从价、从量两种标准课征关税，即为混合税，应纳税额为（按 1 美元 = 6.38 元人民币计算）：

应纳税额 = 10 × 8100 + 8000 × 10 × 6.38 × 3% = 81000 + 15312 = 96312

混合税的优势就在于既可发挥从量税抑制低价进口货物的特点，又可发挥从价税税负合理、稳定的特点，但计征手续较为繁琐。

4. 选择税　选择税（alternative duty）是对某种进口商品同时规定有从量税和从价税两种税率，但征税时选择其中的一种征收。一般选择税额较高的一种征收，但有时为了鼓励进口，也可选择其中税额较低者征收。例如，受特保案影响，我国从 2007 年 1 月 1 日开始，对进口天然橡胶实行选择税，即在 20% 从价税和 2600 元/吨的从量税两者中，从低计征关税，到 2015 年调整为 20% 从价税或 1500 元/吨的从量税，两者从低。财政部的这一政策对很多轮胎制造商而言，有利于压缩生产成本，扩大出口。

三、海关税则

海关税则（customs tariff）又称关税税则，是一国对进出口商品计征关税的规章和对进出口的应税与免税商品加以系统分类的一览表，是海关征收关税的凭据，是关税政策的具体体现。

海关税则一般包括两个部分：一部分是海关课征关税的规章条例及说明，另一部分是关税税率表。关税税率表主要包括：税则号列（tariff No. 或 heading No. 或 tariff item），简称税号；货物分类目录（description of goods）；税率（rate of duty）。

（一）海关税则的货物分类方法

海关税则的货物分类方法主要是根据进出口货物的构成情况，对不同商品使用不同税率以便于对进出口货物统计需要而进行的系统分类。各国海关税则的商品分类方法不尽相同，大体上有以下几种。

1. 按货物的自然属性分类　如动物、植物、矿物等。

2. 按货物的加工程度或制造阶段分类　如原料、半制成品和制成品等。

3. 按货物的成分分类或按工业部门的产品分类　如钢铁制品、塑料制品、化工产品等。

4. 按货物的用途分类　如食品、药品、染料、仪器、乐器等。

5. 按货物的自然属性分成大类，再按加工程度分成小类　如先按自然属性、用途或组成成分等分成若干大类，再进一步分成章或组，其下列出商品项目。

从 1992 年 1 月 1 日起，我国进出口税则采用世界海关组织《商品名称及编码协调制度》(The Harmonized Commodity Description and Coding System, HS)。该制度将国际贸易涉及的各种商品按照生产部类、自然属性和不同功能用途等分为 21 类、97 章。税号采用 6 位数，前两位表示章，中间两位数表示该章的项目号，后两位数是商品编号。部分国家根据本国国情，已分出第七、八、九、十位数码。

【例】商品编码（税则号列）51 05 39 10 各层次含义如图 5-1。

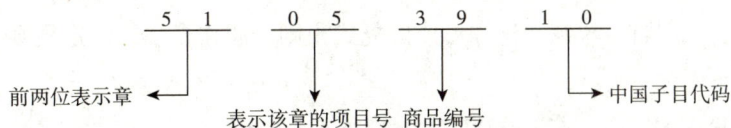

图 5-1　商品编码举例

51 表示第 51 章（协调制度章代码）；

05 表示该章第五个品目（协调制度品目代码）；

3 表示品目 51.05 项下第三个一级子目（协调制度子目代码）；

9 表示子目 5105.3 项下未列名二级子目（协调制度子目代码）；

1 表示子目 5105.39 项下第一个三级子目（中国子目代码）；

0 表示子目 5105.391 项下未增设四级子目（中国子目代码）。

为适应国际贸易的发展，世界海关组织对该制度进行了多次修订，最新发布了 2022 年版《商品名称及编码协调制度》，并于 2022 年 1 月 1 日生效。

（二）海关税则的种类

1. 按税率的种类分　可分为单式税则和复式税则两种

（1）单式税则　单式税则（single tariff）又称一栏税则。这种税则对每一个税目只规定一个税率，对来自任何国家的商品没有差别待遇，均用同一税率征收。垄断前资本主义时期，各国的对外贸易因多从单一经济角度考虑，且进出口结构较为直观和简单，因而大多采用单式税则。由于单式税则难以体现对不同国别的区别对待政策，抑制了关税作为重要经济武器的作用，所以近几十年被越来越多的国家所摒弃。目前只有为数不多的国家采用这种税则制度。

（2）复式税则　复式税则（complex tariff）又称多栏税则。这种税则中一税目下订有两个或两个以上的税率，包括普通税率、最惠国税率、协定税率、特惠税率等，对来自不同国家的进口商品，适用不同的税率，一般是普通税率最高，特惠税率最低。目前绝大多数国家采用复式税则。发达资本主义国家规定差别税率以实行差别待遇和贸易歧视政策。许多发展中国家为了反对发达国家的歧视政策，保障本国的权益，也实行复式税则。

在单式税则或复式税则中，依据进出口商品流向的不同，又可分为进口货物税则和出口货物税则。有的将进出口货物的税率合在同一税则中，分列进口税率栏和出口税率栏。我国现行的进出口税则就属于这种税则制。

2. 按制定税则的权限分　可分为自主税则和协定税则

（1）自主税则　自主税则（autonomous tariff）又称国定税则，是指一国立法机构根据关税自主原则单独制定而不受对外签订的贸易条约或协定约束的一种税率。

自主税则可分为自主单式税则和自主复式税则，前者为一国对一种商品自主地制定一个税率，这个税率适用于来自任何国家或地区的同一种商品；后者为一国对一种商品自主地制定两个或两个以上的税率，分别适用于来自不同国家或地区的同一种商品。

（2）协定税则　协定税则（conventional tariff）是指一国与其他国家或地区通过贸易与关税谈判，以贸易条约或协定的方式确定的关税税率。这种税则是在本国原有的国定税则之外另行规定的一种税率。它是两国通过关税减让谈判的结果，因此要比国定税率低。协定税则不仅适用于该条约或协定的签字国，而且某些协定税率也适用于享有最惠国待遇的国家，对于没有减让关税的商品或不能享受最惠国待遇的国家的商品，仍采用自主税则，这样形成的复式税则，叫作自主－协定税则或国定－协定税则。

第二节　非关税措施

关税壁垒作为一种贸易保护手段，早已被世界各国广泛使用，从 20 世纪 30 年代资本主义经济危机以来，关税壁垒显现出固有局限性。二战以后，随着经济的恢复和发展，通过 GATT 的多轮谈判，各国普遍削减了关税，使得关税壁垒的作用大大下降。于是各国转而采用各种非关税措施，以限制外国商品进口。尽管世界贸易组织重申合理的关税是世界贸易组织所允许的合法保护措施，但非关税壁垒仍然是当今影响国际贸易发展的重要障碍。

一、非关税措施的含义和特征

（一）非关税措施的含义

非关税措施（non-tariff barriers，NTBs）是与关税措施相对而言的，指除关税措施以外的一切限制进口的措施。非关税措施与关税措施都是政府干预贸易的重要政策工具。20 世纪 50 年代到 70 年代初，在关贸总协定的推动下，关税水平大幅度下降，关税的保护作用不断减弱，使得各国纷纷加强非关税措施的运用。到 20 世纪 70 年代中期，形成了以非关税措施为主，关税措施为辅的新贸易保护主义。

非关税措施有直接非关税措施与间接非关税措施之分。前者是指进口国直接规定限制某些商品的进口数量和金额，以达到限制进口，保护本国产业的目的，如进口配额、政府采购等；后者是指进口国为实现其目的，不是直接规定进口商品的数量或金额限制，而是对进口商品规定严格的检查标准，采取法令条例形式间接地影响和限制商品的进口，如进口押金制、最低限价制、繁严的技术标准和卫生安全标准、包装标签规定等。

（二）非关税措施的特征

与关税措施相比，非关税措施主要具有以下特点。

1. 非关税措施比关税措施更具灵活性和针对性　关税通常是各国通过立法程序和手续予以制定，这种立法程序往往迂回迟缓，难以适应紧急需要。同时关税还受关贸总协定、最惠国待遇条款等国际协定的约束，从而较难灵活地调整关税税率。而非关税措施通常是采用行政手段制定，其制定、改变或调整的程序都较为简便，因而能够随时根据实际情况采取或更换相应的限制进口措施，较快地达到限制进口的目的。

2. 非关税措施比关税措施更具限制进口的有效性　关税措施是通过征收高额关税，提高进口商品成本和价格以削弱其竞争力，间接地达到限制进口的目的。如果出口国采用出口补贴、商品倾销等办法鼓励出口，或外国商品具有较强的成本优势时，关税措施往往较难起到限制商品进口的作用。而一些非关税措施对进口的限制是绝对的，如进口配额等预先规定进口数量和金额，超过限额就直接禁止进口，从而直接把超额的商品拒之国门外，比关税措施更加有效。

3. 非关税措施比关税壁垒更具隐蔽性和歧视性　关税措施限制进口的唯一途径就是提高关税税率，而关税税率确定后，必须以法律形式公布并执行。出口商易于获得有关税率并采取相应对策。而一些非关税措施往往不公开，或者所规定的标准和手续极为繁琐复杂多变，使得出口商难以对付和适应。同时，非关税措施可以针对某个国家或某种商品个别制定，因而更具差别性和歧视性，如非关税措施中的国别配额就是，由进口国依据国别规定在一定时期内从某个国家或地区进口某种商品的配额。

二、非关税措施的主要种类

非关税措施名目繁多，有多种分类方法，目前比较系统的是联合国贸易与发展会议（United Nations Conference on Trade and Development，UNCTAD）对非关税措施的分类，最早的版本是 2012 版，最新修订的是 2019 版，将非关税措施分为 16 个章节（A 章至 P 章），其中 A 章至 O 章是进口国对进口实施的措施，P 章是出口国对出口实施的措施，具体见表 5-3。

表 5 – 3　非关税措施的章节分类

	A	卫生和植物检疫措施
技术措施	B	技术性贸易壁垒
	C	装运前检验和其他手续
进口	D	条件性贸易保护措施
	E	非自动进口许可、配额、禁止、数量控制措施和其他限制，不包括卫生和植物检疫措施或与技术性贸易壁垒有关的措施
	F	价格控制措施，包括额外税费
	G	财政措施
	H	影响竞争的措施
非技术措施	I	与贸易有关的投资措施
	J	分配限制
	K	售后服务限制
	L	补贴和其他形式的支持
	M	政府采购限制
	N	知识产权
	O	原产地规则
出口	P	出口相关措施

来源：UNCTAD，2019 版《非关税国际分类》。

以下介绍几种常用的非关税措施。

（一）进口配额

进口配额（import quota）又称进口限额，是指一国政府在一定时期（如一季度、半年或一年）内，对某些商品的进口数量或金额加以直接的限制。在规定的期限内，配额以内的货物可以进口，超过配额不准进口，或者征收较高的关税或罚款后才能进口。进口配额主要有以下两种。

1. 绝对配额　绝对配额（absolute quota）是指在一定时期内，对某些商品的进口数量或金额规定一个最高数额，达到这个数额后便不准进口。这种进口配额在实施中又有全球配额和国别配额两种方式。

（1）全球配额　全球配额（global quota）对来自任何国家或地区的商品一律适用，属于世界范围的绝对配额。主管当局通常按照进口商的申请先后或过去某一时期的实际进口额批给一定的额度，直至总配额发放完为止，超过总配额就不准进口。由于全球配额不限定进口国别或地区，进口商在获得配额后可以从任何国家或地区进口，这样地理位置邻近的国家或地区处于有利地位，而相隔较远，交通不便的国家就处于不利地位。因此，采用此种方式在配额的分配和利用上难以贯彻国别政策。2023 年上半年，我国商务部下发两批原油进口配额，共计 1.32 亿吨，该配额为全球配额。

（2）国别配额　国别配额（country quota）又称选择配额，是指在总配额内按国别和地区分配给固定的配额，超过规定额度便不准进口。商品进口时必须提交原产地证明书。实行国别配额可以使进口国根据它与有关国家或地区的政治经济关系分配不同的额度。2023 年 3 月 13 日，美国贸易代表办公室与美国农业部共同宣布，将 2022/23 榨季未使用的约 224240 吨特定国家关税配额（TRQ）进口甘蔗原糖重新分配给 25 个国家，其中巴西、多米尼加共和国和澳大利亚的重新分配量最大，依次分别为 42765吨、40000 吨、24479 吨。国别配额又可分为自主配额和协议配额。

1）自主配额　自主配额（autonomous quota）又称单方面配额，是由进口国完全自主地、单方面规定在一定时期内从某个国家或地区进口某种商品的配额。这种配额不需征求输出国的同意。例如，2001年美国政府曾以中国企业向美国非法转口纺织品为由，单方面扣减中国纺织品配额，涉及货物总金额约

2800 万美元。

自主配额的确定一般参照某国过去一定时期内的出口状况，按一定比例确定新的进口数量或金额。由于完全由进口国单方面制定，自主配额往往带有不公正性和歧视性，容易引起争端。

2）协议配额　协议配额（agreement quota）又称双边配额，是由进口国和出口国政府或民间团体之间协商确定的配额。例如，2010 年我国同新西兰签署的《中华人民共和国政府与新西兰政府自由贸易协定》，规定了次年我国自新西兰进口羊毛、毛条的国别关税配额量分别为 28941 吨和 521 吨。

如果协议配额是通过双方政府协议订立，则一般需在进口商或出口商中分配；如果协议配额是通过双边的民间团体达成，则执行之前应事先获得政府的许可。由于是由双方协商决定，协议配额通常不会引起进出口双方的争端，较易执行。

2. 关税配额　关税配额（tariff quota）是对进口商品的绝对数不加限制，而在一定时期内，对规定配额以内的进口商品实行低税、减税或免税待遇；对超过配额的进口商品则征收较高关税或附加税或罚款。例如，从 2000 年 12 月开始，俄罗斯决定实行为期一年的原糖进口配额制，总额为 365 万吨。其中 2000 年 12 月 15 日至 2001 年 3 月 31 日的配额为 115 万吨，2001 年第 2、3、4 季度配额分别为 150 万吨、60 万吨、40 万吨，对此征收 5% 的关税，但每公斤关税不低于 0.09 欧元；超过配额的部分征收 30% 的关税。美国从 2022 年 1 月 1 日开始，对从欧盟进口的铝在一定配额范围内免征关税，超过配额征 10% 的关税。印度根据关税配额（TRQ）计划从 2022 年 10 月 1 日到 2023 年 9 月 30 日向美国出口 8606 吨原糖，在此关税配额下享受较低的关税，达到配额后对额外的进口征收更高的关税。墨西哥对奶粉、干酪、肉及可食用内脏、动物脂肪、土豆、玉米、芸豆、小麦等食品或农产品配额内关税为 0～50%，配额外关税为 67%～254%。韩国对 67 种农产品征收 200% 以上的配额外关税，如绿豆 614.3%、大蒜 364%、芝麻 700% 等。

按征收关税的性质，关税配额可分为优惠性关税配额和非优惠性关税配额。前者是对关税配额内的商品给予较大幅度的关税减让，甚至免税，而超过进口商品则按原来的最惠国税率征收；后者是在关税配额内征收原来的进口税，而对超过配额的进口商品征收较高的附加税或罚款。

（二）"自动"出口配额制

"自动"出口配额制（"voluntary" export quota）又称"自动"出口限制（"voluntary" restriction of export），是指出口国家或地区在进口国的要求或压力下，"自动"规定某一时期内（一般为 3～5 年）某些商品对该国的出口限制，在限定的配额内自行控制出口，超过配额即禁止出口。

"自动"出口配额制带有明显的强制性。进口国往往以商品大量进口致使有关工业部门受到严重损害，造成所谓"市场混乱"为理由，要求有关国家的出口实行"有秩序地成长"，"自动"限制商品的出口，否则就单方面强制限制进口。这种情况下，一些出口国被迫实行"自动"出口限制。如全球纺织品贸易一体化后，我国在 2005 年起被迫施行《纺织品出口自动许可暂行办法》，对出口美国、欧盟的部分服装实施出口自动许可，首批实施出口自动许可的服装涉及 216 个商品编号。

"自动"出口配额制主要有非协定的"自动"出口配额和协定的"自动"出口配额两种形式。前者不受国际协定的约束，而是由出口国迫于来自进口国方面的压力，自行单方面规定出口配额，限制商品出口；后者是指进出口双方通过谈判签订"自限协定"（self-restraint agreement）或"有秩序销售协定"（orderly marketing agreement），在协定中规定配额水平、自限商品的分类、限额的融通、保护条款、出口管理规定和协定期限等内容。出口国应该据此配额实行出口许可证制或出口配额签证制，自行限制这些商品出口，进口国则根据海关统计进行监查。目前大多使用的是协定的"自动"出口配额。

（三）进口许可证制

进口许可证制（import license system）是指进口国规定某些商品进口必须得到国家有关部门的批准，

领取许可证后才可进口，否则一律不准进口的行政措施。这种制度可以直接控制进口数量和进口国别。凡受进口许可证制限制的商品，企业在签订贸易合约前，应事先向有关审批机关办理进口许可证的申领手续，并在许可证的有效期内报关进口，否则即使货物到达进口国，如果得不到进口许可证，货物在进口地也是不能报关的。目前，我国实行进口许可证管理的货物品种，由商务部根据国家规定统一公布、调整。

按照进口许可证与进口配额的关系，进口许可证可分为有定额的进口许可证和无定额的进口许可证两种。前者是国家有关机构预先规定有关商品的进口配额，然后在配额的限度内，根据进口商的申请对于每一笔进口货物发给进口商一定数量或金额的进口许可证；后者是进口许可证不与进口配额相结合，国家有关政府机构不预先公布进口配额，只是在个别考虑的基础上颁发有关商品的进口许可证。无定额的进口许可证没有公开的标准而是出于个别考虑，因此更具隐蔽性，对进口的限制作用也更大。

按照进口商品许可程度，进口许可证可分公开一般许可证（open general license）和特种进口许可证（specific license）两种。前者对进口国别或地区没有限制，对于列明属于公开一般许可证的商品，进口商填写公开一般许可证后即可获准进口；后者往往规定出口国和地区，进口商必须向政府有关当局提出申请，经逐笔审查批准后才能进口。前者目的在于管理进口，而后者是限制进口的有效措施之一。

（四）外汇管制

外汇管制（foreign exchange control）是一国政府通过对国际结算和外汇买卖实行限制来平衡国际收支和维持本国货币汇价的一种制度。

一般说来，实行外汇管制的国家，大都规定出口商须将出口所得外汇收入按官方汇率（official exchange rate）结售给外汇管理机构，而进口商也必须向外汇管理机构申请进口用汇。此外，外汇在该国禁止自由买卖，携带本国货币出入境也受到严格的限制。这样，政府就可以通过确定官方汇率、集中外汇收入、控制外汇支出、实行外汇分配等办法来控制进口商品的数量、品种和国别。

外汇管制的方式主要有以下三种。

1. 数量性外汇管制　即国家外汇管理机构对外汇买卖的数量直接进行限制和分配，以集中外汇收入，控制外汇支出，实行外汇分配。一些国家在执行数量性外汇管制时，要求进口商必须获得进口许可证后，方可得到所需的外汇。

2. 成本性外汇管制　即国家外汇管理机构对外汇买卖实行复汇率制度（system of multiple exchange rates），利用外汇买卖成本的差异，间接影响不同商品的进出口。进口国可以对不同进出口商品采用不同的汇率，利用汇率的差别达到限制或鼓励某些商品进口或出口的目的。

3. 混合性外汇管制　即同时采用数量性和成本性的外汇管制，对外汇实行更为严格的控制，以影响或控制商品的进出口。

（五）歧视性政府采购政策

歧视性政府采购政策（discriminatory government procurement policy）是指国家制定法令规定，或虽无法令明文规定但实际上存在的，政府机构在采购时必须优先购买本国产品的做法。政府是各国经济中最大的货物和服务的采购者，因此这种政府采购的规定有效地起到了限制进口的作用。

美国从1933年开始实行，并于1954年和1962年两次修改的《购买美国货物法案》是最为典型的政府采购政策，此法案是在20世纪30年代大萧条时期提出，目的是扶持国内产业和工人。该法案规定，凡是美国联邦政府采购的货物，都应该是美国制造的，或是用美国原料制造的，商品的成分有50%以上是本国生产的。以后又作了修改，规定只有在美国自己生产数量不够或国内价格过高，或不买外国货有损美国利益的情况下，才可以购买外国货。显然，这是一种歧视外国产品的贸易保护主义措施。2008年全球金融危机爆发后，美国政府为了刺激经济增长和就业，再次强化了《购买美国货物法案》。拜登政府在 2021 年 1 月签署了一项行政命令《关于确保未来由美国工人在美国制造的行政令》，进一步强调了"购买美国货"的重要性。该行政令要求联邦机构增加对美国产品和服务的采购。2022 年 3 月 4 日，拜登政府又宣布提高联邦政府采购的"美国货"中美国制造零部件的比重，从当时的 55% 提高至 75%，以促进美国制造业发展和增强国内供应链。此外英国、日本等国家也有类似的制度。

（六）进口和出口的国家垄断

进口和出口的国家垄断（state monopoly）是指在对外贸易中，对某些或全部商品的进出口规定由国家机关直接经营，或者是把商品的进口或出口的垄断权给予某些垄断组织。进出口的国家垄断为资本主义国家巩固垄断资本的统治和推行非关税壁垒发挥了不可或缺的作用。

各国国家垄断的进出口商品主要有四大类：①烟酒，由于可以从烟酒进出口垄断中取得巨大财政收入，各国一般都实行烟酒专卖。②农产品，对农产品实行垄断经营，往往是一国农业政策的一部分，这在欧美国家最为突出。③武器，它关系到国家安全与世界和平，受到国家专控。④石油，它是一国的经济命脉，因此不仅出口国家，主要的石油进口国都设立国营石油公司，对石油贸易进行垄断经营。

（七）国内税

进口国除了对进口商品征收进口关税以外，还另行征收各种国内税（internal taxes）。国内税是指一国对在本国生产流通的商品所征收的各种捐税。通过增大进口商品的税负降低其竞争力，从而达到限制进口的目的。国内税不受贸易条约或多边协定的限制，制定与执行属于本国政府机构，有时甚至是地方政权机构的权限，因而是一种比关税更灵活，更易于伪装的贸易措施。国内税的著名案例就是"韩国酒税案"。根据韩国酒税法，韩国对国内烧酒征收 35% 的税，而对其他进口蒸馏酒（威士忌、伏特加、朗姆酒等）征收 100% 的税。这个政策因为欧共体和美国的强烈反对，不得不提前废止。

（八）最低限价和禁止进口

最低限价（minimum price）是指一国政府规定某种进口商品的最低价格，凡进口货价低于规定的最低价格则征收进口附加税或禁止进口。假设规定钢材每吨最低限价为 320 美元，若进口时每吨为 300 美元，则进口国就要征收 20 美元的附加税。这种政策可有效地抵制低价商品的进口，保护本国市场。

禁止进口（prohibitive import）是一种限制进口的极端措施。如果一些国家感到实行数量的限制已不能解救国内经济与贸易困境时，往往会颁布禁止某些商品进口的法令。如 1975 年 3 月，欧共体决定自 1975 年 3 月 15 日起禁止 3 千克以上的牛肉罐头及牛肉下水罐头从欧共体以外市场进口。2024 年 5 月 13 日，美国总统拜登签署《禁止俄罗斯铀进口法》，禁止进口俄罗斯联邦或俄罗斯实体生产的未经辐照的低浓缩铀。禁止进口措施易引起对方国家的相应报复，引发贸易战，因此不宜贸然采用。

（九）进口押金制

进口押金制（advanced deposit）又称进口存款制，是指进口商在进口商品时，必须预先按进口金额的一定比率和规定的时间，在指定的银行无息存入一笔现金。这种制度是通过增加进口商的资金负担，影响资金流转，来达到限制进口的目的。意大利从 1974 年 5 月 7 日到 1975 年 3 月 20 日对 400 多种进口商品实行这种制度。该政府规定进口商不论从哪一个国家进口，都必须先向中央银行缴纳相当于进口货值半数的现款押金，无息冻结 6 个月。这项措施相当于征收 5% 以上的进口附加税。之后芬兰、新西兰、巴西等国也相继实行了这种限制进口的措施。

（十）繁琐的海关手续

进口商品到岸后履行繁琐的海关手续（complicated customs formalities）也会增加进口的成本和风险。例如，海关人员推迟结关、征收各种手续费等。在众多海关手续中，海关估价（customs valuation）是最常用的手段之一。海关估价制是指海关为征收关税而确定进口商品的价格的制度。在实际操作中，有些国家根据某些特殊规定，提高进口商品的海关估价，从而增加进口商品的关税负担，起到阻碍或限制进口的作用。此种方式的实行以美国最为典型。长期以来，美国海关是按照进口商品的外国价格（进口货在出口国国内销售市场的批发价）或出口价格（进口货在来源国市场供出口用的售价）两者之中较高的一种进行征税，这实际上提高了进口关税的税额，是一种典型的非关税措施。

（十一）技术性贸易措施

技术性贸易措施（technical barriers to trade）是指一国以维护生产、消费安全和人民健康为理由，对进口商品制定并实施复杂苛刻的技术标准、卫生检疫规定、商品包装和标签规定等。这些规定通常复杂多变，使外国产品难以适应，从而起到限制外国商品进口的作用。

1. 技术标准　一些国家对许多制成品规定了极为严格、繁琐的技术标准，进口商品必须符合技术标准（technical standards）才能进口。例如，由于欧盟不承认中药作为药品的地位，因此没有单独的中药进口程序以及检疫注册要求，导致中药制品出口到欧盟均需符合西药的实验标准、注册要求和进口程序等。另外，有些标准不仅在标准本身上限制进口，而且在标准的公布时间、检验过程等实施程序中也设置了重重障碍。

2. 卫生检疫规定　随着贸易保护主义的加强，卫生检疫规定（health and sanitary regulation）限制的商品范围越来越广，规定也越来越严格，主要适用于农副产品、食品、药品、化妆品等。在药品的进出口中，卫生检疫规定是一个重要的壁垒。例如，美国对其他国家输往美国的药品规定必须符合美国的《联邦食品、药品及化妆品法案》（Federal Food，Drug and Cosmetic Act，FDCA），否则不准进口。

3. 商品包装和标签规定　一些国家制定各种包装和标签条例（packaging and labelling regulation），对进口商品包装材料、包装方式等都做了详细规定。进口商品必须符合这些规定，否则不准进口或禁止在市场上销售。2012年，加拿大政府发布新规，将功能性食品和饮料纳入食品范畴监管，并规定生产商须按营养、过敏原和成分信息的相关标签要求修改标签或重新设计产品，否则将被禁止销售。出口方为了符合这些复杂繁琐的规定，不得不重新包装或改换产品标签，费时费工，导致成本增加，产品竞争力下降。FDCA规定，药品标签中的通用名铅字大小至少为商品名的1/2。

（十二）环境措施

环境措施（environmental barriers）是近些年新兴的一种非关税措施，又称绿色措施，是指一国以保护生态环境、自然资源和人民健康为理由，要求进出口商品除了要符合质量标准，还要在设计、制造、包装等方面符合环境保护的要求。目前实行这种措施的多为发达国家，起到阻止环保技术落后的发展中国家的产品进口的作用。近几年，我国在纺织业、鞋业、纸业、家具、农产品等领域不断遭遇来自发达国家的"绿色壁垒"的阻碍，这对我国产品出口产生了较大影响。

🔖 **知识拓展**

美国《植物药研制指导原则》

长期以来，美国FDA对植物药品作为药品注册一直持保守态度，因为发达国家对药品的基本概念是：要有严格的科研过程和临床资料，化学成分要明确，如果是复方制剂，每一种化学成分的药效学作用机制要清楚。但是，由于研制化学药费用高昂，化学药毒副作用强以及对某些疑难病缺乏有效的药物，人们逐渐重视包括中药在内的植物药的作用。1995年FDA开始酝酿制定相应的植物药管理规定，2004年6月正式公布《植物药研制指导原则》，并在2016年对此指导原则进行了修订。《植物药研制指导原则》的面世，标志着FDA对包括中药在内的植物药的态度发生了质的飞跃，美国终于承认植物药是药品。美国政府这一巨大的政策改变，为以植物药为主体的我国中药以"药品"身份进入美国市场创造了良好的机遇。

第三节　鼓励出口与限制出口的措施

各国在制定和实施贸易政策时，除了运用关税措施和非关税措施限制进口外，还采取各种措施鼓励出口或限制出口，以促进国际贸易的发展。

一、鼓励出口的措施

目前大多数国家对本国的大部分产品都采取鼓励出口的政策措施，广泛使用的主要有以下几种。

（一）出口信贷

出口信贷（export credit）是指一国为了支持和扩大本国商品的出口，提高商品的国际竞争能力，通过对本国出口商或外国进口商给予利息补贴或提供信贷担保的方法，鼓励本国银行对本国出口商或外国进口商（或其银行）提供利率较低的贷款，以解决本国出口商资金周转的困难，或满足外国进口商对本国出口商支付货款的需要。出口信贷多用于促进大型成套设备、船舶和大型工程项目等金额大、期限长的产品或用于服务出口方面。出口信贷中常见的方式有卖方信贷、买方信贷、信用限额安排、混合贷款、签订存款协议、福费廷业务等。

根据贷款对象的不同，出口信贷可分为卖方信贷和买方信贷。

1. 卖方信贷　卖方信贷（supplier's credit）是银行直接资助本国出口厂商向外国进口厂商提供延期付款，以促进商品出口的一种方式，通常用于机器设备、船舶等出口。由于这些商品出口所需的资金较大，时间较长，进口厂商一般都要求采用延期付款的方式。出口厂商为了加速资金周转，往往需要取得银行的贷款。因此，银行为出口商提供中长期贷款，可以支持出口商采取延期付款或赊销方式将其商品卖给进口商。卖方信贷的做法如图5-2所示。

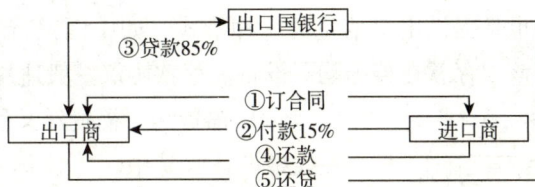

图5-2　卖方信贷的做法

2. 买方信贷　买方信贷（buyer's credit）是指由出口商国家的银行向进口商或进口商国家的银行提供的信贷，用以支付进口货款的一种贷款形式。这种贷款一般有附加条件，即贷款必须用于购买债权国的商品，被称为约束性贷款（tied loan）。买方信贷可以帮助解决进口商在购买债权国商品过程中出现的资金困难，以促进商品的出口。出口方银行贷款给外国进口商和进口方银行的买方信贷的做法分别如图5-3和图5-4所示。

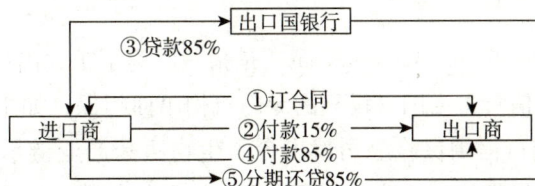

图5-3　贷款给外国进口商的买方信贷做法

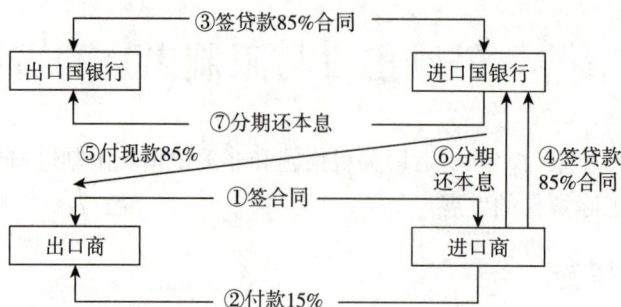

图 5 - 4 贷款给进口方银行的买方信贷做法

3. 其他出口信贷形式

（1）信用限额安排 信用限额安排是 20 世纪 60 年代后期发展起来的一种出口信贷形式，是指出口商所在地的银行给予进口商所在地的银行以中期融资的便利，以便于本国一般消费品或基础工程的出口。这种信贷形式有购物信用限额和项目信用限额两种。前者是出口方银行向进口方银行提供一定的贷款限额，以利向进口商融通资金，帮助进口商购买出口方的出口消费品；后者用以满足进口商购买本国工程设备或基础工程建设的资金需要。

（2）混合贷款 混合贷款是用于购买出口国的商品和劳务的一种信贷形式，是指由出口国银行和政府联合起来向进口国提供贷款。出口国政府通过提供低息优惠贷款或赠款以及和出口信贷结合使用的方式，达到促进本国货物出口的目的。但是有些国家为了扩大出口，将部分正常的商业出口信贷转入外援项下，对外提供非常优惠的混合贷款，引起美国等国家的强烈反对。例如，日本就曾大量利用"海外经济协力基金"向某些发展中国家提供利率为 3.5%、期限 20 年的出口信贷。

（3）存款协议 存款协议是指进出口方银行签订一个存款协议，规定出口方所在地银行在进口方银行开立账户，在一定期限内存放一定金额的存款，并在期满之前保持约定的最低存款数额，以供进口商在出口国购买设备之用，这也是提供出口信贷的一种形式。如中国银行与英国就曾在 1978 年签订过这样的协议，供我国进口商用该项存款在英国购买设备。存款协议一般适用于中、小型项目。

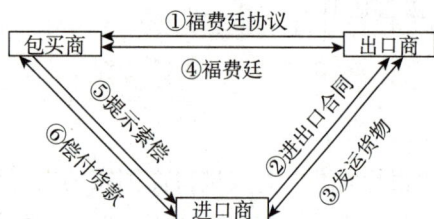

图 5 - 5 福费廷的做法

（4）福费廷 福费廷又称包买票据或票据买断，是指在大型设备贸易中，出口商在以延期付款方式出卖商品后，将经过进口商承兑的、由进口商所在地银行担保过的远期汇票或本票，无追索权地卖断给包买商（贴现银行或大型金融公司），以提前取得现款的一种融资方式。福费廷业务将远期收款变为当期现金流入，有利于出口商改善财务状况和清偿能力。同时，还可以有效地规避利率、汇率、信用等各种风险，为在对外贸易谈判中争取有利的地位和价格条款、扩大贸易机会创造条件。福费廷的做法如图 5 - 5 所示。

（二）出口信贷国家担保制

出口信贷担保制（export credit guarantee system）是指一国为了扩大出口，对于本国出口商或商业银行向外国进口商或银行提供的信贷，由国家设立的专门机构出面担保，如中国出口信用保险公司就是这样的担保机构，2021 年中国出口信用保险公司就出台了生物医药产业链承保服务支持措施。当外国债务人由于政治、经济等原因拒付货款时，这个国家机构即按承保的数额给予补偿。这是国家代替出口商承担风险，以扩大出口的方式之一。

出口信贷国家担保的主要内容包括确定担保的项目与金额、担保对象和担保期限与费用。一般而言，商业保险公司不承担的出口风险项目，都可向担保机构进行投保；担保对象可以是出口厂商，也可以是出口信贷银行；根据担保期限通常可分为短期信贷担保（6个月左右）与中、长期担保（通常从2年至15年不等）。

（三）出口补贴

出口补贴是（export subsidies）指一国政府为降低出口商品的价格，增强其在国外市场上的竞争能力，在出口某种商品时给予出口商的现金补贴或财政上的优惠待遇。

出口补贴的基本方式有直接补贴和间接补贴两种。直接补贴指政府在某种商品出口时直接付给出口商的现金补贴，常用于弥补出口商品国际价格低于国内价格所带来的亏损，或出口商所获利润率低于国内利润率所承受的损失，这种补贴方式以欧盟对农产品的出口补贴最为典型。间接补贴是指政府对某些商品的出口给予财政上的优惠。如退还或减免出口商品所缴纳的销售税、消费税、增值税、所得税等国内税；对进口原料或半制成品加工再出口给予暂时免税或退还已缴纳的进口税，免征出口税；对出口商品实行延期付税、降低运费、提供低息贷款、实行优惠汇率以及对企业开拓出口市场提供补贴等。另外需要指出的是，补贴在很大程度上可以被利用为实行贸易保护主义的工具，成为国际贸易中的非关税壁垒。

（四）商品倾销

商品倾销（dumping）是指以低于国内市场价格，甚至低于商品生产成本的价格，在国外市场上抛售商品，打击竞争者以占领国外市场。

按照倾销的具体目的或时间的不同，商品倾销可分为以下三种。

1. 偶然性倾销　偶然性倾销（sporadic dumping）是指因为销售旺季已过，或公司改营其他业务，将在国内市场上难以售出的积压库存，以较低价格在国外市场上抛售。由于这种倾销时间短暂，数量不大，对进口国的同类产品的生产和流通造成的不利影响不严重，进口国一般较少对其采取反倾销措施。

2. 间歇性或掠夺性倾销　间歇性或掠夺性倾销（intermittent or predatory dumping）是指以低于国内价格甚至低于成本的价格，在某一国外市场上销售商品，在打垮全部或大部分竞争对手，垄断该市场之后，再提高价格。目的是占领、垄断和掠夺国外市场，以获取高额利润。这种倾销严重损害进口国利益，破坏公平竞争原则和国际贸易秩序，因此各国都采取反倾销措施予以抵制。

3. 长期性倾销　长期性倾销（persistent dumping）是指某一商品的生产商一方面为了实现规模经济效益而大规模地进行生产，另一方面为了维持国内价格结构而将其中一部分商品长期地低价向海外市场销售。长期倾销尽管不具占领或掠夺外国市场之目的，但由于它持续时间长，在客观上进行了不公正的国际贸易行为，损害了进口国生产商的利益，因此通常会受到进口国反倾销法的追究。

（五）外汇倾销

当一国货币贬值之后，出口商品以外国货币标示的价格降低，商品的竞争能力相应提高，从而扩大了出口。同时，货币贬值的国家进口商品的价格上涨，从而削弱了进口商品在本国市场的竞争力。因此，货币贬值可以起到促进出口和限制进口的双重作用。外汇倾销（exchange dumping）即是出口企业利用本国货币对外贬值的机会，扩大商品出口，争夺国外市场的方式。

如1987年6月至1994年6月美元与日元的比价由1美元=150日元下跌到1美元=100日元，美元贬值了33.3%。假定一件在美国售价为100美元的商品出口到日本，按过去汇率折算，在日本市场售价为15000日元，而美元贬值后售价为10000日元，比原来便宜5000日元，这可以增强出口商品在价格上的优势，在保持收益不变的情况下大大增加了出口额。因此，外汇倾销的本币贬值会降低本国出口产品的价格水平，从而提高出口产品的国际竞争力，扩大出口。此外，外汇倾销还会使外国货币升值，提高外国商品的价格水平，从而降低进口产品的国内市场竞争力，有利于控制进口规模。仍以上述例子为证：如按过去 1 美元 = 150 日元的比价，一件在日本售价为 15000 日元的商品出口到美国值 100 美元，而美元贬值后同一商品在美国的售价就为 150 美元，这必然给日本厂商带来不利。

但是，外汇倾销是有条件的。一是货币贬值的程度大于国内物价上涨的程度，以保证外汇倾销的条件；二是其他国家不同时实行同等程度的货币贬值或采取其他报复性措施。只有这两个条件都具备的情况下，外汇倾销才能实现预定目标。

（六）各种出口服务措施

为了鼓励出口，一些国家还从各个方面提供出口服务（other export service measures）。包括设立专门机构研究和制定出口战略；建立商业情报网，加强商业服务信息的提供；组织贸易中心和贸易展览会；组织贸易代表团和接待来访活动；组织出口商的评比奖励活动等。例如，美国早在 1960 年就成立了扩大出口全国委员会，1979 年美国又成立总统贸易委员会和贸易政策委员会，定期讨论和制定对各国的贸易政策。中国在 1952 年成立了中国国际贸易促进委员会（以下简称贸促会），目前已建立了 48 个地方分会，17 个行业分会，2024 年 7 月贸促会融媒体中心揭牌。医药领域主要是 1989 年成立的中国医药保健品进出口商会，为医药企业进出口提供信息和服务。

（七）经济特区

经济特区（special economic zone）是指一个国家或地区在关境以外划出的一定范围内，建设或扩建码头、仓库、厂房等基本设施和实行免除关税等优惠待遇，吸引外国企业从事贸易与出口加工工业等业务活动的区域。经济特区的目的是促进对外贸易的发展，鼓励转口贸易和出口加工贸易，繁荣本地区和邻近地区的经济，增加财政收入和外汇收入。

经济特区主要有以下五种。

1. 自由港或自由贸易区　自由港（free port）或自由贸易区（free trade zone）是一国关境以外的区域，在这个区域内，对进出口商品全部或大部分免征关税，并准许港内或区内的商品进行自由储存、展览、拆散、改装、重新包装、整理、加工和制造等业务活动，但如果港内或区内的外国商品转运入所在国的国内市场销售，则必须按入关手续办理。

自由港或自由贸易区通常有两种类型：一类是把港口或设区所在的城市全部划为自由港或自由贸易区，如中国香港。另一类是把港口或设区的所在城市的一部分划为自由港或自由贸易区，如汉堡市中划在卡尔勃兰特（Kohlprand）航道以东的归为自由港，划在航道以西的几个码头和邻近地区划为自由贸易区。

2. 保税区　保税区（bonded area）又称保税仓库区（bonded warehouse），是指海关设置或经海关批准注册，受海关监督的特定地区或仓库。外国商品存入保税区，不必缴纳进口关税，可自由出口，只需交纳存储费和少量费用，但如果要进入关境则需交纳关税。保税区一般是一些没有设立自由港和自由贸易区的国家设立的，作用与自由港和自由贸易区相似，只是地理范围相对较小。

在改革开放背景下，我国于 1990 年 6 月批准在上海设立了首个保税区——上海外高桥保税区。到 1992 年，另外 14 个保税区也陆续设立，成为我国保税区发展探索时期的排头兵。2001 年我国加入 WTO 之后，国内保税区主要聚集在珠三角、长三角、渤海湾三大区域，成为与世界交流的窗口。之后，我国开始将大量保税区设立在内陆地区，希望借此带动区域经济发展。2012 年起，国务院整合优化现有保税区，将新增特殊监管区域统一命名为"综合保税区"，2019 年以后重点推动综合保税区发展。截至 2023 年 6 月底，全国共有保税区 171 个，其中保税港区 2 个，综合保税区 160 个，保税区 7 个，出口加工区 1 个，珠澳跨境工业区（珠海园区）1 个，是我国开放型经济发展的先行区。

3. 出口加工区　出口加工区（export processing zone）是指一个国家或地区在港口或邻近港口、机场附近等地，划出一定范围，新建和扩建码头、车站、道路、仓库和厂房等基本设施并提供免税等优惠待遇，鼓励外国企业在区内投资设厂，生产以出口为主的制成品。出口加工区有综合性和专业性之分，前者即在区内可以经营多种出口加工工业，如菲律宾的巴丹出口加工区，后者即在区内只准经营某种特定的出口加工产品，如印度圣克鲁斯机场附近建立的电子工业出口加工区。

与自由贸易区相比，出口加工区的特点是面向工业，以发展加工工业为主，而非面向商业，目的是吸引外国投资，引进先进技术与设备，促进本地区的生产技术和经济的发展，扩大加工工业和加工出口的发展，增加外汇收入。

4. 自由边境区　自由边境区（free perimeter）也称自由贸易区域（free trade area），是指在与邻国接壤的边远省或边境城市中划出的专供对邻国自由进出货物的地区。外国货物可在区内进行储存、展览、混合、包装、加工和制造等业务活动，目的在于利用外国投资开发边区的经济。所有自由边境区内使用的机器、设备、原料和消费品，都可免税或减税进口。

设置自由边境区可以繁荣边境贸易，特别是在一些国家，荒僻的边远地区与内地交通不便，设立自由边境区便于当地从邻国获得必需的物资供应。但是，自由边境区优惠期限较短，一般在边区经济发展起来以后就会逐步取消优惠待遇。现在世界上的自由边境区主要分布于美洲地区，如美墨边境的蒂华纳和墨西卡利。

5. 自由过境区　过境区（transit zone）又称中转贸易区，是指一些沿海国家为了便利内陆邻国的进出口货运，根据双边协定，开辟某些海港、河港或边境城市作为货物自由中转区，对过境货物简化海关手续，免征关税或只征收小额的过境费。过境货物可以在过境区内短期储存或重新包装，但不得加工制造。一般过境区都提供保税仓库设施。泰国的曼谷、印度的加尔各答、非洲国家莫桑比克的达累斯萨拉姆等都是这种以中转贸易为主的自由过境区。

二、限制出口的措施

一般而言，鼓励出口是世界各国国际贸易的发展方向。但是，有时出于某些政治、军事和经济方面的考虑，一些国家会通过法令和行政措施对本国某些商品的出口贸易进行管理和限制，称为出口管制。

（一）出口管制的对象

实行出口管制的商品主要包括以下六类。

1. 战略物资及其有关的先进技术资料　如武器、军事设备、先进的计算机和通信设备等。大多数国家对此类商品和技术资料的出口都有严格限制。

2. 国内的紧缺物资　国内生产急需的原材料、半成品以及国内供不应求的某些必需品。

3. "自动"控制出口的商品　即为缓和与进口国的贸易摩擦，在进口国的要求或压力下，不得不对某些商品进行出口限制。

4. 为了采取经济制裁而对某国或某地区限制甚至禁止出口的商品　在国际关系中，这种管制常作为一种报复手段而使用。

5. 某些重要的历史文物、艺术品，黄金、白银等特殊商品　大多数国家都规定这些商品需要特许才能出口。

6. 本国在国际市场上占主要地位的重要商品和出口额大的商品　对这类商品的出口管制，目的是为了稳定国际市场价格，保证正常的经济收入。比如，世界石油输出国组织（Organization of the Petroleum Exporting Countries，OPEC）成员国常对石油的产量和出口量进行控制，以稳定石油价格。

（二）出口管制的形式

出口管制的形式通常分为以下两类。

1. 单方面出口管制　单方面出口管制是指一国根据本国的出口管制法案，设立专门的执行机构对本国某些商品出口进行审批和颁发出口许可证，实行出口管制。例如，美国商务部设立了专门的贸易管制局办理出口管制的具体事务。美国国会在 1917 年通过了《1917 年与敌对国家贸易法案》，授权总统"禁止所有私人与美国敌人及其同盟者，在战时或国家紧急时期进行财政金融和商业上的贸易"；1949 年通过了《出口管制法案》，对当时的社会主义阵营国家实行"禁运"；此后美国国会又陆续颁布了新的出口管理法案及修正案，以使美国的国家安全和出口商的商业利益达到更优平衡。美国商务部对军用和商用两用技术实施清单管理，主管出口管制的机构是工业和安全局（Bureau of Industry and Security，BIS），从 2016 年 3 月到 2022 年 8 月，BIS 多次将我国国内实体纳入出口管制实体清单，涵盖军工、科技、芯片、核电、安防、AI 人工智能、网络安全、航空航天等多个领域。

2. 多边出口管制　多边出口管制是指几个国家政府，通过一定的方式建立国际性的多边出口管制机构，商讨和编制多边出口管制货单和出口管制国别，规定出口管制的办法等，以协调彼此的出口管制政策和措施，达到共同的政治和经济目的。参与各国依据商讨的结果，自行办理出口商品的具体管制和出口申报手续。例如，1949 年 11 月成立的巴黎统筹委员会（Coordinating Committee for Multilateral Export Controls，巴统）就是有 17 个国家参加的一个国际性多边出口管理机构，已于 1994 年 4 月解散。1996 年 7 月，33 个西方国家签署《瓦森纳协定》（*The Wassenaar Arrangement on Export Controls for Conventional Arms and Dual-Use Good and Technologies*），决定实施新的管制清单，旨在控制常规武器和双用途物品及相关技术转让，瓦森纳目前有 42 个成员国，包含原"巴统" 17 国。近年来，《瓦森纳协定》的成员国在量子计算等高新技术领域加强了出口限制。法国、西班牙、英国、荷兰和加拿大等国已经对包含超过 34 个量子比特，且超过一定错误阈值的量子计算机实施了出口禁令。

（三）限制出口的主要措施

各国为达到各种政治、经济目的，采取了多种政策措施以限制出口，将主要措施介绍如下。

1. 国家专营　即由国家政府指定的组织或机构直接控制某些商品的生产和流通。国家专营主要集中在烟酒、农产品、武器和石油等产品上。

2. 出口税　即国家为了限制本国有大量需求而供应不足的商品出口，或为了防止本国某些有限的自然资源耗竭，或利用出口税控制和调节某种商品的出口流量，防止盲目出口，而对出口商品征收的税赋。

3. 出口配额　即政府有关部门对某些商品的出口数量或金额规定一个最高限额，限额内商品可以出口，超过限额后就禁止出口或者予以处罚。

4. 出口禁运　即明确禁止某种产品的出口，是出口配额的一种极端形式。出口禁运一般仅限于一些特殊的原材料和初级产品。西方发达国家大多对稀有金属、石油和天然气、煤等物品实行出口禁运。

5. 出口许可证　即出口商必须获得政府有关部门的批准才可出口。一些国家通过出口许可证制度控制某些产品的出口数量和价格，以满足国内市场和消费者的需要，保护民族经济。

第四节　世界主要国家和地区的药品进口政策措施

一、中国

中国对药品进口管理主要体现在《药品进口管理办法》《进口药材管理办法》等法律法规中，主管部门为国家药品监督管理局。

（一）《药品进口管理办法》对药品进口管理的规定

为规范药品进口备案、报关和口岸检验工作，保证进口药品的质量，2003 年 8 月 18 日国家食品药品监督管理局、海关总署公布《药品进口管理办法》，2012 年 8 月 24 日卫生部、海关总署颁布《关于修改〈药品进口管理办法〉的决定》。

1. 进口药品审查、注册制度　《药品进口管理办法》规定对国外已上市的药品进入中国市场前，由国家食品药品监督管理局进行审查、注册，经审查确认符合质量标准安全有效的，方可批准进口，并核发进口药品注册证。进口药品注册证是国外药品进入中国市场合法销售的证明文件，分为正本和副本，自发证之日起 5 年内有效，从港澳台进口的药品发给的是医药产品注册证。没有取得进口药品注册证或医药产品注册证而在中国销售的国外药品将被作为假药论处。境外制药厂商须报送有关资料和样品，提供相关证明文件，并向主管部门提出申请，接受主管部门的检验与审核，在通过审批后，方可取得进口药品注册证。

在 2017 年以前，进口药品注册和国产药品注册在程序上很有大的差异。2007 年颁布的《药品注册管理办法》中"第六章进口药品的申报与审批"对进口药品的注册管理做出了专门的规定，其中中国港、澳、台地区制药厂的药品注册申请，按照进口药品程序办理，符合规定的颁发医药产品注册证。后来经过改革，进口药品注册和国产药品注册统一了程序，因此 2017 年 10 月国家食品药品监督管理总局颁布的《药品注册管理办法》（修订版）征求意见稿以及 2020 年 7 月开始实施的《药品注册管理办法》中没有专门针对进口药品注册的内容，进口药品注册所有程序参照《药品注册管理办法》中的统一规范执行。

2. 进口药品指定口岸审查备案制　①药品必须从有国务院批准的允许药品进口的口岸进口。进口药品和进口麻醉药品、精神药品、蛋白同化制剂、肽类指定激素指定的进口口岸有：北京、天津、上海、大连、青岛、成都、武汉、重庆、厦门、南京、杭州、宁波、福州、广州、深圳、珠海、海口、西安、南宁。上述 19 个城市所在地直属海关所辖的口岸均可进口药品。国家药品监督管理局规定的生物制品以及首次在中国境内销售的药品和国务院规定的其他药品指定的到岸地有：北京、上海和广州 3 个口岸城市。②进口企业须向口岸药品监督管理部门登记备案。每批进口药品均须接受药监部门的监督，监督的方式即为登记备案。登记备案并不只是简单的程序性告知，口岸药品监督管理部门必须要审查以下项目：申请备案的进口药品是否具有进口药品注册证；进口药品的标签、说明书等是否符合中国有关规定；有数量限制的进口药品是否在规定的数量限制内等。对于符合规定的进口药品，口岸药品监督管理部门出具进口药品通关单，海关凭进口药品通关单放行。③口岸药品监督管理部门应当通知口岸药品检验机构按照规定对进口药品进行抽查检验，并按照规定收取检验费用。2018 年，国家药品监督管理局发布《关于进口化学药品通关检验有关事项的公告》，取消进口化学药品的口岸检验，进口化学药品从口岸通关后可直接配送至医疗机构、零售药店。

3. 对三类药品在上市前或者进口时实施强制性检验　这三类药品指的是国家药品监督管理局规定的生物制品、首次在中国境内销售的药品和国务院规定的其他药品。这些可能存在安全性隐患和需要加强管理的品种，在销售前或进口时，由口岸药品检验机构实施强制性检验。检验不合格的，口岸药品监督管理局不予进口备案。

另外，进口麻醉药品和国家规定范围内的精神药品，必须按照国务院麻醉药品、精神药品管理的法规办理进口准许证。

（二）《进口药材管理办法》对药材进口管理的规定

为了加强进口药材监督管理，保证进口药材质量，国家食品药品监督管理局于 2005 年颁布了《进口药材管理办法（试行）》，国家市场监督管理总局于 2019 年修订并颁布了新的《进口药材管理办法》。

规范进口药材申请与审批、登记备案、口岸检验及监督管理,规定进口药材必须符合国家药品标准,并于 2020 年 1 月 1 日起实施。

1. 进口药材的申请与审批　进口申请分为首次进口药材申请和非首次进口药材申请。首次进口药材申请包括已有法定标准药材首次进口申请和无法定标准药材首次进口申请。

2. 进口药材批件的申办　①首次进口药材:申请人应当通过国家药品监督管理局的信息系统填写进口药材申请表,并向其所在地省级药品监督管理部门报送有关资料;省级药品监督管理部门对申报资料进行形式审查,审查申报资料的规范性及完整性,发出受理或者不予受理通知书;申请人收到首次进口药材受理通知书后,申请人将检验样品和相关资料报送其所在地省级药品检验机构,检验机构对药材进行样品检验或质量标准复核,并将检验报告和复核意见报送所在地省级药品监督管理部门,对符合要求的,发给一次性进口药材批件,对不符合要求的,发给审查意见通知书;②非首次进口药材:对非首次进口药材的进口程序进行简化,进口单位可直接办理备案。

3. 进口药材登记备案　首次进口药材申请人应当在取得进口药材批件后 1 年内,从进口药材批件注明的到货口岸组织药材进口,并向口岸药品监督管理部门登记备案,在信息系统填写进口药材报验单并报送有关资料。由口岸药品监督管理部门负责对登记备案资料的完整性、规范性和真实性进行审查。对符合要求的,发给进口药品通关单,收回首次进口药材批件;同时向口岸药品检验机构发出进口药材口岸检验通知书,并附登记备案资料一份。

4. 进口药材的口岸检验与监督管理　口岸药品检验机构收到口岸检验通知后,到规定的存货地点进行现场抽样,申请人应提供药材原产地证明原件。药品检验机构根据登记备案资料对药材原产地证明原件和药材实际到货情况进行核查。对符合要求的予以抽样,在进口药品通关单上注明"已抽样",并加盖公章;对不符合要求的不予抽样,并报送所在地口岸药品监督管理部门,由口岸药品监督管理部门对有证据证明可能危害人体健康且已办结海关验放手续的全部药材采取查封、扣押的行政强制措施。药品检验机构对抽样进行检验,出具进口药材检验报告书,并报送所在地口岸药品监督管理部门,并通知申请人。对检验不符合标准规定的进口药材,口岸药品监督管理部门应当在收到检验报告书后立即采取查封、扣押的行政强制措施,并做出行政处理决定。

二、美国

美国是中国最主要的贸易伙伴,中国海关数据显示,2023 年中美双边货物贸易总额达到 6906 亿美元,创下新纪录。同时美国医药市场规模全球最大,2022 年达到 6003 亿美元,占全球 40.6%,美国创新药市场占美国医药市场的比重超过了 70%。美国也是我国最大的医药贸易伙伴,根据中国海关数据,2023 年 1~12 月,中国在美国市场医药产品进出口贸易额达 327.93 亿美元,占中国医药贸易总额的 16.78%。根据美国 FDA 的数据,从 2018 年到 2023 年,中国医药企业共获得美国 ANDA(即简化新药申请,适用于仿制药)批文数 471 个。近年来,中国创新药屡屡闯关成功,截至 2023 年底,共有 8 款创新药获美国 FDA 批准。此外,美国是中国医药企业 License - out 的第一大购买国,是中国医药企业设立研发机构的首选地,是中国医药企业接轨国际标准、进入国际主流医药市场的主窗口。

(一) 一般药品和医疗设备

美国的药品、医疗设备与食品和化妆品的进口一并,由美国 FDA 依据 FDCA 进行管理。该法案禁止进口未经 FDA 批准的药品,禁止进口掺假和伪造品牌的物品,包括残次、不安全、不清洁或在不卫生条件下生产的产品。"伪造品牌"包括标识中的说明、图片或图案存在虚假或误导,或未在标识中提供规定信息等情况。

药品和医疗器械在进口时必须接受 FDA 的检查,必须符合相关法律法规才能进口,否则将会被销毁或复出口，FDA 检查的内容包含生产工艺、实验室测试、产品合规性等。在必要情况下，FDA 可根据其自由裁量权，在进口商保证进口后使货物符合规定的前提下，允许其进口不符合规定的货物，任何分检、重新加工或重新标识均必须由 FDA 实施监督，由进口商承担相关费用。对于医疗器械，2016 年 8 月 FDA 发布《低风险的一般健康设备的政策》，表示 FDA 不对低风险的一般健康产品（general wellness products）（如可穿戴的健康监测设备、睡眠跟踪设备）进行监管，FDA 将不会要求这类产品满足上市前及上市后的法规要求。

2012 年 6 月 FDA 出台的进出口规范规定，从 2013 年 1 月份起，所有将药品出口至美国境内的药品生产商必须向 FDA 提交进口药物的所有质量设计档案。药品生产商提供的档案中，必须详细展示出口药品整体研发阶段中的药效。生产商若无法提供包括起始研发阶段的药效数据，则 FDA 会拒绝该药品的出口申请。

为了自动化和协调关税和边境保护程序，FDA 设立了海关与边境保护局（Customs and Border Protection，CBP）合作的计划，即电子进口系统（automated commercial environment，ACE），确保进口药品符合 FDA 的要求。进口公司可以在该系统在线提交申请文件，确保快速通过边境检查。

2018 年 7 月 6 日，FDA 发布有关药品说明书和生物制品标签的指南草案，要求药品标签须说明该药物用于治疗、预防、治愈、诊断的疾病或病症，或用于减轻的疾病和症状。2020 年 9 月 1 日，FDA 发布《人类药物中亚硝胺杂质控制指南》，以检测和防止亚硝胺杂质含量超出可接受水平。

（二）生物药品

供人类消费的生物药品的进口由 FDA 的《公共卫生署法》管理，国内外制造商必须取得制造设施和所生产和进口产品的许可证。

供动物使用的生物药品应符合由农业部实施的《病毒血清毒素法》。除非进口方持有农业部颁发的有关特定产品的许可证，否则供家养动物使用的病毒、血清、毒素及相似产品和有机体、带菌体不得进口。这些产品的进口还要符合特别的标识要求。

（三）生物材料

除了用于研究和实验以外，可用于疾病预防和治疗的任何病毒、疗效血清、毒素、抗毒素和相似产品或砷矾钠明或其衍生物（或任何其他有机砷混合物）必须使用取得美国卫生部颁发的有效生产许可证的设施繁殖和加工，否则不得进口。美国卫生部许可的产品样本必须附于每一批进口货物，并由进口海关的关长转交生物制品评估和研究中心主任。

（四）麻醉药物及其衍生物

包括麻醉药物和其他危险药品在内的管制药品，除非符合司法部缉毒署的有关规定，否则禁止进口。

禁止进口的管制药品主要有：安非他明、巴比土酸盐、古柯叶和如可卡因的衍生物；引起幻觉的药品，如 LSD、酶斯卡灵、仙人掌、大麻；美沙酮；鸦片及其衍生物，包括吗啡和海洛因等；麻醉品的合成替代品和合成的代谢类固醇。

（五）毒品用具

依据美国《联邦法规》第 21 卷第 863 条款的规定，毒品用具不得进口。"毒品用具"指主要用于加工、研磨、转换、隐藏、生产、处理、配制、注射、吸食或以其他方式将管制药品引入人体的任何设备、产品或材料。

（六）膳食补充剂

在美国，所有膳食补充剂无需 FDA 认证即可上市，厂家只要在产品上市前去 FDA 备案即可，不必给 FDA 提供任何安全性或有效性证据。但是宣传膳食补充剂可以用于预防、治疗甚至治愈特定疾病或症状是非法的，FDA 将介入。

（七）中医药

传统中国医药日益被美国主流接纳，全美有照中医业者约 3 万人，有 46 州核发中医执照。美国市场对中国草药的需求很高，但供应不足，愈来愈多美国农场业者投入中国草药的生产。2015 年 12 月，连花清瘟胶囊就获得 FDA 批复，同意在美国进行 Ⅱ 期临床研究，成为全球首个进入 FDA 临床研究的治感冒抗流感复方中药。

三、欧盟

中欧医药商品贸易在中欧货物贸易中的地位逐渐凸显。据中国海关统计，2023 年 1~12 月，中国在欧盟市场医药产品进出口贸易额 663.2 亿美元，占中国医药贸易总额的 33.94%。欧盟也执行较为严格的药品进口政策。

（一）卫生与植物卫生措施

2004 年，欧盟（European Union，EU）出台法规草案，禁止生产和销售二甲基苯酚、二氯酚、咪草酯、春雷霉素及多抗霉素四种农药。该法规于 2005 年 5 月 31 日生效。欧盟规定将以上四种农药从欧盟植物保护产品的许可清单中撤销。自批准之日起 6 个月内，欧盟各成员国必须撤销对含这些活性物质产品的全部进口许可。德国通过一项法律草案，从 2024 年开始停止使用草甘膦。

2003 年欧盟委员会再次公布了进口商品中黄曲霉毒素含量标准的法规草案。该草案规定总黄曲霉毒素最大残留限量为 $10\mu g/kg$，标准高于美国 FDA 规定的最大残留限量 $20\mu g/kg$。2010 年进行修订，规定婴幼儿食品的黄曲霉毒素 B_1 的最大限量为 $0.1\mu g/kg$，黄曲霉毒素 M_1 的最大限量为 $0.025\mu g/kg$，赭曲霉毒素 A 的最大限量为 $0.5\mu g/kg$。

2023 年 7 月 20 日，欧盟委员会发布条例（EU）2023/1490，修订在化妆品中使用某些被归类为致癌、致突变或生殖毒性（carcinogenic，mutagenic and reprotoxic，CMR）物质的规定。

（二）技术性贸易壁垒

1. 《关于化学品注册、评估、许可和限制的法规》　《关于化学品注册、评估、许可和限制的法规》（Registration，Evaluation，Authorization and Restriction of Chemicals，REACH）是欧盟对进入其市场的所有化学品进行预防性管理的法规，在 2007 年 6 月 1 日正式实施。根据该法规要求，欧盟委员会建立统一的化学品监控管理体系，将欧盟市场上约 3 万种化学产品及其下游的纺织、轻工、制药等产品分别纳入注册、评估、许可 3 个管理监控系统，未纳入该管理系统的产品不能在欧盟市场上销售。2008 年 6 月，欧盟委员会建立专门的机构欧盟化学品管理局（European Chemicals Agency，ECHA），对在欧盟境内生产、使用和销售的化学品进行统一管理。该法规的一个重要特点是将更多控制化学品风险的责任从管理部门转向企业。从 2008 年至今，REACH 法规进行了多次高度关注物质（substances of very high concern，SVHC）清单的更新，近期欧盟委员会又于 2023 年 7 月发布法规（EU）2023/1132，以更新 REACH 法规［Regulation（EC）No 1907/2006］附件 XVII 的 CMR 物质清单。

REACH 法规的主要目标在于加强化学品安全管理，减少化学品对人身健康和环境的危害，但由于规则规定的注册程序复杂，试验费用高昂，且缺乏对有关商业秘密的保护等，将大幅度增加化工企业的生产成本，会对相关下游行业以及化学品的国际贸易产生较大影响。中国曾在 REACH 规则草案评议期间，对草案内容进行了分析，并向欧盟委员会提交了中方评论意见，指出草案在化学品安全性评估、信息流程、注册程序、数据需求、数据共享、评估程序、许可程序等方面存在的问题。同时，中国还通过中国－欧盟经贸合作委员会和 WTO/TBT 委员会会议等场合向欧盟方面表达了关注。

2.《欧盟传统植物药注册程序指令》　2004 年 4 月，欧洲议会和欧盟理事会颁布了《欧盟传统植物药注册程序指令》（*Directive of the European Parliament and of the Council*，2004/24/EC），旨在对欧共体人用药品 2001/83/EC 指令中关于传统草药产品部分进行修订。核心内容允许满足一定条件的传统草药，在欧盟提出上市申请时减免动物实验和临床试验。在指令生效之前，欧盟的一些国家允许中草药以食品补充剂的形式进入市场，但在指令生效后，这些草药药品需要按照新的注册程序进行注册或撤出市场。根据该指令，已经以食品形式销售的草药药品可以继续销售 7 年，即至 2011 年 4 月 30 日。对于具有 30 年使用历史，包括在欧盟具有 15 年使用历史的草药药品，可以进行传统草药药品的简化注册。该指令的上市批准在 5 年内有效，如需延续，应在有效期届满前 3 个月之前由申请者提出再注册申请。

该指令的颁布使草药有了合法身份，但是也提高了中国中草药进入欧盟市场的门槛，到 2011 年过渡期结束时，中国没有一家企业成功注册。但是，经过企业的不懈努力，从 2012 年开始有了转机，如 2012 年成都地奥集团的地奥心血康胶囊通过荷兰审批注册，获得上市许可；2016 年，天津天士力丹参胶囊获得荷兰药品评审委员会植物药品注册批准，成功以药品身份进入欧洲市场；2017 年，香雪剑桥中药国际研究中心向英国药品和健康产品管理局（Medicines and Healthcare products Regulatory Agency，MHRA）递交的用于缓解感冒及流感的板蓝根产品注册申请获得审评批准，成为首家按照欧盟指令要求申报中成药的中国药企；2018 年 11 月，三七通舒胶囊的原料药三七三醇皂苷提取物首次进入《德国药品法典》2018 年版，是中国具有自主知识产权的中药提取物标准进入西方发达国家药典的一次突破。

3.《欧洲药典》　《欧洲药典》对于中医药进入欧洲市场同样设置了壁垒，《欧洲药典》是欧洲药品质量检测的唯一指导文献。可喜的是基于中医药在欧洲的发展势头，《欧洲药典》在 2008 年专门成立中药委员会，依此标准规范中药材和中成药在欧洲的销售和使用。截至 2016 年 5 月我国已进入《欧洲药典》的中药材包括人参、陈皮、白术、大黄、水红花子、虎杖、三七等 66 种，占《欧洲药典》184 种草药数量的三分之一以上。每一味中药材进入《欧洲药典》都需要经过严格检测论证，《欧洲药典》37 个成员国中若有一个国家对某种药材提出疑问，都无法成功入典。这 66 种中药，今后在安全性、质量、疗效等方面有了欧洲认可的标准规范，为中药在国外被更广泛的接受使用奠定基础，也是中药成药打开出口通道的第一步。

4.《欧盟人用药品与兽药 GMP 指南》　从 2009 年 9 月 1 日起，欧盟开始启用经修订的《欧盟人用药品与兽药 GMP 指南》附录 7，针对草本药品生产环节进行专门的规范。附录 7 针对草本药品，内容涉及原则、厂房与设备、文件和质量控制等方面，尤其对于起始物料的控制、贮存和加工过程有了明确规定。医保商会相关专家认为，此次对草本药品 GMP 进行修订，意味着欧盟进一步提高了草本药品的入市门槛。欧盟 GMP 附录 1《无菌药品生产》于 2022 年 8 月 25 日发布最新版本，并于 2023 年 8 月 25 日正式实施，对质量保证体系、厂房、设备等 17 个方面进行了详细的规定，提高了无菌药品管理要求，并且将产品范围从药品扩大原料药、辅料、内包材等，将进一步提高中国药品进入欧盟市场的门槛。

5. EDQM 第 2011/62/EU 号指令　2011 年 6 月，欧盟市场药品准入负责机构欧洲药品质量管理局（European Directorate for the Quality of Medicines & HealthCare，EDQM）颁布第 2011/62/EU 号指令，要求从 2013 年 7 月 1 日起，提高药品进口门槛，旨在防止假药流入正规销售渠道。该指令要求所有出口到欧盟的药品均需出具出口国监管部门的书面声明，并保证符合以下要求：一是出口国 GMP 法规相当于欧盟标准；二是对生产企业实施定期而严格的 GMP 检查，且为不提前通知的飞行检查，一旦发现违规，立即采取措施；三是及时向欧方通报违反欧盟 GMP 的案例。

6. 原料药　原料药出口到欧盟市场首先必须获得 EDQM 颁发的欧洲药典适应性证书（certification of suitability to monograph of European Pharmacopoeia，早期简称 COS，现称 CEP），同时根据欧盟药品注册规定，药品制剂制造商为取得药品制剂上市许可必须向注册当局提交在药品生产中所使用的原料药基本情况的支持性技术文件，即原料药主文件档案（active substance master file，ASMF），当原料药的生产企业不是药品制剂上市许可证的申请人时，由原料药生产企业向欧盟注册当局提交 ASMF。ASMF 之前被称为欧洲药物主文件（European drug master file，EDMF）。2015 年 6 月，浙江出入境检验检疫局绍兴局组织对浙江国邦药业有限公司生产的一批出口德国被退运的原料药进行了退货调查，出口原料药名称为罗红霉素，HS 编码为 2941500000，属于非法检商品，重量为 3000 千克，货值 273000 美元。经调查，退货原因是该批原料药在进口国德国注册失败而被客户退运，目前该公司还有一批出口德国原料药因同样原因遭到退货。德国客户在药品制剂注册时必须提交浙江国邦药业有限公司生产的原料药罗红霉素的 ASMF，但由于生产罗红霉素所采用的起始物料硫氰酸红霉素系国内采购，因涉及商业机密，无法提供该起始物料的 ASMF，导致德国客户注册失败，不能使用该批原料药，只能退回该批货物。

（三）服务贸易壁垒

目前，中医师无法获得在欧盟的行医执照，而且中医治疗（除针灸和按摩外）未纳入欧盟成员国医疗保险的范畴。此外，在德合资、合作的中医医药机构只能以商业机构的形式出现，许多不能享受德国医疗机构的同等待遇。

四、日本

日本是世界第三大药品消费市场国，2020 年日本药品销售额达到 950 亿美元。同时中日医药贸易不断增长，2001 年中日医药进出口总额 14.58 亿美元，到 2018 年已达到 80.7 亿美元，年均复合增长率达到 10%，日本已成为中国第三大医药贸易伙伴，日本目前是中国第一大中药材出口市场。日本又是中国在 RCEP 市场中最大的医药贸易伙伴，根据海关统计，中国 2023 年 1~12 月对日本出口 57.45 亿美元，占中国对 RCEP 市场出口总额的 24.7%。

（一）有关药品的进口管理制度

日本对进口医药品按照法律法规和质量标准实施管理。医药品进口到日本必须预先通过日本制造销售许可。在日本，包含医药品、医药类外部用品、化妆品和医疗机械在内的物品进口通关除了接受海关监管外，还要按照日本《药物事务法》规定由厚生劳动省（Ministry of Health，Labour and Welfare，MHLW）予以管理。

2005 年日本修订《药物事务法》，修订后新增与进口相关的制度主要包括：外国制造所认定制度；日本药品和医疗器械局（Pharmaceuticals and Medical Devices Agency，PMDA）对 GMP 适合性调查；药物活性成分（active pharmaceutical ingredient，API）的主文件（master file，MF）登录制度；日本制造销售业者和海外 API 生产厂商签署良好质量规范（good quality practice，GQP）协定。《药物事务法》于 2013 年 5 月再次修订，主要内容是加强药品和医疗器械使用的安全措施，简化医疗器械的制造许可，对再生医学（regenerative medicine）建立新的规制机制。

2021 年 11 月 10 日，日本厚生劳动省发布四种"指定物质"的"正确用途"提案。根据《药物事务法》的规定，日本厚生劳动省将可能对中枢神经系统有影响的物质统称为"指定物质"，并对"指定物质"及其"适当用途"进行了规定。这四种"指定物质"为：①新型精神活性物质 A - CHMINACA（CAS 号 1400742 - 33 - 7）；②大麻受体激动剂 2F - QMPSB；③镇痛药 metonitazene（CAS 号 14680 - 51 - 4）；④多巴胺再摄取抑制剂 benocyclidine（CAS 号 112726 - 66 - 6）。《药物事务法》也规定了四种物质的"正确用途"，并禁止生产、进口、销售、拥有以及使用这四种"指定物质"。这四种物质的"正确用途"为：①在政府、大学研究机构中用于科学研究；②用于测试；③用于法医使用。

（二）药品和保健食品的限制

日本将有药用价值的产品划分为药品、食品两类。按照 PMDA 的通知，凡具有医药品效果的产品可能被认定为药品。据此，许多在中国属于保健食品的产品因产品介绍中含有治疗或预防功能的内容，往往在销往日本时被日本定义为药品，必须接受日本关于药品进口和销售管理制度的严格限制。

日本将获得认可的药品分为"一般用药品"和"医疗用药品"两类。一般用药品所占市场份额约为 10%，此类药品在普通药店有售，医院一般不经销。这类药品消费者可以自由购买，但购药费用不在医疗保险承担范围内。医疗用药品是指只能在医院销售的处方药，购药费用在医疗保险承担范围内，市场份额达 90%。

目前，中国出口至日本的中成药大多数没有被列入医疗用药品，只能作为一般用药品由患者自费购买，因而极大影响了中成药在日本市场上的销售。同时，中药多是由动植物产品加工而成，进口还受到日本一些检验检疫措施的影响。

此外，日本的技术性壁垒长期制约着中国药品和保健食品的对日出口。

（三）关于化妆品的问题

日本对进口产品在有关健康、卫生、包装、标签等方面施行严格要求和审核程序。如出口到日本的化妆品，首先要与日本的化妆品成分标准、添加剂标准、药理标准的要求一致。只要有任何一项指标不合格，日本就可以质量不达标为由拒之门外。其次，所有的进口化妆品均受《药物事务法》的管辖，在进口、制造前须经批准，如含有激素，还要向厚生劳动省提出申请。日本对申请人资格也有规定，明确只有日本国内管理人（即在日本有住所者，包括外国法人、驻日本国内的代表等）才能申请。如果产品质量符合标准但申请人资质不达标，这些产品仍将被拒之门外。此外，日本法律对市场上销售的商品规定的包装、标签要求，内容复杂，手续繁多。如果包装、标签中有任何一个缺失，产品仍不能进入日本。

五、加拿大

根据中国海关统计，2023 年中加双边货物贸易额 889.91 亿美元，而两国 1970 年 10 月建交之初仅有 1.5 亿美元。加拿大从 2014 年秋季开始在中国增设 4 个贸易办事处，选址看中国中东部地区的医药、信息科技和食品加工等行业的发展优势。未来两国将继续扩大在生物医药、新材料、现代农业等高科技和高端制造领域的合作。

（一）许可证管理

加拿大政府通过实施特别许可证管理限制药品的进口。对于任何受到管制或限制的药品，均必须申领药品进口许可证后才能进口。该许可证只适用于一批完整的、单独的药物。申请食品、药品、化妆品和医用或释放射线装置的进口许可证，须向加拿大卫生部提供一份发票或商业发票的副本。

（二）技术标准和规则

加拿大在药品、食品、化妆品、医疗器械等领域都有技术标准和规则，通过《食品和药品法》（包含《食品与药品条例》《天然健康产品条例》《化妆品条例》《医疗器械条例》）进行规制。加拿大几乎每年都会根据《食品和药品法》和《食品与药品条例》对不同的食品、药品或化妆品类别提出修正提案。例如，2008 年 8 月 7 日，加拿大卫生部向 WTO 通报了"《食品和药品法》修订提案"，该提案要求当预包装产品中含有食品过敏原和麸质时，必须在标签上标注来源，并采用一致且易懂的术语等；2009 年 10 月 7 日，加拿大卫生部发布通报《食品和药品法修订提案：人用药药物成分处方地位》，该通报宣布对增加 4 种药物成分至《食品与药品条例》一览表 F 第 I 部分提出意见；2010 年 5 月 13 日，加拿大卫生部根据《食品和药品法》第 30 部分，决定修订《食品与药品条例》中有关非药物成分的相关要求，分别涉及药品中非药物成分标签、味道、香味或药水的描述性文字等；2013 年 11 月 8 日修订的《食品和药品法》对原料药做了规定，所有加拿大境内从事原料药生产、包装/标签、检测和进口许可活动的机构，包括进口原料药用于其自己产品生产的制剂生产商，均应符合 GMP 要求。对于医疗器械，《食品和药品法》允许加拿大医疗器械生产厂商根据进口国法规出口医疗器械产品，无需考虑出口国国内的审批状况。

2019 年 6 月 25 日，加拿大通过 WTO 发布公告，内容涉及修订医疗器械的技术法规草案。加拿大为了响应 2014 年保护国民免受不安全药物法的要求对医疗器械做了严格要求。具体内容包括允许卫生部长有权强制进行关于医疗设备的额外测试和研究；要求产品授权持有人提供有关产品的国外风险行为信息；要求医疗器械制造商编制年度总结报告；要求医疗设备制造商提供其产品的安全性和有效性分析，并进行上市后安全评估。技术法规草案的制定旨在保护人类生命安全，提高产品质量，防止意外发生。

（三）标签和标识

加拿大对进口货物的标记和标签都有明确规定，进口产品须符合《进口货物标记法》等法律规定的具体要求。倘若进口商对进口产品进行了分包进而用于零售，则必须同时遵守《消费者包装及标签法》有关标签的具体规定。原则上，该法对标签做了 3 项要求：生产厂家的名称和地址、产品的通用名称以及有关产品的性质、尺寸等信息。《食品和药品法》也对标签做了规定，在标签上声称可以治疗疾病或身体不适的食品，禁止进口或在加拿大市场销售。

（四）中药的界定和管理

加拿大是植物药准入最容易的发达国家之一，目前占总人口 1/2 的人群服用天然保健品，年增长率为 15.2%。2003 年加拿大联邦政府出台了《天然健康产品条例》（Natural Health Products Regulations，NHPR），并于 2004 年 1 月 1 日起施行，过渡期为 2 至 6 年。条例涉及我国中药产品，专门对中药产品在加拿大注册、生产、销售、使用制定了详细的监管规范，确立了中药在加拿大的合法地位。法规对中药的定义做了阐明，指出中药是中草药、中成药和中药保健品的总称。中药要进口到加拿大，首先中药的生产厂家、加拿大的进口商和分销商的厂房、仓储和销售等场所，必须获得加拿大优良制造管理规范（即 GMP）认证。其后，中药产品向加拿大联邦政府卫生部申请注册，并取得 8 位天然产品编号（natural products number，NPN 码）后才能生产和销售。最后，中药还要接受加拿大联邦政府卫生部健康产品和食品局的质量检验，检查药品的质量是否与产品说明吻合。《天然健康产品条例》的实施提高了中药在加拿大的地位，但对中药也提出了更高的要求，如中药必须在获得加拿大 GMP 认证的场所生产、包装、标签、存储和销售，必须按照统一的标准包装和标签，必须向加拿大联邦政府卫生部申请产品许可证和地点许可证，等等。2021 年 8 月，加拿大卫生部发布 G/TBT/N/CAN/648/Add.1 通报，提议修订《天然健康产品条例》，以引入以下四项标签要求：产品实际成分、食品过敏原、麸质和阿斯巴甜的标签要求清晰突出地显示标签文本、制造商或进口商可用联系信息。

随着中国中医药企业不断推动产品与国际药品在政策、法规、要求、技术标准上的接轨，截至 2020 年 11 月，中国已有 92 种中成药在加拿大成功注册。如 2015 年 11 月，香雪制药的产品抗病毒口服液收到加拿大卫生署核发的天然健康产品证书；2016 年 12 月上海和黄药业的胆宁片在加拿大获得天然药品上市许可。近期又有新的突破，2023 年 4 月上海和黄药业的正气片又在加拿大获得上市许可；2023 年 4 月，中国中药清肺排毒颗粒在加拿大作为非处方药获批上市。有关研究发现，治疗或预防常见病的、剂型稳定均一的、风险与不良反应阐述明确的单味中成药更易在加拿大注册上市成功。

六、墨西哥

墨西哥是我国在拉美地区的重要战略伙伴，在中拉经贸关系中占有非常重要的地位。根据中国海关统计，2023 年 1～12 月，中国对墨西哥医药产品出口 16.7 亿美元，占中国对拉美市场医药产品出口的 18.86%，是仅次于巴西的第二大出口市场。中国对墨西哥出口主要为西药原料、医院诊断和治疗产品。

（一）进口禁止和许可证制度

为了公共安全、卫生、道德或保护儿童，墨西哥禁止进口 17 项 8 位数税则号的货物。涉及这 17 项税则号的进口货物为：大麻（印度麻）及大麻制剂、吸食类药剂、硫酸铊、双乙酰吗啡、谷氨酸（味精）类产品等。受到墨西哥进口许可证限制的商品有：农产品、汽车、化工产品、药品、某些奢侈品、农用重型机械和建筑用重型设备等，进口许可证申请书必须随附国外出口商的报价发票，有效期为 9 个月。

（二）关税壁垒

墨西哥对进口的工业制成品平均税率比原材料的平均税率高很多。例如，对药品行业的半加工产品所适用的平均税率比原材料的稍低，但药品行业制成品的平均税率比原材料税率高很多。墨西哥还有一些专门针对中国产品的保护性关税，如监护仪和超声的保护性关税为 10%，导致中国在墨西哥市场的医疗器械产品销售价格高于同类产品的国际销售平均价，较之印度、阿根廷等国家销售价格高出 10% 以上。

（三）贸易救济

墨西哥是针对中国产品采取反倾销措施最多的国家之一，对原产于中国的多个税号的产品征收高额反倾销税，并不断提出新的反倾销调查。从 1995 年到 2023 年 6 月，墨西哥共提出 68 起针对中国的反倾销调查，其中 52 起被实施反倾销措施，涉及医药行业的有 3 起。近期反倾销调查有：2022 年 9 月 6 日，墨西哥对华钢制研磨球启动反倾销调查；2023 年 5 月 9 日，墨西哥经济部发布公告，对原产于中国，不论进口来源的硬质聚氯乙烯作出反倾销初裁，裁定对涉案产品征收 57.63% 的临时反倾销税，这项反倾销调查是 2022 年 8 月 12 日开始的；2023 年 6 月 9 日，墨西哥对华钢制螺杆启动反倾销调查；2023 年 4 月 5 日，墨西哥对华新型子午线轮胎启动反倾销调查。

（四）自动进口许可制度

墨西哥于 1998 年建立自动进口许可制度，并于 2001 年起适用于原产于包括中国在内的 30 多个国家和地区，86 个税则号项下的产品，涵盖食品、药品、木材、纺织品、服装、鞋类、家庭用品、玩具、自行车和钢铁产品。主管当局发现进口产品低开发票时，可以调整适用该程序的产品和国家名单。同时，部分产品的平均进口价格为财政与公共信贷部估定的参考价格。这一制度对来自相关国家的相关产品造成歧视性限制。

（五）通关环节壁垒

墨西哥海关要求在办理进口报关手续时，进口商需提供商业发票、提单、装箱单和原产地证书，原产地证书需由墨西哥驻出口国领事认证。此外，墨西哥对转运产品还规定了额外要求。例如，如中国出口商品需在中国香港或其他港口转船，则需向海关代理提供二程船提单，如墨西哥海关当局没有收到二程船提单，则必须由中国驻墨西哥合众国大使馆经济商务参赞处提供证明。

根据墨西哥《海关法》第 84A 条、第 86A 条、第 144 条和第 158 条及其相关条例和增补条款或修订案，以及墨西哥财政与公共信贷部制定的关于保证货物的关税按评估价格支付的管理办法，墨西哥政府对 300 多种进口产品指定了最低价格、最低价值或官方确定的评估价格，还要求提供押金或担保人，以保证该机制的实施。这些措施没有规定有关进口货物海关估价的举证程序或裁定程序，也没有规定墨西哥立法中所要求的保障机制，致使其缺乏相应的救济规定和措施。这些内容的缺乏会对当事方造成不公平待遇。

（六）对医药产品的管理规定

2012 年 11 月 21 日墨西哥卫生部发表官方标准 NOM－072－SSA1－2012，更新国产和进口药品及草药的标签要求。药物标签必须包含如专有名称、通用名称、制药形式、药物浓度、制造商、分销商、注册方信息，或者在墨西哥的法人代表（进口产品必须包括原产地信息）等信息；草药标签必须包含治疗周期、专有名称、通用名称、制造商、分销商、注册方等信息。

墨西哥从 2014 年 1 月 18 日开始对治疗、预防或恢复效果的药物建立新强制性良好制造规范，发布技术法规 NOM－059－SSA1－2013，该法规包括在文档、质量管理体系、人员、工厂和设备、验证和认证、生产体系、盈利、成品发布、质量控制、产品召回、转包商和残渣处理等领域的要求。

2018 年 2 月，墨西哥制定麻醉药品管理规范，制定实施麻醉作业的卫生专业人员和医疗保健机构要求，以及作业所要达到的最低组织和操作标准；同时，制定临床实验室和涉及临床实验室组织和运作的国家卫生系统的卫生专业人员和技术人员标准。5 月，制定《关于大麻及其衍生物卫生控制的卫生法案实施细则》，规范工业用途大麻衍生物的销售、出口和进口卫生要求。

墨西哥对上市销售的、供给医院、诊所、防疫局等使用的医疗器械均需要向联邦健康风险保护委员会（Comisión Federal para la Protección contra Riesgos Sanitarios，COFEPRIS）提交医疗器械注册申请，向 COFEPRIS 提交医疗器械注册申请的企业必须获得有效医疗器械仓库（aviso de funcionamiento）和健康经理（aviso de responsible sanitario）许可证；同时，墨西哥当局也允许独立公司开展医疗器械注册申请事宜，但是这些独立公司必须是墨西哥注册持有人（marketing authorization holder，MRH）。在墨西哥注册必须有原产国注册证明，根据器械风险高低，墨西哥医疗器械分为低风险、一类、二类、三类，其中低风险的不需要注册。如果已经取得日本、美国或加拿大注册证可以加快注册进度。

七、韩国

中国是韩国第一大贸易伙伴国，韩国是中国第三大贸易伙伴国。近年来，韩国与中国的医药贸易额日益加大。2023 年 1～12 月，中国对韩国医药产品出口 38.23 亿美元，占中国对 RCEP 国家出口总额的 16.43%，仅次于日本；占中国对"一带一路"国家出口总额的 10.02%，排名第一。中国对韩国医药产品出口比例最大的是西药原料药，2021 年占中国对韩出口总额的 53.7%，其次是西成药、保健康复用品、中药材及饮片，韩国是中国第三大中药材出口市场；中国从韩国进口的主要是原料药、医院诊断与治疗设备和西成药。

（一）进口限制

韩国对包括中国中成药在内的各类成药进口实施严格的许可证管理。1993 年，韩国制订了《进口中药材供需调控运行方针》，对占韩国中药材市场份额72%的 70 种中药材进行调控，限制进口。2002 年 12 月韩国关税厅发布了名为《依据关税法第 226 条规定之海关关长确认种类和确认方法的指定公告》的修正案，规定用于香料、医疗、杀虫、杀菌的苦参、枸杞叶、大黄等 38 种原料性医药品，需经韩国医药品进出口协会会长的确认后方可进口。其中属中药材者，进口商则需向韩国医药品进出口协会会长提交"检验书面证明书"和"试料搜集证明"后方可进口。对枸杞子、当归、独活等 21 种中药材调控对象，进口商需向韩国医药品进出口协会会长提交"条件确认书""检验书面证明书"和"试料搜集证明"后方可进口。上述措施，给中国中药材对韩出口增加了困难。

（二）技术性贸易壁垒

1. 中成药　韩国食品药品监督管理局（Korea Food and Drug Administration，KFDA，MFDS 前身）根

据韩国《药事法》《麻药类管理法》及相关实施规则，规定所有进口药品须逐一申领进口许可证并接受韩国的有效性和安全性审查。韩国有关方面据此对包括中国中成药在内的各类成药进口实施严格的许可证管理，严密地保护本国医药品市场不受冲击。因中成药生产秘方不宜公开，中国中成药难以获得进口许可。2003 年 6 月，韩国又修改了相关法规，要求进口药品必须在韩国或韩国认可的国际机构完成急毒试验。由于这些试验时间较长、费用昂贵，加之大多数中国中成药在《韩国药典》上没有记载，实际上造成中国中成药难以获得进口许可。上述措施增加了中方相关企业的出口负担，阻碍了中成药对韩国的出口。

2. 中药材　1998 年 10 月，KFDA 在《进口医药品等管理规定》的修订案中规定，进口中药材不得检出二氧化硫（残留量 10ppm 以下视同未检出），但对国产药材却没有同类规定。该法规导致进口药材与国产药材所适用的二氧化硫残留限量标准不一致，违反了 WTO 国民待遇原则。2003 年 9 月 5 日，KFDA 发布第 2003 - 88 号公告，公布《药材中残留二氧化硫的检测标准及检验方法》立案预告，规定凡医药用植物药材（不含食品用）二氧化硫残留量不得超过 10ppm，自立案颁布起 1 年过渡期内可适用过渡性"限时标准"。据此，韩国卫生部决定从 2003 年 9 月 5 日起，立案调查进口中药材二氧化硫残留量的检测标准。实际上，硫黄熏蒸主要用于中药材脱水防潮、防霉变、防虫蛀，是部分中药材储存的必要加工手段。韩方要求中药材不得检出二氧化硫缺乏科学依据，严重影响了中国中药材对韩出口。

此外，韩国把本国鹿茸视为畜产品的副产品，而将进口鹿茸视作食品或药品实施严格的检验，违反了 WTO 国民待遇原则。对进口鹿茸的检验通常由 KFDA 指定的检验机构进行检验，主要检查鹿茸的灰分含量。检验时，韩方检验机构任意性很大，往往仅从根部进行采样。由于根部是老化最严重的部位，抽样检验的结果常常是检验成分超标，进口商要求退货。

（三）中成药配方的知识产权保护问题

韩国把中国中成药作为西药管理，在进口商申请进口许可证时，需提交中成药生产及销售证明书，证明书必须为中国政府签发的官方文件，且需要包括药品详细的原材料、成分构成和规格说明。由于韩国规定在特定"公共利益"的情况下，韩国政府将不保护药品的相关数据，致使中国中成药配方这一商业机密在韩国市场上未得到充分有效的保护。

（四）法律法规的透明度

韩国在制定和实施法律法规方面常缺乏透明度。例如，韩国在制定或修改与贸易有关的法律、法规及实施细则时，经常未按 WTO 要求及时通报，甚至会在法律法规修改完毕并付诸实施后才通报其他 WTO 成员。此外，韩国相关部门在具体执行法规时往往另行制定涉及进口产品（尤其是农产品和水产品）检验检疫的内部方针（即"指针"），这些指针很少对外公布。韩国官员在执行上也拥有较大的随意性，使得企业对"规则"常常感到捉摸不定，经营面临很大的不确定因素。

（五）医药领域的其他法规

2016 年 2 月 15 日，韩国食品药品安全部（Ministry of Food and Drug Safety，MFDS）通过 WTO 发布公告，内容涉及修订药品安全的技术法规草案，通报号为 G/TBT/N/KOR/627。技术法规草案简化了罕用药 GMP 评估所需提交的文件，并将国内药品安全使用实际调查对象限定在 65 岁以上成年人。草案还减轻了非实际生产人员的管理措施标准，此举旨在保护人类生命健康，简化程序，提高效率。

韩国从 2018 年 12 月 3 日起，全面实行在医药品容器、包装、附件中标明所有成分的"医药品全部成分标识制度"，同时禁止生产、销售、流通只标明现有主要有效成分的医药品。不仅如此，制造企业还应在企业网站上标明所有成分。2020 年 7 月 9 日，韩国发布 G/TBT/N/KOR/903 号通报，公布《医疗设备标准规范公告》草案，负责机构为 MFDS。草案制定了虚假核准的行政处罚标准；加强对药品生产、测试说明和记录弄虚作假的行政处罚标准；制定了虚假允许国家批量放行的行政处罚标准；加强药品生产企业义务的生效日期和过渡措施的变更；改进了报告活性药物成分注册变更的期限；制定进口国家基本药物的人员免于分析和测试的基础；细分生产测试合同接受者违反委托规定时的行政处罚标准。

2020 年 10 月 14 日，MFDS 修订并颁布《药品安全条例》，旨在提高药品质量安全管理标准，放宽临床试验方案变更流程。具体内容如下：将标准适用评审制度、试验方法、生物等效性试验、GMP 等提升到国际水平，与美国和欧盟的标准和试验方法相平行；对于所有处方药的上市许可申请，要求申请人提交《标准与评价方法》《生物等效性试验》等相关文件，加强质量管理；对于在建立时以原始设备制造商为基础生产的处方药，以及通过与先前批准的产品相同的生产工艺生产的处方药，仍需要提交 3 批 GMP 文件。此外，MFDS 改进并补充了程序性法规。

2021 年 8 月 25 日，韩国发布 G/TBT/KOR/989 号通报，公布医疗器械唯一器械标识位置及管理草案，负责机构为 MFDS。草案规定制造和进口医疗器械的组织或个人，使用包装标签或器械本身的数据矩阵条形码将 UDI 应用于医疗器械时，应以肉眼可读的形式旋转 UDI。

2023 年 5 月 15 日，MFDS 发布准药品标准生产规范修订草案。该草案修订了类似药物中含有水杨酸甲酯的外用喷雾剂和皮肤药膏的使用注意事项等内容，如添加有关妊娠期和哺乳期妇女的安全信息，添加有关过量注射的详细信息。

八、印度

中国医药保健品进出口商会公布的数据显示，2010 年中国对印度出口原料药总额达 29.22 亿美元，比美国高 4.46%。印度自 2013 年以来，已经成为中国西药出口第一大贸易伙伴，印度 70% 的原料药来自中国。2024 年 1~5 月，印度是中国医药产品出口"一带一路"第一大市场，占比 24.36%。

（一）技术性贸易壁垒

根据印度《药品和化妆品法》实施细则，自 2003 年 4 月起，凡未获得印度注册证书的所有外国药品（原料药或成药）均不得进入印度，已获得的每 3 年要续办注册证书；印度卫生部对每种注册药品的生产工厂收取 1500 美元的注册费；对每种药品收取 1000 美元的注册费；外国药品生产商要向印度药品局支付 5000 美元，作为该局在原产地检查出口药品生产商厂房的检验核查费；此外，每份进口许可证和每种药品的检验也要缴纳一定的费用。在实际执行中，出现了中国公司按规定提交注册文件和支付注册费后，未在规定时间内收到印度政府批准文件的情况，以及已在印度注册的中国公司也未在规定时间内获得印度政府进口许可的情况。这些情况的出现，给中国出口商增加了经营风险，一定程度上限制了中国药品向印度出口。

（二）进口禁令

2004 年 7 月，印度商工部外贸局发布对青霉素工业盐的进口禁令，范围从青霉素工业盐扩大到青霉素及 6-APA。所采取的具体措施包括：暂停 1 个月的进口许可证审批，同时增加了从第一笔进口货物清关起算在 3 个月之内必须出口的要求。印度政府此举直接导致了中国青霉素工业盐行业的巨大损失，2004 年 7 月中国青霉素工业盐出口总量同比下跌 46%。

2015 年印度政府放宽了对医疗设备的外国投资限制，允许医疗设备领域外国直接投资占比达到 100%，鼓励外国投资进入这一领域。

（三）贸易救济

印度是对中国医药行业实施反倾销调查和反倾销措施最多的国家之一。1995 年至 2023 年，全球对中国医药工业贸易救济案件总计 45 起，其中印度就有 28 起。2014 年 8 月和 9 月，印度分别对原产于中国的格列齐特和阿苯达唑进行反倾销立案调查。2015 年 10 月和 11 月，分别作出反倾销终裁征收 5 年的反倾销税。2016 年 5 月 3 日，印度对自中国进口的阿莫西林发起反倾销调查。2021 年 3 月 11 日，印度对原产或进口自中国的盐酸环丙沙星（ciprofloxacin hydrochloride）征收反倾销税。2024 年 3 月 26 日，印度商工部发布公告，对原产或进口自中国的糖精（saccharin）发起反倾销调查和反补贴日落复审。2024 年 3 月 28 日，印度商工部发布公告，对原产于中国、欧盟和瑞士的维生素 A 棕榈酸酯（vitamin A palmitate）发起反倾销调查。

九、澳大利亚

2013 年，中国与澳大利亚的双边贸易额增长 20%，达到 1510 亿澳元。目前，中国是澳大利亚最大的贸易伙伴，澳大利亚则是中国第七大贸易伙伴。近年来，澳大利亚对中医药的认同程度不断增加，随着中医药"标准化"科研工作的实施，澳大利亚大概有 20% 的患者会选择中药、针灸等中医疗法，且这个数字在逐年增加。2014 年底，中澳自贸协定的谈判成功也为未来两国更深入的医药贸易奠定基础。2023 年 1~12 月，中国对澳大利亚医药产品出口 21.26 亿美元，在 RCEP 成员国中占比 9.14%。

（一）进口药品注册管理

在澳大利亚，药品由澳大利亚医药管理局（Therapeutic Goods Administration，TGA）管理。任何医药产品必须先列入医疗用品登记表（Australian register of therapeutic goods，ARTG）之后，才能在澳大利亚市场进行销售。TGA 管理药物的核心原则是"风险管理"，它将药品划分为较高风险的药品（注册类药物）和较低风险的药品（登记类药物）。对于某些药品（如草药）可以使用相同的标签在澳大利亚、新西兰和南非销售。

此外，所有在澳大利亚上市销售的药品必须有一个在澳大利亚的申请人或公司，并要求这个主体承担产品的法律责任。

2020 年 7 月 10 日，澳大利亚发布 G/TBT/N/AUS/121 号通报，公布《治疗用品法案》草案，负责机构为澳大利亚卫生部治疗用品管理局。草案规定如果食物中含有不可接受的成分，如药物成分或世界反兴奋剂规范禁止清单所列物质，或含有类似药物的运动补充剂，则需作为药物而非食品进行监管。

（二）GMP 认证

澳大利亚法律规定，所有向澳大利亚市场供应药物的生产厂商必须通过澳大利亚 GMP 认证。如果药品生产商目前所持有的 GMP 证书是由与澳大利亚政府有"相互承认协议"的国家（包括大多数的欧盟国家、新加坡和瑞士）签发的，则这种认证可以采用"书面审核"的方式，在某些情况下，也采用 TGA 审核员的审核方式。同时，药品生产商应遵循由药品检查合作计划（PIC/S）于 2009 年 1 月 15 日发布的《药品 GMP 指导原则》。

在 GMP 认证中，澳大利亚官员出差的所有开销，包括飞机头等舱和豪华宾馆等食宿差旅费用，均由申请人负担。高额的费用给中国企业申请澳大利亚 GMP 认证带来了额外负担，阻碍了中国企业对澳大利亚出口药物。

（三）中医药立法

2000 年，澳大利亚确立了中医的合法地位。同年 5 月，澳大利亚维多利亚州《中医法（含针灸）》通过，并由此产生了该州的中医监督管理局，澳大利亚也成为全球第一个承认中药为药物的西方国家，这为国内中药企业国际化打开新局面。

2023 年 5 月 1 日，澳大利亚医药管理局（TGA）更新了 2023 年治疗用品（允许成分）测定的药物成分及其使用要求。总计对 39 种成分进行了更新，增加了低聚半乳糖、N-(2-(吡啶-2-基)乙基)对-

薄荷脑-3-甲酰胺、焦磷酸二钠三种成分，改变了 2-岩藻糖基乳糖、乳糖-N-四糖和咖啡因等 11 种成分，删除了当归茎、芦笋、鳄梨等 25 种成分。

十、俄罗斯

俄罗斯药品制造商对外国原材料的依赖度高达 80%，超过三分之二的进口药品依赖于中国和印度。中俄医药贸易一直以来发展良好，中国出口俄罗斯比重和增速逐年提升。根据中国医药保健品进出口商会的数据，2022 年 1~10 月中俄医疗产品进口额为 27.35 亿美元，同比增长 38.31%，其中中国出口 26.83 亿美元，同比增长 38.15%。西药原料出口额 12.98 亿美元，同比增长高达 65.22%，中国是俄罗斯西药原料的最大供应国。医疗器械出口 10.8 亿美元，同比增长 19.5%，俄罗斯是中国出口"一带一路"国家排名第二的出口市场，在前十大"一带一路"市场中增速最高。

（一）采购禁令

2015 年俄工贸部曾提出限制政府采购外国医疗产品，其中包括预防药、防腐剂和绷带等，但该建议只适用国家和政府采购，不涉及商业市场和药店，"外国"不包括亚美尼亚、白俄罗斯和哈萨克斯坦三国。2015 年 7 月，俄罗斯卫生部制定了关于药品监管新规则的法令，要求在发现严重不良反应和意外不良反应的情况下药品注册文件所有者或持有人必须采取措施来消除这种反应的不良后果。

（二）上市许可和流通

俄罗斯对药品的注册和审批制度相对较为繁琐。生产商需要提交详细的申请材料，包括药品的化学成分、制造过程、质量控制等信息。审批过程需要较长时间，这导致一些药品难以在俄罗斯市场上获得批准销售。

2022 年 3 月普京总统签署最新药品和医疗器械流通监管相关法案。规定医疗器械制造商和进口商应在暂停或停止在俄业务前 6 个月通报俄主管政府部门，未通报不得暂停或停止在俄业务。政府有权制定为俄、外国公民及无国籍人士提供医疗服务的有关规定；制定向公民免费提供国家医疗保障的有关规定；在药品短缺的情况下简化外国药品进入俄市场的程序（使用带有俄语标签的外国包装）。

2023 年 5 月 31 日，俄罗斯联邦发布 G/TBT/N/RUS/140、141 和 143 号通报，公布药品上市许可和评估规则修订草案，负责机构为欧亚经济委员会。140 号通报草案涉及更新的上市许可和评估规则的人用药品执法经验及药品上市许可程序，使注册档案符合欧亚经济联盟的要求。141 号通报草案经欧亚经济委员会理事会于 2016 年 11 月 3 日批准，分阶段执行《药品和兽药产品标签要求》，确定了兽药流通主体的过渡期。143 号通报草案统一了选择参照药的方法；规定了基于生物制药分类系统下，生物疫苗的要求。

（三）欧亚经济联盟

欧亚经济联盟成立于 2015 年，成员国包括俄罗斯、哈萨克斯坦、白俄罗斯、吉尔吉斯斯坦和亚美尼亚。2018 年，欧亚经济联盟建成统一药品市场。已经成功完成了联盟药品注册信息系统的综合测试，联盟成员国主管部门已经检测并确认了实行药品单一电子注册的可行性。当年 8 月，已经按照新的注册标准接收了 6 份来自哈萨克斯坦、2 份来自白俄罗斯的药品注册申请。联盟其他成员国也将积极采用这一信息系统。此外，在药物流通领域，已经形成了由 35 项法规组成的联盟法规体系。自 2021 年 1 月 1 日起，欧亚经济联盟各成员国药品需依照联盟规则进行注册，申请者将不再拥有依据本国法律提交注册申请的可能性。

欧亚经济联盟延长 GMP 认证有效期。2020 年 7 月，欧亚经济委员会药品专家委员会召开第一次会议，审议了药品注册中的分歧解决机制，并且提出"以前按照欧亚经济联盟规定进行过注册的药品生产商应在 2026 年 1 月 1 日前转用《欧亚经济联盟药典》"。会议批准将欧亚经济联盟成员国 GMP 和联盟 GMP 认证有效期延长至 2025 年底，供重新注册药品和更改药品注册内容时采用；规定在 2025 年 12 月 31 日前，成员国职能部门在办理药品注册内容更改手续时要相互承认外国生产商的联盟 GMP 认证。该决定使联盟成员国和外国的制药企业可在 2025 年底前办完药品流通程序，降低各国重新检验造成的开支，减轻药品费用负担，为生产商创造进入联盟市场的有利条件。

（四）标签管理

俄罗斯从 2020 年 7 月 1 日起对药品实行电子标签管理。无数字码的药品将禁止在俄流通，但 7 月 1 日前已在市面流通的无数字码药品，仍允许在保质期内销售。同时，俄罗斯实行药品强制贴标，禁止生产和进口未贴标签的药物，强制要求参与药品流通的各方将药品流通信息上传至标签系统。

思考题

答案解析

1. 我国遭遇反倾销调查最多的根本原因是什么？
2. 查阅资料，了解现在技术性贸易壁垒的发展情况，新型技术性贸易壁垒的影响。
3. 案例分析：

2007 年 4 月，印度对原产于我国的头孢曲松钠进行反倾销立案调查。当年 11 月，印度商工部做出初裁，对中国的福建省福抗药业股份有限公司、苏州东瑞制药有限公司、石药控股集团有限公司和联邦制药国际控股有限公司等 6 家头孢曲松钠原料药生产企业分别征收从 65.08 美元/公斤到 81.86 美元/公斤不等的反倾销税。中国企业不服，提出抗辩。在中国企业的积极抗辩下，印度商工部终裁为：对福建省福抗药业股份有限公司征收反倾销税 56.77 美元/公斤，对苏州东瑞制药有限公司征税 55.61 美元/公斤，对河北中润制药有限公司征税 55.76 美元/公斤；对珠海联邦制药有限公司征税 57.98 美元/公斤；对珠海保税区丽珠合成制药有限公司征税 55.64 美元/公斤；对其他未应诉企业征税 77.35 美元/公斤。2012 年 11 月 22 日，应印度企业 Nectar Life - ciences Limited 和 Kopran Limited（India）的申请，印度对中国头孢曲松钠发起第一次反倾销日落复审调查。2014 年 5 月 20 日，印度就第一次日落复审做出终裁，决定对中国头孢曲松钠统一征收 21.85 美元/千克的反倾销税。2019 年，印度就本案没有发起第二次反倾销日落复审，反倾销征税自然取消。2020 年 9 月 24 日，印度商工部发布公告，对中国无菌头孢曲松钠再次发起反倾销调查。本案申请人为印度 Nectar Life Sciences 和 M/s Sterile India，被调查产品为无菌头孢曲松钠（ceftriaxone sodium sterile）。中国医药保健品进出口商会及时发布了此次相关立案信息，就本案情况与参与原审的石药控股集团有限公司、福建省福抗药业股份有限公司、丽珠医药集团股份有限公司以及苏州东瑞制药有限公司等主要生产企业进行了沟通，并提供了应诉咨询。

结合以上案例分析：

（1）我国原料药出口面临的反倾销调查的现状、原因。

（2）面临日益增多的反倾销调查，我国应采取怎样的措施？

书网融合……

微课　　　　　　　　　题库　　　　　　　　　本章小结

第六章　国际多边贸易体制

PPT

学习目标

　　1. 通过本章学习，掌握国际贸易条约与协定的含义、最惠国待遇条款和国民待遇条款的含义和适用范围；熟悉中国与关税与贸易总协定（GATT）、世界贸易组织（WTO）的关系，中国"复关"与"入世"的艰难历程，尤其是中国加入 WTO 后对中国的影响；了解贸易条约与协定的种类、世界贸易组织的宗旨与基本原则。

　　2. 具备政策研究与决策能力，国际贸易条约与协定往往涉及国家政策的制定和执行，通过学习，可以培养学生的政策研究和决策的能力，为政府和企业提供有价值的政策建议。此外，通过本章的案例分析，可以提高学生利用 WTO 争端解决机制解决贸易争端的能力，有助于更好地应对全球挑战和机遇。

　　3. 树立法治观念，养成在国际贸易活动中遵守贸易条约与协定的意识和习惯，形成对国际经贸规则深入、具体、客观的认知；树立终身学习观念，国际贸易条约与协定是随着全球政治、经济环境的变化而不断演变的，学生需要认识到终身学习才能更好地履行医药贸易工作者的职责。

　　国际多边贸易体制是指以世界贸易组织（WTO）为核心，通过一系列多边贸易协议和规则，规范和促进全球贸易活动的体制框架，国际多边贸易体制建立在一系列国际贸易条约与协定的基础之上。本章主要介绍国际贸易条约与协定的目的和特点、种类、结构和使用的法律待遇条款，阐述关税与贸易总协定（GATT）和世界贸易组织（WTO）的相关内容，同时分析中国与 GATT/WTO 的关系，以及中国加入 WTO 对国际医药贸易的影响。 📱微课

第一节　国际贸易条约与协定

　　出口贸易能给一国带来贸易利益，而进口可能给国内市场和生产者带来冲击。各国在制定外贸政策时都遵循有利于本国经济发展的"奖出限入"的政策，国家之间的贸易摩擦就不可避免。因此，必须通过签订国际贸易条约与协定，制定国际贸易规则，以减少贸易纠纷。

一、国际贸易条约与协定的目的和特点

　　国际贸易条约与协定（international commercial treaties and agreements）是两个或两个以上的主权国家为确定彼此的经济关系，特别是贸易关系方面的权利和义务而缔结的书面协议。按照缔约国的多少，可分为双边贸易条约与协定和多边贸易条约与协定。前者是两个主权国家之间所缔结的贸易条约与协定，后者是两个以上主权国家共同缔结的贸易条约与协定。贸易条约与协定一般都反映了缔约国对外政策和对外贸易政策的要求，并为缔约国实现其对外政策和对外贸易政策的目的服务。

　　作为国际条约与协定的一种，贸易条约与协定与其他国际条约和协定相比是有其特殊性的。从内容上看，贸易条约与协定主要是确定缔约国之间的经济和贸易关系；从国际法角度看，贸易条约与协定往

往订入和遵守某些国际法通用的法律条款，如最惠国待遇条款和国民待遇条款等；从国际惯例看，贸易条约与协定，既可在建立正式外交关系的国家之间，也可在没有建立正式外交关系的国家之间签订（此类贸易条约与协定往往为外交关系的建立创造有利的现行条件），既可在不同国家的政府之间，也可在不同国家的政府与民间团体之间或双方的民间团体之间签订。如中国于 1955 年 8 月 22 日与埃及签订了贸易协定，但埃及在 1956 年 5 月 30 日才与中国建立正式外交关系。

二、贸易条约与协定的种类

贸易条约与协定的种类很多，国际上目前常见的有以下四类。

（一）通商航海条约

通商航海条约（treaty of commerce and navigation）又称通商条约、友好通商条约，它是全面规定两国间经济和贸易关系的条约。其内容比较广泛，正文包括以下方面：一是关于缔约国双方的进出口商品的关税和通关的待遇问题，其中包括进出口商品关税问题，海关附加捐税以及履行海关通关手续等问题依据的原则，通常为最惠国待遇原则；二是关于缔约国双方公民和企业在对方国家所享有的经济权利问题，包括财产购置权、经营工商权、征收捐税的待遇和移民权等；三是关于船舶航行和港口使用问题，通常规定一方的船舶进入另一方港口在卸货和装货、缴纳港口捐税等方面应依据最惠国待遇条款或国民待遇条款；四是关于铁路运输和过境问题，强调相互给予的待遇；五是关于知识产权保护问题；六是商品进口的国内捐税问题；七是进出口数量限制问题；八是关于仲裁裁决的执行问题。此外如样品和展览品的免税输入、领事的待遇、国有化问题，有时也在通商航海条约中出现。

1874 年中国和秘鲁两国签订的《中秘友好通商条约》成为拉美国家和中国之间开展合作的第一个法律文件。但是二战以后，由于世界各国的政治经济形势动荡不定，各国之间的经济和贸易关系日益复杂，各国之间签订这种全面规定国家间经济贸易关系的条约已经很少见。

（二）贸易协定和贸易议定书

1. 贸易协定　贸易协定（trade agreement）是两个或几个国家之间调整它们相互贸易关系的一种书面协议。其特点是对缔约国之间的贸易关系规定得比较具体，有效期一般较短，签订的程序也较简单，一般只需签字国的行政首脑或其代表签署即可生效。贸易协定正文的主要内容如下。

（1）最惠国待遇条款的规定　在协定中通常规定最惠国待遇条款的适用范围和例外，以便减少和避免缔约国双方在执行过程中的分歧。

（2）进出口商品货单和进出口贸易额　这方面的规定方式有三种：①在协定中附有进出口总货单，明确规定双方相互供应的货物品种和贸易额。进出口货单是贸易协定不可分割的部分，这种货单对双方具有较大的约束力，双方政府必须保证实现。②在协定中对货单中的一种或几种主要进出口商品规定一定的数量或金额，由缔约国双方政府保证实现，货单的其余部分则只列出商品的品名而不规定数量和金额，由双方的外贸企业自行联系成交。③把货单作为协定的附表，在附表中仅列出商品的种类及主要品名，不列数量或金额，双方政府仅保证发放进出口许可证。

（3）作价原则和使用货币的规定　作价原则是指确定双方交易的货物价格的原则。使用货币是指进出口双方在业务中产生的债权和债务的清偿所使用的货币，有的作具体规定，有的未作具体规定。我国进出口商品的作价原则是，在贯彻平等互利的原则下根据国际市场价格水平，结合国别（地区）政策，并按照我们的购销意图确定适当的价格。国际贸易中，对于现汇贸易，还应采用可兑换货币。

（4）支付和清偿办法的规定　关于支付和清算办法有不同的规定。有的贸易协定规定采用记账结算或双边清算办法进行结算，有的规定部分记账结算，部分采用现汇支付的办法，有的规定都用现汇支付。在贸易协定中，把支付协定中各种条款都包括在内，这种协定就称为贸易与支付协定。

（5）优惠关税的规定　主要有两种：一种是直接订明具体商品的进口优惠关税税率，即两国间通过协商确定一部分具体商品的进口优惠税率，其中包括商品税目、商品名称和优惠的税率；另一种是间接地确定适用某种关税税率，即在协定中只规定某些商品能享受免税或最低税率的待遇，这些免税或最低税率的具体内容，在协定中并无规定。

（6）其他事项的规定　包括商品检验、仲裁、设立商务机构、举办展览、广告宣传和保障条款等。

2. 贸易议定书　贸易议定书（trade protocol）是指缔约国就发展贸易关系中某项具体问题所达成的书面协议。这种贸易议定书往往是作为贸易协定的补充、解释或修改而签订的。有的贸易议定书是协定的附件，有的则不作为附件。此外，在签订长期贸易协定时，关于年度贸易的具体事项，往往通过议定书的方式加以规定。贸易议定书的签订程序和内容比贸易协定更为简单，一般由签字国有关行政部门的代表签署后即可生效。

（三）支付协定

支付协定（payment agreement）是两国间关于贸易和其他方面债权、债务结算办法的书面协议。支付协定是外汇管制的产物，在实行外汇管制的条件下，一种货币不能自由兑换成另一种货币，对一国所拥有的债权不能用来抵偿对第三国的债务，结算只有在双边基础上进行。因此就需要通过缔结支付协定的办法来解决两国之间的债权债务。

支付协定的主要内容如下。

1. 关于清算机构的规定　支付协定的目的在于避免支付外汇和黄金，而采用直接抵消债权债务的办法进行两国之间的结算。因此通常双方都指定它们的中央银行作为清算负责机构，处理双边的清算工作。

2. 关于清算账户的规定　清算账户主要有单边账户（single account）和双边账户（bilateral account）两种，具体视各国协定而定。

3. 关于清算项目与范围的规定　指两国间的贸易和非贸易往来应通过清算账户进行结算的项目与范围。凡未列入清算范围的项目结算，仍用收付现汇的方法办理。

4. 关于清算货币的规定　在单边账户下，用开立清算账户国家的货币记账并支付；在双边账户下，使用的货币分为记账货币和支付货币两种。记账货币由双方谈判后在协定中确定，可以用一方的货币，也可以用第三国的货币。双方的债权人（主要是出口商）和债务人（主要是进口商），在具体办理收付时，应分别使用本国的货币。

5. 关于清算方法的规定　缔约国双方的债务人，要用本国货币把应付款项通过指定银行，交入负责清算的本国中央银行，记入对方国家的清算账户，结清所欠的债务；而缔约国双方的债权人，也应通过指定银行，从本国中央银行的清算账户领取本国的货币，收回货款。

6. 关于清算账户差额处理方法的规定　常见的差额处理方法有四种：①在一定期限内由债务国向债权国输出商品；②用双方同意的可兑换的货币或黄金支付；③用双方同意的其他不可兑换的货币支付；④将金额转入下年度清算账户内。

自 1958 年以来，西方一些主要资本主义国家相继实行货币自由兑换，双边支付清算逐渐为多边现汇支付清算所代替。但对于一些目前仍实行外汇管制的发展中国家，往往还签订支付协定。

（四）国际商品协定

国际商品协定（international commodity agreement）是指某项商品的主要出口国和进口国之间为了稳定该项商品价格和保证供销等目的所缔结的政府间的多边协定。其主要对象是发展中国家的初级产品。

国际商品协定自 20 世纪 20 年代就开始广泛存在了，但是 20 年代出现的这些国际商品协定在"30年代大危机"中都解体了。20 世纪 30 年代也建立了一些国际商品协定，但是随着第二次世界大战的爆发而先后崩溃了。第二次世界大战以后，随着世界经济的稳定发展，重要工业原料的国际需求紧张，随之又出现了许多初级产品的国际商品协定。目前国际上比较重要的商品协定有 8 个，即国际可可协定、国际咖啡协定、国际黄麻和黄麻产品协定、国际天然橡胶协定、国际橄榄油协定、国际热带木材协定、国际糖协定和国际谷物协定。发展中国家希望通过协定，维持、稳定这些商品的合理价格和保证这些产品的生产和销售。

三、贸易条约与协定的结构

贸易条约与协定一般由序言、正文和结尾三个部分组成。

1. 序言 序言通常载明缔约双方发展经济贸易关系的愿望及缔结条约或协定所遵守的原则。

2. 正文 贸易条约与协定的正文，是贸易条约与协定的主要组成部分，它是有关缔约各方权利、义务的具体规定。不同种类的贸易条约与协定，其正文所包括的条款和内容有所不同。

3. 结尾 贸易条约与协定的结尾包括条约和协定的生效期、有效期、延长或废止的程序、份数、使用的文字等内容，还有签订条约与协定的地点及各方代表的签名。缔结条约与协定的地点对于需要经过批准的条约与协定有特别的意义，以双边条约为例，如果条约是在一方首都签订的，按国际惯例批准书就应在对方国家的首都交换。贸易条约与协定所使用的文字，就双边贸易条约而言，一般用缔约双方的文字写成，并且规定两种文字具有同等的效力；如系多边贸易条约，应使用国际通用的文字，如英文、法文、拉丁文等。

四、贸易条约与协定所适用的主要法律待遇条款

在贸易条约与协定中，通常所适用的法律待遇条款是最惠国待遇条款和国民待遇条款。

（一）最惠国待遇条款

1. 最惠国待遇条款的含义 最惠国待遇（most-favored-nation treatment，MFNT）条款是贸易条约与协定的一项重要条款。它的基本含义是：缔约国一方现在和将来所给予任何第三国的一切特权、优惠及豁免，也同样给予缔约对方。最惠国待遇的基本要求，是使缔约一方在缔约另一方享有不低于任何第三国享有的待遇。换言之，即要求一切外国人或外国企业处于同等地位，享有同样的待遇，不给予歧视待遇。

最惠国待遇条款分为无条件的最惠国待遇与有条件的最惠国待遇两种。无条件的最惠国待遇是指缔约国一方现在和将来给予任何第三国的一切优惠待遇，立即无条件地、无补偿地、自动地适用于对方；有条件的最惠国待遇是指如果一方给予第三国的优惠是有条件的，则缔约的另一方必须提供同样的补偿，才能享受这种优惠待遇。无条件的最惠国待遇首先是英国采用的，所以又叫作"欧洲式"最惠国待遇条款；有条件的最惠国待遇条款最先是美国采用的，所以又叫作"美洲式"最惠国待遇条款。现在的国际贸易条约与协定一般都采用无条件的最惠国待遇条款。

最惠国待遇一般是相互的、平等的。但历史上曾经出现清朝与外国签订的条约，往往只片面规定该缔约外国享受最惠国待遇，而中国则无对等权利，所以是片面的最惠国待遇。

2. 最惠国待遇条款的适用范围 最惠国待遇条款可以适用于缔约国经济贸易关系的各个方面，也可以只在贸易关系中某几个具体问题上适用。在签订贸易条约与协定时，缔约双方往往对最惠国待遇的范围加以列举。在列举范围以内的事项适用最惠国待遇条款，在列举范围以外的，则不适用最惠国待遇条款。

常见的最惠国待遇条款的适用范围通常包括以下五个方面：①有关进口、出口、过境商品的关税及其他各种捐税；②有关商品进口、出口、过境、存储和换船方面的海关规则、手续和费用；③进、出口

许可证发放的行政手续；④船舶驶入、驶出和停泊时的各种税收、费用和手续；⑤关于移民、投资、商标、专利及铁路运输方面的待遇。当然，在具体签订贸易条约与协定时，缔约双方可以根据两国的关系和发展贸易的需要，在最惠国待遇条款中具体确定其适用的范围。

3. 最惠国待遇条款的适用限制和例外　最惠国待遇条款适用的限制和例外条款通常在贸易条约与协定中有明确规定。

（1）最惠国待遇条款的适用限制　最惠国待遇条款适用的限制是指将适用的范围限制于若干具体的经济和贸易方面。例如，在关税上的最惠国待遇只限于某些商品，或最惠国条款只包括缔约国的某些地区等。最惠国待遇适用的限制可分为两种：①直接限制，即在贸易条约或协定中明确规定最惠国待遇适用范围的限制，通常从商品范围上、地区上和商品来源上等加以限制。②间接限制，即未在条约或协定中明确规定，而采用其他办法（如将税则精细分类等），以达到限制缔约国的某些商品适用最惠国待遇的范围。

（2）最惠国待遇条款的适用例外　最惠国待遇条款的适用例外是指某些具体的经济和贸易事项不适用于最惠国待遇。在现代的贸易条约与协定中最常见的最惠国待遇的例外有以下几种：①边境贸易；②关税同盟；③国内法令和规章中的某些规定；④沿海贸易和内河航行；⑤多边国际条约或协定承担的义务；⑥区域性特惠条款；⑦其他例外。

（二）国民待遇条款

1. 国民待遇条款的含义　国民待遇（national treatment，NT）条款是法律待遇条款之一。它的基本含义是缔约国一方保证缔约国另一方的公民、企业和船舶在本国境内享受与本国公民、企业和船舶同等的待遇。

2. 国民待遇条款适用的范围　国民待遇条款的适用是有一定的范围的，并不是将本国公民或企业所享有的一切权利都包括在内。国民待遇条款一般适用于外国公民或企业的经济权利，如外国产品所应缴纳的国内捐税，利用铁路运输和转口过境的条件，船舶在港口的待遇，商标注册，著作权及发明权的保护等。一般而言，沿海航行权、领海捕鱼权、购买土地权等，通常都不包括在国民待遇条款的范围之内，这些权利一般都不给予外国侨民或企业，只准本国公民和企业享有。

3.《1994 年关税与贸易总协定》中有关国民待遇原则的规定　①一成员领土的产品输入到另一成员时，另一成员不能以任何直接或间接的方式对进口产品征收高于对本国相同产品所征收的国内税或其他费用；②给予进口产品的有关国内销售、分销、购买、运输、分配或使用的法令、规章和条例等的待遇，不能低于给予国内相同产品的待遇。据此，如果没有对国内产品在上述方面做出任何规定，则不能规定进口产品必须满足某些方面的要求；③任何成员不能以直接或间接方法对产品的混合、加工或使用有特定数量或比例的国内数量限制，或强制规定优先使用国内产品；④成员不得用国内税、其他国内费用或定量规定等方式，从某种意义上为国内工业提供保护。

《1994 年关税与贸易总协定》还规定对产品的混合、加工或使用须符合特定数量或比例要求的国内数量限制条款，在实施时应遵守国民待遇原则。

此外，在《服务贸易总协定》《与贸易有关的知识产权协定》以及其他相关协议中，国民待遇原则都有较详细的规定得以体现。

第二节　国际多边贸易体制概述

世界贸易组织所管理的体制就是一种典型的多边贸易体制，它建立在缔约方签订一系列国际贸易条约与协定的基础上，以此协调缔约方的经济活动，确定彼此的权利和义务。世界贸易组织也是多边经济体系中三大国际机构之一，是世界上唯一处理国与国之间贸易规则的国际组织。而关税与贸易总协定是世界贸易组织的前身。在世界贸易组织的事务中，"多边"（multilateral）是相对于区域或其他数量较少的国家集团所进行的活动而言的。大多数国家，包括世界上几乎所有主要贸易国，都是该体制的成员，但仍有一些国家不是，因此使用"多边"一词，而不用"全球"（global）或"世界"（world）等词。

一、关税与贸易总协定

关税与贸易总协定（general agreement on tariff and trade，GATT，以下简称关贸总协定）是在美国策动下由23国于1947年10月30日在瑞士日内瓦签订，并于1948年1月1日生效的关于调整缔约国对外贸易政策和国际经济贸易关系方面的相互权利、义务的国际多边协定。它既是关于关税和贸易准则的国际性多边协定，也是国际多边贸易谈判和解决争端的场所。它对于加强世界各国之间的经济合作和交往，促进国际贸易的发展，协调国际经济贸易关系，起着不可低估的作用和影响。

关贸总协定是第二次世界大战后国际经济贸易发展的产物。二战后，美国首先提出建立国际贸易组织的构想，英国则积极响应。美国吸取以往在关税政策上的经验教训，认识到美国在19世纪末20世纪初工业生产已经居世界首位的情况下，高关税政策将不利于美国国内的经济发展和向外经济扩张。因此，早在二战尚未结束以前，美国就在盟国中倡议在战后建立国际贸易组织，以便在多边的基础上相互削减关税，促使世界贸易自由化。二战刚结束，美国随即向联合国经济社会理事会（以下简称联合国经社理事会）提议召开世界贸易与就业会议，并建立"国际贸易组织"（International Trade Organization，ITO）。1946年2月，联合国经社理事会通过了美国关于召开世界贸易与就业会议的建议，并为此成立了筹备委员会。同年10月，在伦敦召开了第一次筹委会，讨论美国提出的《国际贸易组织宪章草案》，并决定成立起草委员会对草案进行修改。

1947年4月，在日内瓦召开了包括美国、英国、法国、中国和印度等国在内的23个国家参加的世界贸易与就业会议第二次筹委会，草拟并通过了《国际贸易组织宪章》，同时在会议期间进行了首轮关税减让谈判，各参加国共达成了123项有关关税减让的多边协议。为了使关税减让的成果尽快履行，参加国将拟议中的《国际贸易组织宪章》中的一些有关贸易政策的条款摘出，汇成一个单一协定，并将各国达成的关税减让协议列入各国的关税减让表，构成该协定不可分割的组成部分，这个协定就被命名为"关税与贸易总协定"。1947年10月30日，参与起草、讨论关贸总协定最后文件的23个参加国，在签署总协定最后文件的同时又签署一份名为《关税与贸易总协定临时适用议定书》的文件，它是使关贸总协定于1948年1月1日起临时生效的文件，即在《国际贸易组织宪章》生效之前临时适用关贸总协定。此后，尽管世界贸易与就业会议于1947年11月在哈瓦那通过了《国际贸易组织宪章》（亦称《哈瓦那宪章》），但终因美国等一些国家的立法机构以种种理由未予批准，致使成立国际贸易组织一事半途而废。于是，关贸总协定从1948年1月1日起临时生效，起着唯一的多边贸易协定和国际贸易机构的作用，直至1995年1月1日为世界贸易组织所取代。

随着世界经济贸易关系的发展变化，截至1994年底，关贸总协定已由最初的23个缔约方发展到128个缔约方，其中发展中国家占成员总数的2/3以上，东欧一些国家也相继以不同条件加入总协定，使其适用的国别范围更为广泛。关贸总协定由最初少数西方国家控制的"富国俱乐部"逐步转变为发达国家与发展中国家、不同经济制度的国家在世界贸易领域进行实质性权利与义务谈判和缔约国之间解决贸易争端的一个重要的国际贸易组织机构，它的主要原则和规则已在国际贸易关系中被广为承认和适用。

关贸总协定的主要活动是组织缔约方进行多边贸易谈判。1947—1994年期间，关贸总协定共组织了八轮多边贸易谈判（表6-1）。通过谈判，缔约方的关税大幅下降，受惠贸易额不断扩大，促进了国际贸易的发展。在第七轮多边贸易谈判（东京回合）中，除了关税减让，还达成了一系列非关税措施的协议。在第八轮多边贸易谈判（乌拉圭回合）中，除了关税和非关税措施减让以外，还达成了领域广泛的多个协定，其中最突出的成果是通过了《建立世界贸易组织的马拉喀什协定》（*Marrakech Agreement Establishing the World Trade Organization*）。

表 6-1　关税与贸易总协定八轮多边贸易谈判

谈判回合	谈判时间	谈判地点	参加方（个）	涵盖的主题	关税减让幅度（%）	影响贸易额（亿美元）
第一轮（日内瓦回合）	1947 年 4 ~ 10 月	瑞士日内瓦	23	关税	35	100
第二轮（安纳西回合）	1949 年 4 ~ 10 月	法国安纳西	33	关税	35	–
第三轮（托奎回合）	1950 年 9 月 ~ 1951 年 4 月	英国托奎	39	关税	26	–
第四轮（日内瓦回合）	1956 年 1 ~ 5 月	瑞士日内瓦	28	关税	15	25
第五轮（狄龙回合）	1960 年 9 月 ~ 1962 年 7 月	瑞士日内瓦	45	关税	20	45
第六轮（肯尼迪回合）	1964 年 5 月 ~ 1967 年 6 月	瑞士日内瓦	54	关税和反倾销措施	35	400
第七轮（东京回合）	1973 年 9 月 ~ 1979 年 4 月	瑞士日内瓦	102	关税、非关税壁垒、框架协议	33	3000
第八轮（乌拉圭回合）	1986 年 9 月 ~ 1994 年 4 月	瑞士日内瓦	103/123 *	关税、非关税壁垒、规则、服务、知识产权、争端解决、纺织品、农业、世界贸易组织的创建等	37/24 * *	–

注：＊103（1986 年 9 月谈判开始时）；123（1994 年 4 月谈判结束时）。
　　＊＊37（发达成员）；24（发展中成员）。

二、世界贸易组织

（一）从关贸总协定到世界贸易组织

关贸总协定在战后国际贸易中发挥了重要作用。它发展了一套国际贸易政策体系，促进了关税水平的大幅降低，缓和了缔约国之间的摩擦，维护了发展中国家的利益。但是，关贸总协定作为一个临时性政府间行政协议，不是一个合法的权力机构，在国际法上没有法人资格，进而存在以下缺陷：①非法人主体的身份使其只能以协调者的身份，依靠其权威性来监督各项规则的履行和调节各种贸易争端。由于其法律约束力不足，难以对违规者作出制裁，而仅是政府间的行政协议。②作为一系列双边协定组成的总协定，其责任不全面，包括的内容有限，并且各方的权利和义务并不平衡。③关贸总协定的争端解决程序分散于各个别协定和总协定中而不具系统性。原则中有例外（区域经济、国际收支平衡、幼稚工业保护、紧急保障、安全保障、普惠制），例外中有原则，难以形成具有实效的全盘性多边性监督机构，这使得关贸总协定的原则易遭到破坏。

鉴于关贸总协定的局限性，在乌拉圭回合中，各缔约方普遍认为应在关贸总协定的基础上，建立一个正式的国际贸易组织来协调、监督、执行乌拉圭回合的成果。1990 年初，时任欧共体轮值主席国意大利首先提出了建立一个多边贸易组织（multilateral trade organization）的倡议，同年 7 月 9 日欧共体将这一倡议以 12 个成员的名义向关贸总协定体制职能谈判小组正式提出，得到了美国、加拿大等国家的支持。1990 年 12 月，布鲁塞尔部长级会议决定让关贸总协定体制职能谈判小组负责《多边贸易组织协定》的谈判，1993 年 11 月形成了一份"关于建立多边贸易组织协定的草案"。1993 年 12 月 15 日，根据美国的建议，把"多边贸易组织"改为"世界贸易组织"。1994 年 4 月 15 日，乌拉圭回合参加方在摩洛哥马拉喀什通过了《建立世界贸易组织的马拉喀什协定》。该协定规定，1995 年 1 月 1 日世界贸易组织正式成立，与关贸总协定并行工作一年后，于 1996 年 1 月 1 日独立担当起全球经济贸易组织的角色。

与关贸总协定相比，世界贸易组织具有以下特点：①从法律上讲，WTO 是一个具有法人地位的机构，对其所有成员国都具有严格的法律约束力。现行所达成的协定都具有法律效力，所有成员国都必须"一揽子参加"。②WTO 管辖的范围明显扩大。不仅包括货物贸易，而且包括服务贸易和知识产权。③建立了贸易政策评审机制。WTO 规定，贸易额占世界前 4 名的国家每两年评审一次；前 5～20 名，每 4 年评审一次；20 名以后的，每 6 年评审一次。④争端解决机制更为完善。WTO 第一任总干事雷纳托·鲁杰罗（Renato Ruggiero）曾经说过："从许多方面讲，争端解决机制是多边贸易体制的主要支柱，是 WTO 对全球经济稳定作出的最独特的贡献。"

（二）世界贸易组织的宗旨、职能和组织机构

1. 宗旨　《建立世界贸易组织的马拉喀什协定》的序言规定，全体成员"在处理贸易和经济领域的关系时，应以提高生活水平、确保充分就业、大幅度和稳定地增加实际收入和有效需求、持久地开发和合理地利用世界资源、拓展货物和服务的生产和贸易为目的，努力保护和维持环境，并通过与各国的不同经济发展水平相适应的方式来加强环保。"世界贸易组织的宗旨与关贸总协定基本相同，最大的区别在于增加了环境保护问题，并更强调对发展中国家贸易的促进。

2. 职能　依据《建立世界贸易组织的马拉喀什协定》的规定，WTO 的职能主要有：负责 WTO 各项协议的管理、实施、运作，促进各协议目标的实现，并为各多边贸易协议的执行、管理、运作和目标的进一步实现提供框架并提供方便；为该协议及其附件有关各成员方的多边贸易关系谈判提供场所；协调解决各成员间在货物贸易、服务贸易和知识产权等领域出现的贸易纠纷和争端；审议各成员实施的与贸易有关的国内经济政策；与国际货币基金组织和世界银行及其附属机构进行合作，以更好地协调制定全球经济政策。

3. 组织机构　世界贸易组织在瑞士日内瓦设立了相应的组织机构负责实现各项职能。WTO 的组织机构框架见图 6-1。

（1）部长会议（ministerial conference）　部长会议是 WTO 的最高权力机构，但为非常设机构。部长会议由各成员国主管经贸的部长、副部长级官员或其全权代表组成。至少每两年举行一次会议，对国际贸易重大问题做出决定，并在适当的时候发起多边谈判。

（2）总理事会（general council）　总理事会是 WTO 的核心机构，由全体成员代表组成，负责日常对 WTO 的领导和管理，在部长会议休会期间代为执行其各项职能。总理事会可视情况需要随时开会，自行拟定议事规则及议程。总理事会下设三个理事会（council），分别是：①货物贸易理事会，主要负责《1994 年关税与贸易总协定》及其他货物贸易协议的有关事宜；②服务贸易理事会，主要负责监督执行《服务贸易总协定》及分部门协议的有关事宜；③与贸易有关的知识产权理事会，主要负责监督执行《与贸易有关的知识产权协定》。这些理事会可视情况自行拟定议事规则，经总理事会批准后执行。所有成员均可参加各理事会。

（3）秘书处（the secretariat）　世界贸易组织设立由一位总干事（director general）领导的秘书处。总干事由部长会议选定任命。秘书处主要负责处理日常工作，是办事机构，没有做决议的权力。但是，总干事和秘书处的职责具有国际性，在履行职务时，不得寻求或接受任何政府或世界贸易组织以外任何

组织的指示。

（4）各专门委员会（committee）　部长会议下设专门委员会，分别处理特定的贸易及其他相关事宜。现已设立贸易与环境委员会、贸易与发展委员会、区域贸易协定委员会、国际收支限制委员会以及预算、财务与行政委员会等多个专门委员会。

（5）争端解决机构（dispute settlement body，DSB）　争端解决机构负责世界贸易组织争端解决机制的运行，下设专家小组和上诉机构，处理各成员方之间基于各有关协定、协议的贸易争端。

（6）贸易政策审议机构（trade policy review body，TPRB）　负责定期审查各成员的贸易政策、法律与实践，实施贸易政策审议的安排及指导。

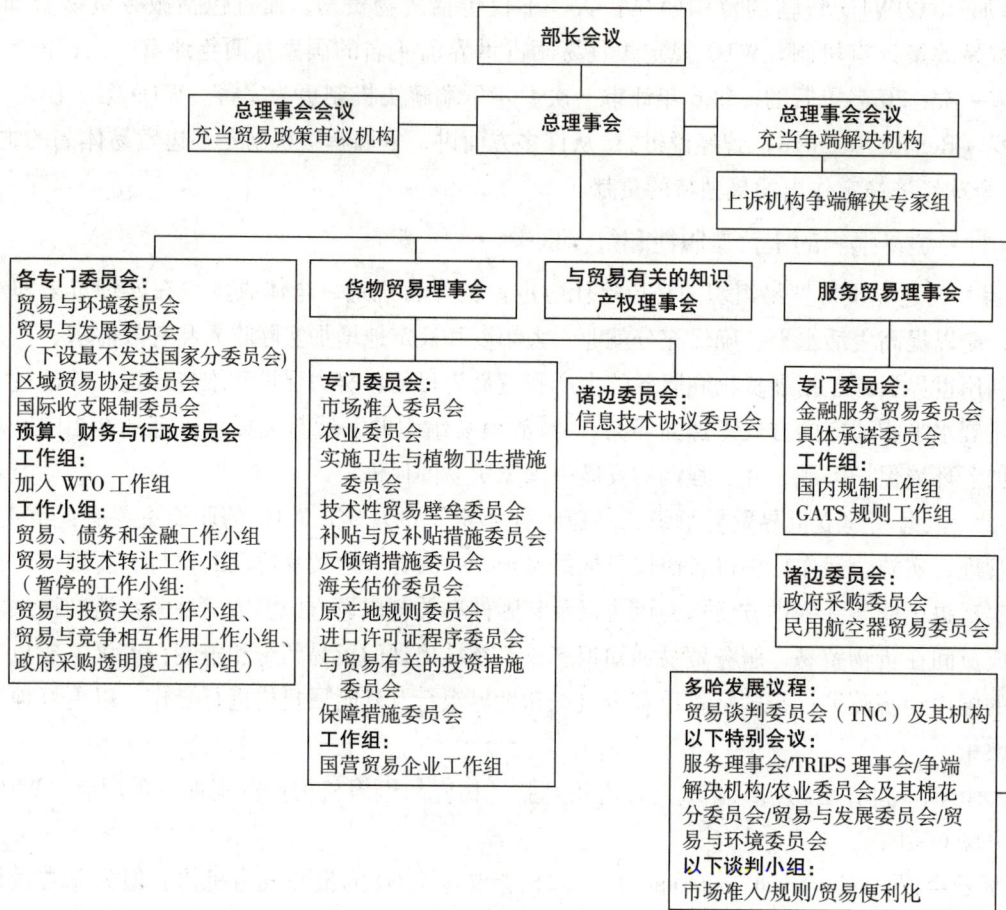

图 6-1　WTO 的组织机构框架

各诸边委员会向总理事会或相应活动的货物贸易理事会报告，尽管这些诸边协议并非由所有 WTO 成员签署。

贸易谈判委员会向总理事会报告。

上诉机构争端解决专家组向争端解决机构报告。

（三）世界贸易组织的基本原则

世界贸易组织的基本原则主要来自关税与贸易总协定、服务贸易总协定和历次多边贸易谈判。这些简单而根本的原则构成了多边贸易体制的基础。

1. 非歧视待遇原则　非歧视待遇原则，又称无差别待遇原则，是指一缔约方在实施某种限制或禁止措施时，不得对其他缔约方实施歧视性待遇。任何一方不得给予另一方特别的贸易优惠或加以歧视。该原则涉及关税削减、非关税壁垒的消除、进口配额限制、许可证颁发、输出入手续、原产地标记、国内税负、出口补贴、与贸易有关的投资措施等领域。世界贸易组织承袭了关贸总协定的这个重要原则，通过最惠国待遇与国民待遇两项条款体现。

2. 透明度原则　这一原则承袭了关贸总协定的透明度原则，是指 WTO 成员应公布其制定和实施的各项贸易措施（包括与货物贸易、技术贸易、服务贸易、与贸易有关的投资、知识产权保护等方面的法律、法规、规章、政策等），并接受其他成员对其政策法规的检查、监督和纠正。其目的是使各国对外经贸政策法规能在全国统一实施，并对外透明。

3. 贸易自由化原则　贸易自由化原则是指通过限制和取消妨碍和阻止国际贸易开展与进行的所有障碍，包括法律、法规、政策和措施等，以促进贸易的自由发展。该原则主要是通过削减关税、减少非关税措施，扩大成员间的货物、服务和知识产权等的贸易。

4. 互惠原则　互惠原则是指两国互相给予对方贸易上的优惠待遇，主要体现在两个方面。一方面，各成员对等地向其他成员开放本国市场，或给予贸易优惠待遇，以获得本国产品或服务进入其他成员市场的机会和优惠待遇；另一方面，当有新的国家或地区加入 WTO 时，它可以享有老成员过去已有的优惠待遇，也必须按照 WTO 的相关协议、协定向各成员提供相应的待遇。

5. 对发展中国家和最不发达国家优惠待遇原则　这是关贸总协定和 WTO 考虑到发展中国家经济发展水平和经济利益而给予的差别和更加优惠的待遇，是对 WTO 无差别待遇原则的一种例外。与关贸总协定相比，WTO 除了继续对发展中国家的贸易与经济发展方面实行关税和其他特殊优待之外，还在以下三方面给予发展中国家优惠待遇：①允许发展中国家用较长的时间履行义务，或有较长的过渡期；②允许发展中国家在履行义务时有较大的灵活性；③规定发达国家向发展中国家提供技术援助，以便发展中国家更好地履行义务。

6. 公平竞争原则　公平竞争原则是指在 WTO 规则的框架下，各成员应当避免采取扭曲市场竞争的措施，纠正不公平的贸易行为，维护各成员在本国市场的公平竞争。此外，WTO 在调解争端时，要以成员方之间在地位对等基础上的协议为前提。

（四）世界贸易组织的多哈回合谈判

1. 谈判的启动　在世界贸易组织成立之前，关贸总协定曾经进行了八轮多边贸易谈判，这些谈判为推动全球贸易自由化进行发挥了重要作用。世界贸易组织从成立起就把启动新一轮谈判、进一步完善多边贸易体制作为重要使命。2001 年 11 月，在卡塔尔首都多哈举行的第四届 WTO 部长级会议上正式启动了多哈回合谈判，也称为"多哈发展议程"（Doha Development Agenda, DDA）。这是 WTO 成立后的第一轮多边贸易谈判。

2. 基本目标和谈判议题　基本目标：推动贸易自由化进程，抵制贸易保护主义；促进发展中成员的贸易发展；维护和改善多边贸易体制；坚持可持续发展目标。

多哈回合谈判确定了 8 个主要议题：农业、非农产品市场准入、服务贸易、知识产权、规则谈判、争端解决、贸易与发展、贸易与环境。

3. 谈判进展　自 2001 年启动多哈回合谈判以来，在取得一定进展的同时多次陷入僵局，计划结束时间不断延后。2003 年 9 月，在墨西哥坎昆举行的世界贸易组织第五次部长级会议上，由于各成员国无法达成共识，多哈回合谈判陷入僵局，其中农业问题成为分歧的核心。此后，经共同努力，各方于 2004 年 7 月在世界贸易组织总理事会议上达成了《多哈回合框架协议》，协议明确规定美国及欧盟逐步取消农产品出口补贴，作为补偿，发展中成员同意降低工业品进口关税，进一步开放非农产品市场，为全面达成协议迈出了重要一步。

此后，由于 WTO 成员在农产品和工业品市场开放上的分歧，2008 年 7 月和 12 月这两次谋求谈判取得突破的努力都以失败告终，多哈谈判基本陷入停顿状态。

2008 年国际金融危机爆发后，20 国集团（G20）峰会和其他重要多边会议多次强调反对贸易保护主义、推动多哈回合谈判尽快取得成功的重要性，对谈判起到了一定的推动作用。为挽救多边贸易体制的信誉，2011 年底，世界贸易组织第八届部长级会议上，大部分成员同意尝试推动谈判的新途径，力争就分歧较小的议题率先达成共识。经过不懈努力，各方就"早期收获"初步框架达成共识，内容包括三部分：贸易便利化、部分农业议题（粮食安全、关税配额管理、出口竞争）、发展。2013 年 12 月，世界贸易组织第九届部长级会议在印尼巴厘岛举行，会议达成多哈回合"早期收获"。

2014 年 11 月，世界贸易组织就《贸易便利化协定》的生效、粮食安全及后巴厘工作计划制定问题达成一致，各方将继续就推进多哈回合谈判而努力。

2015 年 12 月，世界贸易组织第十届部长级会议在肯尼亚内罗毕举行，推动多哈回合谈判取得了有意义的成果。此次会议通过了《内罗毕部长宣言》及 9 项部长级会议决定，在全面取消农产品出口补贴、关税减让协议等领域取得积极成果。

4. 未来展望　根据 2015 年 12 月通过的《内罗毕部长宣言》的表述可以看出，多哈回合剩余议题的继续谈判，需经全体成员同意。而如何妥善处理谈判中存在的不同观点，将成为接续谈判的瓶颈。多哈回合谈判是 1995 年世界贸易组织取代关贸总协定后目标最宏伟、参与方最多的一轮多边贸易谈判，虽然由于各方利益冲突和矛盾难以调和，谈判多次陷入僵局，但其取得的阶段性成果仍然可圈可点，如给予最不发达国家 97% 税目产品的零关税待遇的承诺框架，贸易便利化，以及放宽公共健康领域的知识产权规定。拥抱经济全球化，各国需要真诚地就共同发展作出承诺，从这个意义讲，多哈回合谈判所及之处正是衡量经济全球化所能达到深度的一种标尺。只有真诚致力于共同发展，才可能赋予多边贸易体制公平、公正的原则，让以共赢为目标的全球化进程真正取得实质成果。

（五）世界贸易组织面临的挑战

世界贸易组织成立以来，在维护世界贸易秩序方面发挥着不可替代的作用。但进入 21 世纪以来，随着全球经贸格局的变化，它正面临着多重危机和挑战。

1. 单边主义、保护主义抬头，经济全球化遭遇逆流　经济全球化是 WTO 存在和发展的基础，追求和参与经济全球化是 WTO 成员参与多哈回合谈判的动力。在经济全球化的进程中，受益不平衡问题也逐渐凸显，对于发达国家而言，进入 21 世纪以来，经济增长率较高的为每年 2% ~ 3%，而新兴市场国家（包括中国）年均增长 7% ~10%，导致与发达国家收入差距缩小。增长和获益的这种差距明显化之后，导致西方国家质疑"贸易带来好处"的客观规律，并改变其政策方向。2008 年国际金融危机之后，世界经济复苏无力，需求不振使得自由贸易对全球经济增长的作用减弱，从而导致一些国家实施贸易保护主义政策。2016 年之后，世界经济动荡加剧，为了转嫁国内的社会矛盾，美国奉行单边主义政策，带头实行贸易保护主义，逆经济全球化浪潮汹涌。

2. 区域贸易协定的大量涌现　区域贸易协定是推进贸易自由化、维护世界贸易体系的另一个"轮子"。在世界贸易组织多哈回合谈判于 21 世纪初遇阻之时，区域贸易协定大量涌现。来自 WTO 官网上的数据显示，2001 年之前，全球范围内生效的区域贸易协定累计数量是 165 个，截至 2024 年 6 月底生效的区域贸易协定累计数量达 369 个。近年来，贸易保护主义及地缘政治博弈持续加剧，以推动贸易自由化、促进经济全球化为宗旨的 WTO 凝聚力减弱，区域经济贸易集团则大量兴起，贸易区域化加深。对世界贸易组织而言，如何处理与区域贸易协定的关系，使其不至于成为自身发展的负面因素，显然是一个非常具有挑战性的课题。

3. 成员关注世界贸易组织改革的焦点有所不同　目前，WTO 共有 164 个成员，因 WTO 对其经贸发展和权益维护的作用不同，各成员对 WTO 关注的利益焦点也会出现分歧。以美国为首的发达成员认为 WTO 推动的经济全球化和贸易自由化对其有负面作用，并对其守成地位构成挑战。它们对 WTO 改革关注的重点是：去除争端解决机制、决策机制，尤为关注新兴经济体的政策透明度、国有企业补贴、要求外国公司进行强制性的技术转让、发展中成员自定身份以获取特殊和差别待遇等。

最不发达成员则关注特殊和差别待遇的保留和扩大，希望得到更多能力建设方面的援助。其原因是：随着关税的逐步下降，普惠制对发展中成员发展对外贸易、扩大出口的作用在减弱；因财力不足，它们不能积极参与 WTO 的各种活动，有 39 个发展中成员在 WTO 没有代表处。

4. 多边贸易体制的核心价值受到挑战，成员对多边体制的信心和信任发生动摇 近年来，一些国家采取了保护主义和单边主义的贸易政策，这与多边贸易体制所倡导的自由贸易和公平竞争原则相悖。这种政策转变导致多边贸易体制的有效性和权威性受到质疑。

【例】2018 年 7 月 6 日，美国对价值 340 亿美元的中国产品加征 25% 关税，2018 年 9 月 24 日，对价值 2000 亿美元的中国商品加征 10% 关税，并将在 2019 年 1 月 1 日开始将税率提高到 25%，中美贸易摩擦进入白热化阶段。与此同时，美国还掀起了"232 之战"和"301 之战"，对包括中国在内的多个国家进行制裁，动用国内法运用单边方式解决贸易摩擦，这与关贸总协定缔约方在乌拉圭回合谈判中逐步打造出的《关于争端解决规则和程序的谅解》DSU 第 23 条严重不符。按照这一条款的释义，如果美国认为中国存在不法行为，应该诉诸 WTO 多边争端解决机制，而不是擅自动用单边主义。美国抛开世界贸易组织争端解决机制，根据自己的国内法处理对外贸易摩擦，完全背离了 WTO 的基本原则，违反了美国承诺的关税减让和最惠国待遇义务。即使 WTO 已裁定美国对华 301 措施以及 232 措施等单边主义措施违法，但 2021 年拜登政府上任后，仍维持了前任特朗普政府时期施行的 232 措施和对华 301 措施，WTO 规则的权威性和有效性仍未得到恢复。

5. 世界贸易组织自身功能的缺陷 这些缺陷主要体现在以下两个方面。

（1）协商一致的决策程序存在缺陷 WTO 采取了协商一致的决策机制，只要没有成员正式反对，就可以通过相应的决策。从决策机制的历史发展角度而言，协商一致的决策机制第一次在决策过程中考虑到了所有成员的意见，并且试图统筹兼顾，但该决策机制本身并没有规定投票或者具体的决策规则。

由于所有重大决定都需要 164 个成员国达成一致意见，决策过程往往变得缓慢且效率低下。任何一个成员国都可以行使一票否决权，使得决策过程容易受到个别成员国的阻挠。"协商一致"旨在确保所有成员国的利益得到平衡，特别是在保护发展中国家利益方面具有重要意义。然而，在实际操作中，这些国家往往缺乏足够的谈判力量和资源，难以在协商过程中发挥有效作用，导致其权益难以得到充分保障。因此，这一决策机制在实践中面临着如何在保持公平和效率之间找到平衡点的挑战，由此也限制了其在全球贸易治理中的作用。

（2）争端解决机制存在缺陷 WTO 争端解决机制的缺陷包括效率低下、上诉程序冗长、机制缺乏透明度、有关发展中国家的条款流于形式、贸易报复机制形同虚设。2018 年 WTO 改革成为国际社会广为关注的议题。引发这一问题的导火索是美国采取单边措施并持续阻挠 WTO 上诉机构法官的遴选，使得作为 WTO 最重要功能之一的争端解决功能陷入困境。

世界贸易组织是多边主义的重要支柱，是全球经济治理的重要舞台。对世界贸易组织进行必要改革已是全球普遍共识，更是大势所趋。2018 年以来，中国政府和国家领导人多次表明了中国支持和参与 WTO 进行必要改革的立场。例如，2018 年 11 月，中国政府发布《中国关于世贸组织改革的立场文件》，明确提出 WTO 改革的三项原则和五点主张。2019 年 5 月，中国向 WTO 提交《中国关于世贸组织改革的建议文件》，提出支持 WTO 改革的总体立场，并分四个方面、十二个领域提出改革具体主张。

三、中国与关贸总协定/世界贸易组织

（一）中国与关贸总协定

在历史上中国与关贸总协定的关系经历了三个重要阶段。第一个是发起和缔约阶段；第二个是由中

断到恢复联系阶段；第三个是以观察员身份参加多边谈判以及"复关"申请阶段（图6-2）。

1. 第一阶段 即发起和缔约阶段，是从1947年到1948年。1947年4月，当时的中国政府应邀参加了在日内瓦举行的由联合国经社理事会召开的世界贸易与就业会议第二届筹委会。会议期间，中国与美国等23个国家进行了关税减让谈判，达成了关税减让协议，参加了拟定关贸总协定的工作。这次谈判实为首轮多边关税贸易减让谈判；同年10月30日，各参加国签署了《关税与贸易总协定临时适用议定书》。1948年3月，当时的中国政府又签署了联合国世界贸易与就业会议的最后文件，成了国际贸易组织临时委员会执委会成员之一；同年4月21日，按《关税与贸易总协定临时适用议定书》所定的规程，当时的中国政府作为最后文件签字国之一，签署了该议定书。30天后，即5月21日，中国成为关贸总协定原始缔约国之一。

2. 第二阶段 即由中断到恢复联系阶段，是从1949年到1981年。1949年10月1日以后，中华人民共和国政府成为代表中国的唯一合法政府。台湾当局于1950年3月以"中华民国"的名义非法退出关贸总协定。中华人民共和国成立之初，由于国际环境的限制和对关贸总协定不够了解，中国政府未就关税与贸易总协定问题发表过看法，关贸总协定与中国的关系中断了二十余年。1971年10月，中华人民共和国在联合国的合法席位得到恢复，之后又相继成为联合国贸易与发展会议和关贸总协定下属机构国际贸易中心的成员，由此逐步恢复了与关贸总协定的联系。1980年，中国代表出席了国际贸易组织临时委员会执委会会议，投票选举了该委员会的执行秘书，即后来的关贸总协定总干事阿瑟·邓克尔先生。1980年至1981年，中国先后三次派员参加关贸总协定举办的商业政策讲习班。1981年，中国列席了关贸总协定纺织品委员会主持的第三个国际纺织贸易协议的谈判会议。

3. 第三阶段 即以观察员身份参加多边谈判以及"复关"申请阶段，是从1982年到1994年12月。1982年11月，在不损害缔约国地位的前提下，中国首次派出代表团以观察员身份列席了关贸总协定第38届缔约国大会，并与关贸总协定秘书处就中国恢复在关贸总协定缔约国席位等法律问题交换了意见。此后，中国政府代表列席了历届缔约国大会和特别会议。同年，中国政府正式确定以恢复席位方式，而非以重新加入方式重返关贸总协定。1984年1月18日，中国政府正式签署第三个国际纺织品贸易协议，并成为关贸总协定纺织品委员会的正式成员。同年11月，中国又申请并获准列席关贸总协定理事会及其下属机构的会议，并参加各项活动。

1986年7月10日，中国常驻日内瓦联合国代表团大使钱嘉东照会关贸总协定总干事邓克尔，正式提出中国政府关于恢复在关贸总协定缔约国地位的申请。1986年9月，中国代表团列席在乌拉圭举行的关贸总协定缔约国部长级会议，并表示希望充分参与新一轮多边贸易谈判。1987年2月13日，中国政府向关贸总协定正式递交了《中国对外贸易制度备忘录》，同年6月，关贸总协定中国问题工作组成立。之后的几年中，该工作组在多次会议中审议中国恢复缔约国地位的要求。但由于多种原因，直至1994年12月举行的工作组第19次会议，仍未达成中国"复关"的协议。

（二）中国与世界贸易组织

1. 加入世界贸易组织的历程 1995年1月1日世界贸易组织正式成立后，中国原先的"复关"问题转变为加入世界贸易组织（"入世"）的问题。经过非正式谈判后，于1996年3月开始正式谈判。谈判进程中，中国政府明确表示愿意在乌拉圭回合协议的基础上，根据中国自身经济发展水平和按照权利与义务平衡的原则，本着灵活务实的态度，与各成员方进行认真的谈判，以早日结束谈判，加入WTO。经过多年的艰苦谈判，2001年7月，中国与各方谈判基本结束，中国加入WTO议定书框架基本形成。2001年11月10日（卡塔尔首都多哈当地时间），世界贸易组织第四届部长级会议审议通过了中国加入世界贸易组织的申请。中国从2001年12月11日起正式成为WTO成员（图6-2）。

2. 加入世界贸易组织的重大意义 加入WTO不仅对中国的对外贸易，而且对国内政治、经济、文

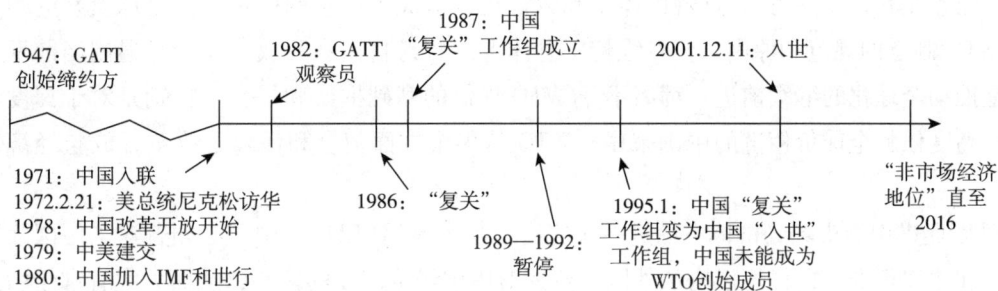

图6-2 中国"复关"和"入世"历程

化等各个方面都具有重大意义。

(1) 从战略高度看，加入WTO可使中国进一步融入世界经济体系中，这符合中国的根本利益。对于这一点，可从三个方面加以理解。

一是符合国际发展大趋势。冷战结束后，世界的主题是和平与发展，经济也日趋国际化。在经济全球化迅速发展的今天，各国间的经济交往日益频繁，客观上需要WTO这样的国际机构来规范全球经贸运行。在这样的形势下，任何国家都不能独立于世界之外成为"孤岛"，而要融入世界经济体系中，就要遵循国际经济运行规则，并通过这种遵循和约束获得相应利益。WTO的基本职能之一就是制定国际经济规则并监督这个规则的执行。另外，对外贸易对中国经济发展越来越重要，据世界银行1998—1999年报告，中国对外贸易占国内生产总值的比重已从1980年的13%上升到1996年的40%。中国对外贸易的85%是与WTO成员国进行的。根据中国国家统计局公布的数据，2023年面对复杂严峻的国际环境和艰巨繁重的国内改革发展稳定任务，中国全年货物进出口总额417568亿元，全年服务进出口总额65754亿元，对外贸易总额（货物进出口总额＋服务进出口总额）占GDP的比重仍达到38.34%。

二是可以提高中国的国际地位。中国可以根据世界贸易组织法则的"透明度"，从中了解和掌握众多的关于各国经济贸易的信息，把握世界经济贸易的发展动态，合理制定对外经济贸易的战略和策略，提高中国在国际经济活动中的地位和作用。中国加入WTO的承诺作为一种国际义务，锁定了国内的改革开放成果，使得中国成为遵守国际规则、融入国际秩序的典范，吸引了全球的贸易、投资和技术资源，使我国成长为全球价值链的关键一环。

三是可以取得在多边贸易体制中的发言权，参与决策，同广大的发展中国家一道争取自身利益。长期以来，发达国家引领着多边贸易体制的机制设计，发展中国家在多边贸易体制中处于边缘化的角色。中国加入WTO，并带动发展中国家在世界贸易中占据越来越大的份额，可以提升发展中国家在WTO中具备的影响力。

(2) 加入WTO可以享受应有的优惠待遇 发展中国家在WTO中除了享有与其他成员国同样的权利、尽同样的义务外（如最惠国待遇），还享有一些特殊的待遇，主要包括：①允许保护的程度高于发达国家（关税）；②可以享有发达国家单方面给予的普惠制待遇；③允许过渡期长于发达国家，例如，在非歧视原则下，可将不对等贸易条件保持5~10年，幼稚产业也被允许在一定时期内保护；④允许在WTO中有些例外原则，如倾销，发展中国家出口商品价格低于国内价格未达到一定标准，就不算倾销；投资方面，发展中国家可以按本国经济发展需要对外资利用方向、利用比例加以规定；⑤可以从WTO得到援助，特别是在人才培训方面。

(3) 可以借助WTO的争端调节机制解决中外贸易争端，有利于中国产品进入国际市场 可以借助WTO的争端调节机制，公平地解决在外贸中与其他国家的争端，避免国际贸易中的歧视性待遇，消除以一国内部的法律来解决贸易争端的不正常现象，保护中国的合法利益。WTO是全球经济治理结构中唯一以强制约束力的法律体系确保全球164个国家和地区之间开放和稳定贸易关系的国际经济组织。虽然目前一些国家尤其是美国对 WTO 规则体系和运行机制造成了严重的破坏，但全球贸易的绝大部分仍然在遵循 WTO 制定的规范和原则，仍然维持了总体上的贸易自由和开放。无论是遏制当前反全球化的逆流，还是推动全球化的继续前进，都离不开 WTO 提供的基础框架和平台。特别是对于深度融入全球经济体系、高度依赖全球价值链的中国来说，WTO 从多个方面契合和保障了改革开放与经济发展的重大利益。

（4）可以促进中国市场经济体系的进一步完善　加入 WTO 以后，中国必须普遍采用国际通用的经济贸易措施和法律标准，这样可以增加外国投资者对中国经济制度的信心，从而大大有利于引进外资和先进的科学技术，促进社会生产力的发展，提高中国在国际经济关系中的地位。同时，入世后，中国经济自然成为世界市场经济的有机组成部分，市场经济的机制将有充分的发展，并在此基础上形成比较稳定的市场经济的新秩序。

（5）有利于中国企业参与国际市场的竞争，提高竞争能力　加入世贸组织意味着中国企业将直接面临国际市场的竞争，迫使中国企业按照国际标准体系、国际市场的需要、国际价格标准和国际市场营销与贸易惯例来组织生产经营活动，从而推动中国企业的技术进步和结构调整，提高企业的整体素质，客观上对解决中国市场经济发展中的深层次问题起到促进作用。

🔗 知识拓展

"入世" 20 年，中国亮出 "成绩单"

2021 年 12 月 11 日，中国迎来加入世贸组织 20 周年。这 20 年既是中国经济快速发展、人民生活水平显著改善的 20 年，也是中国与世界深度融合、共享机遇、共同成长的 20 年。

在贸易便利方面，中国一直以开放的姿态，敞开怀抱欢迎更多高品质国际商品和服务进入中国市场。目前，中国关税总水平已由 "入世" 前的 15.3% 降至目前的 7.5% 以下。在市场准入方面，中国持续缩减外商投资准入负面清单，全面实施平等待遇，目前开放了 120 多个部门。在营商环境方面，中国对标国际先进水平，迄今已推出 130 余项相关改革举措，进一步增强了中国营商环境的国际竞争力。在制度建设方面，中国长期致力于推动全球经济合作模式创新、完善全球经济治理结构，在 G20 峰会、WTO《贸易便利化协议》等全球经济治理机制中一直发挥着重要作用。

四、中国加入世界贸易组织对医药贸易的影响

加入世界贸易组织对中国医药贸易产生了深远的影响。一方面，它为行业带来了前所未有的发展机遇；另一方面，它也带来了诸多挑战和考验。

从机遇来看：第一，加入 WTO 为中国医药企业拓宽了进入海外市场的大门，贸易壁垒的削减，特别是关税的降低促进了我国药品和医疗器械产品的出口，扩大了国际市场份额。入世以后，我国医药材及药品出口量呈现出逐年增长的趋势，从 2010 年的 220356 吨增长至 2022 年的 1620004 吨。第二，加入 WTO 有利于我国医药管理体制以及医药行业法规和标准与国际接轨，WTO 对知识产权保护的重视激励了中国医药企业加强自主研发，形成了一批具有自主知识产权的医药产品和技术，为行业可持续发展奠定了坚实基础。来自外资医药企业的竞争也促使国内医药企业不断提升产品质量和服务水平，从而促进了中国医药行业的技术进步，推动了中国医药产业结构的优化升级，最终惠及了广大患者。第三，国内不断完善的知识产权保护制度为吸引外资提供了有力保障，促进了国内外医药企业之间的技术交流与创新合作，推动整个行业向高质量发展迈进，提升产品的质量和安全性。入世之后，中国分别于 2008 年和 2020 年对专利法进行了第三次和第四次修正。特别是 2020 年第四次修正后的专利法加大了对侵犯专

利权行为的惩罚力度，在保护药品创新方面达到了新高度，如增加了药品专利期补偿制度、药品专利纠纷早期解决机制（药品专利链接制度）等条款。

加入WTO也给中国医药行业带来了不容忽视的挑战。第一，随着进口关税的降低以及国外医药巨头的涌入，国内市场竞争愈发激烈，本土企业面临着市场份额被挤压的风险。第二，WTO规则要求国内医药企业必须严格遵守国际贸易法规，加强产品质量控制和安全监管，这对企业的管理水平和运营能力提出了更高要求。第三，国际医药市场的复杂性和多变性也要求中国医药企业具备更强的市场洞察力和应变能力，以应对各种不确定性因素。第四，开放药品分销服务使得国内医药流通企业面临国外跨国公司的竞争压力，需要加快经营方式和规模的转型。

以下将从医药行业的各个领域进行分析。

（一）化学制药领域

我国是化学原料药生产大国。长期以来原料药一直是医药行业的出口支柱，原料药出口市场遍及欧洲、美国、印度、日本、澳大利亚等世界各地。加入WTO后，进出口关税大幅降低，进一步促进了中国化学原料药的出口。来自中国医药保健品进出口商会的数据显示：2023年，中国化学原料药出口额为409.09亿美元，占同期中国医药产品出口额的40.08%。此外，中国药品进口以制剂为主，进口产品与国内产品价格差距很大，降低部分关税并不能构成很大冲击。但对半合成抗生素和头孢系列原料药及相关中间体等产品影响较大。2023年，中国西药制剂进口额为245.45亿美元，占同期中国医药产品进口额的26.31%，进口平均单价同比下降5.8%，进口量则增长了14.1%。西药制剂产品存在量价倒挂现象，进口品类中只有青霉素类、头孢菌素类和其他抗感染类药品制剂进口是量减价升，其他产品则为量升价减。入世以后进口关税的降低和市场准入门槛的降低，也丰富了中国医药市场的产品种类，满足了消费者对高品质、高疗效的进口西药制剂的需求。

在实施知识产权保护协议方面，入世后，知识产权保护更加严格，而中国自行开发新药的能力还比较弱，经济条件也不足，要在短时期内形成中国新药创制体系较为困难。因此，入世使中国以仿制新药为主的化学制药业面临缺乏新产品的困境，同时也促进医药企业在研发方面的投入和进步。对于原料药品种而言，中国目前主要的原料药品种基本不存在知识产权问题，因此短期内影响十分有限。

（二）生物制药领域

2001年2月15日，中、美、日、德、法、英等6国科学家和美国塞莱拉公司联合发表"人类基因组计划"的结果——人类基因组草图及初步分析，成为基因医学和生物技术产业开启的标志，促进了生物技术及生物制药业在全世界的快速发展。2010年生物制药的销售额已达1400亿美元，占全球药品市场份额的16%，到2020年，生物制药在全球药品销售中的比重超过1/3。生物医药产业是关系国计民生和国家安全的战略性新兴产业，我国高度重视生物医药产业的发展。据中国医药保健品进出口商会公布的数据，2023年，中国生化药出口额为38.48亿美元，占同期中国医药产品出口额的3.77%。中国生物医药产业虽然发展较快，已具有一定的生物技术产品研究开发和生产能力，但由于起步较晚、资金投入不足等原因，在整体上与世界先进水平相比仍然有一定的差距。中国加入WTO之后，知识产权保护问题和国外产品的冲击越来越严重，对以仿制起家的中国生物制药产业带来的创新压力是极为沉重的。贸易壁垒方面，加入WTO后，进口药品的平均关税税率大幅降低，同时进口配额、许可证制度等非关税壁垒逐步取消，市场准入条件得到了进一步放宽。这不仅为国外医药企业提供了更公平、更透明的竞争环境，也促使国内医药企业在面对国际竞争时不断提升自身实力。同时，关税减让和非关税壁垒的取消加速了国内外医药市场的融合，推动了资源的优化配置和产业的升级。

（三）中药领域

从国际范围来看，由于化学药品开发代价高、疗效不彻底、毒副作用大等问题，人们在一些重大疾病的预防和治疗上已越来越趋向于使用天然药物，开发天然药物已成为全球的趋势。中国加入 WTO 后，中医药越来越广泛地被各成员国接受，这无疑给中国的中医药行业带来不可多得的发展机遇。据中国医药保健品进出口商会公布的数据，2023 年，中药类产品出口额为 54.61 亿美元，占同期中国医药产品出口额的 5.35%。从中药类细分产品看，出口占比最多的是植物提取物，其出口额为 32.59 亿美元。

从知识产权的角度来看，中药也是中国少数几个具有自主知识产权的产业之一。尽管加入 WTO 将对中国医药行业持续发展带来机遇，但也会给中药行业带来严峻的挑战。目前，进口国严格的质检标准及对某些中药的禁忌仍然是影响中国中药出口的重要因素。与此同时，中国的中药进口平均关税也要由 14% 降到 5% ~6%，这又增加了国外进口产品的竞争力。另外，由于技术管理水平与发达国家存在的差异，必然对中医药现代化发展带来负面影响。由此可见，虽然中药拥有独立的知识产权，在加入 WTO 之后也面临更广阔的市场，但是由于中药领域的研究水平、生产技术、产品质量、销售和管理经验等方面仍然存在着较大问题，今后面临的挑战也非常艰巨。

（四）医疗器械领域

加入 WTO 后，中国医疗器械产业持续快速发展，速度远远高于 GDP 的平均增速。根据中国医疗器械行业协会发布的数据显示，2001 年中国医疗器械市场规模为 170 亿元人民币，2023 年达到 10358 亿元，23 年间市场规模暴增接近 60 倍。目前，中国医疗器械市场已跃升至世界第二位，仅次于美国。在多种中低端医疗器械产品（如卫生材料、一次性医院耗材、输液器、B 超机、呼吸机、普通手术器械和激光类手术器械等）方面，中国的产量均居世界第一。根据中国医药保健品进出口商会发布的数据，2010—2023 年，中国医疗器械出口额由 146.99 亿美元增至 455.25 亿美元。2023 年，中国医疗器械出口额占同期中国医药产品出口额的 44.61%。这主要得益于入世后中国所享有的"普惠制"待遇，国外的低关税税率有利于提高中国医疗器械产品的"性价比"，从而提高中国医疗器械产品在国际市场上的竞争力。

但应当看到，在高端医疗器械领域，国外企业凭借自身发展多年的技术优势、品牌效应、对渠道的影响和把控，占据主导地位。近年来国内龙头企业在高端技术领域正逐步追赶，但若要形成强大的品牌效应以及渠道把控力仍需时间。入世后，国外医疗器械产品进入中国市场的难度降低，医疗器械平均关税由 11% 降到 5% ~6%，并且在 2001 年取消大型医疗设备特定管理，使得国际知名企业以资本、技术等方面的优势抢占中国市场，国外一些在性能、材质等方面有优势的常规、中档医疗器械以及高档 B 型超声显像仪等大型精密机械进口数量增多，给国内医疗器械生产企业带来了不小的冲击。

（五）医药商业

医药商业是受国家政策保护时间最长的医药领域，也是问题最多、改革起步最晚的领域。与制药企业相比，虽然我国的制药企业实力明显不如国外跨国制药公司，但是我国制药企业较早便经受了合资企业和进口药品的挑战，并在挑战中得到了在 GMP、管理等方面的成长，因此已具备了较强抵抗力；而医药商业企业则一直处于较封闭的状态，对于国外的经营模式、竞争实力等都缺乏足够的了解。并且，中国的医药商业企业大多规模偏小，市场开发能力弱。中国加入 WTO 后承诺在 2003 年 1 月 1 日开放药品的分销服务业务，取消地域、数量限制，外商可在中国从事采购、仓储、运输、配送、批发、零售及售后服务。此外，外商将可开办合资、合作的医疗、牙医服务，并可以控股，有证书的外籍医生来华工作由半年延长至一年。所以，入世之后，随着药品分销业务的开放，国外一些资本雄厚、管理先进的大型医药商业企业的进入，对中国的医药商业构成了较强的竞争优势，产生了较大的冲击。

思考题

答案解析

1. 国际贸易条约与协定的含义是什么？目前常见的主要有哪些类型？

2. 贸易条约与协定所适用的主要法律待遇条款有哪些？简述它们的含义和适用范围。

3. 世界贸易组织与关税与贸易总协定有何区别和联系？

4. 简述世界贸易组织的基本职能和基本原则。

5. 试论述世界贸易组织与中国的关系。

6. 试论述中国加入世界贸易组织对医药行业的影响。

7. 在当前多边贸易体制面临困境的背景下，中国应该如何应对？

8. 案例分析：

2008 年 10 月，印度 Clopidogrel 制药公司空运一批药品到哥伦比亚，途经荷兰 Schiphol 国际机场转机时遭到扣押，理由是荷兰制药公司 Sanofi - Aventis 声称这批药品侵犯了该公司拥有的专利权，申请海关按照 WTO 和欧盟相关法律规定进行专利权保护。随后的 2 个月内，荷兰海关又根据本国 4 个制药公司的申请，在这个机场连续 4 次扣押了印度 4 个制药公司转运到尼日利亚、秘鲁和巴西的药品。

此后，印度在 WTO 起诉欧盟，认为欧盟的这一做法违背了世贸组织的贸易原则。中国、日本、加拿大、土耳其和厄瓜多尔以第三方的身份参与诉讼。印度指出，欧盟海关当局扣留的非专利药品货物，违反了关贸总协定第五款的规定，即按照国际过境最方便路线原则，通过每一缔约国领土的过境货物的自由权受到保护。

2010 年 5 月 11 日，在世贸组织框架下，印度与欧盟就解决纠纷问题主动磋商，并达成了一项临时性协议。这项协议最终确定经贸同盟 27 个成员国均不会扣留通过欧盟港口转运的印度生产的非专利药品货物。

结合以上案例回答：WTO 的主要职能有哪些？它在解决贸易争端时的宗旨和基本原则是什么？

书网融合……

微课　　　　　　　　题库　　　　　　　　本章小结

第七章　区域经济一体化

PPT

📖 学习目标

　　1. 通过本章学习，掌握区域经济一体化的相关理论；熟悉区域经济一体化的涵义、特点、形式；了解区域经济一体化对国际贸易的影响，世界主要区域经济集团的概况、作用及影响。

　　2. 具备跨文化交流能力、综合分析和解决问题的能力，在区域经济一体化深入发展的背景下预测经济趋势，适应市场和环境的变化，做出更有效的决策，进而为未来的职业发展打下坚实的基础。

　　3. 树立法律意识、强化法治观念、熟悉国际规则，学会运用法治思维和法治方式处理国际事务。树立正确的职业价值观和道德观，在世界经贸关系发生深刻、复杂变化以及区域经济合作不断深化的历史背景下，引导学生在今后的工作中时刻秉持诚信、敬业的理念，方能在竞争中立于不败之地。

　　区域经济一体化是多种因素促成的结果，包括地缘接近、经济发展水平相近或具有互补性、文化观念相似、价值观念一致、政治上能够包容等。区域经济一体化的实质是在国与国之间统一经济政策和措施，消除歧视和障碍。世界各国通过组建区域经贸集团加强经贸合作和发展，对国际贸易产生了巨大影响。本章主要介绍区域经济一体化的涵义、特点、理论以及各种组织形式、当前主要的区域经济集团、区域经济一体化对国际贸易的影响。🅔微课

第一节　区域经济一体化的涵义和特点

　　第二次世界大战以后，国际贸易发展的一个重要特征就是区域经济一体化的发展。区域性经济组织的建立，使战后国际贸易的格局及各国在国际贸易中的地位发生了显著变化。

一、区域经济一体化的涵义

　　区域经济一体化（regional economic integration）是战后逐步形成的国际经济发展格局，对世界经济政治产生了深刻的影响。它指处于某一地理区域的几个国家（或地区），为了促进经济发展，通过条约或协定有步骤地消除彼此之间经济政策的差别待遇，建立有效的超国家的经济调节手段，实现经济乃至政治上联合的过程。

　　区域经济一体化既可以描述为一种状态，又可以描述为一种过程。作为一种状态，它意味着国家之间已经形成了一体化，不存在各种经济歧视，强调的是一种结果，是一体化的静态性质。作为一种过程，它意味着逐步消除国家之间的经济歧视，使此前彼此相互独立的各国经济通过一体化而最终达到互相间的融合，强调的是一体化的动态性质。

　　区域经济一体化要求成员国之间在经济政策上实现一定程度的统一，实质上是成员国经济主权一定程度的限制或让渡。这种经济主权限制和让渡程度的区别，意味着成员国之间经济结合程度的高低，从而可划分出不同层次和水平的区域经济一体化。对成员国经济主权行使的限制和让渡部分，需要设立一

个组织机构来管理及行使原本由成员国自己来行使的那部分主权。因而在较高层次和水平的区域经济一体化中，一般都有一个根据条约或协定而组成的超国家机构，并限定该超国家机构的权力和职能。随着经济一体化水平的提高，各成员国逐步向该机构让渡经济主权，由该超国家机构行使共同的内部经济政策和一致的对外经济政策。

二、区域经济一体化的特点

区域经济一体化具有以下特点。

1. 互惠性　区域经济一体化表现为各种形式的区域经济贸易集团的建立。各成员国组成区域经济贸易集团后，通过竞争和互补，使资源配置趋于合理，促进各自的经济发展。

2. 区域性　成员国必须是地理上相邻相近或联系较为方便的国家，这些国家之间比较容易开展贸易和经济调节。

3. 排他性　只有成员国才能享受到集团内的各种优惠，而非成员国则与此无缘。

4. 动态性　区域经济一体化是一个动态过程，它由低级形式逐步走上高级形式，各成员国须根据实际情况，在不同阶段采取不同形式，在一体化的范围和程度方面不断发展；同时，一体化组织的成员国数量也往往由少到多。

第二节　区域经济一体化的理论

随着区域经济一体化的产生和发展，许多经济学家开始对这一经济现象进行广泛而深入的研究，在此过程中也形成了有关区域经济一体化的许多理论。其中，最有影响力的理论主要有关税同盟理论、大市场理论、协议性国际分工理论和综合发展战略理论。

一、关税同盟理论

在经济一体化理论中，范纳（Viner）和李普西（Lipsey）的关税同盟理论最具代表性。因此，很多区域经济一体化理论把关税同盟作为基本的研究对象，用来描述区域经济一体化对贸易、投资、社会福利等所产生的经济效果。关税同盟的经济效果可以从静态经济效果和动态经济效果两方面进行阐述。

（一）关税同盟的静态效果

关税同盟理论认为，关税同盟主要会产生以下静态效果。

1. 贸易创造效果（trade creating effect）　关税同盟成立以后，成员方之间取消了关税壁垒，商品实现自由流动，于是一成员方境内企业生产的一些成本较高、价格较高的商品将被其他成员方生产的成本较低、价格较低的商品所取代。贸易将在低成本成员与高成本成员之间进行。这种贸易在成员方之间存在关税的情况下有可能由于贸易壁垒的阻碍而无法发生或者很少发生，而成员方之间贸易壁垒的取消使得新的贸易产生，这种效果被称为贸易创造效果。

贸易创造效果使得商品的生产从关税同盟内生产成本较高的地方向生产成本较低的地方转移，有利于资源的合理配置，可以促进关税同盟内各成员方福利水平的提高。

2. 贸易转移效果（trade diversing effect）　关税同盟内部的贸易自由化进程伴随着对非成员方的贸易歧视，这种歧视往往可能成为降低世界福利水平，甚至关税同盟成员方福利水平的原因。关税同盟理论中的贸易转移效果就是这样一种可能导致福利水平下降的效果。

贸易转移效果指当同盟内生产效率最高的国家不是世界上效率最高的国家，则产品的进口就会从结盟前世界上效率最高的国家转移到结盟后世界上效率较低的同盟国，这样进口成本就会增加，消费开支扩大，使同盟国的社会福利水平下降。

3. 贸易扩大效果（trade expansion effect）　无论是在贸易创造还是在贸易转移的情况下，关税同盟成立后，商品的价格均比结盟前低，若价格降低导致该商品的需求量增加进而带动进口数量的扩大，即产生了贸易规模扩大的效果。

（二）关税同盟的动态效果

关税同盟的动态效果主要指关税同盟对成员国就业、产出、国民收入、国际收支、物价水平等产生的动态作用，又称为次级效果，它可被归纳为以下六个方面。

1. 关税同盟使成员国之间竞争加强，专业化程度加深，资源使用效率提高。

2. 关税同盟将成员国联为一体，扩大了自由市场，因而可获取规模经济利益。

3. 关税同盟会刺激投资。同盟内一体化的市场对同盟外的投资者会产生吸引力，为了规避关税同盟对外的关税，非成员方将更有动力向关税同盟内进行投资。

4. 关税同盟建立后，市场扩大竞争加剧，迫使各厂商不断进行技术革新，推动技术进步，以降低生产成本，提高竞争力。

5. 许多关税同盟在取消关税的同时，也逐渐放开生产要素的流动壁垒，因此这类关税同盟建立后，要素流动限制的放开将促进生产要素的合理配置。

6. 关税同盟可加速各成员国的经济增长。

二、大市场理论

大市场理论是分析共同市场成立与效益的理论。共同市场比关税同盟进了一步，共同市场的目的就是把那些被保护主义分割的小市场统一起来，形成大市场，通过大市场内的激烈竞争，实现大批量生产等方面的经济利益。

大市场理论的代表人物是西托夫斯基（T. Scitovsky）和德纽（J. F. Deniau）。

西托夫斯基从西欧与美国的对比中论述了大市场理论。他指出西欧与美国相比陷入了高利润率、低资本周转率、市场狭窄、高价格的矛盾之中，是因为西欧存在着"小市场与保守的企业家态度的恶性循环"。打破这种恶性循环的办法是共同市场或贸易自由化条件下的激烈竞争，一旦竞争激化、价格下降，就会迫使企业家把过去旧式小规模生产停止下来，转向大规模生产。同时随着消费者实际收入的增加，过去只供高收入阶层消费的高档商品将被多数人消费，其结果是出现一种积极扩张的良性循环：大市场→大生产规模→生产成本下降→市场扩大→竞争进一步激化。

德纽对大市场理论作了如下表述：（由于大市场化）机器的充分利用、大量生产、专业化、最新技术的应用、竞争的恢复，所有这些因素都会使生产成本和销售价格下降，再加上取消关税也可能使价格下降一部分。这一切必将导致购买力的增加和实际生活水平的提高，购买某种商品的人数增加之后，又可能使这种消费增加和投资进一步增加。这样一来，经济就会开始其滚雪球式的扩张。消费的扩大引起投资的增加，增加的投资又导致价格下降、工资提高、购买力的全面增加……只有市场规模迅速增大，才能促进和刺激经济扩张。

三、协议性国际分工理论

日本经济学家小岛清在考察分析经济共同体内部分工的原因之后，在其代表作《对外贸易论》中提出了国际分工的新理论依据——协议性国际分工理论。小岛清认为，光靠自由竞争前提下的比较优势原理不可能完全实现规模经济的好处，完全依靠这一原理，可能导致各国企业的集中和垄断，影响经济共同体内分工的和谐发展和贸易的稳定发展。为了使经济共同体内经济、贸易健康地发展，有必要实行协议性国际分工。

所谓协议性国际分工，就是甲、乙两国通过协议，把某些商品市场供让给甲国，把另一些商品市场供让给乙国。达成协议性国际分工的条件如下。

第一，两个（或多数）国家的资本、劳动禀赋比率没有多大差别，工业化水平和经济发展阶段大致相同，协议性分工的对象商品在任何国家都能进行生产。在这种情况下，在互相竞争的各国之间扩大分工和贸易，既是关税同盟理论所说的贸易创造效果的目标，也是协议性国际分工理论的目标。而在要素禀赋比率和发展阶段差距较大的国家之间，由于某个国家可能陷入单方面的完全专业化或比较成本差距很大的局面，此时以遵循比较优势原理为宜，并不需要建立协议性的国际分工。

第二，进行协议分工的商品，必须是能够获得规模经济的商品。因此可以得出如下的结论：规模经济在重工业、化学工业中受益最大，在轻工业中受益较小，而在第一产业中几乎难以实现。

第三，不论对哪个国家，生产进行协议分工的商品（不管是 X 商品，还是 Y 商品）的利益应当没有很大差别，即自己实行专业化的产业和让给对方的产业之间没有优劣之分，否则难以达成协议。这种利益或产业优劣主要决定于规模扩大后的成本降低率，以及随着分工而增加的需求量及其增长率。

上述三个条件表明，经济一体化必须在同等发展阶段国家之间建立，而不能在工业国与初级产品生产国之间建立。同时也表明，在发达工业国之间，可以进行协议性分工的商品范围较广，利益也较大。另外，生活水平和文化等互相类似互相接近的地区，容易达成协议，并且容易保证相互需求的均等增长。

小岛清认为，由国家间的计划决定的分工，就是协议性国际分工的典型例子。通过企业合并、资本合作，实行生产品种的专业化，或者像大众汽车公司和菲亚特汽车公司那样，对不同的型号实行专业化分工，也可以包括在协议性国际分工的范畴之内。经济一体化的制度把协议性组织化，使竞争性贸易的不稳定性尽可能保持稳定，并促进这种稳定，可以说这是欧洲共同体市场的重要目标之一。

四、综合发展战略理论

一些经济学家认为，根据发展中国家国内外的政治经济环境，不能把发达资本主义国家一体化理论（关税同盟、大市场）照搬过来。为此，他们提出了与发展理论紧密联系的综合发展战略理论，其代表人物是南斯拉夫发展中国家经济合作研究中心高级研究员、主任鲍里斯·塞泽尔基（Boris Cizelj），他在 1983 年出版的《南南合作的挑战》一书中比较完整地阐述了这种理论。

第一，一体化是发展中国家的一种发展战略，它不限制市场的统一，也不必在一切情况下都追求尽可能高级的其他一体化形式。

第二，两极分化是伴随着一体化的一种特征，只能用有利于发挥较不发达国家优势系统的政策来避免它，而这就要求强有力的共同机构和政治意志。

第三，拒绝古典和现代一体化理论中所阐述的一体化成功条件，虽然其中个别部分在某些具体情况下仍然适用，其主要条件是，把一般模式和具体理论有效地应用于特定集团和现存环境中去。

第四，有效的政府干预对于经济一体化的成功是不可或缺的，在许多情况下，失败的重要原因在于私营部门在发展中国家一体化进程中占据了统治地位。

第五，鉴于世界被敌对性地划分成了发达国家和发展中国家，因而要将发展中国家的一体化、综合化，看作是它们集体自力更生的手段和按照新秩序逐渐变革世界经济的要素。

第三节　区域经济一体化的形式

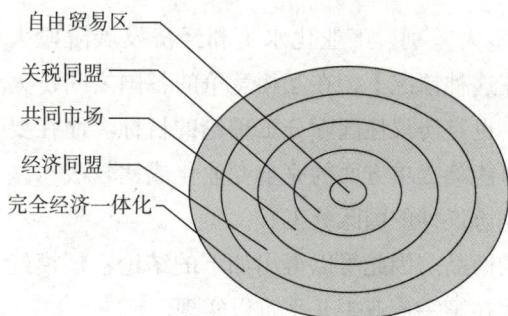

图7-1　区域经济一体化的层次

区域经济一体化联合体以一定的组织形式存在着。各参加国根据各自的具体情况和条件，以及各自的目标要求而组成了不同形式的区域经济一体化组织。不同的组织形式反映了经济一体化的不同发展程度（图7-1），反映了成员国之间经济干预和联合的深度与广度。

根据商品、生产要素自由流动程度的差别以及各成员政策协调程度的不同，区域经济一体化按照一体化程度从低到高可分为以下几种形式。

一、优惠贸易安排

优惠贸易安排（preferential trade arrangements）是区域经济一体化中最低级的和最松散的组织形式。在优惠贸易安排的形式下，成员国之间通过协定或其他手段，规定在相互贸易中对全部或部分商品实行特别的关税优惠。对来自非成员国的进口商品，各成员国按自己的关税政策实行进口限制。例如，第二次世界大战前的"英联邦特惠制"及战后的"东南亚国家联盟""欧洲煤钢共同体"等，就是此种经济一体化组织形式。

优惠贸易安排的组织形式充分考虑到各国的差异和困难，采取比较自由松散的方式，以便为各成员国所接受。

二、自由贸易区

自由贸易区（free trade area）是指签订自由贸易协定的成员国之间相互取消商品贸易中的关税和数量限制，使商品在各成员国之间可以自由流动。但是，各成员国仍保持自己对于非成员国的贸易政策，各国经济政策彼此独立。有的自由贸易区只对部分商品实行自由贸易，如"欧洲自由贸易联盟"内的自由贸易商品只限于工业品，而不包括农产品。这种自由贸易区被称作"工业自由贸易区"。有的自由贸易区对全部商品实行自由贸易，如"拉丁美洲自由贸易协会"和"北美自由贸易区"，对区内所有的工农业产品的贸易往来都免除关税和数量限制。现代意义的自由贸易区往往还要求实现服务贸易一定程度的自由化。

自由贸易区的共同机构是协商性的，并无超国家的权力。自由贸易区的一个重要特征是在该一体化组织参加者之间相互取消了商品贸易的障碍，成员内的厂商可以将商品自由地输出和输入，实现商品的自由贸易，但是成员之间没有共同的对外关税，成员之间的自由贸易并不妨碍各成员针对非成员采取其他自由贸易政策。

自由贸易区与优惠贸易安排之间的区别较小，有时统称自由贸易区。从某种意义上讲，优惠贸易安排是自由贸易区的初级阶段。

三、关税同盟

关税同盟（customs union）是指成员国之间彻底取消了在商品贸易中的关税和数量限制，使商品在各成员国之间可以自由流动。另外，成员国之间还规定对来自非成员国的进口商品采取统一的限制政策，关税同盟外的商品不论进入哪个同盟内的成员国境内都将被征收相同税率的关税，如早期的"欧洲经济共同体"和"东非共同体"。

作为较高层次的区域经济一体化组织，关税同盟意味着撤除了成员国各自原来的关境，组成了共同的对外关境。这样使成员国的商品在内部自由流动的同时，排除了来自非成员国商品的竞争，强调以整体的力量参与国际市场竞争。关税同盟使成员国在关税方面形成了一体化，将关税的制定权让渡给区域经济一体化组织。可见，关税同盟在一体化程度上比自由贸易区进了一步，关税同盟开始具有超国家性质，是实现全面经济一体化的基础。

四、共同市场

共同市场（common market）是指成员国之间废除了商品贸易的关税和数量限制，并对非成员国商品进口征收共同关税，还规定生产要素（资本、劳动力等）可以在成员国间自由流动。例如，"欧洲共同体"在1992年底建成统一大市场，其主要内容就是实现商品、人员、劳务、资本在成员国之间的自由流动。

共同市场是在关税同盟的基础上实现各成员国之间生产要素的完全自由流动。为实现这些生产要素的自由流动，各成员之间需要在财政、货币和就业政策方面达到很高程度的协调与合作。

五、经济同盟

经济同盟（economic union）是指成员国之间除了商品与生产要素可以进行自由流动及建立对外共同关税之外，还要求成员国制定和执行某些共同经济政策和社会政策，逐步废除政策方面的差异，使之形成一个统一的经济实体。目前的欧洲联盟属于此类经济一体化组织。

经济同盟是在共同市场的基础上，各成员国实施更多统一的社会政策和经济政策，如统一财政体制和政策，发行单一的货币和建立统一的中央银行，统一的对外经济政策等，使各成员国在经济上高度融为一体。这种高度的融合要求有一个强有力的协调机制，而且每个成员国都要为这个机制牺牲一定的国家主权。经济同盟是区域经济一体化的高级组织形式，对于非成员来说，经济同盟被视作一个经济、金融及社会实体。对于成员来说，经济同盟相当于一个扩大了的国家。

六、完全经济一体化

完全经济一体化（complete economic integration）是指区域内各成员国在经济同盟的基础上，全面实行统一的经济和社会政策，建立统一的货币制度，使各成员国在经济上形成单一的经济实体。目前世界上尚无此类经济一体化组织，只有欧盟在为实现这一目标而努力。

完全经济一体化是区域经济一体化的最高形式。如果说其他五种形式是区域经济一体化过程的中间阶段，那么完全经济一体化就是最终阶段。在此阶段，各成员国完全实行商品和生产要素的自由流通，在经济、社会政策上高度一致，并加强政治上的联盟，建立经济政治共同体。

这六种一体化形式是处在不同层次上的区域经济一体化组织，其一体化程度从低级到高级，是成员国不断让渡经济、政治制度的过程。

区域经济一体化形式特征一览表见表7-1。需要指出的是，现实中的区域经济一体化形式是纷繁复杂的，以上对于区域经济一体化形式和阶段的划分只是一种理论上的总结。在现实中，一个在主要方面属于较低级阶段的经济一体化组织，也可能在某些方面实施较高级的区域经济一体化组织通常实施的措施。

表7-1 区域经济一体化形式特征一览表

合作特征	优惠贸易安排	自由贸易区	关税同盟	共同市场	经济同盟	完全经济一体化
对全部或部分商品规定关税优惠	是	是	是	是	是	是
废除商品关税与数量限制	否	是	是	是	是	是
对非成员设立共同贸易壁垒	否	否	是	是	是	是
对生产要素流动不加限制	否	否	否	是	是	是
成员执行统一的经济政策	否	否	否	否	是	是
成员执行统一的政治政策	否	否	否	否	否	是

第四节　当前主要区域经济集团

在经济全球化过程中，由于世界政治经济发展存在不平衡，国家之间的矛盾和竞争更加激烈，由此推动了世界经济区域化的趋势不断发展，形成了一系列区域经济集团。20世纪80年代中后期，特别是进入90年代以来，区域经济集团化发展极其迅猛，世界经济已形成以欧盟、北美自由贸易区和亚太经合组织三大经济板块为中心的格局。随着北美自由贸易区"南进"、欧盟"东扩"、亚太地区《区域全面经济伙伴关系协定》的生效，世界经济"三足鼎立"的局面将会更加明显。

一、欧洲联盟

欧洲联盟（European Union，EU）简称欧盟，是当今世界上一体化程度最高的区域经济一体化组织，其建立对现有的国际经济贸易格局产生了不可忽视的影响。欧盟的一体化进程可以分为以下三个阶段。

（一）第一阶段：建立关税同盟阶段（1958—1967年）

1951年4月18日，法国、联邦德国、意大利、荷兰、比利时、卢森堡六国签署了《关于建立欧洲煤钢共同体的条约》，1952年7月25日欧洲煤钢共同体成立。1957年3月25日，欧洲煤钢共同体六国外长在意大利罗马签署《建立欧洲经济共同体条约》和《建立欧洲原子能共同体条约》，这两个条约合称《罗马条约》，于1958年1月1日生效，同时，正式成立欧洲经济共同体和欧洲原子能共同体，旨在建立全面的关税同盟，即内部取消各种商品的关税，实施共同的外部关税；对外实行共同的贸易政策；内部实施共同农业政策，逐步协调经济和社会政策，实现商品、人员、服务与资本的自由流动。

在关税同盟的建设过程中，1965年4月8日，六国又签订了《布鲁塞尔条约》，决定将欧洲煤钢共同体、欧洲经济共同体、欧洲原子能共同体三个组织的所属机构合并为欧洲共同体（European Communities，EC），简称欧共体。1967年7月1日欧共体正式成立，总部设在比利时布鲁塞尔。

（二）第二阶段：建立统一大市场阶段（1968—1992年）

进入20世纪70年代，经济危机导致欧共体内部经济出现了滞胀，贸易竞争加剧，由消除关税壁垒而建立起来的欧共体统一市场被日益盛行的非关税壁垒分割，商品流通受阻。1985年6月，欧共体执委会主席雅克·德洛尔组织起草了三份文件：《关于完善内部市场的白皮书》《欧洲一体化文件》《为一体化文件的成功而奋斗：欧洲的新边界》。这三份文件提出在 1992 年底建成欧洲统一大市场的宏伟目标。

在此阶段，欧共体不断扩大，增加了 6 个新成员：1973 年 1 月，英国、爱尔兰和丹麦加入欧共体；1981 年，希腊加入；1986 年 1 月，西班牙和葡萄牙被欧共体正式接纳为成员国。1992 年底，在成员内部基本实现了商品、服务、劳动力和资本的自由流动，欧洲统一大市场变为现实。

（三）第三阶段：建立政治经济共同体阶段（1993 年至今）

1991 年 12 月 11 日，欧共体 12 个成员的首脑在荷兰小城马斯特里赫特召开会议，通过了建立"欧洲经济货币联盟"和"欧洲政治联盟"的《欧洲联盟条约》（通称《马斯特里赫特条约》，简称"马约"）。其宗旨是，通过成员的共同努力，将欧共体缔造成一个政治经济一体化的联盟。1992 年 2 月 7 日，《马斯特里赫特条约》正式签订，设立了理事会、委员会、议会。1993 年 11 月 1 日，《马斯特里赫特条约》正式生效，"欧共体"正式改名为"欧洲联盟"。欧盟建立在三个基础之上，即经济与货币联盟、共同外交与安全政策、协调各国内政与司法事务。

此后，欧盟不断扩大，1995 年，瑞典、芬兰、奥地利相继加入欧盟。欧盟由 12 个成员国扩展为 15 个成员国。2004 年爱沙尼亚、拉脱维亚、立陶宛、波兰、捷克、斯洛伐克、匈牙利、斯洛文尼亚、马耳他和塞浦路斯等 10 个中东欧国家加入欧盟。2007 年保加利亚和罗马尼亚加入后，增加至 27 个成员国。2013 年克罗地亚加入欧盟，成为欧盟第 28 个成员国。2020 年 1 月 31 日英国正式"脱欧"，结束了其 47 年的欧盟成员国身份。

1999 年 1 月 1 日，欧盟正式发行欧元，它是一种具有独立性和法定货币地位的超国家性质的货币。根据《马斯特里赫特条约》的规定，欧元于 2002 年 1 月 1 日起正式流通，首批欧元区国家包括奥地利、比利时、法国、德国、芬兰、荷兰、卢森堡、爱尔兰、意大利、葡萄牙和西班牙。此后，欧元区不断扩展，2022 年 7 月 12 日，欧盟正式批准克罗地亚从 2023 年 1 月 1 日起使用欧元，成为欧元区第 20 个成员国。

二、美国 – 墨西哥 – 加拿大协定

2018 年 11 月 30 日，美国、墨西哥、加拿大三国领导人在阿根廷首都布宜诺斯艾利斯签署《美国 – 墨西哥 – 加拿大协定》（*The United States – Mexico – Canada Agreement*，USMCA，以下简称"美墨加协定"），并于 2020 年 7 月 1 日正式生效，意味着美国、墨西哥、加拿大三国之间建立起新的自由贸易体系。

《美国 – 墨西哥 – 加拿大协定》的前身是于 1994 年 1 月 1 日生效的《北美自由贸易协定》（*North American Free Trade Agreement*，NAFTA）。

1992 年 8 月 12 日美国、加拿大和墨西哥就《北美自由贸易协定》达成一致意见，并于同年 12 月 17 日由三国领导人分别在各自国家正式签署。1994 年 1 月 1 日，协定正式生效，北美自由贸易区宣告成立。《北美自由贸易协定》的宗旨是：①取消贸易壁垒；②创造公平的条件，增加投资机会；③保护知识产权；④建立执行协定和解决贸易争端的有效机制，促进三边和多边合作。三个会员国彼此必须遵守协定规定的原则和规则，如国民待遇、最惠国待遇及程序上的透明化等来实现其宗旨，以此消除贸易障碍。自由贸易区内国家的货物可以互相流通并减免关税，而贸易区以外的国家则维持原关税及壁垒。北美自由贸易区是世界上第一个由发达国家和发展中国家联合组成的异质成员结构的一体化组织，美墨之间因北美自由贸易区使得墨西哥商品出口至美国受惠最大。

自 2017 年 1 月美国总统特朗普上任以来，多次批评《北美自由贸易协定》造成美国制造业岗位流失，要求重新谈判。NAFTA 升级谈判始于 2017 年 8 月 16 日，经过一年多的谈判，美、墨、加三国于 2018 年 9 月就更新《北美自由贸易协定》达成一致，新协定更名为《美国 – 墨西哥 – 加拿大协定》。

作为 NAFTA 的升级版，美墨加协定保留了 NAFTA 的主要框架和大部分内容，只是在部分章节上做了补充和调整：①产业布局转变。美、墨、加协定在汽车、乳制品等条款上有较大更新。协定将原先的原产地规则进一步提升，即汽车零部件的 75% 必须在三国生产，才能享受零关税，高于此前 62.5% 的标准；到 2023 年，零关税汽车 40%~45% 的零部件必须由时薪最低 16 美元的工人所生产。同时，墨西哥和加拿大获得美国对两国汽车关税豁免的"单边保证"。此外，加拿大在乳制品条款上做出让步，同意取消"7 级"的乳品定价协议，向美国开放约 3.5% 的乳品市场份额。②对非市场经济国家具有排他性。新协定中有一项"毒丸条款"，即协定第 32 章第 10 条规定，若三方中任何一方与非市场经济国家达成自贸协定，另外两方可将其踢出协定。③限定投资者–国家争端解决机制（investor – state dispute settlement，ISDS）的使用。投资者–国家争端解决机制允许投资者（包括个人和企业）直接对东道国提起仲裁，在制度设计上将投资者与东道国置于平等地位，以凸显对投资者利益的保护。但 USMCA 对三国之间的 ISDS 进行了实质性限缩。一方面，由于新协定下的投资者–国家争端解决机制仍然不如加拿大所愿，因此加拿大对该机制的适用作出保留，从而使其仅适用于美国和墨西哥之间。另一方面，美国与墨西哥之间虽然继续适用 ISDS，但较之以往作出重大限制。在新协定 14 – D 附件中规定，ISDS 并不适用于由非市场经济的第三国国民控制或所有的企业。对于非市场经济的认定，USMCA 中并没有作进一步说明，只需要美墨双方单独认定即可。④"公平贸易"原则。美方认为，美墨加协定充分体现了特朗普政府"自由、公平且对等"的国际贸易价值导向。过去 NAFTA 和 WTO 秉承的原则都是大国、强国承担更多义务，让小国、欠发达国家享受优惠待遇。但美墨加协定改变了这一点，要求各成员国之间义务对等。

《美国–墨西哥–加拿大协定》共计 35 章，涵盖关税、农业、原产地规则、纺织品、海关与贸易便利化、投资、电信、金融服务、数字贸易、知识产权、竞争政策、国有企业、劳工、环境、中小企业、反腐等诸多内容。美墨加协定被认为是目前涵盖面最广的贸易协定，将开启北美地区及世界贸易新时代，为北美地区的经济发展起到稳定作用。

三、亚太经济合作组织

20 世纪 80 年代末，国际形势因冷战即将结束而趋向缓和，经济全球化、贸易投资自由化和区域集团化的趋势渐成潮流。在欧洲经济一体化进程加快、北美自由贸易区已显雏形和亚洲地区在世界经济中的地位明显上升等背景下，澳大利亚前总理霍克于 1989 年 1 月提出召开亚太地区部长级会议，加强亚太经济合作的倡议。这一倡议得到美国、加拿大、日本和东南亚国家联盟的积极响应。1989 年 11 月 6 日至 7 日，澳大利亚、美国、加拿大、日本、韩国、新西兰和当时的东南亚国家联盟六国（印度尼西亚、马来西亚、菲律宾、新加坡、泰国、文莱）在澳大利亚首都堪培拉举行亚太经济合作会议首届部长级会议，这标志着亚太经济合作会议的成立。1991 年 11 月，亚太经济合作会议第三届部长级会议在韩国汉城通过了《汉城宣言》，正式确立该组织的宗旨与目标是：相互依存、共同利益、坚持开放的多边贸易体制和减少区域贸易壁垒。在第三届部长级会议上，中国、中国台北和中国香港被吸纳为该组织的成员。1993 年 6 月亚太经济合作会议改名为亚太经济合作组织（Asia – Pacific Economic Cooperation，APEC，以下简称"亚太经合组织"）。到目前为止，亚太经合组织共有 21 个成员，就地理位置来说，遍及北美、南美、东亚和大洋洲。

自 1991 年 11 月正式加入亚太经合组织之后，中国一直积极、深入参与 APEC 各领域合作，为推进 APEC 合作进程发挥了重要建设性作用。2001 年 6 月 6 日至 7 日，APEC 贸易部长会议在中国上海举行，来自 21 个成员的代表围绕共同关心的主题展开了讨论，通过了《主席声明》。2001 年 10 月在上海举行的 APEC 第九次领导人非正式会议上，达成了《上海共识》，是 APEC 在新世纪、新经济背景下确定的合作规划。2014 年 11 月，APEC 第 26 届部长级会议及第 22 次领导人非正式会议在北京举行，这是 APEC 会议时隔 13 年再次来到中国。会议发表《北京纲领：构建融合、创新、互联的亚太——亚太经合组织第二十二次领导人非正式会议宣言》和《共建面向未来的亚太伙伴关系——亚太经合组织成立二十五周年声明》。会议还通过了《亚太经合组织推动实现亚太自贸区北京路线图》《亚太经合组织经济创新发展、改革与增长共识》《亚太经合组织促进全球价值链发展合作战略蓝图》《亚太经合组织互联互通蓝图》等重要文件。

与欧洲联盟和北美自由贸易区有所不同，APEC 既不是经济共同体，也不是关税同盟，而是一个区域性的旨在促进贸易、投资和技术合作的开放型国际组织。与一般的自由贸易区相比，APEC 有两个明显的不同。

1. APEC 是一个开放的而非排他性的区域性组织 APCE 实行非歧视原则，在最惠国待遇的基础上实现贸易与投资自由化。APEC 不仅在内部相互开放，对非区域内国家和地区也同样开放。

2. APCE 是一个自愿的合作组织，不具有强制性 各成员的贸易与投资自由化都是建立在单边的、自愿的基础上，相互之间通过协商来达成共识。由于成员之间政治经济上存在巨大差异，在推动区域经济一体化方面要想取得一致是非常困难的，因此，APEC 成立之初就决定了其决策程序的软约束力。各成员根据自身经济发展水平、市场开放程度与承受能力对具体产业及部门的贸易和投资自由化进程做出灵活、有序的安排。

四、东南亚国家联盟

东南亚国家联盟（Association of Southeast Asian Nations，ASEAN，以下简称"东盟"）于 1967 年 8 月 8 日在泰国曼谷成立。1967 年 8 月 7 日至 8 日，印度尼西亚、泰国、新加坡、菲律宾四国外长和马来西亚副总理在曼谷举行会议，发表了《曼谷宣言》（即《东南亚国家联盟成立宣言》），正式宣告东南亚国家联盟成立。文莱（1984 年）、越南（1995 年）、老挝和缅甸（1997 年）、柬埔寨（1999 年）随后加入。东南亚国家联盟现有 10 个成员，总面积约 449 万平方公里，人口约 6.62 亿。

巴布亚新几内亚和东帝汶享有观察员地位。东帝汶于 2011 年申请加入东盟，2022 年 7 月，东帝汶总统若泽·拉莫斯·奥尔塔访问印度尼西亚时说，东帝汶希望 2023 年加入东南亚国家联盟。2022 年 11 月 11 日，东南亚国家联盟领导人第 40 届和第 41 届峰会原则上同意东帝汶加入东盟，东帝汶将成为该组织第 11 个成员国。

2005 年 12 月 12 日，第 11 届东盟首脑会议在马来西亚首都吉隆坡举行。会议通过了关于制定东盟宪章的《吉隆坡宣言》。2007 年 1 月 13 日至 14 日，第 12 届东盟首脑会议在菲律宾中部城市宿务举行。会议确定了东盟宪章蓝图计划并签署了《宿务宣言》。此外，会议还签署了包括《东盟反恐公约》在内的一系列文件。2007 年 11 月 20 日，参加第 13 届东盟首脑会议的东盟成员国领导人签署了《东盟宪章》。2008 年 12 月，《东盟宪章》正式生效，确立了东盟的目标、原则和地位。《东盟宪章》是东盟成立以来第一份对所有成员国具有普遍法律约束力的文件，赋予东盟法人地位。这一文件的签署是东盟在机制化和法制化建设上的重要举措，是建立东盟共同体的重要法律保障，是东盟的一个重要里程碑。

东盟峰会是东盟最高决策机构，由各成员国国家元首或政府首脑组成，东盟各国轮流担任主席国。东盟秘书长是东盟首席行政官，对东盟峰会负责，由东盟各国轮流推荐资深人士担任，任期 5 年。

东盟积极开展多方位外交，有中国、日本、韩国、印度、澳大利亚、新西兰、美国、俄罗斯、加拿大、欧盟、英国 11 个对话伙伴。1994 年 7 月，东盟倡导成立东盟地区论坛（ARF），主要就亚太地区政治和安全问题交换意见。1994 年 10 月，东盟倡议召开亚欧会议（ASEM），促进东亚和欧盟的政治对话与经济合作。1997 年，东盟与中、日、韩共同启动了东亚合作，之后，东盟与中日韩（10 + 3）合作、东亚峰会（EAS）等机制相继诞生。1999 年 9 月，在东盟倡议下，东亚 - 拉美合作论坛（FEALAC）成立。2011 年 11 月，时任东盟主席国的印尼首次提出区域全面经济伙伴关系协定（RCEP）倡议。

中国和东盟对话始于 1991 年，1996 年成为东盟的全面对话伙伴国。2002 年 11 月中国 - 东盟自由贸易区（China and ASEAN Free Trade Area，CAFTA）协议签署，2010 年 1 月 1 日贸易区正式全面启动。2013 年以来，中国与东盟贸易年均增速 7.5%，2023 年双边贸易额达 9117 亿美元，中国连续 15 年保持东盟第一大贸易伙伴，东盟连续 4 年是中国第一大贸易伙伴。2022 年 11 月，中国 - 东盟自贸区 3.0 版谈判正式启动。双方同意，谈判将涵盖货物贸易、投资、数字经济和绿色经济等领域，打造更加包容、现代、全面和互利的中国 - 东盟自贸区。

五、区域全面经济伙伴关系协定

2012 年 11 月 20 日，在第七届东亚峰会上，东盟国家与中国、日本、韩国、印度、澳大利亚、新西兰 6 国领导人发表《关于启动 < 区域全面经济伙伴关系协定 > 谈判的联合声明》并通过《 < 区域全面经济伙伴关系协定 > 谈判指导原则和目标》，同意启动《区域全面经济伙伴关系协定》（Regional Comprehensive Economic Partnership Agreement，RCEP）谈判。2017 年 11 月，首次 RCEP 领导人会议在菲律宾马尼拉召开。2020 年 11 月 15 日，第四次 RCEP 领导人会议以视频方式举行，中国、日本、韩国、澳大利亚、新西兰和东盟十国在会上正式签署 RCEP。

2022 年 1 月 1 日，RCEP 正式生效，首批生效的国家包括文莱、柬埔寨、老挝、新加坡、泰国、越南等东盟 6 国和中国、日本、新西兰、澳大利亚等非东盟 4 国。2022 年 2 月 1 日起 RCEP 对韩国生效。2022 年 3 月 18 日起对马来西亚生效。2022 年 5 月 1 日起对缅甸生效。2023 年 1 月 2 日起，对印度尼西亚生效。2023 年 6 月 2 日，对菲律宾生效，标志着 RCEP 对东盟 10 国和中国、澳大利亚、日本、韩国、新西兰等 15 个签署国全面生效。

RCEP 区域总人口、GDP 总值、货物贸易金额均占全球比重约 30%，协定对 15 方全面生效标志着全球人口最多、经贸规模最大、最具发展潜力的自由贸易区进入全面实施的新阶段，将为区域乃至全球贸易投资增长、经济复苏和繁荣发展作出重要贡献。

RCEP 的全面生效将为中国推进高水平对外开放提供强劲动力，为中国与成员方扩大货物贸易创造更有利条件，还将带动相应的服务贸易和投资开放，促进贸易便利化和营商环境改善。2023 年，中国与 RCEP 其他成员进出口总额 12.6 万亿元人民币，占中国外贸进出口总额的 30.17%。2023 年中国对 RCEP 其他成员国非金融类直接投资流量达 180.6 亿美元，同比增长 26%，高于中国对全球投资增速 14 个百分点。越来越多企业从 RCEP 中获利。2023 年中国企业在 RCEP 项下享惠进口 905.2 亿元，税款减让达 23.6 亿元。

《区域全面经济伙伴关系协定》的目标是：①建立一个现代、全面、高质量和互惠的经济伙伴关系框架，以促进区域贸易与投资的扩张，推动全球经济增长与发展，同时兼顾缔约方，特别是最不发达国家缔约方，所处的发展阶段和经济需求。②通过逐步取消缔约方之间实质上所有货物贸易的关税和非关税壁垒，逐步实现缔约方之间货物贸易的自由化和便利化。③逐步在缔约方之间实施涵盖众多服务部门的服务贸易自由化，以实现实质性取消缔约方之间在服务贸易方面的限制和歧视性措施。④在区域内创造自由、便利和具有竞争力的投资环境，以增加缔约方之间的投资机会，提升投资的促进、保护、便利化和自由化。

RCEP 文本涵盖货物贸易、服务贸易、投资、海关程序和贸易便利化、知识产权、电子商务、中小企业、政府采购、原产地规则、贸易救济、卫生与植物卫生措施等多个领域，长达 1.4 万页，由序言、20 个章节（表 7 - 2）和 4 个市场准入承诺表附件（包括关税承诺表、服务具体承诺表、服务和投资保留及不符措施承诺表、自然人临时移动具体承诺表）组成。

表 7-2 RCEP 各章标题

序号	各章标题	序号	各章标题
第 1 章	初始条款和一般定义	第 11 章	知识产权
第 2 章	货物贸易	第 12 章	电子商务
第 3 章	原产地规则	第 13 章	竞争
第 4 章	海关程序和贸易便利化	第 14 章	中小企业
第 5 章	卫生与植物卫生措施	第 15 章	经济技术合作
第 6 章	标准、技术法规和合格评定程序	第 16 章	政府采购
第 7 章	贸易救济	第 17 章	一般条款和例外
第 8 章	服务贸易	第 18 章	机构条款
第 9 章	自然人临时移动	第 19 章	争端解决
第 10 章	投资	第 20 章	最终条款

六、全面与进步跨太平洋伙伴关系协定

《全面与进步跨太平洋伙伴关系协定》（*Comprehensive and Progressive Agreement for Trans - Pacific Partnership*，CPTPP）是在《跨太平洋伙伴关系协定》（*Trans - Pacific Partnership Agreement*，TPP）的基础上构建的一个自由化水平高、涵盖领域广、纪律要求严的自由贸易协定。

2005 年 7 月，新西兰、新加坡、文莱、智利四国共同签署了《跨太平洋战略经济伙伴关系协定》（*Trans - Pacific Strategic Economic Partnership Agreement*，TPSEP），这是 TPP 的前身。

2008 年 9 月，美国宣布加入 TPSEP 谈判。在美国的主导下，2009 年底 TPSEP 更名为 TPP。除美国以外，越南、秘鲁、澳大利亚、马来西亚、加拿大、墨西哥、日本等国相继加入谈判，从而使 TPP 成员国范围由最初的 4 国迅速扩大到 12 国。

2015 年 10 月，美国、日本、加拿大、澳大利亚、智利、新西兰、新加坡、文莱、马来西亚、越南、墨西哥和秘鲁等 12 个国家达成 TPP。2017 年 1 月 23 日，美国总统特朗普上任后签署行政命令，正式宣布美国退出 TPP。

2017 年 11 月 11 日，由启动 TPP 谈判的 11 个亚太国家共同发布了一份联合声明，宣布除美国外的 11 国就继续推进 TPP 正式达成一致，11 国将签署新的自由贸易协定，新名称为《全面与进步跨太平洋伙伴关系协定》。2018 年 3 月 8 日，参与 CPTPP 谈判的 11 国代表在智利首都圣地亚哥举行协定签字仪式。2018 年 12 月 30 日 CPTPP 正式生效。

2023 年 7 月 16 日，《全面与进步跨太平洋伙伴关系协定》在新西兰奥克兰召开部长级会议，正式批准英国加入该框架。这是该框架首次扩员，随着英国的加入，成员国增至 12 国，而经济区也延伸至欧洲。

CPTPP 不仅是一个全方位、全领域的贸易协定，而且是目前全球标准最高、要求最严的自由贸易协定。如在关税方面，CPTPP 以 99% 零关税、零补贴、零壁垒的"三零"为标准，最大限度降低关税，减少货物贸易过程中各个国家的关税。在服务贸易和投资准入方面，CPTPP 采用负面清单的模式。

协定内容除了序言以外，共有 30 章（表 7-3），包括货物贸易、服务贸易、知识产权、电子商务、政府采购、透明度和反腐败、技术性贸易壁垒等诸多领域。在劳动和环境规则、竞争政策、国有企业、知识产权保护、互联网规则和数字经济等方面均设定了高标准，同时实现了服务贸易和货物贸易并举，边境开放和边境内开放并重。

表 7 - 3 CPTPP 各章标题

序号	各章标题	序号	各章标题
第 1 章	初始条款和一般定义	第 16 章	竞争政策
第 2 章	货物的国民待遇和市场准入	第 17 章	国有企业和指定垄断
第 3 章	原产地规则和原产地程序	第 18 章	知识产权
第 4 章	纺织品和服装	第 19 章	劳工
第 5 章	海关管理和贸易便利化	第 20 章	环境
第 6 章	贸易救济	第 21 章	合作与能力建设
第 7 章	卫生与植物卫生措施	第 22 章	竞争力和商务便利化
第 8 章	技术性贸易壁垒	第 23 章	发展
第 9 章	投资	第 24 章	中小企业
第 10 章	跨境服务贸易	第 25 章	监管一致性
第 11 章	金融服务	第 26 章	透明度和反腐败
第 12 章	商务人员临时入境	第 27 章	管理和机构条款
第 13 章	电信	第 28 章	争端解决
第 14 章	电子商务	第 29 章	例外和总则
第 15 章	政府采购	第 30 章	最后条款

2021 年 9 月 16 日，中国商务部部长王文涛向 CPTPP 保存方新西兰贸易与出口增长部长奥康纳提交了中国正式申请加入 CPTPP 的书面信函。此后，中方积极推进加入进程，并且已经对 CPTPP 的全部条款进行了全面深入的分析、评估和研究，梳理了可能需要采取的举措和修改的法律法规。目前，中方正按照 CPTPP 加入程序，和相关成员进行接触、沟通和磋商。

知识拓展

以加入 CPTPP 为契机，对接高标准国际经贸规则

2017 年，特朗普带领美国退出《跨太平洋伙伴关系协定》（TPP）意味着美国从贸易全球化这条道路走向了"逆全球化"。自美国发起贸易"逆全球化"运动以来，作为贸易大国，中国事实上扛起了维护全球贸易的旗帜，团结其他国家共同推动全球贸易向着更为良性的方向发展。中国积极申请加入《全面与进步跨太平洋伙伴关系协定》（CPTPP）是中国在新时代扩大对外开放的一个重要举措。

CPTPP 是一个高标准的国际经贸协定，这个高标准和中国进一步深化改革、扩大开放的方向是一致的，中国愿意通过积极的深化改革、扩大开放，全面达到 CPTPP 的标准。加入 CPTPP，不仅有利于中国实现高质量发展，同时有助于 CPTPP 现在成员国进一步扩大在中国的市场准入，以及扩大与中国在贸易、投资等领域的合作。中国加入 CPTPP 还可以大幅提升 CPTPP 的吸引力和规则影响力，带动更多国家申请加入。

七、数字经济伙伴关系协定

《数字经济伙伴关系协定》（*Digital Economy Partnership Agreement*，DEPA）由新加坡、智利、新西兰三国于 2019 年 5 月发起，2020 年 6 月 12 日线上签署，旨在加强三国间数字贸易合作并建立相关规范的数字贸易协定。2021 年 1 月，《数字经济伙伴关系协定》在新加坡和新西兰生效。2021 年 8 月，在智利生效。

作为全球首份数字经济区域协定，《数字经济伙伴关系协定》以电子商务便利化、数据转移自由

化、个人信息安全化为主要内容，并就加强人工智能、金融科技等领域的合作进行了规定。DEPA 包括 16 章内容：初步规定和一般定义；商业和贸易便利化；数字产品及相关问题的处理；数据问题；广泛的信任环境；商业和消费者信任；数字身份；新兴趋势和技术；创新与数字经济；中小企业合作；数字包容；联合委员会和联络点；透明度；争端解决；例外；最后条款。另外有一个附件；关于本协定的谅解。

2024 年 5 月 3 日，在法国巴黎举行的经济合作与发展组织（OECD）部长理事会会议期间，智利、新西兰、新加坡和韩国举行四方会议，宣布韩国正式加入《数字经济伙伴关系协定》。

2021 年 11 月 1 日，中国商务部部长王文涛致信新西兰贸易与出口增长部长奥康纳，代表中方向《数字经济伙伴关系协定》保存方新西兰正式提出申请加入 DEPA。2022 年 8 月 18 日，根据 DEPA 联合委员会的决定，中国加入 DEPA 工作组正式成立，全面启动中国加入 DEPA 谈判。2024 年 5 月 7 日，中国加入 DEPA 工作组第五次首席谈判代表会议在新西兰奥克兰举行，中方同智利、新西兰、新加坡、韩国等就中国加入谈判进程及相关议题深入交换意见。中方将与 DEPA 成员方共同努力推动谈判不断取得新进展。

中国申请加入 DEPA 并积极推动加入进程，充分体现了中国与高标准国际数字规则兼容对接，拓展数字经济国际合作的积极意愿，是中国持续推进更高水平对外开放的重要行动。

中国是全球第二大数字经济体，正在加快数字化发展，建设数字中国，稳步拓展规则、规制、管理、标准等制度型开放。中国加入 DEPA 有利于推动数字贸易领域扩大开放，与成员建立起规则相通、标准相容的一体化数字贸易市场，有利于扩展与各国在新兴数字领域的互利合作，为企业带来数字产业合作商机，促进各方数字经济发展。同时，中国积极推动加入进程，也将增强 DEPA 作为更广泛国际数字经济规则的影响力。

除此之外，目前还有中美洲共同市场、安第斯共同体、拉美共同市场、非洲共同体等重要的区域集团化组织。它们作为经济全球化的组成部分，必将增强世界经济的活力，使得在世界范围内社会生产力的极大提高。在可以预见的将来，区域经济集团化将会进一步发展。

第五节　区域经济一体化对国际贸易的影响

区域经济一体化一般是从对外贸易着手的，其最基本的要求是各成员国之间相互削减及取消关税，逐步清除贸易壁垒，从而实现商品贸易自由化。区域经济一体化对国际贸易的影响主要体现在以下四方面。

一、区域经济一体化的迅速发展导致国际贸易格局的改变

区域经济一体化组织的对外贸易可以分为两个部分：一部分是组织内成员国之间的贸易，被称为区内贸易；另一部分是组织内成员国与组织外非成员国之间的贸易，被称为区外贸易。由于区内贸易实行自由化，而区外贸易无论是进口还是出口都存在着各种贸易壁垒。因此，区内贸易的发展大大快于区外贸易，导致国际贸易格局的改变。

（一）对成员国之间贸易的影响

成员国之间实现区域经济一体化，消除了以前设立的贸易壁垒，无疑会大大促进集团内部的贸易。在一体化的初期，成员国之间存在着广阔的市场，贸易增长尤为明显，内部贸易额迅速上升。以欧共体为例，1958 年成员国之间的贸易额只占进出口总值的 35% 左右，到 20 世纪 70 年代这一比例就上升到 50% 以上，1989 年高达 60%，其区内贸易增长速度比区外贸易增长速度快一倍。随着一体化程度的加

深，其内部贸易将进一步扩大。同样，美国和加拿大签署贸易协定后，双方的贸易量也大大增强，加拿大对美国的出口增加了 120 亿美元，而美国对加拿大的出口则增加了 440 亿美元。墨西哥自从开始与美国进行自由贸易谈判以后，逐步取消了对外贸易的限制，结果使得美国对墨西哥出口的汽车、电子零部件、药品和谷物总额从 1987 年的 146 亿美元猛增到 1990 年的 290 亿美元。2022 年 1 月 1 日，《区域全面经济伙伴关系协定》生效，成员国之间关税水平下降，货物贸易成本明显下降，有力促进了区域内部贸易的开展。2022 年，我国对 RCEP 其他成员国出口纺织品服装达 953.1 亿美元，同比增长 9.7%，占纺织品服装出口总额的比重从 2019 年的 27.3% 提升至 2022 年的 29.5%。2023 年，我国对 RCEP 其他 14 个成员国合计进出口 12.6 万亿元，较协定生效前的 2021 年增长 5.3%。

（二）对成员国与非成员国之间贸易的影响

区域性贸易集团具有鲜明的排他性和歧视性，非成员国的商品因享受不到优惠往往被排挤在贸易集团之外。一般来说，区域经济一体化对成员国与非成员国之间的贸易是不利的，其贸易额有可能减少。1986 年，因为西班牙和葡萄牙加入欧共体，美国对欧共体的农产品出口减少了 10 亿美元。欧共体建立后，对非成员国的进口比重由 1958 年的 64.8% 减少到 1988 年的 42.1%，对非成员国的出口比重则由 1958 年的 62.8% 下降到 1988 年的 40.1%。

但是，区域贸易集团的排他性并不等同于封闭性，在经济日益全球化的今天，任何贸易集团都不可能在封闭状态下生存，游离于国际市场之外。实际上，仍有许多因素可以刺激成员国与非成员国之间的贸易，如区域外的非成员国产品竞争力的提高、国际分工的进一步发展等因素都可以促进成员国与非成员国之间的贸易发展。在许多情况下，成员国与非成员国的贸易是不断增长的，只不过速度较缓。

二、区域经济一体化将影响世界商品、资金、技术和人才流向

区域经济一体化将加强世界商品、资金、技术和人才在成员国之间集中的倾向。如果区域集团由发达国家和发展中国家混合组成，则资金和技术将首先流向集团内的发展中国家，其次才是集团外的发展中国家。例如，自北美自由贸易区建立以来，美国对地区的自由贸易、投资热情越来越高，而墨西哥通过北美自由贸易区提高了它对外国投资者的吸引力。1983—1993 年的 10 年间，美国在拉美的直接投资增加了近 4 倍，从 240 亿美元增长到 1020 亿美元，到 20 世纪 90 年代末，美国在拉美的直接投资约达到 2250 亿美元；美国在西半球的贸易已占美国总出口额的 38%，拉美地区是美国唯一一个较大贸易顺差的地区。倘若实现整个美洲大陆经济一体化，美国将集中更多财力投资于美洲大陆。

自 2022 年 1 月 1 日 RCEP 正式生效以来，区域贸易成本得到大幅降低，产业链供应链联系更加紧密，各成员间商品、资金、技术和人才的流动也有加强的趋势。2023 年，中国对 RCEP 其他成员国出口 6.41 万亿元，占中国出口比重较 2021 年提升 1.1 个百分点，达到 27%。其中，装备制造业出口规模扩大 32.8%，占中国对 RCEP 其他成员国出口比重提升 6.5 个百分点。锂电池、汽车零配件、平板显示模组都保持大幅增长。同期，中国自 RCEP 其他成员国进口 6.19 万亿元，占中国进口总值的 34.4%。其中，能源产品进口量较 2021 年增加了 31.2%，占中国能源产品进口量比重提升 2.5 个百分点至 32.4%。2023 年 6 月 2 日，RCEP 对菲律宾生效，标志着 RCEP 进入全面实施的新阶段，15 方货物、服务和投资市场开放承诺，叠加各领域高水平规则，将极大促进区域内原材料、产品、技术、人才、资本、信息和数据等生产要素的自由流动，推动逐步形成更加繁荣的区域一体化大市场，促进成员国更大范围、更高水平、更深层次地开放合作。

三、区域经济一体化促使国际市场竞争日趋激烈

随着区域经济一体化的发展，世界进入了一个以区域组织划分势力范围的时期。区域组织的主导力

量是发达国家中的大国。这些大国组建区域一体化组织的目的是拓展自己的势力范围，与其主要竞争对手争夺世界经济霸权。因此，区域经济一体化组织往往成为一些大国用来与对手开展竞争的手段。与此同时，在区域组织各成员国之间，还产生了另一种利益关系，即成员国的整体利益，或称集团利益。大国虽充当区域组织的主导力量，但只有在其他成员国能够充分享受区域内自由贸易好处，与大国有共同的利益关系时，区域组织才能得以产生和顺利发展。区域组织同时兼有大国利益和区域组织利益的双重特性，决定了国际经济竞争表现出以下特点。

（一）区域组织是大国的护身符和进攻武器，是大国之间一种新的竞争形式

随着区域经济一体化的发展，大国之间的竞争将更多地以区域组织竞争的形式表现出来。各区域组织从各自的利益出发，要求对方做出让步与妥协。如果各方不能建立起与多边自由贸易相协调的合作机制，区域组织间的贸易战将不可避免。美国政府主导制定《美国－墨西哥－加拿大协定》，根本意图还是为了保护美国自身利益，符合"美国第一"的政策主张，希望新协定生效后，可以抑制别国经济崛起，从而"让美国再次伟大"。另一方面，美国政府将《美国－墨西哥－加拿大协定》标榜为"21世纪最高标准的贸易协定"，欲借此引领国际贸易谈判。

（二）区域组织之间的谈判与对话，将部分取代多边或双边对话

世界贸易组织的统计显示，截至2024年6月30日，全球范围内向世界贸易组织通报的区域贸易协定多达608个，其中生效的有369个。区域自由贸易正逐渐成为全球自由贸易的主角。

随着区域经济合作的深化，区域组织之间的谈判与对话正在成为国际经济关系中的重要组成部分。这种趋势预示着，未来多边或双边对话的部分功能可能会被区域组织之间的谈判与对话所取代。在处理全球性问题时，多边或双边对话往往难以达成一致意见，而区域组织之间的交流提高了信息传递的效率和准确性，更精确地定位于双方的需求与利益，从而快速达成共识。

但是过多的区域贸易安排会也损害多边贸易体系，并给全世界带来不良影响。首先，过多的区域贸易安排可能导致贸易保护主义的抬头。当区域内部形成贸易壁垒较低或零关税的"小圈子"时，外部国家可能面临更高的市场准入门槛，从而引发贸易保护主义的反弹。其次，区域贸易安排可能削弱全球贸易规则的一致性。不同的区域贸易协定往往包含不同的规则和条款，这些规则和条款可能相互冲突或不一致。这种情况不仅增加了国际贸易的复杂性和不确定性，还可能削弱全球贸易规则的有效性和权威性。最后，过度的区域贸易安排还可能对全球贸易平衡产生负面影响。当某些区域形成贸易优势时，其他区域可能面临贸易逆差和经济压力，从而引发全球经济失衡和不稳定。

（三）区域竞争只是国际经济竞争中的一种形式，它不可能取代其他形式竞争

国际经济竞争呈现出了多层次的特点，有国家之间的竞争、企业之间的竞争、国家与区域组织之间的竞争、区域组织与区域组织之间的竞争等。区域组织竞争与其他形式竞争相互交织、相互影响，国际经济竞争变得更加复杂、更加尖锐，但它不可能取代其他形式竞争。

四、区域经济一体化对国际贸易体制形成冲击

二战后，世界上出现了以关贸总协定为组织形式的全球多边贸易体制。这种体制的宗旨是在成员国之间实现自由贸易。方法是实施多边的、无条件的最惠国待遇原则，通过多边谈判，逐步削减关税和取消非关税壁垒，目标是在世界范围内实现自由贸易。但随着以欧洲共同体为代表的区域经济一体化组织的涌现和发展，全球多边贸易体制受到了挑战和冲击。按照关贸总协定第一条规定："一缔约国对来自或运往其他国家的产品所给予的利益、优待、特权或豁免，应立即无条件地给予来自或运往所有缔约国的相同产品。"这就是多边的、无条件的最惠国待遇原则。个别成员国之间相互给予的优惠必须同等地

给予其他所有的成员国。例如，欧共体的成员国都是关贸总协定的成员国，那么，欧共体成员国之间的取消关税待遇应同等给予欧共体之外的关贸总协定成员国。但事实并非如此。因此，最惠国待遇与区域经济一体化组织之间有着一定的排斥性。

区域经济一体化，到底会促进 GATT/WTO 的发展，还是会阻碍其发展，目前学术界尚无定论。

一种观点认为，区域经济一体化组织对区域外的国家实行差别待遇，具有浓厚的对内保护和对外歧视的贸易保护主义色彩，这与关贸总协定自由的、无差别的、多边的贸易原则相违背。区域经济一体化组织的存在，使得关贸总协定的多边谈判变得更为困难。如欧共体在农产品贸易谈判中坚持顽固的立场，使乌拉圭回合迟迟不能结束。因此，区域经济一体化组织是关贸总协定所倡导的多边自由贸易的障碍。

另一种观点认为，区域经济一体化和关贸总协定的宗旨是一致的，都是为了实现自由贸易。在全世界范围内一时难以实现自由贸易（因各国的经济基础、发展水平和经济体制上有差异），那么，先在区域范围内实行自由贸易，在其示范效应的推动下，最终实现世界范围的自由贸易。这是一条通向世界自由贸易的捷径。有的人把区域经济一体化和多边贸易体制看成是"互补性竞争"的关系。

总之，如果区域经济一体化的发展能在关贸总协定或世界贸易组织规定的多边自由贸易原则下进行，那么，区域经济一体化无疑将推动世界经济一体化的进程，促进世界贸易的发展。反之，如果"乌拉圭回合"谈判所达成的一揽子协议不能兑现，各发达国家可能更倾向于单边、双边或区域性的贸易安排，贸易保护主义将加强，世界市场趋于分割状态，将对世界贸易产生不利影响。

答案解析

思考题

1. 简述区域经济一体化的涵义及其特点。
2. 区域经济一体化的形式有哪些？它们之间有着怎样的内在联系？分别有何特点？
3. 关税同盟的静态效果和动态效果分别有哪些？
4. 试分别以关税同盟理论、大市场理论、协议性国际分工理论和综合发展战略理论来解释区域经济一体化。
5. 当今我国参与国际贸易更适用于哪一区域经济一体化理论，为什么？
6. 区域经济一体化与国际贸易的相互关系如何？
7. 请从区域经济一体化的角度，分析当今世界医药市场格局。

书网融合……

微课   题库   本章小结

第八章　战后国际贸易的发展

PPT

📖 **学习目标**

1. 通过本章学习，掌握主要国家（或地区）及中国对外贸易发展情况和贸易政策与措施；熟悉国际医药贸易发展趋势；了解战后国际贸易的发展趋势。

2. 具备对国际贸易和国际医药贸易领域最新政策、技术、市场动态进行分析和研判的能力。

3. 树立并强化风险意识，理解各国政策法规、市场监管、市场需求的差异性和波动性对国际贸易和国际医药贸易的影响。

第二次世界大战以后，世界政治和经济的各个方面都发生了很大的变化，国际贸易也取得空前的发展。20 世纪 90 年代以来，经济全球化趋势不断加强，特别是进入 21 世纪后，伴随信息化、数字经济时代的到来，都对国际贸易的发展和变化产生了深远的影响。本章讨论了战后国际贸易的发展和最新趋势，分别介绍了美国、日本、欧盟、中国以及其他发展中国家和地区的对外贸易状况和贸易政策，并概述了国际医药贸易的发展情况。 ⓔ 微课

第一节　战后国际贸易发展的主要趋势

一、战后国际贸易发展主要阶段

第二次世界大战后，国际贸易发展速度经历了由迅速发展转向缓慢、停滞增长，再增速回升，现在又放缓的不稳定发展过程。整个过程大体上可分为以下四个阶段。

（一）第一个阶段

从第二次大战结束初期到 1973 年，是国际贸易迅速发展阶段。这一阶段国际贸易增长速度之快在历史上是空前的，主要表现在以下三个方面。

（1）战后世界出口贸易量的增长速度大大超过战前。从 1948 年到 1973 年，世界出口贸易量的年均增长率为 7.8%，而战前，从 1913 年到 1938 年世界出口贸易量的年均增长率仅为 0.7%。

（2）战后世界出口贸易量的增长速度超过工业生产的增长速度。战后，从 1948 年到 1973 年，世界工业生产的年均增长率为 6.1%，低于同期世界出口贸易量的增长速度。

（3）工业制成品在国际贸易中所占的比重从 1953 年起一直超过初级产品所占的比重；燃料在初级产品贸易中所占比重急剧上升；在制成品中，机械产品在各大类商品中增速最快。

这个阶段国际贸易迅速发展的主要原因如下。

（1）战后发达资本主义国家经济的迅速恢复和发展为国际贸易迅速增长打下了基础。

（2）国际分工和生产国际化的深入和扩大促进了战后国际贸易的迅速发展。

（3）跨国公司的发展促进了国际贸易的增长。

（4）战后国际金融贸易组织的建立和经济一体化有利于国际贸易的扩大。

（二）第二个阶段

从 1973 年到 20 世纪 90 年代初，是国际贸易不稳定发展阶段，这个阶段可分为两个时期。

1. 第一个时期 从 1973 年到 1985 年，是国际贸易缓慢发展，甚至停滞的时期，主要表现在以下三方面。

（1）世界出口贸易量的增长速度放慢，甚至停滞。从 1973 年到 1985 年，世界出口贸易量的平均增长率为 2.4%，较 1948 年到 1973 年世界出口贸易量的年均增长率下降三分之二以上。其中，有的年份表现更为突出。1981 年世界出口贸易量增长停滞，1982 年世界出口贸易量不仅没有增长，据关税及贸易总协定估计，反而下降 2%。

（2）出口贸易量的增长速度低于工业生产的增长速度。1973 年到 1985 年世界工业生产的年均增长率为 2.9%，高于同期世界出口贸易量的增长率。

（3）出口贸易值增长起伏较大。世界出口贸易值在 1973 年以后仍有较大的增长，并于 1980 年达到最高点为 20014 亿美元。但在该年以后世界出口贸易值便逐年下降，1983 年降到最低点为 18066 亿美元。1983 年以后，随着工业发达国家的经济复苏，世界出口贸易值又开始回升，但一直到 1985 年仍然没有恢复到 1980 年的水平。

本时期国际贸易增长速度放慢，甚至停滞的主要原因如下。

（1）经济危机的爆发。1974 年到 1975 年资本主义世界爆发的经济危机标志着战后资本主义世界经济迅速发展阶段已经结束，进入了"滞胀"时期。主要表现是：两高（高失业率、高通货膨胀率）一低（低经济增长率）。在这次经济危机之后，许多国家的经济一直回升无力，大量工人失业已成为常见现象。与此同时，严重的通货膨胀也一直困扰着这些国家。20 世纪 80 年代初，资本主义世界又爆发了战后最严重的经济危机。由于经济危机的爆发，投资和生产长期不振，市场萎缩，贸易保护主义抬头，各资本主义国家为了转嫁危机，缓和国内的失业状况，都高筑关税和非关税壁垒，限制外国商品的进口，如此直接影响了对外贸易的发展。

（2）能源危机的爆发。所谓能源危机，就是 1973 年以来的石油供应短缺和价格猛涨，1973 年开始的第一次石油冲击使油价猛增三倍多，1979 年油价又提高一倍。能源危机使贸易条件和国际收支状况大大恶化。石油价格的上涨促使了原料和其他产品成本的提高，因此使制成品价格上涨，不利于产品在国外市场的竞争和销售，影响了贸易的发展。与此同时，发达资本主义国家又加快了对能源的开源节流和能源转化运动，大大节省了对传统能源的消耗，从而影响了能源本身的贸易。

（3）货币制度危机的爆发。以美元为中心和以固定汇率制度为基础的资本主义国际货币体制，在 20 世纪 70 年代初，已宣告彻底瓦解；美元已不是等同于黄金的货币。但是浮动汇率制取代固定汇率制并没有改变资本主义货币金融市场上日益加剧的不稳定状况。实行浮动汇率制后，美元虽已不是中心货币，但仍是国际结算中主要支付手段和许多国家的主要储备货币。美元一有变动，就会影响国际货币金融市场的稳定。这对 70 年代以来国际贸易的发展极为不利。

（4）20 世纪 80 年代初期以后，资本主义国家农业危机严重，农产品过剩；发展中国家进口粮食大量减少，又减少了世界粮食的交易量，不利于国际贸易的发展。

2. 第二个时期 从 20 世纪 80 年代后半期至 90 年代初，是国际贸易发展速度开始回升阶段，主要表现在以下三个方面。

（1）世界出口贸易量的增长速度开始回升。1986 年世界出口贸易量增长速度为 4%～5%，1987 年和 1988 年这一增长速度分别为 5.5% 和 8.5%，1989 年和 1990 年这一增长速度分别为 3% 和 5%。上述增长速度不仅大大超过前一阶段出口贸易量年均增长 2.4% 的水平，而且也高于 20 世纪 80 年代出口贸易量年均增长 3.6% 的水平。

（2）出口贸易值增长迅速。世界出口贸易值在 1986 年便超过了 1980 年的水平，1987、1988 年继续增长。1989 年和 1990 年高达 31000 亿美元和 34700 亿美元。1992 年更高达 37000 亿美元。

（3）世界出口贸易量的增长速度超过世界经济增长速度。20 世纪 80 年代世界经济年均增长率为 2.9%。

本阶段国际贸易发展速度回升的主要原因如下。

（1）西方工业发达国家在经历了 1979—1982 年的经济衰退后，自 1983 年起经济一直在持续发展，促进了贸易增长。

（2）世界贸易集团化趋势的加强。欧共体扩大并提出 1992 年建立统一大市场的计划与实施步骤；美国与加拿大签订自由贸易协定；澳大利亚与新西兰签订密切经贸关系协定。

（3）科技革命使产业结构优化，国际分工日益向广泛、深入发展，全球经济一体化趋势加强。

（4）资本的国际化，跨国公司大量出现，国际相互投资加强。

（5）贸易方式多样化，贸易手段现代化，服务贸易迅速发展。

（6）西方主要国家货币汇率的大幅度升降，特别是美元大幅度贬值和日元、德国马克大幅度升值直接影响贸易的回升。

（三）第三个阶段

从 20 世纪 90 年代初至 2007 年，是国际贸易发展速度迅速回升阶段。这个阶段在贸易自由化、技术进步和全球经济趋势等各种因素的推动下，世界贸易取得了重大发展，具体有以下几个表现。

1. 世贸组织的成立，区域贸易协定和经济集团激增　1995 年世界贸易组织成立，取代了关贸总协定，旨在进一步实现贸易自由化，为贸易谈判、争端解决以及将服务和知识产权纳入贸易讨论提供了一个更全面的框架。许多国家开始采取更加自由的贸易政策，减少关税和非关税贸易壁垒。目的是通过增加进入全球市场的机会来鼓励国际商业和促进经济增长。各国还参与了区域贸易协定和集团，包括欧盟（EU）、北美自由贸易协定（NAFTA）等。这些区域协定旨在深化经济一体化，加强参与国之间的贸易联系。

2. 贸易增长和全球经济扩张　20 世纪 90 年代到 21 世纪初，全球经济增长强劲，促进了国际贸易的增长。随着经济的扩张，对商品和服务需求的激增，导致贸易额上升。全球化导致了供应链整合的增加，公司从各个国家采购材料、组件和服务，以优化生产流程并降低成本。这一趋势促进了国际生产网络的发展。金融自由化和资本管制的放松允许更多的跨境投资和资本流动，促进了外国直接投资和国际金融交易，进一步将全球经济联系起来。这一时期也见证了中国作为全球贸易大国的崛起，中国成为世界贸易的主要参与者，融入了全球经济中，低成本的制造业和庞大的劳动力使中国成为全球制造业中心和重要的商品出口国。

3. 数字化和电子商务开始发展　信息技术和互联网的进步使国际贸易发生了革命性的变化。电子商务成为企业接触全球消费者的新渠道，推动了在线贸易和数字服务的增长。软件、IT 咨询和金融服务等服务业的数字贸易大幅增长。

尽管世界贸易总体增长，但这一时期也出现了挑战和危机。20 世纪 90 年代末的亚洲金融危机和 21 世纪初的互联网泡沫对国际贸易产生了影响，并突显了全球经济的相互联系。

（四）第四阶段

2008 年全球金融危机后，贸易增长暂时放缓。这场危机导致一些国家的需求收缩、供应链中断，并增加了保护主义措施，影响了国际贸易流动。这一阶段国际贸易格局的特点是持续的全球化、新兴市场的兴起、数字化程度的进一步提高，以及各国在不断变化的全球环境中应对与贸易有关的机遇和挑战。

在这一阶段，技术的进步、互联网的普及和智能手机的使用让电子商务和数字贸易加速增长，促进了跨境交易和数字服务贸易的扩大。服务贸易涵盖金融、信息技术、旅游和专业服务等广泛部门，已成为全球商业日益重要的组成部分。世界贸易组织（WTO）虽然仍发挥着解决各种贸易问题、促进建立基于规则的全球贸易体系的重要作用，但是由于贸易保护主义和单边主义的抬头，以及其内部机制的困境，新议题的涌现对 WTO 传统机制的挑战等，影响了 WTO 的有效运作。与此同时，这一时期主要经济体之间的地缘政治紧张关系和贸易争端成为影响国际贸易格局的重要因素。例如，美国和中国之间的贸易紧张局势导致加征关税和反制措施，影响了全球贸易流动。

二、21 世纪以来的国际贸易格局

自 21 世纪初以来，国际贸易格局受到塑造全球经济的各种因素和趋势的影响。21 世纪国际贸易格局的一些关键方面如下。

（一）数字贸易和服务贸易成为发展新动能

互联网和数字技术的兴起促进了电子商务和数字贸易的发展。在线平台和市场使企业和消费者更容易进行跨境交易，导致全球数字商务激增。服务贸易是国际贸易的重要组成部分，是国际经贸合作的重要领域，且潜力巨大。近二十年来，全球服务贸易平均增速是货物贸易增速的两倍，在国际贸易中的占比和地位稳步提升，金融、信息技术、旅游和专业服务等领域的跨境交易大幅增加，服务的数字化和电子商务的扩张促进了这一趋势。根据 WTO 统计，从 2012 年至 2019 年，全球跨境服务贸易出口占全球贸易出口的比重，已经从 19.5% 提升至 24.5%；预计 2040 年服务贸易在全球贸易中的占比有望提高到 30%。在数字贸易的引领下，服务业的全球化正在兴起。2020 年，全球数字贸易出口逆势增长 3.8%，占服务贸易的比重进一步上升，对于服务出口增长的贡献率高达 98.3%，显著增强了服务贸易发展的韧性和动力。2020 年 6 月由新加坡、智利和新西兰三国共同发起的《数字经济伙伴关系协定》（DEPA），为促进数字经济和电子商务领域的国际合作与发展，以及数字贸易规则的制定提供了参考框架。2023 年全球数字贸易整体规模达到 6.67 万亿美元，从 2020 年四年时间增长了 33.67%，数字贸易占全球商品和服务贸易出口总额的比重达到了 21.3%。

（二）新兴市场崛起，区域贸易协定的生效推动了贸易自由化

新兴市场，特别是亚洲的新兴市场崛起，在国际贸易中发挥着重要作用。中国、印度和越南等国经济快速增长，成为制成品和服务的主要出口国。从 2013 年开始，中国已连续十年成为世界上最大的货物进出口贸易国。由于低成本的制造业、庞大的劳动力和贸易友好政策使中国成为全球制造业中心和供应链中的关键环节。这一时期，全球供应链发生了重大变化，跨国公司寻求采购和制造地点的多元化，以降低风险并应对不断变化的国际市场条件，这一点在 2008 年全球金融危机和自然灾害造成的破坏等事件之后尤为明显。同时，旨在深化邻国经济一体化的区域贸易协定激增，其中包括 2018 年 12 月 30 日正式生效的《全面与进步跨太平洋伙伴关系协定》（CPTPP）和 2022 年 1 月 1 日正式生效的《区域全面经济伙伴关系协定》（RCEP），这两个区域贸易协定的生效均代表了新时期高标准的国际经贸规则的发展方向。

（三）可持续发展理念在国际贸易中推广

人们越来越重视可持续贸易，包括对环境和社会方面的关注。消费者和企业越来越重视对符合环保和社会责任标准的产品和供应链。自动化、人工智能和物联网等技术进步也通过改变生产流程、降低成

本和重塑行业来影响贸易模式。2016年4月，世界178个国家共同签署了《巴黎协定》，在联合国气候变化公约的框架下建立了一系列完整、透明的运作机制，为国际社会提供了应对气候变化的行动框架和合作平台。时至今日，可持续发展理念已经逐步成为指引人类行动的社会与环境标准，并被纳入研究个体的社会与环境影响的综合方法。可持续贸易作为可持续发展理念与国际贸易学的新结合，已经成为人类命运共同体选择的一种发展方式。

（四）贸易保护主义更为严重，贸易局势更加复杂

自2018年开始，美国拉开了中美贸易战的序幕，采取去全球化的战略，主张全球产业链、供应链脱钩断链，用"301条款"等对其他贸易伙伴进行贸易制裁，特别是2020年开始利用科技战、2022年开始的金融战企图拖垮中国经济。欧盟紧跟美国，对中国进行贸易制裁，如2024年7月起欧盟对我国的电动汽车加征最高38.1%的关税。到2023年，全球的贸易保护措施达到3000项之多，较五年前增长了5倍，导致全球贸易环境恶化，全球贸易额下降，世界经济遭受严重的冲击。更为棘手的是2019年12月开始WTO上诉机构停摆，时至今日贸易争端解决机制仍不能正常发挥作用，多边贸易体制被破坏。同时地缘政治关系紧张，俄乌冲突、巴以冲突还在继续深化，影响全球贸易的不确定因素呈多元化。

第二节　美国的对外贸易

美国拥有丰富的劳动力资源、自然资源、投资资源和发达的科学技术。高度发展的工业、农业和庞大的政府采购以及巨额的高消费，使美国具有其他资本主义国家所不能比拟的广阔国内市场和国际市场。如今，美国是世界第二大贸易国，同时也是世界上最大的服务贸易国。

一、美国在世界贸易中的地位

（一）美国是世界最大的贸易国家之一，但所占比重呈下降趋势

美国在第二次世界大战后世界商品出口总额中所占的比重曾高达32.5%，1994年降到12.2%，2022年降低为8.3%。2013年，中国首次超过美国，成为全球第一大货物贸易大国。在世界商业服务贸易中，2023年美国服务贸易总金额超过1.72万亿美元，是唯一服务贸易进出口总额达到万亿美元级别的国家，领跑全球。此外，2023年美国服务贸易顺差金额达到2882.41亿美元，居全球第一。

（二）货物贸易处于逆差

美国的进口货物贸易在世界贸易中的比重高于货物出口所占比重。美国商务部公布的数据显示，2023年美国货物贸易总额51920.56亿美元，贸易逆差收窄11.8%，但仍高达11529.72亿美元。贸易逆差对美国经济利害参半，对美顺差的国家有利于经济发展和抵御金融风险能力的增强，但是过度依赖顺差会导致贸易摩擦、本币升值等。

（三）美国跨国公司占世界贸易比重最大

美国拥有世界跨国公司的70%，在世界出口贸易额中，与美国跨国公司及其海外子公司有关的出口约占1/4。

（四）美国是世界高科技产品和农产品出口最大的国家

美国是全球公认的科技强国，拥有苹果、谷歌、亚马逊等世界领先的科技巨头。美国也是公认的农

业强国，美国拥有超过 200 万个农场，美国在执行休产休耕的情况下，累计粮食产量占到了世界总量的 1/5，是全球第一大农作物产品出口国，美国每年供应约 1.5 亿吨的粮食出口。

（五）美国对外贸易政策的制定与实施对世界贸易的发展影响巨大

作为二战后全球治理体系的领导者和主要塑造者，美国近年来的贸易政策不断发生重大转向，尤其是通过贸易战来削弱中美双边贸易，阻止中国等战略竞争对手从全球化中获益。美国政策的调整对全球贸易治理体系产生严重冲击，全球贸易治理体系呈现新特点，主要包括多边贸易体制进一步失效，区域贸易体系重要性提升。各国对如何规制产业政策分歧巨大，价值观因素也导致了全球贸易体系的分化。

二、近年来美国的对外贸易发展状况

美国不仅是经济大国，同时也是贸易大国，美国的对外贸易总额在全球贸易中具有举足轻重的地位。美国对外贸易中存在的一个很明显的特点是进出口贸易失衡，长期以来进口大于出口，贸易逆差连年创新高。由于劳动力成本的不断增长，美国失去了制造业领域的优势，传统制造业向外转移，这也是美国贸易逆差出现的重要原因之一，为了扭转这种态势，自奥巴马时代起，美国历届政府都把制造业回流作为其经济政策的关键部分，奥巴马政府推行"再工业化"计划，特朗普政府推行"制造业回归美国"计划，拜登政府推行"制造业复兴政策"。

在世界十大贸易国家或地区中，除 2013 年开始被中国超过，一直以来美国的进出口贸易总额都雄居榜首。美国在世界贸易中的地位，与美国的经济实力直接相关。2023 年，美国 GDP 占全球 23.93%，居世界首位。美国工业发达，尽管制造业曾面临"空心化"的挑战，但在高端制造业领域世界领先。美国农业也很发达，主要农产品如小麦、玉米、大豆、棉花、肉类产量均居西方世界的首位，粮食产量占世界的 16%，美国粮食出口总量占据世界粮食出口总数量的 10%，位居世界第一。

值得指出的是，尽管美国在世界贸易中居于前列，但美国的出口额和进口额占国民生产总值的比重并不高，2017—2021 年美国进出口总额（表 8 – 1）占 GDP 的比重为 23% ~ 28%，低于中国、德国、韩国等经济体，美国内需市场广阔，出口对经济的拉动作用较小。

表 8 – 1　美国对外贸易总额（单位：十亿美元）

年份	进口	出口	贸易逆差
2021	3387.7	2528.5	−859.2
2020	2811.2	2134.4	−676.8
2019	2491.7	1645.9	−845.8
2018	2607.6	1665.8	−941.8
2017	2406.1	1547.1	−859.0

数据来源：1. 美国调查局（U. S. Census Bureau）。
2. 美国商业部经济分析局（Bureau of Economic Analysis, U. S. Department of Commerce）。

三、美国的主要贸易伙伴

美国是世界第三大出口国，但出口仅占国内生产总值的 10%。分国别（地区）看，加拿大、墨西哥和中国是美国最大的贸易伙伴。美国 33% 的出口产品交付给了北美贸易伙伴加拿大和墨西哥，30% 被出售给亚洲进口商，另有 23% 的商品运往欧洲，较小的份额是拉丁美洲（10.8%）（不包括墨西哥，但包括加勒比地区），大洋洲（1.7%）（以澳大利亚和新西兰为首），然后是非洲（1.5%）。具体见表 8 – 2。

表 8 - 2　2022 年美国对主要贸易伙伴出口额（单位：十亿美元）

国家	出口	占比（%）	国家	出口	占比（%）
加拿大	355.0	17.2	德国	72.9	3.5
墨西哥	324.4	15.7	荷兰	72.9	3.5
中国	133.8	7.5	韩国	71.5	3.5
日本	80.3	3.9	巴西	53.6	2.6
英国	77.3	3.7	印度	47.3	2.3

数据来源：全球贸易数据库。

美国是世界第二大进口国。2022 年来自中国的货物占美国进口总量的 17.7%，其次是墨西哥（14.1%）、加拿大（13.8%）、日本（4.5%）和德国（4.5%）。美国 2022 年按价值计算的进口总额的 45.1% 来自亚洲的供应商；北美贸易伙伴加拿大和墨西哥向美国提供了 26.9% 的进口销售额；而 21.4% 的进口来自欧洲。美国最大的贸易逆差国无疑是中国，占美国商品贸易逆差的 32% 以上，对华 3553 亿美元的逆差主要来自进口 5064 亿美元的机械、家具和床上用品等商品。美国第二大贸易逆差是墨西哥的 1082 亿美元，从墨西哥进口的主要产品是汽车、卡车和汽车零部件。具体见表 8 - 3。

表 8 - 3　2022 年美国对主要贸易伙伴进口额（单位：十亿美元）

国家	进口	占比（%）	国家	进口	占比（%）
中国	575.7	17.7	越南	135.9	4.1
墨西哥	459.2	14.1	韩国	120.9	3.7
加拿大	446.6	13.8	印度	91.0	2.8
日本	154.5	4.5	爱尔兰	82.5	2.5
德国	150.4	4.5	意大利	71.9	2.2

数据来源：全球贸易数据库。

四、美国贸易产品结构

（一）美国出口商品结构

美国出口的商品主要是航空航天设备、农产品、化工产品等，美国近年来采矿业和能源业产能扩张，从能源净进口国变为能源净出口国，2022 年出口前三位的产品分别为精炼油、原油和天然气，具体见表 8 - 4。

表 8 - 4　2022 年美国十大出口商品构成（单位：十亿美元）

商品类别	金额	占比（%）	商品类别	金额	占比（%）
矿物燃料、油、蒸馏产品	378.6	18.4	光学、照片、技术、医疗器械	99.1	4.8
机械、核反应堆、锅炉	229.6	11.1	珍珠、宝石、金属、硬币	91.6	4.5
电气、电子设备	197.7	9.6	医药产品	83.5	4.0
铁路、有轨电车以外的车辆	134.9	6.5	塑料制品	83.3	4.0
飞机、航天器	102.8	5.0	有机化学品	51.1	2.5

数据来源：全球贸易数据库。

（二）美国进口商品结构

2022 年，美国从世界各地进口了价值 3.376 万亿美元的产品。主要进口机械设备、矿产燃料、电气设备等工业制成品，具体见表 8 - 5。

表 8 - 5　2022 年美国十大进口商品构成（单位：十亿美元）

商品类别	金额	占比（%）	商品类别	金额	占比（%）
电机设备	477.1	14.1	光学、技术和医疗器械	115.0	3.4
包括计算机在内的机械	475.9	14.1	宝石、贵金属	97.0	2.9
车辆	329.6	9.8	塑料、塑料制品	89.9	2.7
包括石油在内的矿物燃料	322.7	9.6	家具、床上用品、照明、标志、装配式建筑	86.7	2.6
制药	165.0	4.9	有机化学品	75.9	2.2

数据来源：全球贸易数据库。

五、美国对外贸易政策与措施

第二次世界大战后，为了对外扩张，美国积极倡导和奉行贸易自由化政策，推动关税与贸易总协定的建立，推动全球范围内的多边贸易谈判。

到 20 世纪 70 年代，随着西欧和日本经济的恢复与迅速发展，以及新兴工业化国家和地区的崛起，美国在国内外市场上面临着日益激烈的竞争。美国贸易从顺差转向贸易逆差，受到进口冲击的有关行业强烈要求政府采取保护措施，代表相应地区和产业利益的国会议员也不断对国会和美国政府施加压力。在这种情况下，美国政府在政策指导思想上仍主张贸易自由化政策，但在实际行动上则采取了对国内部分产业给予保护的措施。为此，通过了两个带有保护色彩的贸易法案，即《1974 年贸易法》和《1979 年贸易协定法》。

进入 20 世纪 80 年代，美国对外贸易逆差以惊人的速度急剧增长。美国国内的保护主义思潮迭起。面对日益强大的外部竞争，在美国甚至出现了"美国是否已衰落"的大争论，促使美国不得不重新思考过去与未来，对本国的综合国力与竞争能力重新评价。面对这一现实，美国政府也必须重新考虑外贸政策的立足点，并作出重大调整。1985 年 9 月里根总统发表了"贸易政策行动计划"，提出了美国政府的"自由与公平"贸易方针，重申了贸易自由化的重要性，但同时又非常明确地表示："如果国际贸易不利于美国企业，美国将以强硬的态度实行贸易保护"。美国国会也酝酿制定一项新的贸易立法以应对新的贸易问题。经过 3 年多的激烈争论，《1989 年贸易和竞争综合法案》终成法律，使得"自由与公平"方针成为美国现行外贸政策的基石，实现了美国外贸政策侧重点由寻求全球多边关系向注重双边互惠关系的重大转变。

基于美国外贸政策目标与手段的这种重大转变，美国加紧了与加拿大的双边贸易谈判，并于 1988 年底正式签署了《美加自由贸易协定》，同时还以此为蓝本与其他有关国家达成贸易协定。1990 年 6 月，布什总统又提出了建立广阔的美洲自由贸易区的倡议，来与欧洲共同体 1992 年形成的统一市场相抗衡。美国依据《1988 年综合贸易法》，频频运用其中的"特别 301""超级 301""反倾销""反补贴"等法律条款，迫使有关国家与美国举行贸易谈判，并使对方或多或少地向美国做出让步，美国从中获得不少的实际利益。

自 2008 年美国次贷危机爆发以来，美国经济的全球领导地位相对衰落，美国对全球治理体系的心态也发生了越来越显著的深刻变化。特别是从 2017 年特朗普就任美国总统开始，美国贸易政策发生了根本性转向。特朗普政府依仗美国的经济和贸易实力，通过单边加征关税的方式，迫使中国和其他贸易伙伴向美国作出多方面让步，扩大市场开放。拜登政府基本上延续了特朗普在任期间的贸易政策，不论是关税、科技脱钩还是金融脱钩。相应地，《跨太平洋伙伴关系协定》（TPP）和世界贸易组织（WTO）等以贸易自由化为导向、以相互市场开放为手段、以规则来约束成员贸易政策的传统国际贸易治理体系也被抛在了一边。在以上因素的影响下，作为主要贸易伙伴的中国在美国贸易额中的比重在减少，美国正着力于减少对华供应链的依赖，2018 年中国占美贸易总额为 15.6%，到 2022 年下降至 13.0%。美国从中国的进口占美国进口总额的比重从 2017 年的最高点（21.9%）下降到 2024 年前六个月的 12.7%。中美之间特别是在高技术产品中的贸易脱钩最为明显，中国出口到美国的高技术产品中，光电与信息通信产业降幅最大，2016 年，我国光电产品对美出口总额达到 56 亿美元，而到 2022 年下降了 67.6%；在美国出口到中国的高技术产品中，航天相关产业受影响最大，2016 年美国出口我国航天产品的总额为 146 亿美元，而到 2022 年下降了 61.79%。

第三节　日本的对外贸易

日本是一个后起的发达资本主义国家，二战中经济遭到严重破坏，但二战后日本经济恢复很快。一方面，日本虽然能源贫乏，原油、天然气、铁矿石等原材料主要依靠进口，肉、鱼、水果等食品的进口也不断增加；但另一方面日本的机械、半导体、汽车在大量出口。

一、日本在世界贸易中的地位

日本是全球主要贸易国之一，在世界贸易中占有突出地位。尽管如今面临来自其他新兴经济体的挑战，日本仍然是国际贸易格局中的重要参与者。

（一）对外贸易发展速度最快，但在世界贸易中的地位有所下降

在 1950—1992 年间，日本出口贸易年均增长率达 16.3%，大大超过世界和各类国家的出口年均增长率，位于世界榜首。其进口年均增长率为 14.3%，也超过世界和各类国家进口年均增长率。日本在世界贸易地区分布中的比重从 1950 年的 1.4% 提高到 1980 年的 6.5% 和 1992 年的 9.3%，成为仅次于美国和德国的第三大贸易国家。1990—2000 年间，日本放慢了发展速度，出口年均增长率为 5%（世界为6%）、进口年均增长率为 5%（世界为 7%），但仍保持为世界第三大贸易国家位置。2021 年，日本排名位列第五，德国和荷兰分别排名第三和第四。日本公司在世界各地进行了大量的外国直接投资。这些投资导致在各国建立了生产设施和子公司，为国际贸易和经济合作做出了贡献。日本还参与了各种贸易协定和谈判，是《全面与进步跨太平洋伙伴关系协定》（CPTPP）的重要成员国。

（二）对外贸易由顺差转为逆差

日本一直以来是世界上最大的出口国之一，与美国和德国等其他主要出口国竞争激烈。日本的出口在为国内经济创造收入方面发挥着至关重要的作用。日本从 20 世纪 50 年代的贸易逆差转变为 60 年代的顺差；在两次石油提价后，又转为逆差；进入 80 年代再次转入贸易顺差，且顺差额日益增大。日本对外贸易顺差额从 1982—1984 年的 202.80 亿美元增加到 1990—1992 年的 789.55 亿美元。2001 年日本出口贸易额为 4047 亿美元，进口贸易额为 3501 亿美元，顺差 546 亿美元，成为第二大贸易顺差国家。但从 2011 年开始，日本对外贸易转顺为逆，到 2021 年日本货物进口总额为 7689.8 亿美元，出口总额为 7560.3 亿美元，贸易逆差为 129.4 亿美元。2022 年、2023 年仍保持巨额贸易逆差，这主要是日本对海外能源资源的依赖仍然很高，同时随着生产向海外转移和一些关键产业的衰退，日本的贸易立国地位逐渐模糊。虽然日本在汽车、动漫、新材料等领域具有全球领先地位，但这些传统优势产业的竞争能力正在逐渐减弱。另外，2023 年日元急剧贬值提高了进口海外石油、天然气、煤炭的成本，从而加剧了逆差。

（三）日本一些制成品在世界市场上占据重要地位

日本传统上以出口导向型的经济著称，是汽车、电子产品、机械和精密仪器等制成品的主要出口

国。日本公司已经在全球建立了强大的影响力，他们的产品因质量和创新而广受认可。日本的贸易是多样化的，与各个国家和地区有着重要的贸易联系，与美国、中国、韩国、欧盟和其他亚洲国家有着牢固的经济关系。日本以技术创新和研发能力而闻名，对先进技术的贡献使之成为全球贸易的关键参与者，特别是在电子、汽车、机器人等行业。

（四）日本商业服务贸易为逆差

日本在世界贸易中的地位以出口导向型经济、技术实力和强大的全球经济实力为特征，但是日本服务贸易出口大大落后于进口。根据日本贸易振兴机构统计，2021 年日本服务贸易出口额 1698.5 亿美元，服务进口为 2083.4 亿美元，商业服务贸易逆差达到 439 亿美元。近几十年来，日本面临着来自其他生产成本较低的新兴经济体的挑战，像中国和韩国这样的国家已经成为全球市场上强大的竞争对手。日本的人口挑战，如人口老龄化和劳动力萎缩，也极大影响了贸易动态，并试图通过技术进步和促进高附加值产业来应对这些挑战。

二、二战后日本贸易发展趋势

战后日本对外贸易发展可以划分为四个阶段。

（一）恢复期对外贸易（1946—1955 年）

日本的对外贸易额由 1946 年 4.08 亿美元增至 1955 年 44.8 亿美元，年均增速 33.5%（自 1947 年起算）。本期贸易具有饥饿出口特征，以压缩国内消费为代价，通过出口换取国民经济发展必需的国际支付工具。出口商品以低附加值和劳动力价格优势的轻纺产品为主，贸易收支大幅逆差。

（二）高增长时期对外贸易（1956—1973 年）

贸易额由 1956 年 57.3 亿美元增至 1973 年 752.4 亿美元，年均增速 16%。对外贸易与国民经济保持高增长。重化学工业取代轻纺成为主导出口产业，钢铁、造船和汽车成为主要出口商品。贸易双向性结构消失，对发达国家和发展中国家出口商品结构趋于一致；贸易收支开始由逆差转入顺差。

（三）石油冲击后对外贸易（1974—1990 年）

贸易额由 1974 年的 1176.5 亿美元增加至 1990 年的 5217.5 亿美元，年均增速 12.3%。随着经济结束高增长期，对外贸易增速相应下降。出口主导产业由重厚超大型向知识技术密集型发展，信息机械成为新的出口增长点。海外直接投资发展迅速。贸易路径多元化，企业间贸易、加工进口等成为新型贸易形式。贸易收支大幅顺差，外汇储备居世界第一。

（四）泡沫经济后对外贸易（1991 年后）

随着日本经济进入低迷时期，对外贸易增速明显下滑。部分商品国际竞争力减弱，在世界总出口所占比重自 1986 年达到 10.2% 高峰后缓慢下降，2001 年降至 6.6%。从 20 世纪 90 年代初日本经济泡沫破裂以来，一直到 2011 年，日本经济几乎一直呈现出低迷态势。这一期间日本受到了 1997 年亚洲金融危机、2008 年全球经济危机、2011 年的大地震和福岛核电站核泄漏事件的冲击。整体来看，这一时期的日本经济增速仍然缓慢，通货紧缩特征明显，形成了经济低增长、物价低、政府负债高的经济局面。但在其强大的制造业以及与其他亚洲国家和全球市场的贸易联系的推动下，日本在 21 世纪初的外贸增长趋势仍呈现出积极的轨迹，对外贸易总体保持了可持续发展势头。

三、二战后日本贸易增长动力机制

促进日本对外贸易高速增长的因素是多方面的，主要分为内外两类动力机制。

（一）外部动力机制

1. 有利的国际政治经济环境　在二战后冷战结构中，日本充当了西方世界的桥头堡，美国对日本给予大量扶植政策，日本在东西方阵营对抗中获得了宝贵的发展时间和空间。1950年至1953年朝鲜战争前后4年，日本共获得美国特许出口23.9亿美元，特许出口占4年出口总额达50.5%。特许出口使日本获得重建国民经济必需的设备和原材料，顺利度过困难期，为高速增长奠定了物质基础。

2. 币值长期被低估的日元固定汇率制　1949年，日本重返国际社会时，日元兑美元汇率确定为360日元左右，这一汇率水平一直维持至1971年。长期被低估的日元汇率直接转化为出口价格竞争力。据日本中央银行测算，如以1958年为基年，日本出口价格指数在1965年和1970年仅上升0.8%和9.5%，同期美国出口价格指数大幅上升4%和21%。日元币值低估对保持贸易长期增长发挥重要作用。

（二）内部动力机制

1. 不断推动出口比较优势动态化　分析战后日本出口商品结构变化，一个重要特征是每一阶段都有代表性出口商品，出口优势呈线性继承关系。1960年前，纺织、钢铁和船舶出口占出口总额25%；1970年后，钢铁、汽车和船舶出口占30%；80年代前半汽车、映像机器、船舶占25%；80年代后半汽车、办公设备和半导体出口占30%。这些主导商品成为每一阶段贸易发展最重要推动力，从根本上保持贸易发展的稳定性与可持续性。

2. 以技术创造为核心提高国际竞争力　1955—1985年，日本制造业劳动生产率提高10倍，年均增幅达8%。技术创新使日本产品本土增值率大幅提高。以1987年为例，日本单位出口产品和进口产品价值比达到1/11，即单位出口产品平均价值是进口的11倍。

3. 政府对贸易发展环境的有效调控和创造　日本政府通过对进口有效调控，使所有外汇支出服务于国民经济增长和出口贸易扩大。在出口方面，除采用金融税收和保险措施直接推动出口发展外，还利用技术、投资、产业组织等，提升产业结构，强化贸易物质基础，为动态比较优势形成创造条件。

四、日本的外贸方向和贸易结构

（一）日本对外贸易方向

1. 出口贸易方向　战后日本的出口在巩固传统市场的基础上，又开拓新的市场，美国和东南亚是日本两个传统的主要市场。日本对这两个市场的出口经常占据出口总额的一半以上。20世纪50年代开始，日本对中东和西欧的出口迅速增加。在日本的进口中，从美国、东南亚，不断向中东扩展。在日本的贸易伙伴中，20世纪80年代以前，发展中国家居第一位，发达国家居第二位；80年代以后，发达国家居第一位，发展中国家退居第二位。

据日本海关统计，2022年日本出口总额为7515.5亿美元，相比2021年同比减少0.9%，贸易逆差扩大至1510.5亿美元。其中，中国、美国和韩国是日本前三大出口贸易伙伴，2022年日本对三国出口1456亿美元、1394亿美元和546亿美元，占日本出口总额的19.4%、18.5%和7.3%。日本59.9%的出口产品交付给亚洲国家，而21.3%出售给北美进口商，向欧洲运送了12.4%的货物。具体见表8-6。

表8-6　2022年日本主要出口对象（单位：十亿美元）

国家和地区	金额	占比（%）	国家和地区	金额	占比（%）
总值	751.6	100	韩国	54.6	7.3
中国	145.6	19.4	台湾地区	52.6	7.0
美国	139.4	18.5	中国香港	33.4	4.5

数据资源：日本对外贸易部统计数据。

2. 进口贸易方向　日本进口排名靠前的国家依次是中国、美国和澳大利亚，2022年日本自三国进口1899亿美元、897亿美元和880亿美元，占日本进口总额的21.0%、9.9%和9.8%。具体见表8-7。

表8-7　2022年日本主要进口来源（单位：十亿美元）

国家和地区	金额	占比（%）	国家和地区	金额	占比（%）
总值	902.6	100	澳大利亚	88.0	9.8
中国	189.9	21.0	阿联酋	45.6	5.1
美国	89.7	9.9	沙特阿拉伯	42.4	4.7

数据资源：日本对外贸易部统计数据。

（二）日本对外货物贸易结构的变化

日本出口商品结构的显著特点就是工业制成品所占比重较大，出口商品结构不断优化，而且出口比较集中。制成品在日本出口中的比重由1970年的78%上升到1986年的98%。1950年出口的商品主要是棉织品、钢铁、人造丝织品、铜、船舶、衣着类、丝织类、玩具等，占出口总值的55.2%。而到了20世纪80年代，日本的汽车、音响、自动化设备、电信设备、电力设备等主要产品出口占出口总值的63.31%。

到2022年，日本排名前十的出口产品占全球出口总值比重约四分之三（74.8%），具体见表8-8。其中包括石油在内的矿物燃料是十大出口类别中增长最快的，同比增长78.2%；而塑料材料和塑料制品与2021年相比下降11%。一直以来，电子设备和汽车都是日本的名片，目前仍然是日本主要的出口产品，近五年来汽车出口也出现了下滑，电子设备贸易在2022年也首次出现了逆差。

表8-8　2022年日本出口产品结构（单位：十亿美元）

产品类别	出口	份额（%）	产品类别	出口	份额（%）
包括计算机在内的机械	142.0	19.0	塑料材料、塑料制品	27.0	3.6
车辆	135.4	18.1	包括石油在内的矿物燃料	18.2	2.4
电气机械、设备	113.4	15.2	宝石、贵金属	17.5	2.3
光学、技术、医疗器械	38.8	5.2	有机化学品	17.3	2.3
钢铁	35.1	4.7	其他化工产品	14.3	1.9

数据资源：日本对外贸易部统计数据。

日本进口商品结构的最大特点是初级商品占据了进口的绝大部分，在20世纪90年代前初级产品一直超过制成品，经常占进口的80%上下。1980年占进口的80.6%，1989虽有所下降，但仍占55.3%。此后，随着日本与其他发达国家国际分工的深化和开放市场，日本进口中的制成品增多，1995年，制成品在进口中的比重超过初级产品，所占比重为53.0%。

到2022年，日本前十大进口产品占其从其他国家购买产品总价值的三分之二（69.4%）以上，具体见表8-9。在前十大进口类别中，包括石油在内的矿物燃料的价值增长最快，从2021年到2022年增长了63.3%。其次是进口有机化学品（增长8.3%）。在顶级产品类别中，下降最严重的是宝石和贵金属类，与2021年相比下降了15.4%，究其原因主要是日本宝石和贵金属的进口受到日本铂金、白银和黄金支出减少的拖累。

表8-9　2022年日本进口产品结构（单位：十亿美元）

产品类别	出口	份额（%）	产品类别	出口	份额（%）
包括石油在内的矿物燃料	253.3	28.2	光学、技术、医疗器械	27.9	3.1
电机、设备	120.0	13.4	车辆	22.1	2.5
包括计算机在内的机械	71.8	8.0	宝石、贵金属	20.4	2.3
药品	39.2	4.4	有机化学品	18.3	2.0
矿石、矿渣、灰分	31.7	3.5	塑料、塑料制品	18.2	2.0

数据资源：全球贸易数据库。

五、日本对外贸易政策与措施

日本对外贸易政策措施随着日本经济形势和日本在世界市场上地位的变化而逐步调整。二战后初期到 20 世纪 60 年代初，日本实行严格的对外贸易管理；60 年代以后，逐步实行了贸易自由化，受限制的进口商品逐年减少。从 20 世纪 90 年代开始，日本一直保持贸易顺差，积累了大量的外汇储备，并在全球经济中保持着强大的地位。但是贸易顺差造成的国际贸易不平衡，也使日本不仅同美国发生了贸易摩擦，而且同西欧各国在贸易上也有矛盾。日本政府在美欧的压力下，不得不调整经济结构，日本的经济结构调整必然反映到对外贸易政策措施的调整上。同时，日本在泡沫经济崩溃后也面临包括经济停滞和人口等问题的挑战，如人口老龄化和劳动力萎缩等。在这种形势下，日本外贸发展的特点是出口导向型经济政策，高度重视制造业和技术进步，并持续致力于保持在全球的经济地位。

近年来，为了促进全球供应链构建，改善资源分配效率，吸引国外先进技术，助推经济增长，日本积极推进区域经贸合作。2018 年推动签署了没有美国的《跨太平洋伙伴关系全面与进步协定》（CPTPP）。2019 年 3 月 1 日，日本与欧盟经济伙伴关系协定正式生效，日欧双方立即或分阶段取消大部分关税。2020 年 1 月 1 日，日美贸易协定正式生效，使日本自贸区对外贸易覆盖率提升至 52%。2021 年初，日本和英国经济伙伴关系协定正式生效，关税的规定基本沿袭了日欧经济伙伴关系协定内容。2022 年 1 月 1 日，RCEP 正式生效，作为成员国的日本 92% 的出口工业产品关税将在协定生效后逐步撤销。2023 年 3 月，日本发布了面向实现"自由开放的印度太平洋"（free and open Indo - Pacific，FOIP）构想的新计划。该构想有"三个支柱"：第一，推行和建立法治、航行自由和贸易自由等；第二，通过组织间以及人员间的联系来追求经济繁荣；第三，通过能力构建支援、人道主义援助以及灾害救助等方式给予安全与稳定的承诺。地理范围也覆盖了从日本到非洲大陆的"印度洋 - 太平洋"。其多样性和广域性可以认为是针对中国提出"一带一路""亚投行"等国际机制倡议以及进入南海活动等的反应。

第四节 欧盟的对外贸易

欧盟是世界上最外向型的经济体之一，也是全球最大的单一市场区域，欧盟 GDP 稳居世界前列。成员国之间的自由贸易是欧盟的创始原则之一，也致力于开放世界贸易。欧盟统计局数据显示，欧盟的对外贸易总额占全球贸易总额的近三分之一，是全球最大的出口地和进口地之一。从 1999 年到 2010 年，欧盟对外贸易翻了一番，截至 2021 年，欧盟全球贸易总额占欧盟 GDP 的 30%，欧盟 27 国约占世界商品贸易的 14%。欧盟、中国和美国是国际贸易中最大的三个全球参与者。欧盟负责成员国的贸易政策并为之展开谈判，作为一个声音，欧盟在国际贸易谈判中的影响力比其他任何成员国都大。

一、欧盟的对外贸易发展趋势

欧盟对外贸易发展的特点是经济一体化、致力于开放和基于规则的贸易以及适应不断变化的全球贸易动态。具体主要表现在以下五点。

（一）对外贸易额增长较快，贸易地位显著提高

欧盟在全球贸易关系中发挥着重要作用，一直倡导基于规则的国际贸易。欧盟通过世界贸易组织等组织积极参与多边贸易谈判，并参与解决争端进程，以解决与贸易有关的冲突。

（二）成员国之间的贸易增长迅速，内部贸易比重增大

欧盟拥有单一市场和关税同盟，允许成员国之间的货物、服务、资本和劳动力自由流动。这种一体

化导致了欧盟内部贸易的增加和跨境交易的简化，使欧盟成为世界上最大的贸易集团之一。2022 年，欧盟内部货物贸易额是欧盟外部货物贸易额的 1.5 倍。欧盟与世界各国和地区签订了贸易协定，通过双边和区域协定建立了许多贸易伙伴关系，以扩大市场准入和减少欧盟出口商的贸易壁垒。

（三）商品结构的变化

在欧盟对外贸易商品结构中，工业制成品占主要地位，经常占 70% 左右，占进口的 50% 左右，自 20 世纪 70 年代以来，初级产品居次要地位，占出进口的 30% 和 50% 上下。表 8 - 10 是基于标准国际贸易分类（SITC）关于 2002 年和 2022 年 20 年前后不同产品在欧盟内和欧盟外贸易中结构的变化。可以看出，不同商品的内在特性决定了欧盟的商品内外部交易份额，润滑矿物燃料及材料、化学品及相关产品进出口份额有所提升；机械及运输设备和其他制成品进出口份额呈下降趋势。

表 8 - 10　2002 年和 2022 年欧盟主要进出口商品结构（单位：十亿欧元）

	2002 年				2022 年			
	欧盟内		欧盟外		欧盟内		欧盟外	
	出口	进口	出口	进口	出口	进口	出口	进口
总额	1500	1429	999	941	4230	4100	2573	3002
食品、饮料和烟草	8.9%	9.0%	6.5%	6.2%	9.5%	9.6%	7.9%	4.9%
初级材料	3.2%	3.4%	2.2%	4.5%	3.7%	4.0%	3.0%	4.2%
润滑矿物燃料及材料	3.6%	3.8%	2.4%	16.2%	10.0%	9.4%	7.0%	27.7%
化学品及相关产品	14.0%	14.6%	15.2%	10.3%	17.8%	18.6%	21.5%	12.1%
机械及运输设备	39.8%	39.3%	45.7%	36.0%	31.7%	32.0%	37.0%	27.5%
其他制成品	29.1%	28.6%	26.0%	24.1%	26.5%	25.8%	22.2%	22.1%
未分类	1.4%	1.4%	2.0%	2.8%	0.7%	0.7%	1.4%	1.6%

数据来源：欧盟统计局。

（四）主要贸易对象

欧盟市场全部对外贸易的 80% 左右是与发达资本主义国家进行的。其中，欧洲自由贸易联盟国家和美国是欧盟市场的主要贸易对象。欧盟市场与独联体、欧盟国家间的贸易也得到发展。欧盟统计局官网显示，2022 年欧盟出口货物和欧盟进口货物的 4 个主要合作伙伴是美国、中国、英国和瑞士。2022 年，中国是欧盟进口商品最多的国家，而美国是欧盟出口商品最多的国家。近年来，欧盟和中国之间的贸易大幅增长，中国是欧盟出口的重要市场，也是欧盟各种商品和零部件的来源地。

（五）服务贸易、数字贸易和电子商务蓬勃发展

服务贸易在欧盟对外贸易中的地位日益重要。欧盟是主要的服务出口国，包括金融服务、电信和专业服务。欧盟内部和与外部伙伴的服务贸易自由化促进了其增长。在数字贸易和电子商务方面，数字技术改变了欧盟商品和服务的交易方式，使欧盟企业能够更容易地接触到国外市场的消费者，欧盟正在深入融入全球供应链。

地缘政治的发展和全球贸易动态的变化也影响了欧盟的对外贸易。英国脱欧和美国等主要贸易伙伴的贸易政策转变等事件影响了欧盟的贸易战略。

二、欧盟的对外贸易战略态势

（一）立足西欧，推进欧洲经济一体化，最终实现以欧盟为核心的"统一的大欧洲"

1. 建立和完善以欧盟为核心的西欧整体大市场　市场的统一性和整体性是欧洲一体化的最重要标

志，也是西欧实力的根本所在。因此，不断增强和完善西欧市场的统一性和整体性一直成为欧洲一体化建设所追求的根本目标。自 1985 年起欧洲一体化进程重新启动后，欧洲一体化建设取得了令人注目的新的实质性进展，特别是欧盟内部统一大市场的建立、欧盟完成了第四次扩大以及欧元的启动，标志着欧盟高度一体化的整体大市场的形成。欧盟以外的其他西欧国家，都已程度不等地被纳入欧盟的市场运行机制。西欧地区实际上已经形成以欧盟为核心，将北起北冰洋，南至地中海的几乎全部西欧国家连成一片的一个整体大市场。但随着欧洲一体化的深化和扩大，在欧盟内部对欧洲一体化的质疑日益凸显，英国"脱欧"就是欧盟认同危机的典型事件。

2. 积极推行"东扩"战略，以形成西欧与东欧合璧的"统一的大欧洲"　欧盟一体化的雄心和目标不只局限在西欧，而是立足于西欧，"融化东欧"，进一步将中东欧国家纳入版图，最终建立东西欧合璧的"统一的大欧洲"。欧洲一体化的积极倡导者，前欧共体委员会主席德洛尔曾为未来欧洲建设提出了建立"三个同心圆"的"大欧洲经济区"构想。以欧盟为同心圆的圆心，称之内圈；再向外扩展，建立由欧盟与欧洲自由贸易联盟组成的"欧洲经济区"，成为第二圈；再进一步扩展至中东欧，构成第三圈。

（二）面向全球，推行"全方位"经济外交，积极开拓经济"新疆界"

欧盟在推行"统一的大欧洲"计划的同时，还将目光转向全球，积极制订和推行"南下"战略，广大发展中国家成为欧盟重点进军目标。

1. 利用地缘优势，推行"新地中海战略"　地中海地区是欧盟的南大门，积极发展同地中海南岸国家的关系，建立长期、稳定的"合作伙伴"关系，对欧盟具有重要战略意义。"新地中海战略"的出台，试图通过建立"自由贸易区"，将地中海南岸国家纳入欧盟的势力范围。

2. 发动亚洲攻势，加强欧盟在亚洲的经济存在　长期以来亚欧经贸关系发展平平，同美、日相比，欧盟在该地区所占比重微不足道。直到进入 20 世纪 90 年代后，欧盟才开始将目光转向亚洲，加快调整对亚洲的战略政策，寻求同亚洲建立新型伙伴关系。亚洲尤其是东南亚已成为全球经济中最有活力的地区之一，具有巨大的吸引力，因而成为当今欧盟在推行对外战略中，同美国进行争夺的重点目标区。在亚欧会议精神的推动下，目前亚欧两大地区的经贸关系进入了一个新的大发展时期。同时欧盟也在积极推动签订双边贸易协定，这些协议旨在促进市场准入，减少贸易壁垒，加强欧盟与其亚洲伙伴之间的经济联系，包括 2015 年 2 月正式生效的《欧盟－韩国自由贸易协定》、2018 年 10 月签署的《欧盟－新加坡自由贸易协定》和 2020 年 8 月签署的《越欧自由贸易协定》，以及为促进双边数字领域合作在 2023 年 2 月签署的《欧盟－新加坡数字伙伴关系协定》。

欧盟向亚洲各国提供发展援助，支持经济增长和发展，在基础设施、治理、教育和卫生等领域的发展计划旨在加强经济联系，促进该地区的稳定与繁荣。同时，欧盟与亚洲国家开展了投资与商业合作，促进经济联系，促进跨境投资，亚欧商务论坛是亚欧商务代表交流意见、讨论贸易和投资机会、促进两地经济合作的平台。此外，欧盟和亚洲国家还共同致力于可持续发展倡议，包括与气候变化、环境保护和绿色技术等有关的项目。欧盟还支持了亚洲的基础设施发展和互联互通项目，包括改善交通、能源和数字互联互通的努力。

欧盟与亚洲的经济合作旨在加强联系、促进繁荣和应对共同挑战。两个区域之间的伙伴关系将继续发展，并不断努力加强经济关系，促进可持续和包容性增长。

3. 进军拉丁美洲，建立跨洋战略联盟　对欧盟来说，拉美是一个尚待开拓的潜在大市场。自 20 世纪 90 年代以来，欧盟极力打入该地区，并采取了一些重大举动，其中拉美南方共同市场成为首要目标。欧盟与拉丁美洲之间的经济和贸易合作不断发展，建立了各种协定和倡议，以促进经济联系、投资和贸易关系。欧盟和智利自 2003 年起就签订了一项联盟协定，其中包括一项自由贸易协定，该协定旨在促进两个地区之间的贸易和投资，并涉及有关知识产权、服务和可持续发展的条款。2012 年，欧盟与中美洲国家哥斯达黎加、萨尔瓦多、危地马拉、洪都拉斯、尼加拉瓜、巴拿马签署了结盟协议，该协议旨在促进政治对话、经济合作和可持续发展。2013 年欧盟又与哥伦比亚和秘鲁签订了贸易协定，旨在增加贸易流量和加强双方之间的经济合作。2019 年，欧盟与拉丁美洲区域贸易集团南方共同市场达成了历史性的结盟协议，该协定旨在促进贸易自由化，降低关税，加强服务、投资和公共采购等各个领域的合作。在以上协定的共同推动下，欧盟与拉美国家不断加强投资与商业合作，截至目前欧盟一直是该区域最大的外国直接投资来源之一。

三、欧盟的对外贸易政策与措施

（一）采用"进攻性"的对外贸易政策

长期以来，欧盟（欧共体）致力于发展内部贸易关系，对外带有强烈的"排他性"和"保护性"色彩。为适应战后欧盟对外贸易战略重新调整的新形势，扩大外部市场占有率，在对外贸易关系中，欧盟转而采取主动"进攻性"政策。1996 年 2 月，欧盟公布了题为《面临国际贸易的总体挑战：欧盟关于市场准入的战略》的文件。根据这一文件，如果欧盟认为某国对欧盟产品设置了市场准入障碍，那么欧盟可以单方面暂停履行其所承担的协议义务，提高进口关税或采取进口数量限制措施。这份文件的公布可以说是欧盟为实施对外整体贸易政策而采取的一项重大举措。这种"进攻性"贸易策略在国家、集团层面上被广泛施展。

此外，为适应争夺全球市场的战略需要，欧盟还实施了一系列相应的共同对外贸易立法和原则，包括市场准入原则、新普惠制、贸易壁垒法规等。欧盟采用各种贸易防卫工具，对来自第三国的进口产品实施贸易防卫措施，其中主要有反倾销、反补贴和保障措施。截至 2020 年，欧盟向原产自中国大陆的产品分别实施了 59 项反倾销措施及 7 项反补贴措施。

（二）实行对外贸易和投资地区"多元化"

欧盟经济对外依赖程度高，大约 40% 的贸易是在区外进行，70% 以上的商品贸易和 90% 以上的对外投资是在西方发达国家之间展开的。尤其自 20 世纪 90 年代以来，伴随经济危机的影响，西方市场日趋饱和，导致相互需求下降，贸易保护主义盛行，争夺第三国市场因而变得更加激烈。为适应战后新的竞争形势，确保对外新战略的顺利实施，欧盟在加强全球范围内的外贸和投资扩张的同时，大力调整对外经贸地区布局，积极推行贸易、投资地区"多元化"政策。

1. 欧盟对外贸易的迅速扩展与地区结构变化　欧盟是世界第一大贸易集团，尤其自 20 世纪 80 年代中期以来，欧盟对外贸易取得了迅速发展，但近十年来有所放缓。据 OECD 统计，1985—1995 年间欧盟全部产品出口年平均增长率达 11.4%，其中工业制成品出口增长率为 12.4%，进口分别增长 10.8% 和 13.6%，出口增速超过美国（分别为 11.9% 和 11.9%），更高于日本（分别为 7.2% 和 6.9%）。在 1996—1998 年间，尽管受到墨西哥和亚洲等金融危机不利因素的影响，欧盟出口受阻，但年增长率仍维持在 7% ~ 8% 的高水平上。自 20 世纪 90 年代初以来，欧盟尤其对区外贸易增长一直保持在两位数左右的高水平上，出口因而成为 90 年代初以来欧盟经济增长的主要推动力。但从 2012 年至 2022 年，欧元区与非欧盟成员国的贸易总额年均增长率仅为 5.1%，而且进口（5.9%）的增速略高于出口（4.3%）。

在地区结构方面，一直以来美国是欧盟最大的经贸伙伴，但根据欧盟统计局的数据，2020 年中国首次超越美国成为欧盟最大贸易伙伴。同时其他市场也成为欧盟进军全球市场的重点地域目标。欧盟约占中东欧国家贸易总额的 40% ~ 70%。近 30 年来，欧盟约占俄罗斯对外贸易额的 1/3 ~ 1/2，成为俄罗斯第一大贸易伙伴，但由于俄乌冲突以及西方制裁，2023 年俄欧贸易下降了近 2/3，截至 2022 年 12 月底，美国已经取代俄罗斯成为欧盟最大原油供应国。欧盟是拉美第三大贸易伙伴，最近几年来，欧盟与南方共同市场两大地区集团之间的经贸往来发展尤其引人注目，2019 年 6 月 28 日，欧盟成为第一个与阿根廷、巴西、巴拉圭和乌拉圭等南方共同市场国家达成框架性协议（该协定仍待缔约各国议会批准方能生效）的主要合作伙伴。欧盟与亚洲经贸关系的发展也十分令人瞩目，欧盟与亚洲之间的贸易总额占世界总贸易额的三分之一以上，其中欧盟是东盟的第三大贸易伙伴，欧盟也是中国第二大贸易伙伴，2024 年前 7 个月中国与欧盟贸易额占中国贸易总额的 13%。俄乌冲突也促使欧盟调整对中亚地区的经贸政策，在中亚地区更加活跃，2014—2020 年欧盟曾向中亚提供了 10 亿欧元的支持，2021—2024 年欧盟又拨款 1.4 亿欧元用于中亚区域合作。

2. 欧盟对外投资的迅猛增长及其地区结构变化　　自 20 世纪 90 年代以后，伴随着欧洲掀起企业并购高潮，欧盟对外直接投资迅猛增长。从 1993 年起，欧盟的对外直接投资额（不包括欧盟内部相互投资）开始超过其吸收的外来投资额，使欧盟开始成为对外净投资者。据欧盟统计局公布的数字，2000 年至 2016 年间，外国直接投资存量从占世界 GDP 的 22% 增长到 35%。2021 年，欧盟投资者在世界其他地区持有的外国直接投资（FDI）净存量为 9.3 万亿欧元，占全球总量的三分之一。

在地区结构方面，一直以来，美国也是欧盟对外直接投资的主要目的国，特别是俄乌冲突下，欧洲能源成本远高于美国，同时美国为建设绿色能源和半导体项目提供有吸引力的补贴，吸引了大量欧洲公司将业务转移。拉美地区也是欧盟对外直接投资的主要地区，2023 年 7 月欧盟在欧洲－拉美及加勒比海国家峰会上宣布，欧盟将向拉美和加勒比海地区投资 3450 亿欧元。由于俄乌冲突、能源危机和供应链等问题，欧盟对东盟的重视程度也显著提升，直接投资增加额从 2019 年的 61 亿美元，增长至 2021 年的 265 亿美元，创历史新高。20 世纪 90 年代以来，欧盟投资商就开始掀起了对华投资热潮，2023 年欧盟对华新增投资仍有 105.8 亿美元，同比增长 5.5%。2014 年中欧启动投资协定谈判，2020 年 12 月中欧完成投资协定谈判，但是 2021 年 5 月欧洲议会通过决议，以新疆人权问题为借口"冻结"了对批准协定的讨论。

（三）欧盟内部成员国之间贸易政策存在分歧

欧盟由多个成员国组成，成员国之间存在着不同的利益和立场，因此各成员国在贸易政策上也存在一定的分歧，如英国脱欧就暴露了成员国之间在贸易政策上的分歧和矛盾。2024 年 7 月，欧盟决定对来自中国的新能源汽车加征临时关税，12 个欧盟成员国投票支持，4 个投反对票，11 个投弃权票。这一事件也暴露了欧盟内部在贸易政策上的分歧，凸显成员国之间在维护自身利益与欧盟整体利益之间的平衡难题。

第五节　印度的对外贸易

在印度独立之前，经济相对落后，对外发展也比较缓慢。自印度独立之后，随着国民经济的增长与恢复，印度政府日益注重进出口贸易。之后，随着计划经济的实施，印度的对外贸易也迅速发展，进出口额不断增加，经济增长速度一直保持在世界前列。

一、印度对外贸易政策演变

（一）对外贸易严格管制时期（1947—1975 年）

在独立初期，由于刚刚摆脱英国的殖民统治，印度的经济水平十分落后，工业基础也相当薄弱，在这一阶段，印度选择了半管制的内向型的经济发展模式，特别对进口进行严格的限制，并积极采用进口替代的贸易战略，以促进印度的经济发展。

（二）贸易自由化萌芽时期（1976—1984 年）

20 世纪 70 年代以来，由于政治、经济危机以及国际油价的冲击，印度政府放松了对经济的管制，主要体现在两方面：一方面是积极鼓励出口，另一方面是放松进口管制，资本品管制有所松动。这一阶段的政策主要强调大力提高经济效益，把消灭贫困放在首位，基本要求包含六个方面：①发展经济，促进资源的有效利用和提高生产率。②加快经济现代化的步伐，实现技术的自力更生。③逐步减少贫困并增加就业。④积极发展国内能源，倡导节约能源和提高能源使用效率。⑤改善人民生活，特别强调处在经济底层国民，使其达到最低生活标准。⑥制定倾向于穷人分配政策，缩小贫富差距。尽管这些政策的实施范围与改变幅度比较小，但却为印度以后的经济改革打下了基础。

（三）贸易自由化尝试时期（1985—1990 年）

尽管印度政府放松了对经济的管制，但由于改变幅度小，缺乏系统性，印度经济发展的方向并没有改变，因此，印度政府在这一阶段尝试大胆的改革，主要包含以下方面：①减少对进口的管制。②加快向以关税为基础的制度转变。③积极鼓励引进先进技术。④进一步鼓励出口，对出口的优惠增加，进一步简化管理程序。⑤实行积极浮动汇率。这一阶段的改革很大地促进了印度经济的自由发展，但是改革只是尝试性的，对进口限制的放松还只是倾向于资本品、中间产品、高新技术产品的部分开放，而且关税很高，并没有完全打破进口替代战略的总体方向。

（四）贸易自由化全面改革时期（1991—1995 年）

自 1991 年以来，印度政府进行了全面的经济改革，结束了实行多年的以政府为主导的经济发展模式，逐步推行市场导向的经济发展模式，而贸易政策作为印度经济政策的重要组成部分，也向更加自由化的方向迈进。主要政策包括：①进一步减少对进口的限制，基本取消了进出口许可证。②降低关税率，取消关税障碍。③对汇率进行改革。④简化出口程序，积极促进出口。这一时期，印度的经济以及贸易增长速度都得到提高。根据联合国的 WDI 数据统计，印度的出口占 GDP 的份额由 1990 年的 7% 增长到 1995 年的 11%，经济增长率由 6% 增加到 8%。

（五）贸易自由化深化改革时期（1996 年至今）

在 1996—1998 年间，印度政府继续扩大工业自由化，进一步下调关税，并推进农业改革，加强农业基础设施建设，促进农副产品出口，这一时期印度没有大的改革措施出台，但也促进了印度经济的转轨。2000 年，印度推出"第二代经济改革"，继续印度的结构性改革，将改革推广到更大的范围，如以前没有涉及的管制价格机制、劳动力市场改革等。在 2004—2009 年间，印度政府贸易强调取消控制，以创造有助于企业繁荣发展的有利环境为根本出发点。此外，印度一直积极参与双边及区域协定，为印度的贸易发展争取更有利的外部环境。2014 年，印度与东盟十国签署自贸协定，并在十年后进行重审，旨在对协定内容进行更新，以适应当前的经济环境。2022 年 5 月 1 日，印度与阿联酋自由贸易协定正式生效。2024 年 3 月，经过 16 年的多轮谈判，印度宣布与欧洲自由贸易联盟（EFTA）签署自贸协定，印度将取消对 EFTA 国家（包括瑞士、挪威、冰岛和列支敦士登）工业产品征收的大部分进口关税，EFTA 国家将加大对印度的医药、机械和制造业等行业的投资。印度也在寻求与澳大利亚、英国、加拿大、以色列、欧盟以及海湾合作委员会国家达成自贸协定。

二、印度对外贸易发展趋势

（一）商品贸易增速加快，贸易逆差进一步扩大

独立初期，由于受到政策抑制等因素影响，印度对外贸易的增长速度较慢。从 1980 年开始，尤其是自 1991 年实行经济改革以来，印度对外贸易的增长速度加快，而 2003 年以来，印度对外贸易达到了

更高的增长速度。对外贸易的高速增长，使印度的对外贸易规模迅速扩大。

虽然印度的对外贸易高速增长，但由于商品进口大大超过出口，印度的贸易赤字额迅速扩大。2008年度，印度的贸易赤字额为 1184.01 亿美元，2012 年度以后贸易逆差有所降低，但是 2021 年度贸易赤字再次上涨，创历史新高，剧增到 2698.7 亿美元。

（二）贸易方向的变化

自印度独立以来，美国、英国、德国、日本、苏联等国家及西欧和北美长期是印度的主要贸易伙伴和主要贸易区域。但是，自 20 世纪 80 年代尤其是 90 年代以来，西亚、东亚、东南亚的一些国家开始成为印度最主要的贸易伙伴，欧美国家的地位下降，亚洲成为印度对外商品贸易的最大区域。综合进出口情况看，在区域方面，近年来西亚、北非地区（中东）是印度最大的贸易伙伴，其后依次是中国等东北亚地区、欧盟和东盟。

（三）以软件出口为重点的服务贸易持续高速增长，结构变化巨大

实施经济改革以前，印度对外服务贸易主要以运输和旅游为主，且多呈逆差状态。经济改革后尤其是进入 21 世纪以来，印度服务贸易呈现的特点：一是持续高速增长，二是结构变化巨大，软件及其服务外包出口所占份额不断扩大，成为最大的服务出口品，运输业和旅游业的重要性下降。

三、印度的外贸方向和贸易结构

（一）印度对外贸易方向

根据世界银行的数据，2021 年印度的主要出口贸易伙伴国家是美国、阿联酋、中国、孟加拉国，进口国家是中国、阿联酋、美国、瑞士和沙特阿拉伯。印度在对发达国家出口中，美国占第一位，高达 18.1%；对发展中国家和地区出口中，阿联酋居于第一位，占比为 6.4%，其次是中国，对中国的比例达到 5.8%。

中国也是印度进口的主要来源国，其次是阿联酋、美国、沙特阿拉伯。2021 年印度的其他重要进口贸易伙伴是伊拉克和瑞士、新加坡、韩国和德国。具体见表 8-11。印度贸易赤字高企，主要原因是随着经济重新开放以及商业和消费活动的稳定，原油、煤炭、黄金、电子产品和化学品的进口急剧增长，同时包括原油和煤炭在内的大宗商品价格的上涨在增加印度的进口估值方面也发挥了重要作用。

表 8-11　2021 年印度主要进出口对象（单位：亿美元）

国家和地区	出口额	占比（%）	进口额	占比（%）
总值	3948.14	100.0	5704.02	100.0
美国	715.10	18.1	413.87	7.3
阿联酋	254.47	6.4	448.33	7.8
中国	230.37	5.8	875.35	15.3
孟加拉国	140.93	3.6	17.64	0.3
沙特	82.45	2.1	276.89	5.6

数据来源：世界银行全国贸易数据库。

（二）印度对外货物贸易结构的变化

1. 出口商品结构　印度出口商品结构经历了显著变迁。独立初期，出口以茶叶、黄麻制品、矿石等初级产品及其加工品为主；随着工业化进程推进，逐步转向制成品出口。近年来，制成品出口中化工产品、机械、运输设备和金属增长显著。同时，矿物燃料跃升为最重要的出口类别之一。2021 年数据显示，包括石油在内的矿物燃料以 426 亿美元出口额、占出口总额 11.8% 的份额，位列印度第一大出口

商品，主要源于印度石油精炼技术发展形成的进口原油出口成品油的模式；宝石与贵金属以 397 亿美元出口额位居第二；有机化学品出口额达 251 亿美元，位列第三；机械设备出口占据重要地位，包括计算机在内的机械以及电机设备分列第四、第五位；具有国际竞争优势的药品是第六大出口商品，出口额为 207 亿美元，同时药品也是印度最大的贸易盈余商品；其余主要出口商品依次为车辆、钢铁、铝以及钢铁制品。具体数据见表 8 – 12 和表 8 – 13。

表 8 – 12　2021—2022 年度印度主要出口商品（单位：亿美元）

商品类别	出口额	占比（%）	商品类别	出口额	占比（%）
包括石油在内的矿物燃料	426	11.8	药品	207	5.8
宝石与贵金属	397	11.0	车辆	171	4.8
有机化学品	251	7.0	钢铁	138	3.8
包括计算机在内的机械	246	6.8	铝	102	2.8
电机设备	229	6.4	钢铁制品	90	2.5

数据来源：中华人民共和国商务部。

表 8 – 13　2021 年度印度贸易盈余商品类别（单位：亿美元）

商品类别	净出口额	增长率（%）	商品类别	净出口额	增长率（%）
药品	426	6.9	鱼	207	–1.1
车辆	397	–14.7	杂项纺织品、旧服装	171	0.2
服装、配饰（非针织或钩针）	251	21	铝	138	56.2
针织或钩针编织服装、配饰	246	1.5	钢铁制品	102	–12.4
谷物	229	–46.1	鞋类	90	52.1

数据来源：世界贸易数据库。

2. 进口商品结构　20 世纪 70 年代以前，印度主要进口商品包括粮食、机械产品、钢铁、石油及润滑剂、运输设备、有色金属、化学元素及化合物等。70 年代后期以来，随着世界石油价格上涨，粮食在进口中的地位显著下降，石油及润滑剂跃升为第一大进口商品。同时，化肥、食用油、珠宝等成为主要进口品。近年来，机电产品与珠宝在进口中的比重显著上升。2021 年数据显示：电机设备以 687 亿美元进口额位列第一大进口类别；包括石油在内的矿物燃料以 651 亿美元位居第二；包括计算机在内的机械以 502 亿美元位列第三；宝石与贵金属位列第四；其他主要进口商品包括有机化学品、动植物油脂蜡、塑料及其制品、钢铁，光学、技术和医疗器械以及飞机、航天器。具体数据见表 8 – 14。值得注意的是，印度石油消费高度依赖进口，2021 年矿物燃料进口额巨大。俄乌冲突爆发后，印度大幅增加了从俄罗斯的石油进口量。此外，作为世界主要钻石加工中心，印度需大量进口未加工天然钻石用于再出口，同时也进口相当数量的非储备用途黄金。

表 8 – 14　2021—2022 年度印度主要进口商品构成（单位：亿美元）

商品类别	进口额	占比（%）	商品类别	进口额	占比（%）
电机设备	687	15.7	动植物油脂蜡	182	4.2
包括石油在内的矿物燃料	651	14.9	塑料及其制品	173	4.0
包括计算机在内的机械	502	11.5	钢铁	147	3.4
宝石与贵金属	473	10.9	光学、技术和医疗器械	115	2.6
有机化学品	234	5.4	飞机、航天器	84	1.9

数据来源：中华人民共和国商务部。

第六节 中国的对外贸易

一、中国对外贸易政策的演变

（一）改革开放前的对外贸易总政策

从 1949 年到 1978 年期间，根据当时的国内外条件，中国执行的是国家管制的内向型、国家垄断的保护贸易政策。《中国人民政治协商会议共同纲领》第 37 条明确规定我国实行对外贸易的管制，并采用保护贸易政策。这期间，对外经营管理体制高度集中；以行政命令为主，通过计划和数量限制直接干预；关税不起主要作用；进口受到限制；国内产业普遍受到保护；出口由国家垄断和控制。

（二）改革开放到中国加入世界贸易组织前的对外贸易政策

1978 年 12 月到中国加入世界贸易组织前，对外开放成为中国的基本国策，目的是要努力采用世界先进技术和先进设备，利用两种资源和两个市场，学会组织国内经济建设和发展对外经济关系的两套本领。中国对外贸易总政策也进行调整，转变为开放型的适度保护贸易政策，即降低对外贸易活动的计划成分，由国家宏观调控，扩大出口和开放国内市场相结合，积极参与国际分工和交换，恢复和参加多边贸易体制的活动，同时关税和数量限制共同成为适度保护贸易政策的主要手段。与贸易政策的调整相适应，中国在 1994 年颁布了《对外贸易法》，实行外贸审批制，将外贸经营权逐步下放给企业，在这之前代理出口是主流，许多企业依靠进出口公司进行出口业务。

（三）加入世界贸易组织后的中国对外贸易总政策

中国于 2001 年 12 月加入世界贸易组织，在享受权利的同时，履行相应的义务，中国对外开放从自主单向开放变为相互双向开放；从以政策导向开放到按世界贸易组织规则的开放；从货物市场开放延伸到服务市场开放。中国外贸总政策从开放型的适度保护贸易政策转变为有协调管理的一般自由贸易政策，即通过谈判，确定中国入世后的权利与义务，并以此为基础，进行对外贸易的管理，逐步实行贸易自由化。

入世后，中国与世界融合程度大大加深，并逐步从国际经贸规则的学习者、遵守者变成应用者、影响者，提高了掌握和驾驭国际经贸规则的能力。在此过程中，越来越多的中国企业学会应用世贸规则捍卫自己的权益，为参与开拓全球市场打下良好基础。中国是 WTO 中仅有的几个主要发展中国家之一，承诺对最不发达国家 97% 的出口产品实行零关税待遇。从 2008 年以来，中国就一直是最不发达国家的主要出口目的地，吸收了他们四分之一以上的出口。中国始终维护 WTO 和多边贸易机制，中国加入WTO 后，逐渐成为发挥积极建设作用的重要成员，在全球多边贸易体制面临保护主义冲击的情况下，中国联合其他成员，做了许多重要工作，为巩固 WTO 在全球贸易体系中的基础性地位发挥了建设性作用。

为了适应世界贸易组织对贸易主体的要求，我国在 2004 年 12 月修订《对外贸易法》，所有在中国的企业都给予贸易权，同时取消贸易权审批制，实行登记备案制，并将外贸经营者的主体范围扩大到自然人。2023 年 1 月《对外贸易法》再次修订，取消备案登记的制度，所有市场主体都有外贸经营权，这是中国政府坚定推进贸易自由化便利化的重要制度创新，将有利于进一步优化营商环境，释放外贸增长潜力，推进贸易高质量发展和高水平对外开放。

二、中国对外贸易的发展

中华人民共和国成立后 10 年，中国对外贸易开始起步，20 世纪 60 年代中国对外贸易发展总体缓慢，70 年代中国对外贸易发展总体呈停滞状态。从 1953 年到 1978 年，中国出口额占世界出口总额的比重，由 1.23% 下降到 0.75%，在世界贸易中所占的位次由第 17 位掉到第 32 位。1978 年改革开放以后，中国对外贸易迅速发展，特别是加入 WTO 使中国迅速成为贸易大国，并把对外贸易提升为国民经济的战略重点，取得了可喜的成绩。

（一）贸易地位迅速提高

1. 货物贸易地位　改革开放以来，特别是 2001 年入世以后，中国货物贸易发展迅速，1978 年中国外贸总值仅为 206.4 亿美元，而到 2013 年中国就已经超过美国成为全球最大的货物贸易国。2023 年中国货物进出口总额达到 5.94 万亿美元，其中出口 3.38 万亿美元，占国际市场份额 14.2%，连续 15 年保持全球第一；进口 2.56 万亿美元，占国际市场份额 10.6%，连续 15 年保持全球第二。中国现已成为全球主要的制造业中心，生产包括电子、纺织品、机械、汽车、消费品等各种商品。中国凭借庞大的制造能力和基础设施，成为全球生产链和供应链的重要基地，许多跨国公司从中国供应商采购零部件和成品，降本增效。

2. 服务贸易地位　中国服务贸易发展迅速，从 1990 年到 2000 年，中国商业服务出口贸易额年均增长率高达 18%，居世界首位，具体见图 8-1。1994 年，中国进入世界服务贸易前 20 位。2023 年，中国服务贸易规模创历史新高，全年服务进出口总额 65754.3 亿元，同比增长 10%，已连续十年位居全球第二。中国服务贸易已成为推动外贸增长、构建新发展格局、培育国际合作和竞争新优势的重要力量。随着大数据、云计算、物联网和人工智能等技术加速创新，中国服务贸易也在加快数字化转型。但是中国服务贸易也面临不小的挑战，如结构性失衡、竞争力不足、开放程度有限、新质人才匮乏、管理制度尚不健全等，这些因素会影响中国服务提供商进入国际市场并取得成功的能力。

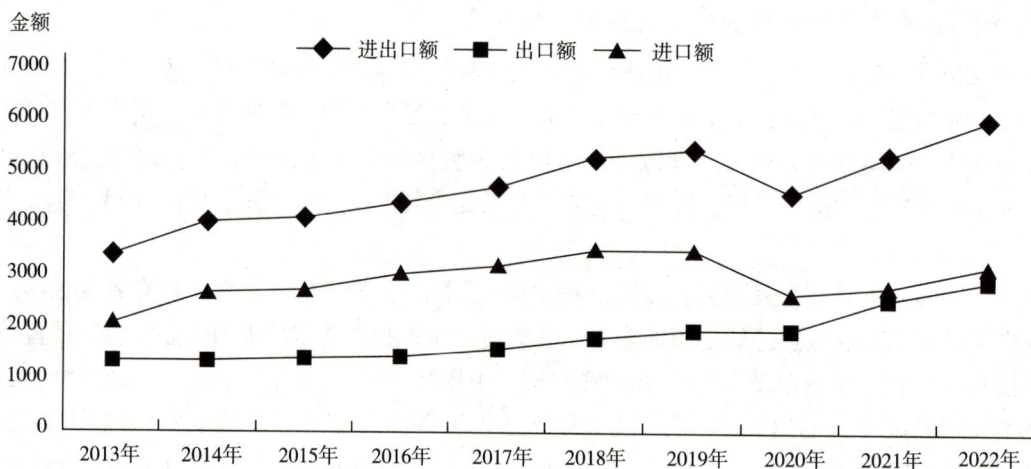

图 8-1　2013—2022 年中国服务进出口统计（单位：亿人民币）

数据来源：中华人民共和国商务部

（二）贸易差额：货物贸易为顺差，服务贸易为逆差

1. 货物贸易差额　20 世纪 90 年代中期以前，大多数年份是贸易逆差。90 年代中期以后，转为贸易顺差，且基本呈现逐年扩大的趋势。根据国家统计局的数据，中国 2023 年货物贸易顺差已经达到 57883 亿元。

2. 服务贸易差额　与货物贸易差额相反，20 世纪 90 年代以前，中国服务贸易呈现顺差，但进入 90 年代中期以后，服务贸易一直为逆差，且有加大趋势。根据商务部的数据，2021 年中国服务贸易逆差降到 2112.7 亿元，为 2011 年以来的最低值。2022 年服务贸易逆差又有所扩大。2023 年，中国服务贸易出口下降 5.8%，进口增长 24.4%，逆差进一步扩大，达到 12041.1 亿元。其中旅行服务增长最快，

2023 年全年旅行服务出口增长了 59.2%，进口增长了 74.7%；其次是知识密集型服务，知识密集型服务出口增长最快的领域为保险服务，增幅达 67%，知识密集型服务进口增长最快的领域为个人文化和娱乐服务，增幅达 61.7%。

（三）货物结构整体在不断优化

1. 出口结构　根据商品出口的类别来看，一直以来中国以出口劳动密集型产品为主，但在 2018 年以后，中国出口产品呈现转型升级之势。虽然劳动密集型产品仍是出口的优势产业，但出口竞争力在逐步减弱，而资本密集型、技术密集型的出口产品占比开始在上升，这既有中国产业结构升级的影响，也和中国的劳动密集型产业对外转移有关。其中，汽车、光伏组件、电商出海等新的出口优势产品或者新业态，以及传统的优势出口产品电机电气，支撑了中国的出口份额提升，同时中高端装备制造产品对中国出口份额的拉动亦有上升。具体见表 8-15。

表 8-15　2018—2022 年中国出口商品结构（单位：十亿美元）

	2018	2019	2020	2021	2022
总值	2487.40	2499.84	2589.83	3363.96	3593.60
一、初级产品	135.09	134.01	115.51	140.03	169.61
食品及活动物	65.47	65.01	63.58	69.84	73.61
饮料及烟类	3.71	3.48	2.48	2.75	3.07
非食用原料	18.02	17.23	15.92	22.31	25.03
矿物燃料、润滑油及有关原料	46.81	47.19	32.18	42.79	64.33
动、植物油脂及蜡	1.07	1.15	1.41	2.33	3.57
二、工业制成品	2352.02	2361.43	2470.06	3223.93	3423.99
化学品及有关产品	167.53	161.83	169.27	264.28	313.32
按原料分类的制成品	404.75	406.78	434.44	540.95	599.98
机械及运输设备	1208.06	1195.97	1259.36	1618.33	1704.73
杂项制品	565.81	583.92	585.09	759.93	756.75
未分类的其他商品	5.87	11.81	18.66	40.43	49.21

数据来源：中华人民共和国商务部。

2. 进口结构　中国进口商品结构的主要特点是多元化和高技术化。随着经济的发展和产业结构的调整，进口消费品占总进口比重上升，进口中间品占比下降，从主要进口原材料、能源等初级产品，逐渐转向进口高技术产品、关键设备和消费品等多元化商品。原油、集成电路、大豆、铁矿砂和汽车是中国进口量最大的商品类别。具体见表 8-16。

表 8-16　2018—2022 年中国进口商品结构（单位：十亿美元）

	2018	2019	2020	2021	2022
总值	2135.64	2077.98	2657.97	2687.53	2716.00
一、初级产品	701.61	728.98	906.71	977.06	1089.68
食品及活动物	64.80	80.74	149.32	122.80	131.11
饮料及烟类	7.67	7.66	6.18	7.63	7.07
非食用原料	272.21	285.00	442.38	428.25	403.28
矿物燃料、润滑油及有关原料	349.16	346.01	310.93	403.81	535.29
动、植物油脂及蜡	7.78	9.38	16.55	14.58	12.92
二、工业制成品	1434.02	1343.68	1748.10	1710.47	1626.32

	2018	2019	2020	2021	2022
化学品及有关产品	223.68	218.76	257.45	264.05	266.42
按原料分类的制成品	151.45	140.09	252.44	210.02	197.91
机械及运输设备	839.52	786.63	1059.21	1005.89	942.12
杂项制品	143.76	144.19	172.30	170.09	135.44
未分类的其他商品	75.61	53.98	22.90	60.41	84.44

数据来源：中华人民共和国商务部。

（四）货物贸易方向多元化

1. 货物贸易出口去向　　2002—2020 年，中国的年均出口增速是 13.67%，年均进口增速是 13.01%，而世界货物贸易的平均增速仅为 6.38%。在这样的形势下，中国在 2009 年就成为世界第一大货物出口国，而在 2013 年成为世界第一大货物贸易国。在加入世界贸易组织后，中国的外贸一直保持顺差态势。虽然外贸顺差占 GDP 的比重在稳步下降，但是外贸顺差规模一直居于世界前列。2001 年，货物贸易顺差规模是 225.45 亿美元，2020 年已达到 5239.9 亿美元，扩大了 22 倍。

根据中国海关数据公布，从单一国家/地区来看，中国在 2020 年向全球出口了价值 2.591 万亿美元的商品，这一金额自 2016 年以来增长了 22.3%。2020 年，中国近一半的出口（47.6%）到了亚洲地区；20.8% 的出口到了北美；20.7% 的货物向欧洲出口；流向非洲（4.4%）、拉丁美洲（不包括墨西哥但包括加勒比地区）（4.1%）和以澳大利亚为首的大洋洲（2.5%）比例较小。具体见表 8-17。

从 2019 年到 2023 年，主要贸易伙伴中，占中国出口比例明显上升的有东盟（+1.15%）、俄罗斯（+1.29%）、墨西哥（+0.55%）、印度（+0.48%）、欧盟（+0.13%）；占中国出口比例明显下降的有中国香港（-2.97%）、美国（-1.97%）、日本（-1.08%）、英国（-0.19%）、韩国（-0.04%）。2023 年东盟已取代美国，成为中国最大的出口目的地。推动因素主要包括 2022 年 RCEP 生效后中国-东盟的经济合作加快、部分中国产业外迁到东盟、东盟承担了一部分转口贸易的职能。对俄罗斯出口的增长主要的支撑因素是俄乌冲突后，俄罗斯加大了从中国的进口替代。对美国出口的下降主要是受到了贸易摩擦的影响，而对中国香港的出口下降主要是转口贸易的转移。

表 8-17　2016—2020 年中国出口贸易分国别统计（单位：亿美元）

		2016	2017	2018	2019	2020
总值		20981.5	22635.2	24874.0	24990.3	25906.5
亚洲		10422.8	10963.5	11881.1	12203.9	12310.6
	日本	1292.6	1373.2	1470.8	1432.7	1426.6
	韩国	937.1	1027.5	1087.9	1110.0	1125.0
	中国香港	2877.2	2793.5	3020.7	2789.5	2726.6
	中国台湾	403.7	439.9	486.5	550.8	601.4
*东盟		2559.9	2791.2	3192.4	3594.2	3837.2
	新加坡	444.8	450,2	491.7	547.3	575.4
非洲		922.2	947.4	1049.1	1132.0	1142.2
欧洲		3896.7	4290.6	4747.4	4996.4	5359.0
	**欧盟	3390.5	3720.4	4086.3	4287.0	3909.8
	德国	652.1	711.4	775.5	797.7	868.3
	法国	246.6	276.7	306.8	329.9	369.6
	意大利	263.6	291.7	331.7	335.0	329.4

续表

		2016	2017	2018	2019	2020
	荷兰	574.5	671.4	728.5	739.6	790.1
	英国	556.9	567.2	565.6	624.1	726.1
	俄罗斯	373.3	429.0	479.8	497.4	505.8
拉丁美洲		1138.6	1308.3	1487.9	1519.8	1507.6
北美洲		4126.3	4612.7	5137.6	4556.3	4939.6
	加拿大	273.1	313.8	351.6	369.2	421.1
	美国	3850.8	4297.5	4784.2	4186.7	4518.1
大洋洲		475.1	512.6	571.0	581.9	647.4
	澳大利亚	372.9	414.4	473.4	482.0	534.8

注：＊东盟：文莱、缅甸、柬埔寨、印度尼西亚、老挝、马来西亚、菲律宾、新加坡、泰国、越南。

＊＊欧盟：比利时、丹麦、英国、德国、法国、爱尔兰、意大利、卢森堡、荷兰、希腊、葡萄牙、西班牙、奥地利、芬兰、瑞典、塞浦路斯、匈牙利、马耳他、波兰、爱沙尼亚、拉脱维亚、立陶宛、斯洛文尼亚、捷克、斯洛伐克、保加利亚、罗马尼亚、克罗地亚；自 2020 年起欧盟数据不包括英国。

数据来源：中华人民共和国商务部。

2. 货物贸易进口来源　在 1950—1977 年期间，中国对世界进口增长的贡献率为 0.6%；在 1978—1991 年期间，中国对世界进口增长的贡献率为 2.3%；在 1992—2000 年期间，中国对世界进口增长的贡献率为 5.3%。入世以来，中国对世界进口增长的贡献率大大提高。在 2001—2009 年期间，中国对世界进口增长的贡献率为 12.1%。在 2010—2020 年期间，中国对世界进口增长的贡献率达到 27.7%，远远大于美国（18.3%）、欧盟（17.1%）、德国（4.8%）、荷兰（3.3%）、韩国（1.8%）和英国（1.8%）。日本、法国和意大利的贡献率都为负数，分别为 −2.5%、−1.2% 和 −2.7%。

中国进口来源国家和地区在不断扩大，1980 年对中国出口超过 1 亿美元的国家和地区有 29 个，2001 年增加到 67 个。但进口贸易来源国家和地区的主体仍集中在少数国家和地区。从进口来源看，2020 年中国第一大进口来源地是台湾地区，中国大陆从台湾地区的进口额达 2006.6 亿美元，占中国大陆总进口的 9.76%。第二至五位分别日本、韩国、美国和澳大利亚，这五大进口来源地进口合计占中国总进口的份额为 38.82%。具体见表 8 – 18。

表 8 – 18　2016—2020 年中国进口分国别（单位：亿美元）

		2016	2017	2018	2019	2020
总值		15874.2	18409.8	21356.4	20771	20556.1
亚洲		9058.4	10293.7	11929.9	11461.7	11555.1
	日本	1455.3	1656.5	1805.8	1717.6	1748.7
	韩国	1588.7	1775.1	2046.4	1735.7	1727.6
	中国香港	168.5	73.2	84.9	90.9	69.8
	中国台湾	1392.2	1553.9	1776	1730	2006.6
＊东盟		1962.2	2357	2686.3	2820.4	3008.8
	新加坡	259.5	342.2	337.2	352.2	315.5
非洲		569	752.6	992.8	955	727.5
欧洲		2877	3268.3	3794.4	3768.9	3716.6
	＊＊欧盟	2079.7	2448.7	2735.3	2766	2585.5
	德国	860.7	969.5	1063.3	1051.1	1052.6
	法国	224.8	267.9	322.2	325.8	296.9

续表

		2016	2017	2018	2019	2020
	意大利	167	204.3	210.6	214.1	222.5
	荷兰	97.9	112.4	123.3	112.1	127.9
	英国	186.5	223.1	238.8	239	197.6
	俄罗斯	322.3	412	590.8	610.5	571.8
拉丁美洲		1027	1270.2	1586.1	1654	1658.8
北美洲		1528.1	1744.5	1837.1	1511.5	1570.5
	加拿大	183.1	203.7	283.8	281.6	218.8
	美国	1487.4	1344	1539.4	1551	1227.1
大洋洲		830.3	803.8	1076.7	1212.1	1386.7
	澳大利亚	736.4	706.7	948.2	1054.5	1214.3

注：＊东盟：文莱、缅甸、柬埔寨、印度尼西亚、老挝、马来西亚、菲律宾、新加坡、泰国、越南。

＊＊欧盟：比利时、丹麦、英国、德国、法国、爱尔兰、意大利、卢森堡、荷兰、希腊、葡萄牙、西班牙、奥地利、芬兰、瑞典、塞浦路斯、匈牙利、马耳他、波兰、爱沙尼亚、拉脱维亚、立陶宛、斯洛文尼亚、捷克、斯洛伐克、保加利亚、罗马尼亚、克罗地亚；自 2020 年起欧盟数据不包括英国。

数据来源：中华人民共和国商务部。

三、中国对外贸易的特点

（一）加工贸易地位下降

加工贸易曾经是中国外贸的"半壁江山"，对中国扩大开放、增加就业、推动结构升级以及促进区域协调发展均有着重要意义。1999 年，中国加工出口占货物总出口中的比重最高，达到 56.9%。2002—2007 年，加工出口的平均比重是 53.07%。但是，从 2009 年开始，由于部分发达经济体开始实施"制造业回流"政策，以及中国经济结构优化和升级，加工贸易的比重持续下降。2024 年前七个月，中国加工出口占总出口的比重仅为 19.14%。与此同时，一般贸易在中国外贸中的比重持续上升，2024 年前七个月中国一般贸易进出口占外贸总值的比重达到了 64.7%。

（二）货物贸易伙伴从依赖美日欧到多元化

在入世初期，中国与美日欧市场的贸易占中国外贸总额的比重为 46.05%。从 2013 年开始，在"一带一路"倡议的影响下，中国外贸伙伴开始多元化。对美日欧的贸易比重开始下降，到 2020 年下降到了 33.37%，特别是与美国脱钩趋势延续，到 2022 年中国已降为美国第四大贸易伙伴。而与"一带一路"共建国家的贸易开始增长，2023 年中国与"一带一路"共建国家的贸易占中国贸易总值的 46.6%，特别是东盟从 2020—2023 年连续 4 年成为了中国第一大贸易伙伴。对俄罗斯、巴西、印度等金砖国家、拉美、非洲、RCEP 成员国等国家贸易占比均持续增长。中国前 20 名贸易伙伴，贡献了近 70% 的进出口值。

（三）货物贸易结构持续升级

中国货物贸易结构从出口劳动密集型转变到资本密集型。从改革开放以来，中国的出口产品主要以劳动密集型的产品为主，如典型产品纺织服装，目前资本密集型的典型产品——机电产品是中国出口比重最大的产品。根据海关统计，中国 2023 年机电产品出口占我国出口总值的 58.6%，其中太阳能电池占全球出口量的 80% 以上、锂离子电池占全球出口量的 50% 以上、电动汽车占全球出口量的 20% 以上，而劳动密集型产品仅占 17.3%。

（四）服务贸易落后于货物贸易

中国货物贸易发展的基础是工业化，虽然中国服务业稳步发展，但服务贸易国际竞争力仍有待上升，因此服务贸易仍为逆差，与美国相比还有较大的差距，2020 年中国商业服务出口总额不到美国的一半。

（五）从国际贸易规则的适应者过渡为积极参与者

中国从入世到 2010 年之前，主要是通过梳理国内法律法规满足世界贸易组织的规则要求，以履行自身的承诺。随着中国经济实力的上升，并已逐步适应和熟悉国际经贸规则，中国开始积极参与国际贸易规则制定。如世界贸易组织已完成谈判的《贸易便利化协定》《信息技术协定》，中国都是积极参与者。近些年，中国又积极倡导开放诸边贸易谈判，发起投资便利化谈判等，说明中国参与国际贸易规则制定能力的提升，这也有助于中国为外贸运行提供规则支撑，以维护自身贸易利益。

（六）数字贸易成为新型的贸易形态

数字贸易是指以数据为关键生产要素、数字服务为核心、数据订购与交付为主要特征的贸易，是数字经济和高水平对外开放的重要组成部分。当前，新一轮科技革命和产业变革深入发展，全球数字经济蓬勃兴起，数字贸易正成为国际贸易发展的新趋势和未来经济发展的新增长点。在这样的形势下，中国数字贸易也保持着良好的发展态势。2023 年，中国数字贸易整体规模达到 7043.54 亿美元，位居全球第四位。

第七节　国际医药贸易的发展趋势

随着全球经济发展、人口总量的增长和社会老龄化程度的提高，药品需求呈上升趋势，全球医药行业的市场规模保持着稳定增长。全球医药市场规模从 2001 年的 3902 亿美元增长至 2023 年的 1.56 万亿美元，复合增长率约为 3.8%。预计到 2026 年将达到 1.8 万亿美元，全球医药市场将保持稳定增长。在这样的形势下，全球医药贸易也在蓬勃发展。根据医药保健品进出口商会的数据，2023 年全球医药贸易额为 8342.1 亿美元，5 年复合增长率为 5%。其中原料药中间体贸易额 2522.4 亿美元，占比 30.2%；药品贸易额 5819.7 亿美元，占比 69.8%。欧盟、美国是药品进口最大市场，占全球药品进口份额的 50%。全球药品出口同样集中在跨国药企集中的欧美地区，美国、瑞士、德国、爱尔兰出口均超过 500 亿美元。

一、全球医药产品市场具有较高的集中度

（一）市场分布

从市场分布情况来看，根据欧洲制药工业协会联合会（EFPIA）的数据，北美和欧洲合计占据全球过半的市场份额，销售额分别占全球医药产品销售市场的 40% 和 22%，处于主导地位。此外，中国市场医药产品销售占全球比重已经达到 20%，日本占比 8%。从生物医药的发明专利来看，美国、中国、日本及欧洲国家是全球主要的专利贡献国，且这些国家的生物医药产业聚集效应也愈发显著。美国已经形成了波士顿、圣地亚哥以及北卡三角园等五大生物医药产业基地，在肿瘤药、免疫药、心血管药、抗

感染药物、疫苗、神经系统药物等细分药品领域全面发展和创新。

（二）市场集中度

整体来看，全球医药产品市场主要集中在发达国家及人口较多的发展中国家。受人口增长、经济发展以及各类新药在发展中国家逐渐普及的影响，新兴医药市场，包括巴西、印度、俄罗斯、哥伦比亚和埃及等中低收入国家发展速度要显著快于发达国家，而拉丁美洲地区在全球制药市场收入中所占份额最低。

二、药品市场显示出稳健的增长

（一）创新药物和医疗保健需求驱动医药市场强劲增长

2022 年全球销售量最高的药品包括阿达木单抗（humira）、艾乐妥（eliquis）、来那度胺（revlimid）等，其中许多药物被批准用于治疗多种慢性病或癌症。肿瘤学是全球药物销售最高的治疗类别，由于人口老龄化和癌症发病率的增加，全球肿瘤药物市场仍将持续高速增长，其次是抗糖尿病药物等慢性病和自身免疫性疾病药物。2022 年全球靶向肿瘤药市场规模大约为 2096 亿美元，从 2018—2023 年复合年增长率为 13.1%。2021 年，全球自身免疫性疾病治疗市场价值约 548 亿美元，预计到 2028 年将增长至约 1134.8 亿美元，预测期内复合年增长率约为 12.9%。2022 年，全球糖尿病药物市场规模为 596 亿美元，预计到 2032 年将达到约 1180 亿美元，在 2023 年至 2032 年的预测期内，复合年增长率将为 6.67%。

（二）非处方药（OTC）市场销售增长速度加快

非处方药市场的增长归因于处方药的高成本，导致市场需求转向非处方药，并增加了对非处方药的批准。全球非处方药市场预计将以 6.65% 的复合年增长率增长。未来几年，全球非处方药（OTC）药物市场可能在拉丁美洲和东南亚新兴市场创下最高增长率。这可以归因于人口的快速增长，加上这些地区中产阶级的增长和人均可支配收入的增加，共同增加获取非处方药的人口临界值。

（三）化学药占据医药市场主体，生物药市场增长强劲

全球医药市场由化学药和生物药两大板块组成。从收入构成来看，化学药仍是全球医药市场最主要的组成部分。然而生物药相比于化学药具有全新的治疗理念，目前增速水平远高于化学药，为治疗癌症、银屑病等疑难杂症提供了新的思路。未来，随着生物药疗效增强、生物技术发展及研发投入增加和生物药批准不断增加等因素驱动，预计全球生物药 2022—2026 年的复合年增长率为 11.9%，将显著领先于化学药的 2.3%。

三、新药研发是全球医药行业发展的重要驱动因素

21 世纪以来，制药企业的药物研发投入力度不断加大。根据 PharmaProjects 的统计，2001 年至 2019 年全球在研新药数量保持稳定增长趋势，2001 年全球在研新药数量为 5995 个，到 2019 年已增长至 16181 个，是 2001 年的 2.7 倍。2020 年，全球在研新药数量达到了 17737 个，增速较 2018 年和 2019 年的 2.7% 和 6% 有所上升。截至 2021 年，全球在研新药数量为 18582 个，较 2020 年上升了 845 个。

四、医药外贸面临复杂市场环境和风险挑战

当前，世界经济衰退风险上升，外需增长显著放缓，国际供应链格局加速重构，外贸发展环境严

峻。医药领域同样受到复杂外部环境的影响，并迎来全球多国本地化生产下更加激烈的市场竞争。

受全球政治经济环境的影响，医药产业链正在发生明显变化，全球制药产业链前端份额出现明显向欧美国家回流的态势。2023 年欧盟、瑞士、美国、英国、新加坡等主要原料药中间体制造国出口均呈较大幅度增长，增幅分别为 5.9%、32.7%、21.2%、14.3% 和 24.5%，而中国、日本、韩国呈较大幅度下降，印度小幅下降 4%。同时全球原料药面临去库存压力，激素类、抗生素类、维生素类、解热镇痛类等大宗原料药出口竞争加剧，价格持续下降。而心血管类、抗肿瘤类、中枢神经类、胃肠消化道类等特色原料药市场需求持续扩大。全球原料药市场格局也发生了显著变化，欧盟原料药出口再度超过中国，重回全球第一位。

从进口来看，全球原料药中间体市场主要集中于医药制造大国，欧盟、美国、中国、印度以及日本、英国等占全球原料药进口份额的 71.9%，巴西、新加坡制药工业快速发展，其原料药中间体进口量持续较快增长。而药品和器械终端市场呈明显分化，医药市场规模最大的美国、欧盟、中国三大市场也是最大药品进口市场，2023 年同比分别增长 8%、6.6%、8.1%，三大市场合计占全球市场的 58.1%；而其他经济体普遍呈下降趋势，其中东盟、日本、英国、加拿大、澳大利亚等主要市场进口下降幅度分别为 18.5%、21.2%、17.1%、5.5% 和 15.5%。

全球医药健康产业目前主要面临三大挑战。第一个挑战来自外部资金环境。近年来全球医疗健康产业市场投资整体趋于冷静和审慎，融资事件呈下降趋势。第二个挑战则是在支付环境方面。从收入层级看，不同等级收入国家的人均医疗费用支出金额差距进一步扩大，高收入国家与低收入国家差距已从 2000 年的 51 倍扩大到了 2019 年的 58 倍。最后一个挑战来自供需方面。人口老龄化程度加深，意味着未来需求端对医疗健康服务会有更高数量与质量上的要求，因此，以往定位于年轻群体的医疗服务乃至社会基础设施体系将难以有效满足老龄社会需求下所带来的严峻诊疗需求。

📎 知识拓展

创新药 License-out 模式

中国医药企业研发能力不断提升，部分中国创新药企的研发实力甚至已处于国际前沿，为了获得更丰厚的利润，出海是中国创新药企必然的选择。其中，License-out 是中国国产创新药新兴的出海模式，这是一种跨境授权交易出海模式，中国企业将自己的创新药物的海外或全球权益授权给海外企业，海外企业接手以后，负责后续的临床开发、申报上市、生产和销售工作。这种模式门槛相对较低，可以帮助企业快速实现国际化，同时分散研发风险。

2020 年是中国创新药 License-out 模式出海元年，从 2011 年到 2019 年中国 License-out 出海项目年均不到 5 项，但是在 2020 年激增至 43 项，2021 年 33 项，2022 年 45 项，2023 年突破纪录达到 63 项。交易金额在从 2020 年 78.91 亿美元增长到 2023 年的 472.67 亿美元。在 2020 年至 2023 年的出海 License-out 管线中，双抗、CAR-T 和 ADC 在出海总项目和总金额中占比最高，三者合计占总交易金额 69%。

思考题

答案解析

1. 中国入世对中国对外贸易和经济发展的影响。
2. 中美贸易脱钩如何影响国际贸易?
3. 地缘政治关系对国际贸易的影响?

书网融合······

微课　　　　　　题库　　　　　　本章小结

第九章 国际医药贸易合同概述

PPT

📖 **学习目标**

1. 通过本章学习，掌握国际医药贸易中交易磋商的一般程序；熟悉买卖双方签订和履行合同的一般程序；了解国际贸易合同的形式、种类、相关的法律规范和格式。

2. 培养国际医药贸易合同条款的分析能力，通过认识合同签订和履行的一般程序以及法律规范，理解条款对合同执行的影响和潜在风险。

3. 树立诚实守信、合法合规、公平公正的法律意识和契约精神，遵守合同签订和履行过程中的相关法律法规，维护法律的权威性；理解合同中公平公正的基本原则，维护公平正义、平等互利的社会主义核心价值观；树立社会责任感，自觉维护社会秩序及经济、贸易的稳定发展。

由于国际贸易的买卖双方分处两国，在交接货物及付款等过程中将涉及许多问题，因此彼此之间的贸易通常是紧紧围绕贸易合同进行的。在国际医药贸易中，进出口双方经过磋商，确定了各项贸易条件，通常会以口头或书面合同的形式将双方的权利义务加以明确。这保证了在实际医药交易中能以合同为依据，按合同办事。合同作为医药商品交换的法律形式，已成为国内外医药经济活动中不可缺少的重要工具。📱 微课

第一节 国际医药贸易合同相关内容

一、概述

随着全球经济的增长，国际贸易发展规模不断扩大、形式逐渐增多，国际医药贸易合同包含的内容也越来越多，包括国际医药商品贸易、国际医药技术贸易、国际医药合作生产、国际医药工程承包、国际医药融资等。其中最基本的是国际医药商品贸易的买卖合同，其他种类的合同都是以此为基础发展而来的。

国际医药商品贸易买卖合同是指本国的自然人或法人与外国的自然人或法人订立的关于医药商品的进口或出口合同的统称，是合同当事人通过函电、传真或口头洽商，就双方的权利和义务所达成的协议，具有法律效力，是根据国际贸易法律或有关惯例而签订的。

国际医药商品贸易买卖合同具有三个显著的特点：第一，订立合同的双方当事人是不同国籍并且位于不同的国家、地区或是营业地在不同国家、地区的自然人或法人；第二，合同中买卖的医药商品，应是从一国境内运往另一国境内；第三，合同是逐笔成交的，以货币结算的单边进出口方式。

二、国际医药贸易合同的形式

国际医药贸易合同主要有口头形式、书面形式和其他形式。

（一）口头形式

在国际医药贸易中，许多交易是通过口头或电话达成的。当一个肯定的发盘被有效接受后，买卖双

方就建立了合同关系，对双方都有约束力。根据《联合国国际货物销售合同公约》规定，口头成立的合同，不论是当面谈判或通过电话洽谈，在法律上同样生效。不同国家对国际贸易合同的形式要求不同，有些国家的法律规定必须签订书面合同，而有些国家则要求在达到一定金额时需要签订书面合同。如美国《统一商法典》规定，凡500美元以上的货物销售合同必须有书面文件为证。

因此，口头合同一般用于金额不大，履约期限较短，或近距离频繁交易的场合。但由于此种方式在发生争议或违约时容易导致举证困难，因而较少采用。

（二）书面形式

书面形式的国际医药贸易合同又可分为以下三种。

1. 正式合同　正式合同（sales contract）内容全面、条款详细、文字严谨，通常一式两份，双方签字后，各自保存一份。在中国医药贸易实践中，尤其是大宗进出口贸易中，通常采用正式合同。

2. 销售确认书　销售确认书（sales confirmation）也称简式合同，如医药商品销售确认书、订单等。在通过函电或口头谈判的交易成交后，卖方或买方可以寄交确认书，列明达成交易的各项条件，作为书面证明。销售确认书的内容比正式合同的内容简单，在医药国际贸易实践中常常代替正式合同。

在现代国际贸易中，为更高效地进行交易，买卖双方通常会就产品价格、付款方式、发货方式等贸易条款签订长期合同，如一年。而在合同有效期内产生的贸易通常会以形式发票代替，即简式合同，在收到卖方的简式合同后，买方即可安排付款。

3. 函电合同　函电合同是医药国际贸易中最常见的合同形式，双方经过医药商品交易磋商，一方提出要约，另一方对要约表示承诺，合同就成立了。如果买卖双方经常进行交易，不愿再签订正式合同，就可以发实盘与接受的函电代替合同。国内很多中小贸易企业都采用函电合同的形式进行交易。

（三）其他形式

当事人还可以采取上述两种形式之外的其他形式订立合同，最常见的是以行为方式表示接受的合同。如当事人之间在长期的贸易交往中已经形成了双方都默示的习惯做法，受盘人可直接以习惯做法表示接受，如接到发盘后立即发货；或发盘人在发盘中明确表示受盘人无需发出接受通知，可直接以行为作为接受合同即告成立。

三、国际医药贸易合同的种类

1. 按国际医药贸易主体划分　由卖方制作的合同通常称之为"销售合同"（sales contract）；由买方制作的合同则称为"订购合同"（purchase contract）。

2. 按国际医药贸易进行的程序划分　包括医药商品买卖合同、医药商品运输合同、保险合同、信用证合同和包装合同等。

3. 按国际医药贸易方式划分　包括单边结汇合同、医药商品代理合同、医药商品包销合同、医药商品寄售合同、医药商品补偿贸易合同、医药商品易货合同、医药国际技术转让合同和租赁合同等。

4. 按医药商品交货地点不同划分　包括内陆地交货合同、目的地交货合同、装运港交货合同等。

5. 按医药商品贸易合同格式的标准划分　主要分为一般合同与标准合同。一般合同是指由医药买卖双方在成交前对合同应有的条款和内容相互磋商达成一致后签订的合同，一般的医药商品交易都采用这种合同。标准合同，即将合同的大部分条款和内容事先确定好生成固定格式，双方在交易前，只磋商医药商品的价格、数量及交货期等内容，这种方式能缩短成交过程，简化交易磋商的内容。

6. 按履行合同的时间长短划分　分为短期合同和长期合同两种。前者一般在1～2月或数月内履行完毕；后者一般长达一年或数年才履行完毕。

四、国际医药贸易合同的法律规范

国际医药贸易活动必须依法进行，只有符合有关法律规范，当事人之间签订的合同才被法律承认，当事人的权利也才受法律保护，并且义务的履行也受到法律的监督和约束。因此对外达成的医药商品买卖合同，不仅是一种经济行为，更是国内外当事人之间的法律行为。

国际贸易法是调整国际贸易关系以及与国际贸易有关的其他各种关系的法律规范的总称，与国际医药贸易活动密切相关。目前，在国际医药贸易领域中起作用的法律主要有以下三类。

（一）国际贸易条约

国际贸易条约是指国家间缔结的、规定缔约国在国际贸易关系中具体权利义务的书面协议，是缔约国之间经济贸易往来的法律文件和法律依据，对各缔约国具有约束力。各缔约国的医药贸易商在相互间的贸易中必须遵循有关的双边或多边的国际贸易条约。

国际贸易条约可以分为双边、多边和普遍性条约，目前与国际医药贸易密切相关的国际双边和多边条约与协定如下。

1. 调整国际货物买卖关系的公约　《联合国国际货物销售合同公约》（中国 1986 年加入）、《国际货物买卖统一法公约》《国际货物买卖合同成立统一法公约》等。

2. 调整国际运输关系的公约　《统一国际航空运输某些规则公约》（华沙公约，中国 1958 年加入）、《统一提单的若干法律规则的国际公约》（海牙规则）、《修改统一提单若干法律规则的国际公约的议定书》（维斯比规则）、《联合国海上货物运输公约》（汉堡规则）、《修改华沙公约的议定书》（海牙议定书）、《统一非缔约承运人所办国际航空运输某些规则以补充华沙公约的公约》（瓜达拉哈拉公约）、《国际铁路货物联运协定》（国际货协，中国 1953 年 7 月加入）、《铁路货物运输的国际公约》（国际货约）、《联合同国际货物多式联运公约》等。

3. 调整国际支付关系的公约　如《汇票、本票统一法公约》《解决汇票、本票法律冲突公约》《统一支票法公约》《解决支票法律冲突公约》《联合国国际汇票国际本票公约》等。

4. 调整国际贸易管理关系的公约　《世界贸易组织协定》（中国 2001 年加入）。

5. 调整国际知识产权保护关系的公约　《保护工业产权巴黎公约》（中国 1984 年加入）、《中美知识产权谅解备忘录》（1992 年签订）。

6. 国际商品协定　《1982 年国际黄麻协定》（中国 1983 年加入）、《1979 年国际天然橡胶协定》（中国 1980 年加入）。

7. 调整国际贸易争端处理关系的公约　《承认与执行外国仲裁裁决公约》（中国 1987 年加入）。

上述有些国际条约中国虽未加入，但在中国国内有关经济贸易的法律、法规中借鉴了这些国际条约的法律原则与精神，因此，仍具有十分重要的研究价值。

综上所述，国际医药商品贸易既是一种经济行为，又是一种法律行为。只有符合相关法律规定，包括各国国际贸易的国内法律，相关国际协定、条约和公约，还包括相关的国际贸易惯例，国际医药贸易合同才能得到法律的承认和保护。

关于合同、法律、国际贸易惯例之间的关系，根据《中华人民共和国民法典》和《联合国国际货物销售公约》的规定，可以归纳为以下三点。

1. 根据当事人意思自治的原则，凡是在依法成立的合同中明确约定的事项，应当按照合同约定办理。

2. 如果合同中没有明确约定的事项，应当按照有关国家的国内法律或国际条约的规定来处理。

3. 如果合同和法律中都没有明确约定的事项，则应该按照有关的国际贸易惯例来处理。

（二）国际贸易惯例

国际贸易惯例是在长期的国际贸易实践中逐渐形成的一些有较为明确、内容固定的贸易习惯和一般做法，其中包括成文的或不成文的原则、准则和规则。

国际贸易惯例不是法律，不具有强制性，属于任意性的规则。当事人双方可以自行决定是否采用国际贸易惯例并在合同中加以注明，一方不能强制对方采用，国际贸易惯例也不能自动适用，它与国际贸易条约和国内法律中某些强制性规定不同，不能直接约束有关国家和公民。国际贸易惯例的任意性还体现在当事人在引用惯例时可以对惯例进行相应的修改和增减。

当双方协商一致决定适用某种国际贸易惯例时，这种国际贸易惯例就对双方当事人具有强制约束力。

目前，主要的国际贸易惯例如下。

1. 调整国际货物贸易买卖关系的贸易惯例　如关于价格术语方面主要有国际法协会的《1932 年华沙 – 牛津规则》（*Warsaw – Oxford Rules* 1932，W. O. Rules 1932）；美国一些商业团体的《1941 年美国对外贸易定义修正本》（*Revised American Foreign Trade Definition* 1941）；国际商会的《2020 年国际贸易术语解释通则》（*International Rules for the Interpretation of Trade Terms* 2020，INCOTERMS2020）。

2. 调整国际货物运输和保险关系的贸易惯例　如波罗的海国际航运公会制定《统一杂货租船合同》，国际海事委员会制定的《电子提单规则》和《海运单规则》，国际商会制定的《联合运输单证统一规则》，伦敦保险业 1982 年制定的《协会货物条款》（*Institute Cargo Clause*）。

3. 调整国际贸易支付关系的惯例　如国际商会制定的《托收统一规则》（*Uniform Rules for Collection*），《跟单信用证统一惯例（UCP600）（2006 修订）》（*Uniform Customs and Practice for Documentary Credits*）等。

4. 关于行业性和区域性的惯例　主要包括以下四类。

（1）行业标准合同。如联合国欧洲经济委员会对进出口成套设备、承揽成套设备安装工程，以及钢铁产品、谷物、柑橘、软木、块煤、马铃薯等商品的交易，都制定了标准合同格式。与此类似，国际航运业通行着标准杂货租船合同和标准定期租船合同格式；国际保险业通行着 S. G 保险格式、技术贸易方面通行着标准的工业产权许可证和技术转让协议格式等。

（2）长期通行于某些行业的惯例，如"纺织品一经开剪即不予以考虑赔偿"的原则，就是国际纺织品贸易界的一项惯例。

（3）特种贸易方式下形成的一些习惯性做法，如国际拍卖行与商品交易所的一些传统做法和制度。

（4）港口码头惯例。世界上一些主要的贸易港口，如伦敦、利物浦、马赛、安特卫普、鹿特丹、阿姆斯特丹、汉堡、斯德哥尔摩、奥斯陆等，都有各自的港口码头惯例。

（三）各国国内有关的法律

国际医药商品买卖合同的当事人，分别居于不同国家或地区，对同一具体问题的规定也大相径庭。为了解决彼此在贸易中发生的法律冲突，世界各国均对本国的进出口贸易制定了相关的法律。如规定对外贸易主体权利和义务、维护对外贸易秩序，保护对外贸易主体合法权益的专门对外贸易管理法，如中国《对外贸易法》《海关法》，德国的《关税法》《外贸法》；规定当事人权利和义务的民法、合同法，如《法国民法典》《美国统一商法典》、英国《货物买卖法》；以及规定如何诉诸仲裁与诉讼的程序法，如中国《民事诉讼法》等。另外，许多国家的国内法律中设有特别为解决本国的法律规定与国外的法律规定相冲突的法律适用的条款，即用法律规定在处理国际民商事法律关系中应适用哪一国的法律。如《中华人民共和国民法典》第三编合同第四百六十七条规定："本法或者其他法律没有明文规定的合同，适用本编通则的规定，并可以参照适用本编或者其他法律最相类似合同的规定。在中华人民共和国境内履行的中外合资经营企业合同、中外合作经营企业合同、中外合作勘探开发自然资源合同，适用中华人民共和国法律。"

可见，国际医药商品买卖合同应当符合合同选择的或根据国际私法规则适用的包括买卖双方所在国在内的某一国家的国内法。中国与对外医药贸易合同有关的法律、法规和规章主要包括：2020 年 5 月 28 日，十三届全国人大三次会议表决通过，自 2021 年 1 月 1 日起施行的《中华人民共和国民法典》；1984 年 9 月 20 日第五届全国人民代表大会常务委员会第七次会议通过，2019 年 8 月 26 日十三届全国人大常委会第十二次会议修订的《中华人民共和国药品管理法》；1994 年 5 月 12 日第八届全国人民代表大会常务委员会第七次会议通过，2004 年 4 月 6 日第十届全国人民代表大会常务委员会第八次会议修订的《中华人民共和国对外贸易法》以及 2003 年 8 月 18 日国家食品药品监督管理局和海关总署共同颁布并实施的《药品进口管理办法》等。

五、国际医药贸易合同的格式和基本内容

（一）国际医药贸易合同的格式

根据合同国际惯例及相关法律规定，国际医药贸易合同（正式书面合同），一般由三部分组成。

1. 合同的约首　合同的约首，也称首部，是合同的开头部分，包括合同的名称、编号、订约日期和地点，订约当事人名称、国籍、法定地址以及合同的序言等内容。合同的约首具有非常重要的法律意义。比如，除非双方当事人对合同生效的日期另有规定，约首中载明的订约日期就是合同的生效日期；如果双方当事人对合同适用的法律都没有规定，约首中载明的订约地点能够起到确定合同法律适用的作用。

在医药技术转让、医药补偿贸易、医药工程承包等内容比较复杂的合同中，常常在约首中把合同中多次反复使用的或关键性的词语做出统一解释，专列一个"定义"条款，明确其具体的含义，避免因为语言含糊不清导致的争议。

2. 合同的约文　合同的第二部分是主体部分，即合同约文，也称合同的正文，规定了合同的实质性条款，即规定了双方当事人的权利和义务，包括主要的交易条款和一般条件两部分。主要的交易条款有：医药商品的品名和品质规格条款、数量条款、包装条款、价格条款、运输条款和支付条款。

3. 合同的约尾　合同的约尾，也称尾部，主要载明合同各种文字的效力，合同以何种文字制成，合同正文的份数、生效条件、双方当事人及授权代表签章等的规定。

另外，对合同中未能详尽说明而又不能相对独立的内容，可列为合同的附件。合同附件也是合同的组成部分。

（二）国际医药贸易合同的主要内容

1. 合同名称　按照交易性质及合同形式，冠以正确的合同名称，如购货合同、销售确认书等。

2. 签订合同的时间和地点　简式合同和一般合同，通常在合同右上角注明制定合同的地点和日期；重大交易合同则在合同最后部分，另列专门条款，注明合同签订地点和日期。

3. 缔约当事人的名称和地址　合同缔约当事人，应写明双方正式注册的名称，法定代表人、详细注册地址（包括注册国名及城市名）。如果对方仅有外文名而无中文正式名，在合同中（包括中文本、外文本）应只采用其外文名。

4. 法律关系　在当事人名称、地址后，通常注明双方所构成的法律关系，如买方卖方。在正式合同中，或在经销代理合同中，还应列有专门表示法律关系的文字语句，如订约序言，借此说明合同订立的目的，规定双方的权利与义务，列明双方如违约应当承担的责任等。

5. 合同成立的依据　简式合同如医药商品销售确认书等，通常都注明达成交易所基于的文件，如

来往函电达成交易的日期、文号等。在正式合同中，常援引该合同所基于的某项协议或意向书，经进一步协商一致达成实质性合同等。

6. 医药商品交易的主要条件 包括医药商品的品名、品质、数量、包装、装运条件、价格、支付条件等。

7. 医药商品交易的一般条件 包括商检条款、延期交货及罚款条款、不可抗力条款、索赔、仲裁条款等。

8. 说明合同以何种文字缮制 说明医药商品买卖合同以何种文字缮制，规定以何种文本解释，是否两种文字具有同等效力，或以某种文本为根据。确定合同的正副本份数，双方各执正副本若干份等。

9. 合同的签署 合同签署日期、地点及生效时间等。最后由本人或缔约代理人代表签字盖章。

第二节　国际医药贸易合同的交易磋商

交易磋商（business negotiation）是指买卖双方以一定的方式并通过一定的程序就交易货物及各项交易条件进行协商，最后达成协议的整个过程。交易磋商是签订国际医药商品买卖合同的前提，是进出口业务活动的核心内容，它对获取良好效益、交易的成败起决定性作用。

一、交易磋商的一般内容与方式

在医药进出口业务中，买卖双方洽谈的内容主要是医药商品交易的各项条款。其中一类称为主要交易条件，指医药商品的品名编号、品质、数量、包装、价格、装运、保险、支付、商检等，是每一份合同所必须明确规定的重要条款。另外一类是一般交易条件，指异议、索赔、仲裁、不可抗力等，有的还涉及单据的份数和种类及开证中应注意的事项等。这些一般交易条件同样也是合同中的重要条款，只是因为有时买卖双方业务往来熟悉，彼此之间已经形成"默示"，或已经相互约定将习惯做法或某种惯例延续至新的合同，以至于不必重复磋商。但对于尚不熟悉的客户或彼此间的习惯做法、惯例已经失效的客户来说，关于这部分内容的谈判磋商就显得极为重要。

交易磋商的方式多种多样。最常见的是书面洽谈方式，如电子邮件、传真、电传等。还有口头洽谈方式，如请外商来国内面谈或向国外派出推销小组，参加博览会、展销会等，也可以通过往来电话洽谈。在拍卖市场上进行拍卖或购买等以行为表示的交易，也可认为是一种洽谈方式。随着互联网的全球化发展，"无纸贸易"已经成为现实，不同国家和地区的医药经营商甚至足不出户就可以通过互联网网络视频"面对面"地进行交易洽谈。以电子数据交换（EDI）为特征的医药电子商务作为一种新兴的交易磋商方式已成为当今的潮流。

交易磋商的实质就是国际货物买卖合同成立的过程。各国法律对于交易磋商达成有效合同的条件有不同的规定，甚至有重大的分歧，尤其是大陆法系国家的法律和英美法系国家的法律对同一关键问题的规定有很大差异。为了使国际贸易得以顺利开展，有关国际组织所制定的国际贸易条约采取折中主义的办法来调和各国的法律分歧，试图使国际贸易条约的法律原则能为各国普遍接受。因此在进行国际医药贸易时，应注意交易磋商达成的合同是否具有相应的法律约束力。目前，中国适用的涉及国际货物买卖合同法律包括 2020 年 5 月 28 日十三届全国人大三次会议表决通过的《中华人民共和国民法典》（以下简称"《民法典》"）和 1986 年加入的《联合国国际货物销售合同公约》（以下简称"《公约》"）。以下将以《公约》的规定为主，介绍交易磋商的法律步骤和应注意的问题。

二、交易磋商的一般程序

国际贸易合同通常是由一方提出要约，另一方对要约表示承诺而成立。要约表示希望和他人订立合同，承诺是指受要约人同意要约。国际货物买卖合同的成立也采取要约承诺的方式。在国际贸易实际业务中，交易磋商的程序可概括为四个环节：邀请发盘、发盘、还盘和接受。其中，发盘就是要约，接受就是承诺，因此，发盘和接受是每笔交易中必不可少的两个基本环节或法律步骤。

（一）邀请发盘

邀请发盘（invitation for offer）也称要约邀请，是指交易一方有购买或出售商品的意愿，向对方询问买卖该项商品的有关交易条件，或就该项交易提出带有保留条件的建议。邀请发盘即希望他人向自己发出要约，比如寄送产品价目表、拍卖公告、招标公告、招股说明书、商业广告、产品促销计划等都是要约邀请。

邀请发盘最常见的是询盘（inquiry）。询盘的内容可以涉及价格、规格、品质、数量、包装、交货期、装运及样品、目录等，也可以索取样品。询盘是为了试探对方对交易的诚意和了解其对交易条件的意见，并不是国际贸易交易磋商的必经法律程序，对当事人双方也没有法律约束力。但是，询盘在交易磋商中仍然十分重要，它往往是一笔国际业务的起点，是进行医药商品交易的重要机会，是双方当事人订立合同的必要准备行为，作为被询盘的一方必须要对接收到的询盘给予充分的重视。当然，如果交易双方彼此十分熟悉，不需要向对方试探成交的条件，则不必经过询盘，直接向对方发盘即可。

比如，买方询盘：We would be obliged if you would quote us the lowest Cefotaxime CIF New York（如蒙惠赐塞肟酯头孢菌素 CIF 纽约最低价，我们将不胜感激）。

卖方询盘：We can provide you with high quality products that will keep you competitive in this market. We look forward to receiving your enquiries soon（我们可提供高质量产品使您在该市场有竞争力，期待尽快收到您的询价）。

在医药国际进出口业务中，作为医药商品的买方，询盘时应注意以下问题。

1. 对于价格敏感的医药商品的询盘　内容一般应简单明了；仅表示对某种商品有兴趣；询盘对象不宜过多，以免因为询盘而促使国际市场价格的升高。

2. 对于一般医药商品　可向不同国家、地区的多家医药厂商分别询盘。这样可以多方面了解信息，争取卖方竞价，从而以较低价格购入所需的医药商品。

3. 对于某种垄断性较强的医药商品的询盘　一般提出包括该种商品的较多品种，要求双方均予以报价，防止卖方伺机提高价格。

4. 对于规格复杂的化学试剂或医疗器械及配件等　一般都使用询价信函，列出详细规格、用途、数量，以免费时误事。

5. 询盘常附有保留条件　如在提出交易条件之后，注明"以我方最后确认为准"等。这样即使提出的交易条件明确、完备，仍不能算是有效的发盘而属于邀请发盘。

（二）发盘（offer）

《公约》第14条第1款对发盘做了如下定义："向一个或一个以上特定的人提出的订立合同的建议，如果十分确定，并且表明发盘人在得到接受时承受约束的意旨，即构成发盘。"

发盘又称发价，是指买方或卖方向对方提出各项交易条件，并愿意按照这些条件达成交易、订立合同的一种肯定的表示，是交易磋商的必需环节，具有法律约束力。发盘一经对方在有效期内表示接受，发盘人将受其约束，并承担按发盘条件与对方订立合同的法律责任。

在实际业务中，发盘通常是一方在收到对方的询盘之后提出的，也可直接发出。发盘通常由卖方发出，称为售货发盘（selling offer），例如：We offer firm, subject to your reply reaching us on or before February 26 for 250 metric tons of Prednisone Acetate and other terms as last email（我方报实盘，关于250公斤醋酸泼尼松3月装船的询盘以2月26日前收到回复有效，其他条件与上次邮件相同）。

也可以由买方发出，称作购货发盘（buying offer）或递盘（bid），例如：We bid US＄300 per metric tons for Cefradine，CIF NEWYORK.（递实盘头孢拉定每公斤 CIF 纽约价 300 美元）。

1. 发盘构成的条件　根据《公约》的规定，一项有效发盘必需具备以下条件。

（1）发盘要向一个或一个以上特定的人（special persons）发出　这里所谓"特定的人"是指受盘人须为特定人，而不能是泛指广大公众，也就是说受盘人的姓名或名称、地址、电话等信息必须明确。因此，在报纸杂志或电视广播中的商业广告，即使内容明确肯定，由于没有特定的受盘人，也不能构成有效的发盘，只能视为邀请发盘。例如，中国医药进出口商向国外广大医药商寄发商品目录（product catalogue）和价目单（price list）而未规定所列价格对收到者是否有效，只视为吸引对方订货，这种行为只是邀请发盘，并不构成对寄发者的约束。

英美法系国家的法律认为，商业广告原则上虽然不是一项发盘，但如果广告的内容十分明确、肯定，在某些情况下，也可以视为一项发盘。对此，《公约》采取折中的办法来处理。按照上述第 14 条第 2 款的规定，凡不是向一个或一个以上特定的人提出的建议，仅应视为邀请发盘，而不是一项发盘。但是，如果此项建议符合作为发盘的其他要求，而且提出该建议的人明确地表示有反对成为邀请发盘的意向，如明确表示所刊载的广告是作为一项发盘提出来的，则也可视为发盘。那么，什么是"明确表示"呢？实际包括多种不同的表示方式，如在刊登商业广告时注明"本广告构成发盘"，或注明"广告项目下所列的各种商品将售给最先支付价款或最先开来信用证的人"等，如有这类特别说明，则此项广告也可被认为是一项发盘。

《民法典》也采取了相似的原则，《民法典》第三编合同第四百七十三条规定"商业广告和宣传的内容符合要约条件的，构成要约"。鉴于此，国际条约和中国法律对发盘的上述规定既原则又具体，且有一定的灵活性，加之世界各国对发盘又有不同的理解，因此，在实际应用时要特别注意。中国医药进出口商对外做广告宣传和寄发商品价目单时，不可含有使对方理解我方有"一经接受，即受约束"的语言文字。在寄发商品价目单时，最好在其中注明"需经我方最后确认"等字样。

（2）发盘的内容须十分明确　《公约》第 14 条规定：一个建议如果写明货物并且明示或暗示地规定数量和价格或规定如何确定数量和价格，即为"十分确定"（sufficiently definite）。一项关于订立合同的建议必须符合《公约》所提出的最低限度的要求，包含三方面内容。

1）货物名称　即医药商品的名称，一般为其通用名和商品名。

2）明示或暗示地规定货物的数量或规定如何确定数量的方法　例如，在发盘中可以明确规定"1000 公斤头孢曲松钠"或"青霉素 500 公斤"等。但也可以不规定具体的数量，只规定某种确定数量的方法。例如，在发盘中规定"拟出售某药厂在某段时间内所生产的全部氨茶碱"或规定"拟购买某药业公司在某一时间内所生产的全部酮康唑"等，前者称为供应全部产品（output）的发盘，后者称为购买全部需求（requirement）的发盘。这种做法虽然没有规定货物的具体数量，但按照该制药企业的生产规律和规定的期间仍然可以推算出所需要或所供应产品的数量。

3）明示或默示地规定货物的价格或规定如何确定价格的方法　在对外贸易业务中，明示作价称为固定价或板价（fixed price），默示作价称为活价或开口价（open price）。为了避免国际市场价格经常性波动带来的风险，在国际贸易中，许多进出口商对于某些敏感性的商品交易和长期大宗供货活动，有时宁愿采用活价的做法以减少风险。尤其是在远期交货的情况下，订立合同时的价格与实际交货时的价格可能会有很大的差距。因此，当事人可采取较为灵活的作价办法，即不规定具体价格，只规定一个确定价格的办法，如规定交货时按某个市场的价格水平来确定该货物的价格。例如，一笔天然橡胶交易，只规定商品的价格应按交货时伦敦天然橡胶交易所平均时价计算。

《公约》的规定只是最低法定要求，实际上，如果发盘中规定的条件过于简单，很有可能会给将来合同的执行带来困难和麻烦，容易引起争执。国际贸易实践中，当事人最好还要在发盘中明确除品名、价格和数量以外的其他主要交易条件。在中国医药对外贸易中，通常要求在发盘中列明医药商品名称、数量、价格、规格、品质、包装、交货时间、地点和支付等主要条件，一旦对方接受发盘，就可据此制定详细的书面合同。这样既有利于减少事后的争执，也有利于合同的订立和履行。

（3）表明发盘人受其约束　这是指发盘人在发盘时向对方表示，在得到有效接受时双方即可按发盘内容订立合同。

发盘人必须表明对其发盘一旦被受盘人接受即受约束的意思，也就是说，发盘不可以附加有任何保留条件，这些保留条件表明即便发盘人的发盘建议被别人接受，他也不受其约束，这样的发盘建议不是真正的发盘，不符合《公约》对发盘的要求，而只能作为邀请对方发盘。因为发盘人不能只是就某些交易条件的建议同对方进行磋商，而根本没有受自己建议约束的意思表示，诸如"仅供参考"（for reference only）、"须以我公司的最后确认为准（subject to our final confirmation）"等字样或其他保留条件。国际贸易实践中，通常把这样的发盘称为"虚盘"，"虚盘"即便被对方接受，发盘人也不受其约束，不予确认，合同并没有成立。

发盘中通常规定有效期，作为发盘人受约束的期限和受盘人接受的有效时限，但规定有效期并非构成发盘的必要条件。如果发盘中没有明确规定有效期，受盘人可以视交易的具体情况在国际惯例形成的"合理时间"内接受，否则无效。

发盘人最好明确有效期的具体时间。如果出现这样一个发盘：offer valid two days（本发盘有效期2天），很容易因为无法确定截止日期而产生争议。明确规定截止日的做法较好，如 offer subject to reply here May 18th（发盘限5月18日复到）。

发盘有效期的长短，要根据医药商品的性质特点，以及国际医药市场供求情况、汇率波动因素、联系方式及发盘人经营意图等因素而定。通常情况下，大宗医药原料药、敏感性医药品的有效期应当比较短，一般是1~2天，有时甚至规定在当日某时以前复到有效。对于一般医药商品的有效期，通常是7天左右。对于当面洽谈或通过电话做出的发盘，除非另有约定，一般应于谈判结束前有效。若使用电报、电传和电子邮件等方式发盘，有效期可以规定短一些。若使用航空信件方式发盘，有效期至少包括往返邮程时间，并给对方的参考时间。

2. 发盘的生效　《公约》第15条第1款规定："发盘于送达受盘人时生效"。发盘人有在有效接受期限内按发盘内容订立合同的意向，并产生相应的法律约束力。受盘人在发盘到达后方可考虑接受与否的问题。因此，受盘人凭借交易的经验或者在此之前了解到的发盘人可能对其发盘的内容，在发盘到达自己之前就向发盘人主动做出表示接受的意思，也不能认定合同有效成立。这种情况属于巧合，最多只能属于双方的互相报价。

3. 发盘的撤回和撤销　国际贸易实践中，经常会出现这样的情况：发盘人做出一项有效的发盘后，发现发盘有错误，或此时外汇汇率突然变化，国际市场价格发生突发巨大波动，导致发盘人想收回发盘或者改变发盘中的内容。此时将涉及两个概念，即发盘的撤回与发盘的撤销。

（1）发盘的撤回（withdrawal）　发盘的撤回是指发盘发出之后在其到达受盘人之前，发盘人可以改变主意将其撤回。《公约》第15条第2款规定："一项发盘即使是不可撤销的也可以撤回，如果撤回的通知在发盘到达受盘人之前或同时到达受盘人。"此规定有以下几层含义。

1）撤回发盘的时间仅限于发盘人已经发出了发盘，但该发盘尚未到达受盘人之前的这一段期间，即发盘发出后到生效前的这段时间。发盘人如欲撤回其发盘，必须向受盘人发出撤回通知，而且此项撤回通知必须在该项发盘到达受盘人之前送达，最晚也应与该发盘同时送达受盘人，这样才能阻止发盘的生效。对于中国从事医药进出口业务的人员来说，深刻理解此项规定具有重要的意义，比如医药进出口人员以航空邮件寄出发盘之后，如果想要将其撤回或进行修改，必须预测好发盘到达受盘人的时间，用电报、电传、电子邮件等更快捷的通信传递方式发出撤回通知，才可以在该项发盘送达受盘人之前将该项发盘予以撤回。

2）因为发盘到达受盘人之前并未生效，对于发盘人没有任何约束力。既然发盘尚未生效，因此自然允许发盘人将其撤回。

3）此规定适用于一切发盘，包括不可撤销的发盘，只要其尚未到达受盘人则都可以将其撤回。

如果发盘人的撤回通知在发盘到达受盘人之后到达受盘人手中，那么这就不是撤回的问题，而是发盘的撤销。

（2）发盘的撤销（revocation）　发盘的撤销指发盘送达受盘人后，即已生效后，发盘人再取消该发盘并试图解除其效力的行为。

对于发盘生效后能否再撤销的问题，各国法律不尽相同，甚至大相径庭。比如，英美法系国家的法律规定，在受盘人表示接受之前，即使发盘人规定了有效期，发盘人也可以随时予以撤销。大陆法系国家的法律则做出了相反的规定，认为发盘人原则上应受发盘的约束，不得随意将其发盘撤销。例如，德国、瑞士和希腊等国法律规定，发盘在有效期内，或没有规定有效期，则依通常情况在可望得到答复之前不得将其撤销。法国法律虽规定发盘在受盘人接受之前可以撤销，但若撤销不当，发盘人应承担损害赔偿的责任。

《公约》则既吸取了英美法的规定，又依据了大陆法的原则。《公约》第16条规定：在未订立合同之前，发盘可以撤销，如果撤销的通知于受盘人发出接受通知之前送达受盘人。但在下列情况下，发盘不得撤销。

1）发盘写明了发盘的有效期或以其他方式表明发盘是不可撤销的。

2）受盘人有理由信赖该发盘是不可撤销的，而且受盘人已本着对该发盘的信赖行事。

以上规定表明，发盘在一定条件下可以撤销，同时在一定条件下又不得撤销。可撤销的条件是在受盘人发出接受通知之前将撤销的通知传达到受盘人，也就是说一旦受盘人已发出接受通知，发盘就不可以撤销了。撤销发盘的期限不是等到受盘人的接受通知到达发盘人，这样规定是为了缩短撤销发盘的时间。不可撤销的条件有二则，其一是指发盘中明确了接受的有效时限，比如在发盘中写明"本发盘在7月26日之前接受有效"，则此发盘在7月26日之前是不可撤销的。或者虽未规定时限，但在发盘中使用了"实盘""不可撤销"的词语，如"firm""irrevocable"等，那么在合理时间内也不得撤销的。其二是指受盘人从主观上可以合理地推定该发盘是不可撤销的，并且在客观上采取了与交易有关的行为。这样，发盘人就丧失了撤销发盘的权利。

《民法典》采取了与《公约》类似的规定：《民法典》第三编第四百七十六条"要约可以撤销，但是有下列情形之一的除外：（一）要约人以确定承诺期限或者其他形式明示要约不可撤销；（二）受要约人有理由认为要约是不可撤销的，并已经为履行合同做了合理准备工作。"第四百七十七条"撤销要约的意思表示以对话方式作出的，该意思表示的内容应当在受要约人作出承诺之前为受要约人所知道；撤销要约的意思表示以非对话方式作出的，应当在受要约人作出承诺之前到达受要约人"。

4. 发盘的失效　《公约》规定：一项发盘，即使是不可撤销的，于拒绝通知送达发盘人时终止。当受盘人不接受发盘提出的条件，并将拒绝通知送到发盘人手中时，原发盘失效，发盘人不再受其约束。

除了拒绝发盘外，在以下情况下也可使发盘失效。

（1）还盘　一项实盘一经受盘人还盘，原发盘即告失效。

（2）撤销　一定条件下可以允许发盘人撤销发盘，发盘的效力即告终止。

（3）过期　规定了接受有效期的发盘在规定的有效期届满时，受盘人没有做出接受的表示，发盘即行失效；未规定接受有效期的发盘，受盘人未在合理的期限内将接受通知送达发盘人，发盘的效力即告终止。

（4）不可抗力　人力不可抗拒的意外事故造成发盘失效，如政府禁令或限制措施。

（5）在发盘被接受前，当事人丧失行为能力，或死亡或法人破产等。

（三）还盘

还盘（counter - offer）又称还价，法律上称之为"反要约"，是受盘人对发盘内容不完全同意而提出修改或变更的表示。还盘是受盘人对发盘的拒绝，它有可能是受盘人以发盘人的身份所提出的新发盘，也有可能仅是一项邀请发盘。如果受盘人的答复对发盘的交易条件进行了实质性修改，也就构成了对发盘的拒绝，原发盘就失效了，除非得到发盘人同意，受盘人不得在还盘后再接受原发盘。这时是否受盘人的答复就一定变成了新的发盘呢？要看受盘人的答复是否具备发盘的条件，如果答复中对自己修改的交易条件有不确定的语言，比如"等到最后确认为准""未售有效"等字眼，这种答复只能构成邀请发盘。如果具备发盘的条件，如 Your letter of 5 June Prednisone Acetate 200 KGS USD7/KG unacceptable unless allowing 5% discount（贵方 6 月 5 日函收悉，200 公斤醋酸泼尼松每公斤 7 美元无法接受，除非允许 5% 的折扣）。这样的还盘实际上就已成为一项新的发盘，原受盘人变成新发盘的发盘人，而原发盘人则变成新发盘的受盘人。新发盘的内容与原发盘相比，增添了一项 5% 回扣的条件。实际业务中，还盘的情况很常见，有时一项交易须经多次还盘最后才达成协议。

（四）接受

发盘的接受（acceptance）是指受盘人接到对方发盘或还盘后，同意对方提出的条件，愿意与对方达成交易，并及时以声明（statement）或行为（conduct）表示出来，这在法律上称为承诺。接受既属于商业行为，也属于法律行为。接受产生的重要法律后果是合同成立。《公约》对有关接受的问题作了较为明确的规定。

1. 接受成立的条件

（1）接受必须由受盘人或经受盘人授权委托的代理人发出　这与发盘必须有特定的受盘人是相呼应的。实践中，接受既可以由受盘人本人做出，也可由其代理人做出。所谓受盘人之外的任何第三方做出的"接受"只是一种"发盘"，并不能表示合同成立。

（2）接受的内容必须与发盘相符　从原则上讲，接受的内容应该与发盘中提出的条件完全一致才能使合同成立。当接受是无条件的、无保留地完全同意发盘的全部交易条件时，合同成立是很容易理解的。但如果受盘人在答复对方发盘时虽使用了"接受"的字眼，但同时又对发盘的内容做出了修改，情况该如何呢？

这样的接受构成了有条件的接受（conditional acceptance），而并非有效的接受。《公约》第 19 条第 1 款规定："对发盘表示接受但载有添加、限制或其他更改的答复，即为拒绝该项发盘，并构成还盘。"也就是说，接受对发盘的内容加以限制、扩张和修改，此项接受就不是接受而是一个新的发盘或还盘，是对原发盘的拒绝。

那么，是否可以认定受盘人在表示接受时不能对发盘的内容做出丝毫的变更呢？不同国家的法律规定并不一致，有的国家法律规定，接受的内容必须和发盘完全一致，不可以有一丝一毫地改变；有的国家法律则允许接受对发盘交易条件中的非实质性内容进行改变。《公约》和《民法典》都与后者相一致。《公约》第 19 条第 2 款指出，"对发盘接受但载有添加或不同条件的答复，如所添加的或不同条件在实质上并不改变发盘的条件，除非发盘人在不过分延迟的期间内以口头通知或书面通知反对其差异外仍构成接受。"这里的关键问题是在于接受对发盘的变更是否属于实质性变更。根据《公约》第 19 条第3款，实质性变更是指有关货物价格、付款、数量和质量、交货地点和时间、一方当事人对另一方当事人赔偿责任范围或解决争端等更改的条件。也就是说对上述几种因素的变更属于实质性变更，是对发盘的拒绝，构成还盘。对其余交易条件的变更则属于非实质性变更。至于在受盘人对发盘内容所作的变更不属于实质性变更的情况下，能否构成有效接受，要取决于发盘人的态度，不一定这种情况就是具有法律效力的接受。有两种可能，一种是如果发盘人在不过分迟延的时间内以口头或书面通知表示反对，坚持不同意受盘人对交易条件做出任何非实质性修改，那么即使是受盘人在接受中对发盘做出的变更不是实质性变更，合同也不能成立；另一种是发盘人没有做出任何口头或书面通知表示反对，那么，合同成立，合同的内容就包含了发盘的内容及接受通知中所作的变更。

（3）必须在有效期内接受　如果发盘规定了有效期，那么必须在规定的有效期内做出接受才有效。因为发盘的法律效力存在于其有效期之内，受盘人在有效期内的接受才有法律效力，过期后接受失效，发盘人可以不再受其约束。如果发盘中未规定有效期，应在合理时间内接受方为有效。如果是口头发盘，那么，除非当事人另有约定，受盘人必须立即接受才有效。

在国际贸易中，常出现"迟到的接受"（late acceptance），也称逾期接受。它是指受盘人在接受通知迟于发盘人规定的有效期送达。对于这种迟到的接受，原则上发盘人不受其约束，不具有法律效力。但是，《公约》规定了下列两种特殊情况。

第一种情况，如果发盘人毫不迟延地用口头或书面形式将同意的意思通知受盘人。也就是说，如果发盘人对逾期的接受用口头或书面形式表示拒绝，或者收到逾期的接受通知后不立即向受盘人发出同意的通知，那么，逾期接受无效，合同不能成立。

第二种情况，如果载有逾期接受的信件或其他书面文件表明，它在传递正常的情况下是能够及时送达发盘人的，那么这项逾期接受仍具有接受的效力，除非发盘人毫不迟延地用口头或书面方式通知受盘人，他认为该发盘因逾期已经失效。也就是说，本来受盘人已在规定的有效期内发出接受通知，按照正常情况投递是可以及时送达发盘人的，但是事实上由于邮递延误，接受通知迟到了，在此情况下，如果发盘人在接到逾期的接受之后，不及时通知受盘人，表示其发盘已因逾期而失效，则该逾期接受仍然有效，合同仍然能够成立。

总而言之，对于迟到的接受，不论受盘人有无责任，决定该接受是否有效的主动权在发盘人一方。

（4）接受必须由受盘人发出声明或做出某种行为来表示　声明可用口头或书面形式来表达。行为是指由双方当事人之间已确定的习惯做法而采取的行动。比如，受盘人并不发出接受通知，而是按照发盘中规定的品质规格和数量发运货物或支付货款，这种发货和付款的行为也是接受的一种方式。但是，根据公约规定，受盘人在收到发盘后，仅保持缄默或不行为本身不能认为是接受。《民法典》也采取了这一原则，《民法典》第三编合同第四百八十四条："承诺不需要通知的，根据交易习惯或者要约的要求做出承诺的行为时生效"。请注意，当中国医药进出口商与营业地在《公约》其他缔约国的对方当事人交易磋商时，情况比较特殊。因为，中国在加入《公约》时对合同的形式能否采取书面以外的形式进行了保留，规定合同的形式必须采取书面方式。因此，尽管中国合同相关法律已允许涉外合同采用书面以外的其他形式，但在中国没有撤销有关保留之前，现行适用的法律就排除了以行为表示接受的做法。

（5）接受生效的时间　接受生效是国际贸易法律中一项重要的问题，关系到合同成立的时间和地点。因为接受一旦生效合同即告成立，通常来说，接受生效的时间与地点就是合同成立的时间与地点。在接受生效时间的问题上，英美法系国家的法律与大陆法系国家的法律尤其是德国法律存在着严重的分歧。英美法采取"投邮生效的原则"（mail box rule），即接受通知一经投邮或者交电报局发出，则立即生效；大陆法中的德国法则采取"到达生效的原则"（receive of the letter of acceptance rule），即接受通知必须送达发盘人时才生效。《公约》第 18 条第 2 款规定："接受发盘于表示同意的通知送达发盘人时生效"。《民法典》第一百三十七条、第四百八十四条规定：以通知方式作出的承诺，承诺通知到达要约人时生效。可见，按照《公约》和《民法典》，对接受生效的时间，原则上是采取到达生效的原则，但也有例外。比如，接受还可以在受盘人采取某种行为时生效。《公约》第 18 条第 3 款规定："如果根据该项发盘或依照当事人之间的习惯做法或惯例受盘人可以做出某种行为，例如与发运货物或支付价款有关的行为来表示同意，而无须向发盘人发出通知，则接受于该项行为做出时生效"。例如，发盘人在发盘中要求"立即支付货款"，受盘人可做出立即支付货款的行为对发盘表示同意，而且这种以行为表示的接受，在支付货款时立即生效，合同即告成立，发盘人就应受其约束。当然，此项行为必须在发盘规定的有效期或者一段合理的时间内做出。

（6）接受的传递方式必须符合发盘的要求　如无要求，可按原发盘采用的方式，或采用更迅速的传递方式。

2. 接受的撤回　接受的撤回是受盘人阻止其接受发生法律效力的方法。关于接受撤回的问题，世界各国法律规定的有所不同。英美法系国家的法律认为，接受函电一旦投邮发出就立即生效，合同即告成立。因此，受盘人在发出接受通知之后就不可能将其撤回，也不存在撤回的问题。但是，大陆法系国家的法律则认为，接受通知须于到达对方时方始生效，因此，受盘人发出接受通知之后，在其到达对方之前，仍有机会将其撤回。而《公约》第 22 条的规定："接受得予撤回，只要撤回的通知能于该项接受原应生效之前或与其同时送达发盘人"。《民法典》第一百四十一条、第四百八十五条规定，承诺可以撤回。撤回承诺的通知应当在承诺通知到达要约人之前或者与承诺通知同时到达要约人。由此，中国医药进出口商在发出接受通知之后，如果发现不妥，可以赶紧发出撤回通知，只要撤回通知能在该接受生效之前或与其同时送达对方，该项接受是可以撤回的，但是一旦接受生效，合同已经成立，受盘人就不得撤回接受。当今，国际贸易业务已经进入了 IT 时代，在当事人普遍采用电传和电子邮件等现代快捷通讯方式进行交易磋商的条件下，中国医药进出口商在做出接受通知之前必须慎重考虑，因为一旦接受通知做出，对方几乎同时收到，受盘人根本没有机会将接受撤回。

第三节　国际医药贸易合同的签订

在国际医药商品交易磋商中，一方接受另一方发盘后，交易合同即告成立。然而合同成立并不意味着合同马上生效，合同生效是指合同具备法律上的效力。一般情况下，合同成立和合同生效是同步的，合同成立即合同生效，但是有些合同虽已成立，但并不立即生效，而是需要等到其他法律条件成立时方可生效，这种合同属于效力待定的合同。有些合同虽已成立，但是合同的主体、内容、形式或意思表示不符合法律的规定，这种合同属于无效合同或可撤销的合同。根据国际贸易惯例和中国法律规定，接受生效后，买卖双方还需签订书面合同或成交确认书，以进一步明确双方的权利和义务。在合同的签订过程中，应该注意以下问题。

一、合同成立的时间和地点

合同成立的时间和地点是国际贸易中非常重要的问题。根据《公约》第 23 条："合同于按本公约规定对发盘的接受生效时订立"。国际货物买卖合同成立的时间就是接受生效的时间。如果采取书面形式订立合同，则依《民法典》第三编合同第四百九十条和四百九十一条规定，当事人采用合同书形式订立合同的，自双方当事人签字或者盖章时合同成立。当事人采用信件、数据电文等形式订立合同的，可以在合同成立之前要求签订确认书。签订确认书时合同成立。

通常情况下，接受生效的地点就是国际货物买卖合同成立的地点。如果法律对书面形式的合同有特殊规定，应从其特殊规定。《民法典》第三编合同第四百九十二条和四百九十三条规定：承诺生效的地点为合同成立的地点。采用数据电文形式订立合同的，收件人的主营业地为合同成立的地点；没有主营业地的，其经常居住地为合同成立的地点。当事人另有约定的，按照其约定。当事人采用合同书形式订立合同的，最后签名、盖章或者按指印的地点为合同成立的地点，但是当事人另有约定的除外。

二、合同生效的法律条件

合同是否具有法律效力应视其是否具备一定的条件而定，不具备法律效力的合同不受法律的保护。因此，了解和掌握合同有效的法律条件十分重要。关于合同有效成立的条件，各国法律规定不尽一致。总体上看，主要有以下四项。

（一）双方当事人应具有法律行为的资格和能力

当事人订立合同应当具有相应的民事权利能力和民事行为能力。例如，未成年人达成的不符合自己年龄、智力状况的非纯获利益的合同是不具有法律效力的，精神病患者和醉汉在发病期内和神志不清时达成的合同无效。鉴于药品的特殊性，世界各国都对从事药品进出口业务的自然人或法人实行资格准入制度。在中国，国家对进口药品实行注册制度。凡进口的药品，必须具有国家药品监督管理局核发的《进口药品注册证》或《医药产品注册证》。《进口药品注册证》和《医药产品注册证》对该证载明的品名、生产厂家、厂商有效。也就是说，只有经国家批准许可的企事业单位才可以获得在指定范围内进口药品的资格，并不是任何单位都可以随意经营的。

（二）当事人双方意思表示必须真实、自愿、一致

根据《民法典》相关规定：有下列情形之一的，合同无效：①一方以欺诈、胁迫的手段订立合同；损害国家利益；②恶意串通损害国家、集体或者第三人利益；③以合法形式掩盖非法目的；④损害社会公共利益；⑤违反法律、行政法规的强制性规定。

因签订合同时当事人一方存在重大误解的以及签订合同时显失公平的，当事人任何一方都有权请求人民法院或仲裁机构撤销合同；一方以欺诈、胁迫的手段或者乘人之危，使对方在违背真实意思的情况下订立的合同，合同的受损方都有权请求撤销。

以上表明：通过一方的发盘和另一方的接受来构成合同成立，双方当事人的意思表示必须真实、自愿、一致。任何一方用诈骗、威胁或暴力强迫另一方在违背自己真实意愿的情况下接受发盘达成的合同，如果损害了国家利益，这种合同在法律上自是无效；如果不存在损害国家利益的情况，这类合同可以由合同的受损方按照司法途径请求撤销，合同被撤销后也归于无效；一方利用另一方处于危难之际或者利用其紧迫需要，迫使对方违背自己真实意思，接受对自己不利的发盘达成的合同，属于利用乘人之危的手段订立的合同，这种意思表示不真实的合同也可以由合同受损方提出撤销；订立合同时当事人一方的意思表示错误，对合同的内容、性质、标的和主体认识错误，产生重大误解，由此而订立的合同亦可由合同任何一方当事人提出撤销；合同一方当事人利用优势或者另一方当事人没有经验达成的合同，其权利义务明显违反了公平、等价有偿的原则，这类合同因明显有失公平而可以由合同任何一方予以撤销。

（三）必须互为有偿

这是指双方都拥有相应的权利和承担相应的义务，反映了在平等互利的基础上进行国际贸易的原则。如卖方在将货物移交买方时，担负着提供与合同规定一致的货物的义务，也享有接受买方偿付货款的权利。同时，买方既担负接受卖方移交货物并支付对方相应货款的义务，也享有检验货物是否符合合

同规定的权利。在国际贸易中，卖方的权利往往是买方的义务，而卖方的义务也往往是买方的权利。英美法把这种互为权利和义务的原则称为对价（consideration）。

（四）合同的标的和内容必须合法

几乎所有国家的法律都要求当事人所订立的合同内容和标的必须合法，否则合同无效。《民法典》相关规定明确：当事人订立、履行合同应当依照法律、行政法规，尊重社会公德，不得扰乱社会经济秩序，损害社会公共利益。另外，在中国，关于麻醉药品、精神药品、放射性药品等特殊药品的进出口业务，由国家有关政府部门指定的单位按照国家的有关规定办理。

三、签订合同时应注意的问题

在国际贸易中，买卖双方立场不同。因此，从交易磋商至合同签订的过程中充满着利害冲突。如何使这些"看似不可调和"的矛盾和冲突得以统一和解决呢？这不仅需要熟悉国际贸易惯例、法律、相应的专业知识和交际能力，还需要注意正确和灵活地运用各种"讨价还价"的方式和手段，恰如其分地运用各种谈判策略和技巧。

在国际贸易实践中，签订合同通常应注意以下问题。

1. 坚持平等互利、协商一致的原则。
2. 坚决遵守我国相应的法律、法令和有关条例的规定。
3. 双方当事人的名称应该使用全称，不能用简称，地址也应该详细准确，不能随便填写。
4. 合同条款应前后一致，相互协调。

如单价与总值货币名称一致，单价中装运港或目的港要与所使用的价格术语相一致等。

5. 合同条款的各项内容必须与双方达成的协议相符。

如果使用信用证支付货款，还应注意合同与信用证相应条款保持一致。

6. 合同条款应该完整，防止错列、漏列等错误的发生，合同条款还必须准确严密，切忌模棱两可、含糊不清。

第四节　国际医药贸易合同的履行

经过交易磋商，买卖双方达成了医药商品国际贸易的协议，同时签订了买卖合同，因此合同就进入了履行阶段。履行合同首先是双方当事人共同的责任，依法成立的合同，对当事人具有法律约束力。当事人应当按照约定履行自己的义务，不得擅自变更或者解除合同。只有在发生不可抗力的情况导致当事人一方无法履行合同的，才可以免除其部分或全部责任，绝大多数情况下当事人拒绝履行合同或不按约定履行合同就构成了违约，应根据不同情况和后果，要求其承担相应的违约责任。履行合同还是合同目的得以实现的必经途径。"重合同，守信用"是开展国际医药贸易所必须遵守的原则，只有严格履行合同，才能顺利实现买卖双方的经济利益，才能使医药企业在国际市场上获得良好的声誉，才能使中国医药行业在对外贸易活动中维持整体良好的形象。

一、出口合同的履行

出口合同的履行，即卖方需要交付货物或商品，移交一切与货物有关的单据和转移货物的所有权；买方需要按合同规定支付货款和收取货物。

由于合同规定的贸易术语、支付方式等不同，出口方在履行合同中所需要的工作及其程序也有所不同。但目前，中国出口合同多采用 CIF 术语和信用证支付方式成交。

在履行这类合同时，必须切实做好备货、催证、审证、改证、托运、报验、报关、保险、装船和制单结汇等环节的工作。而在这些环节中，货（备货）、证（催证、审证、改证）、运（托运、保险、报关）、款（制单结汇）等四个环节的工作最为重要。这些环节环环紧扣，密不可分，要求医药出口企业必须做到与本企业生产部门或供应商、保险部门、运输机构和收汇银行密切配合，避免发生事故，影响出口合同的顺利履行。

但目前国内很多中小型医药企业，尤其是从事微型医疗器械的公司，通常直接与国际货运公司签订协议，即将"证"和"运"的部分都外包给国际货运公司，公司内部只需完成"货"和"款"两项任务。比较安全可靠的国际货运公司包括 TNT、DHL、EMS 等，通过与国际货运公司合作，国内公司只需要在规定的交货期前将货物交由货运公司即可，货运公司将承担出口报关等相关工作。下面将就完整过程加以详细说明。

（一）准备货物

货物的准备是指医药出口企业根据合同和信用证的规定，按时、按质、按量准备好应交付的货物并办理好申报商品检验和领取出口证明文件等工作，包括备货和报验。

1. 备货　备货是指医药出口企业按照合同的规定向本企业有关部门或供应商准备和采购货物的过程。目前中国有两种类型的医药出口企业：

（1）生产型的制药企业　包括原料药企业和药品制剂企业。这类企业主要通过向本企业药品生产加工及仓储部门下达订单，要求按订单的要求将应交付的药品进行清点、加工处理、包装和印刷运输标志等各项工作来完成备货。

（2）贸易型的医药外贸企业　这类企业没有自己的生产车间，必须通过与国内药品生产企业联系货源，签订国内采购合同，收购货物来完成备货。

在备货工作中应注意：

（1）医药商品的品质、规格应按照合同和信用证的规定予以核实查对；

（2）医药商品的数量与合同和信用证的规定相符，并适当留有余地，可比合同规定的稍多一些，以备装运时可能发生的调换和适当舱容之用；

（3）医药商品的包装和运输标志应符合合同和信用证的规定，并能达到保护药品和适应运输的要求；

（4）备货时间应严格按照合同或信用证规定的交货时限，并结合船期安排，做到船货衔接，防止船货脱节；

（5）为了防止买方拒绝开立信用证而使自己陷入被动，医药出口企业最好在收到信用证并审核无误后在开始备货。

此外，医药出口企业如果出口麻醉药品、精神药品的，还需向国家药品监督管理部门提出申请，办理麻醉药品出口准许证或精神药品出口准许证。

2. 报验　报验工作在备货的同时就应开始。药品的出境检验工作由专门的药品检验机构实施检验。被法律法规列入必须实施检验的进出口商品目录中的药品以及合同和信用证规定需经过国家法定药品检验机构检验才能出口的药品，必须在出口前申报、检验，合格后获得检验证书，海关准许放行。经过检验不合格的药品，一律不得出口。

申报检验的手续是：先填制出口检验申请单，若需要用外文进行填写，应注意中外文内容的一致，再把出口检验申请单提交给检验机构，同时还应附上合同和信用证副本等有关文件，供检验机构检验和发证时参考。货物检验合格，即由检验机构发给检验证书。

（二）落实信用证

如果买卖双方在医药商品出口合同中约定采用信用证支付方式，那么落实信用证是履行出口合同不可缺少的重要环节。它关系到卖方能否安全收汇，是卖方交货的前提。落实信用证通常包括催证、审证和改证三项内容。

1. 催证　催证是指卖方以一定通讯方式督促买方按时开出信用证，以便即时履行交货义务的一种行为。按照合同规定的时间开立信用证是买方最重要的义务之一。如合同中对买方开证时间未作规定，买方则应在合理时间内开证。但在实际业务中，由于市场行情变化、资金短缺等原因，买方拖延开证的情况时有发生。因此，卖方应向买方发出函电，催促对方及时办理开证手续，特别是大宗医药商品交易或提供专为买方生产的医药商品交易的情况下，更应根据备货情况及时催证。

2. 审证　审证是指卖方应根据合同，对买方开来的信用证进行认真审查核对。从理论上说，买方根据买卖合同申请开立信用证，开证行根据开证人的申请书开立信用证，受益人收到的信用证，其内容应当是与买卖合同一致的。但是，在实际业务中经常发现国外来证的内容并不完全符合买卖合同的规定，有时甚至是大相径庭。产生这种情况的原因主要有：工作上的疏忽或差错、电文传递的错误、贸易习惯的不同、市场行情的变化或故意设置陷阱等。卖方既是出口合同的当事人，又是信用证的当事人，故既应按照出口合同的规定履行交货义务，又应按照信用证的规定办事。如果信用证条款与合同规定不一致，卖方将难以履约，处于非常被动和不利的地位，甚至不能安全收汇。为了避免这种情况发生，卖方应依据合同认真审核收到的信用证。在实际业务中，银行和出口企业应共同承担审证任务，因银行与出口企业的分工不同，两者在审核内容上各有侧重。

（1）银行对信用证的审核　银行对信用证的审核主要是审核有关开证行资信、付款责任等，具体如下。

1）审核开来信用证的合法性　中国政策中规定不与部分国家和地区开展经济贸易往来，对于这些国家和地区银行开出的信用证不能接受。对于与中国有贸易协定的国家开来的信用证，主要审核信用证在开证行、使用的货币、记账方式及双方港口等方面的规定是否符合有关贸易协定的规定。

2）审核信用证的真伪及有效性　对开来的信用证，银行需要检查它的印鉴密押是否真实，以辨别真伪。同时审核信用证上是否有"详情后告""待领进口许可证通知后生效"等限制性字样，以确定信用证的有效性。

3）审核开证行的资信等情况　开证行的政治背景和资金情况直接关系到出口企业的安全收汇问题。如果发现开证行资信不佳，资金实力不足以负担信用证实际金额等，应要求开证行另外找一家可靠银行对信用证保兑，或者对货物采用分批装运、分批收汇的办法。

4）审核付款责任　即信用证对开证行付款责任的规定。信用证的性质应为不可撤销信用证，并对开证行的付款责任没有任何不合理的限制和保留条件。对如规定受益人提交的单据中要包括"由买方签发的提货证明"或"检验证书应由申请人授权的签字人签字"的信用证，应慎重对待。因为这类信用证受申请人或其代理人的控制，受益人收款没有保障。

（2）出口企业对信用证的审核　银行审核完信用证后，即交给出口企业审核。出口企业重点是审核信用证的内容是否与合同条款的规定相一致。主要有以下五点。

1）审核信用证对商品的规定　主要是审核信用证中对商品名称、质量、规格、数量、包装、唛头等的规定是否与合同条款相一致。

2）审核信用证对货币与金额的规定　信用证中使用的货币与金额应与合同规定一致。如果货币不同，可以按中国银行的外汇牌价进行折算。合同中如果订有数量溢短装条款的，信用证金额也应有相应的机动条款。信用证中的单价、总值和贸易术语要正确，大小写金额要一致。

3）审核信用证对装运期、有效期、交单期及到期地点的规定　装运期的规定应与合同规定相一致。信用证的有效期是银行承担议付责任的有效时限，也是出口企业向银行交单议付的期限。一般来说，信用证有效期与装运期之间应当有一定的间隔，以便出口方在装运货物以后有足够的时间制单议付。交单期，即出口方在装运日后必须向银行交单的期限，如果信用证中未规定交单期，根据 UCP 600 第十四条规定，出口方提交单据的期限不得迟于提单或其他运输单据签发后二十一天，同时不得超过信用证的有效期限。信用证有效期的到期地点原则上应规定在卖方国家装运口岸，以便卖方在货物装运后及时办理议付。

4）审核信用证对运输、保险等的规定　运输方面主要是审查信用证对装运港、目的港以及对转运与分批装运的规定是否与合同一致。如果信用证不明确是否允许转运或分批装运，则视为允许。需要注意的是，有的信用证在规定分批装运的同时，也规定各批装运的具体数量、时间，如果其中一期未能按时运出，则本期及以后各期均告失效。保险方面，主要是要求信用证中对投保险别、保险金额等内容的规定应与合同规定一致。

5）审核信用证对单据的要求　信用证支付方式下，银行只凭单据付款，所以审核信用证对单据的要求尤为重要。主要是检查信用证中是否要求有合同规定以外的单据，对单据的内容是否有特殊要求，务必使来证在单据的种类、名称、份数等方面与合同一致。

3. 改证　在下列两种情况下，卖方应及时提出修改信用证的要求：一是审证后，发现信用证有与买卖合同规定不同而又不能接受的条款；二是客观情况发生了变化或其他原因，不能按信用证要求办理。

修改程序是：受益人（卖方）向开证申请人提出修改要求，再由后者向开证银行提出改证申请。开证行同意后，即向原通知行发出改证通知书，原通知行再将修改通知书转给受益人。修改信用证时应注意以下几个问题。

（1）凡是需要修改的内容，应做到一次性向对方提出，避免多次修改信用证的情况，以节约开证申请人的改证费用。

（2）对于不可撤销信用证中任何条款的修改，都必须取得当事人的同意后才能生效。对信用证修改内容的接受或拒绝有两种表示形式：①受益人做出接受或拒绝该信用证修改的通知；②受益人以行动按照信用证的内容办事。

（3）收到信用证修改后，应及时检查修改内容是否符合要求，并分情况表示接受或重新提出修改。

（4）对于改证通知书的内容，如发现其中一部分不能接受，应将改证通知书退回，待全部改妥后方能接受。UCP 600 第 10 条 e 款规定：对同一修改的内容不允许部分接受，部分接受将被视为拒绝修改的通知。

（5）有关信用证修改必须通过原信用证通知行才真实、有效；通过客人直接寄送的修改申请书或修改书复印件不是有效的修改。

（6）明确修改费用由谁承担，一般按照责任归属来确定修改费用由谁承担。

（7）直至受益人将接受修改的意见告知通知该修改的银行为止，原信用证条款对受益人仍然有效。

（三）托运、保险及报关

以 CIF 术语成交的出口合同，卖方须承担办理运输和保险的责任。在备妥货物和落实信用证以后，出口企业即应按买卖合同和信用证规定，对外履行装运货物、保险及出口报关的义务。

1. 托运　托运是指医药出口企业委托货运代理机构向承运单位或其代理办理租船订舱手续。在使用班轮装运货物出口时，医药出口企业向货运代理机构办理托运的工作步骤如下。

（1）外运机构每月编印出口船期表分发给有关的出口企业，或由出口企业向外运机构索取。船期表内列有航线、船名、国籍、抵达日期、停靠港等信息。出口企业根据合同与信用证中对运输条款的规定，参照外运公司公布的出口船期表填写托运单（shipping note）；作为租船、订舱的依据，交给外运机构。

（2）外运机构收到托运单后，会同外轮代理公司，根据货物状况、船舶装载能力、船期、装运港与目的港等情况，安排船只和舱位。由外轮代理公司签发装货单（shipping order），作为通知出口方备货装船与船方收货装运的凭证。

（3）货物装船后，由船长或大副签发"大副收据"（mate's receipt），载明收货情况，托运人或外运机构凭此收据向外轮代理公司换取正式海运提单，并结算运费。

2. 保险　按照 CIF 价格成交的合同，出口方须在装船前按照合同和信用证的有关规定向保险公司办理保险手续，取得保险单据。对出口商品，一般是逐笔办理投保手续。投保人投保时，应将投保人名称、货物名称、投保金额、投保险别、运输工具、运输路线、开航日期等一一列明。

按照 CFR 和 FOB 成交的合同，货物保险由买方办理，卖方在货物装船后应及时向买方发出装运通知，以便买方及时办理货运保险。

3. 报关　出口报关也称出口通关，是指出口货物的发货人或其代理向海关申报，交验规定的单据、证件，请求办理出口的手续。出口报关手续包括申报、接受申报、审核单证、查验货物、征税、结关放行等。

（1）出口申报　出口货物的发货人或其代理人应在装货的 24 小时内，向运输工具所在地或出境地海关申报。

（2）审核单证　海关须审核如下单证。

1）出口货物报关单　出口货物报关单是海关凭以进行监督、查验、征税、统计的基本单据。目前使用的出口报关单有五种：普通报关单（白色）、"来料加工、补偿贸易专用"报关单（浅绿色）、"进料加工专用"报关单（粉红色）、"出口退税专用"报关单（浅黄色），以及"外资投资企业"报关单（浅蓝色）。出口货物报关单通常一式两份。

2）出口许可证　有出口经营权的医药企业如出口超出其经营范围内的商品以及国家规定必须申领出口许可证的商品，应向海关交验出口许可证或国家规定的其他批准文件。

3）装货单或运单（非海运货物则为运单）　装货单或运单经海关查验放行后加盖放行章返还报关人凭以装运货物出口。

4）发票　发票是海关审定完税价格的重要依据。

5）装箱单　装箱单是对发票内容进行补充，说明出口货物的包装形式、包装内容、数量、重量、体积或件数的单据，是海关验货的凭证。散装货物或单一品种且包装内容一致的件装货物可免交。

6）出口收汇核销单　它是由外汇管理部门提供的单证，海关办妥结关手续，在其上盖章，出口企业收汇后凭以向外汇管理部门结汇核销。中国 2009 年实施跨境贸易人民币结算试点后，医药企业进出口业务以人民币作为结算货币的，因实施跨境贸易人民币结算试点后，企业进出口业务以人民币作为结算货币的，因为不再涉及外汇核销业务，也就不用再提供出口收汇核销单。

7）其他单证　海关认为必要时应交验的贸易合同、产地证和其他有关证明。

（3）查验货物　查验货物是指海关以出口报关单为依据，在海关监管区域内对出口货物进行实际的检查和核对，一般出口货物会有相对应的海关 HS 编码。海关查验货物，一般在海关监督场所，如码头、车站、机场、邮局等地仓库或货场，或者是在装卸现场进行。报关单位应派员在现场负责开箱装箱，协助海关完成查验工作。

（4）征税　准许出口、按规定应当缴纳出口税的货物，由海关根据《关税条例》和《海关税则》

规定的税率，征收出口税。

（5）结关放行　经海关审核单证和查验货物，在报关单位照章办理纳税手续后，海关在装货单或运单上盖上关印，即为结关放行。

（四）制单结汇

出口货物装运之后，医药出口企业就应立即按照信用证规定，正确缮制各种单据，全部单据齐全后，在信用证规定的交单有效期内，递交银行办理结汇手续。

1. 制作单据

（1）单据制作的要求　银行在信用证业务中并不审核单据的真伪，也不审查合同条款，更不管商品质量，甚至不管卖方是否已履行交货义务，而只是处理单据。因此，出口企业在信用证方式下结汇必须做好缮制单据工作。使单据的种类、内容、份数、交单时间、提交方式等方面都符合信用证的规定，做到正确、完整、及时、简明、整洁。

1）正确　是指出口企业所提交的各种单据必须做到"三个一致"，即单证一致、单单一致和单货一致。

2）完整　是指必须按信用证的规定提供各项单据，不能缺少单据的份数和单据本身的项目。

3）及时　是指在信用证有效期和交单期内，及时将单据送交议付行以便及早发现单据存在的问题，进行修改，便于议付行早日寄单收汇。

4）简明　是指单据的内容应按信用证要求和国际惯例填写，力求简明。

5）整洁　是指单据的布局要美观、大方，采取标准化格式，打印或缮写的字迹要清楚，更改的地方要签字盖章，一些重要的内容，如汇票、提单上的金额、数量等主要项目，一般不能修改。

如果出现了信用证与单据不符的情况，最简单的补救措施就是由银行把发现不符点的单据退回给出口企业，请求其修正，使不符点消灭，仍属单证相符的正常议付结汇。但是此种办法的前提是要在信用证交单期允许的时间范围内进行。如果不能及时改正，出口企业还可以选择以下补救措施。

1）凭保议付　是指议付行如发现单证不符，可以要求出口企业开立保证函，担保如日后遭到开证行拒付，由出口企业承担一切后果，然后照常向开证行办理索汇手续。采取此措施的前提是：单证不符点是微小和不重要的，而且必须是非实质性的。

2）表提　是指议付行发现单证不符后，用表格列明单据中的不符点，连同全套单据寄往开证行，要求授权付款的一种措施。通常议付行要求出口企业出具担保书。常用于金额不太大，不符点虽属实质性的，但不很严重而且事先已经开证行确认可以接受的情况。

3）电提　是指议付行发现单证不符后，发送电报或电传把单证不符点的情况通知开证行，要求授权付款，征得同意后再寄单的一种措施。常用于金额较大、不符点属于实质性问题、较严重的情况。此措施的优点是可以在很短的时间内通知开证行征求开证申请人的意见，一旦同意，就可以立即寄单收汇；如未获同意，出口企业可及时采取措施处理已装船的货物。

4）改为跟单托收　出口企业也可放弃信用证，采用跟单托收的方式，委托银行寄单代收货款。

出口企业无论采取以上哪种补救措施，都会丧失银行在信用证中的付款保证作用，转而依赖商业信用。

（2）单据的种类及其常见问题　用于银行结汇的出口单据主要有四大类，第一类是金融单据，如汇票；第二类是商业单据，如商业发票、保险单、重量单、装箱单等；第三类是运输单据，如海运提单、航空运单、铁路运单等；第四类是证明性文件，如药品检验合格证明、GMP 证书、产地证明书、普惠制单据等。出口企业应根据信用证的规定在每一类单据中选择该使用的单据，决定其内容、份数和制作方法。在使用和制作出口单据时的注意点如下。

1）汇票（bill of exchange，draft）　出口企业在缮制汇票时应注意如下六方面。

①出票日期和地点：通常印在汇票的右上角。出票日期不能迟于信用证规定的有效期和交单期，也不能早于提单签发期，根据国际惯例，应在提单签发以后的 21 日内。出票地点应填写议付地点。

②出票依据：在信用证支付方式下，汇票的出票依据就是根据信用证填写的开证行名称、开证地点、开证日期、信用证号码等。在托收方式下，则是指合同的号码。汇票一般开具一式两份，具有同等效力，其中一份付讫，另一份自动失效。

③付款人：通常写在汇票的左下角，在信用证支付方式下，付款人应填写开证行，以证明其应承担第一性付款的责任，而不是填写开证申请人即进口商。在托收方式下，付款人则应填写进口商。

④收款人：在信用证支付方式下，应填写议付行。通常做成指示性抬头即用"Pay to the Order of"表示。托收方式下，既可填写托收行，也可填写出口人自己，在办理议付或托收时背书给议付行或托收行。

⑤出票人：出票人一般写在汇票的右下角，在信用证支付方式下，出票人就是医药出口企业，在使用或转让信用证的情况下，出票人则是第二受益人。

⑥汇票的金额：一般与发票金额相等。在信用证支付方式下，汇票的金额不得超过信用证的金额。汇票金额的大小写必须一致，否则银行会因此拒收。

2）发票（invoice）　通常指的是商业发票。此外，还有其他发票，如海关发票、厂商发票和领事发票等。

①商业发票（commercial invoice）：是由出口企业开立的，凭此向进口商索取货款的发货账目清单。它能够全面说明一笔交易，在结汇中必不可少，同时它是制作汇票等其他单据的依据，还是进出口清关、完税的依据以及买卖双方交接货物、记账和清算货款的依据。商业发票没有统一的格式，但主要项目包括：发票的名称和编号；出口企业的名称和地址，收货人名称和地址，除可转让信用证外，在信用证业务中应与开证申请人相一致；货物名称、数量、包装、单价和总值，对货物的描述必须与信用证的规定一致，信用证没涉及的内容，尽量不表述，但是有时可用具体的品名代替信用证上比较笼统的品名，如信用证只规定品名为"药品"，实际货物是青霉素原料药，那么在发票中的最佳表示方法是"药品：青霉素"，注意应按照信用证的规定标明发票中商品的价格条件，如 CIF 旧金山；合同号；发票日期和地点；船名、装卸港名、出口许可证号；制作人签章等。

由于各国法律或商业惯例的不同，有些国家或地区开来的信用证要求在发票上对货物的自然状况辅以证明性的声明，也应按其要求照办无误。如来证要求提交"证实发票"（certified invoice），则必须在发票上加注"证明所列内容真实无误"的文字，并把发票下端通常印有的"有错当查"（E. & O. E）字样删去；如来证要求提交"收妥发票"（receipt invoice），应在发票上标明"货款已经收讫"的文字。

②海关发票（customs invoice）：有些国家的海关制定的一种固定格式的发票，要求国外出口企业填写，目的是作为估价完税、征收差别待遇关税和征收反倾销税的依据，还可供海关编制统计之用。它有三种习惯名称：海关发票（customs invoice）、估价和原产地联合证明书（combined certificate of value and origin，C. C. V. O）、根据××国海关法令的证实发票（certified invoice in accordance with × × customs regulations）。在填写海关发票时应注意：商业发票上和海关发票上共有项目的内容，两者保持一致，不得相互矛盾；不同国家或地区使用的海关发票，其格式不一，不能混用；如以 CIF 条件成交，则应分别列明 FOB 价、运费、保险费，且三者的总和应与 CIF 价格相等；签字人和证明人均须以个人身份出面，而且两者不能为同一人，个人签字均须手写才有效；应根据有关规定慎重填写"出口国国内市场价格"一栏，因为其价格的高低是进口国海关作为是否征收反倾销税的主要依据。

③厂商发票（manufacturer's invoice）：是用于证明出口国国内市场出厂价格的发票，也可用于进口

国海关估价、核税和征收反倾销税。它是由出口国的制造商出具，用本国货币计算价格。

④领事发票（consular invoice）：一些国家规定，国外出口企业必须向该国海关提供该国领事签证的发票，各国领事签发领事发票时，都收取一定费用。领事发票作用与海关发票相似。

3）提单（bill of lading）　是承运人或其他代理人向托运人签发的、证明已收到特定的货物或将特定的货物装船，并负责将货物运送到指定目的港，交付给收货人的一种物权凭证。它主要包括以下内容。

①托运人（shipper）：即发货人。一般为信用证的受益人，即出口商。除非信用证另有规定，以信用证受益人以外的一方（如以外运机构）为托运人的提单，即第三方提单，银行也将接受。

②收货人（consignee）：又称提单抬头人。在实际业务中，大多做成"凭指定"或"凭托运人指定"抬头，这种提单须经托运人背书才可转让。也有的要求做成"凭××银行指定"，一般为凭开证行指定。

③被通知人（notified party）：被通知人是指船方发出到货通知的对象，通常为进口方或其代理人。

④货物名称（name of commodity）：提单上的货物名称可以用概括性的商品统称，不必列出详细规格，但注意不能与来证所规定的货物特征相抵触。

⑤毛重和尺码（gross weight & measurement）：除非信用证另有规定，一般以公吨作为重量单位，以立方米作为体积单位。

⑥运费和费用（freight & charges）：只填写运费支付情况，不必列出运费的具体金额。按 CIF 和 CFR 条件成交，应填写运费预付，按 FOB 条件成交，一般填写运费到付。

⑦正本提单份数：按信用证规定签发，并分别用大小写数字填写，如"（2）Two"。如果信用证中仅规定"全套（full set）"时，是指承运人在其所签发的提单上所注明的全部正本份数。例如，通常承运人签发的提单是三正三副，那么全套就是指三份正本提单。实践中，全套提单到底有多少份要看承运人在签发的提单上所注明的全部正本份数，有的公司只出一份正本或两份正本。

⑧提单日期和签发地点：UCP 600 第 20 条 a（Ⅱ）款规定，除非提单载有已装船批注，显示了装运日期，此时以装船批注中所显示的日期为装运日期。否则，提单的出具日期将被视为装运日期。此时除备运提单外，提单日期均为装货完毕日期，不能迟于信用证规定的装运日期。提单装运地点按装运地填列。

⑨签署　UCP600 第 19 条第 a（Ⅰ）款规定，海运提单表面必须表明承运人名称并由承运人或其指定的代理人，或船长或其指定的代理人。承运人、船长或代理人的任何签字，必须标明其承运人、船长或代理人的身份。代理人签字必须表明其是代表承运人还是代表船长签字。

4）保险单（insurance policy）　在 CIF 或 CIP 合同中，出口人在向银行或进口人收款时，须提交符合买卖合同及（或）信用证规定的保险单据，主要包含以下内容。

①被保险人名称：根据信用证要求填写，并加空白背书，便于保险单转让。

②标记：标记是指运输标志，应和提单、发票及其他单据上的标记一致，通常在标记栏内注明："As Per Invoice No. ××"。信用证有时要求所有单据都要显示出信用证号码，则可在本栏空白处表示。

③保险货物金额：按信用证规定金额投保，若信用证未规定，则按 CIF 或 CIP 价格的 110% 投保。

④保费及费率：保费及费率一般没有必要在保险单上表示。该栏仅填"AS ARRANGED"。但如果来证要求标明保费及费率时，则应填上具体数字和费率。

⑤装载运输工具：参照提单，注上承运货物的船舶名称与航次。如投保时已明确要在中途转船，须在第一程船名后加注第二程船名，如第二程船只未能预知，则在第一程船名后加注"And/Or Steamers"。

⑥开航日期、起运地和目的地：开航日期缮打"As Per B/L"。起运地、目的地参照提单填写。

⑦投保险别：按照投保单填制，并应与信用证规定一致。

⑧赔付地点和赔付代理人：一般为保险公司在目的地或就近地区的代理人。

⑨保险单签发日期和地点：保险单签发日期应不迟于提单或其他货运单据签发日期，以表示货物在装运前已办理保险。

5）产地证明书（certificate of origin）　是一种证明货物原产地或制造地的文件，也是进口国海关核定进口货物应征税率的依据，一般分为普通产地证和普惠制产地证。

①普通产地证：又称原产地证。这种产地证的出具者有：出口商、生产厂商、进出口商品检验机构（如中国各地出入境检验检疫局）、中国国际贸易促进委员会。在实际业务中，应根据买卖合同或信用证规定，提交相应的产地证。

②普惠制产地证：凡是对给予中国普惠制关税优惠待遇的国家出口的受惠商品，须提供此证，作为进口国海关减免关税的依据，其书面格式名称为"Form A"（格式 A）。在实际业务中，出口企业填制后连同普惠制产地证申请书和商业发票一份，送交国家商检机构签发。

6）包装单据（packing document）　包装单据是指记载或描述商品包装情况的单据，是商业发票的补充单据。不同商品有不同的包装单据，常用的有装箱单、重量单（又称磅码单或码单）、尺码单等。

7）检验证书（inspection certificate）　用以证明货物的品质、数量、重量和卫生条件等方面的情况。这类证书一般由国家商检机构出具，也可根据情况由出口企业或生产企业出具。证书的名称与所列项目或检验结果，应与合同及信用证规定相同。

8）其他单证　除上述各种单证以外，其他常见的单证还有：寄单证明、寄样证明、邮局收据、装运通知以及有关运输和费用方面的证明。

2. 出口结汇　出口结汇是指出口商按国家外汇管理规定，将出口所得外汇按牌价售予外汇银行的行为。出口结汇通常有三种结汇方式：收妥结汇、定期结汇和买单结汇。

（1）收妥结汇　或称收妥付款。银行收到出口企业交付的单据后，经审核无误，将单据寄往国外付款行索取货款，接到付款行将货款拨入银行账户的通知时，即按当时外汇牌价折成人民币拨给出口企业。

（2）定期结汇　银行根据向不同国家或地区索偿所需的时间，预先确定一个固定的结汇期限，到期主动按当日外汇牌价将票款金额折成人民币拨付给出口企业。

（3）买单结汇　又称出口押汇。买单结汇是指议付行审单无误后，即买入出口企业的汇票和单据，从票面金额中扣除从议付日到估计收到票款之日的利息，将余款按议付日外汇牌价折成人民币，拨给出口企业。银行买单后，即成为汇票持有人，即可凭汇票向信用证的付款行索取票款。这种结汇方式，实际是议付行以单据作为质押，向信用证受益人提供资金融通的便利，可促进出口企业的资金周转。

（五）出口收汇核销及退税

1. 出口收汇核销　出口收汇核销是国家为了加强出口收汇管理，确保国家外汇收入，防止外汇流失，指定外汇管理等部门对出口企业的贸易项下的收汇收入情况进行事后监督检查的一种制度。货物贸易外汇业务按照《外汇局关于印发〈经常项目外汇业务指引（2020 年版）〉的通知》（汇发〔2020〕14号）和《国家外汇管理局关于进一步优化贸易外汇业务管理的通知》（汇发〔2024〕11 号）等有关规定执行。依照最新规定，出口收汇核销业务的办理更加高效便捷，且已基本实现无纸化：登录电子税务局，并在出口退税管理模块完成出口退免税申报后，填写出口货物收汇情况表，完成出口收汇采集窗口的信息填写即可。

2. 出口退税　为鼓励出口企业自主经营、自负盈亏，并增强我国出口产品的竞争力，根据国际惯例法，我国从 1985 年开始对出口产品实行退税制度。其基本原则是"征多少，退多少，不征不退"。具体程序如下。

（1）办理出口退税认定手续　医药出口企业办理备案登记取得进出口经营权后，没有出口经营资格的药品生产企业委托出口自产货物，应分别在备案登记、代理出口协议签订之日起30日内持有关资料，填写《出口货物退（免）税认定表》，到所在地税务机关办理出口货物退（免）税认定手续。

（2）出口货物退税申报　出口企业应在规定期限内（通常为90天），收齐出口货物退（免）税所需的有关单证，使用国家税务总局认可的出口货物退（免）税电子申报系统生成电子申报数据，如实填写出口货物退（免）税申报表，向税务机关申报办理出口货物退（免）税手续。注意不能逾期申报，否则税务机关不再受理该笔出口货物的退（免）税申报，并要求按有关规定补征税款。

税务机关对出口企业报送的申报资料、电子申报数据及纸质凭证及时予以接受并进行初审，经初步审核，资料齐全的，受理该笔出口货物退（免）税申报，并为出口商出具回执，对出口货物退（免）税申报情况进行登记。

（3）出口退税应报送的申报材料　税务机关重点审核的凭证如下。

1）《出口货物报关单》（出口退税专用）　除另有规定外，出口货物报关单必须是盖有海关验讫章，注明"出口退税专用"字样的原件，出口报关单的海关编号、出口商海关代码、出口日期、商品编号、出口数量及离岸价等主要内容应与申报退（免）税的报表一致。

2）增值税专用发票（抵扣联）　增值税专用发票（抵扣联）必须印章齐全，没有涂改。增值税专用发票（抵扣联）的开票日期、数量、金额、税率等主要内容应与申报退（免）税的报表匹配。

3）消费税税收（出口货物专用）缴款书　消费税税收（出口货物专用）缴款书各栏目的填写内容应与对应的发票一致；征税机关、国库（银行）印章必须齐全并符合要求。

4）代理出口证明　代理出口货物证明上的受托方企业名称、出口商品代码；出口数量、离岸价等应与出口货物报关单（出口退税专用）上内容相匹配并与申报退（免）税的报表一致。

（4）税务机关审核后审批退税　税务机关对申报的出口货物退（免）税凭证、资料进行人工审核和计算机审核，保证其与国家税务总局以及其他部门传递的数据完全一致。审核无误后，安排退税资金并划转至出口企业。

二、进口合同的履行

国际医药贸易进口合同的履行是指医药进口商按照合同规定，办理对外付款保证手续、催促卖方履行交货义务、付款、接货并办理进口通关手续的全过程。进口合同的履行程序与出口合同的履行程序相似，业务环节相反。在我国国际贸易实务中，进口合同一般采用FOB价格条件和信用证支付方式成交的合同较多，履行这类进口合同的一般程序是：开立信用证、办理运输与保险、审单付款及接货、进口报关、拨交与索赔。与普通商品不同，医药商品进口合同的履行还应严格遵守药品进口管理程序的法律规定。

（一）开立信用证

进口企业在向开证行申请开立信用证时，应填写开证申请书，连同所需附件交开证银行，并向银行交付一定比例的押金和开证手续费。开证申请书是开证银行开立信用证的依据。开证申请书的内容应明确包括：受益人名称地址、信用证的性质、金额、汇票内容、货物描述、运输条件、所需单据种类和份数、信用证的交单期、到期日和地点、信用证通知方式等。

对方收到信用证后，如提出修改信用证的要求，经进口方同意后，即可向银行办理改证手续。最常见的修改内容有展延装运期和信用证有效期、变更装运港口等。

（二）办理运输

履行按 FOB 价格条件成交的进口合同，应由进口方负责办理运输事宜，即进口方应负责派船到对方口岸接运货物。通常由出口企业在交货期前的一定时间内，将预计装运日期通知进口方，进口方按该通知规定的日期，及时通过运输代理或自行办理租船订舱手续。在办妥租船订舱手续后，应按规定的期限将船名及船期及时通知对方，以便对方备货装船。

对方装船后，有义务向进口企业发出装船通知，以便其及时办理保险和做好接货手续。

（三）办理保险

进口企业在向保险公司办理货物运输保险时，有两种做法：一种是预约保险方式，另一种是逐笔投保方式。

1. 预约保险　预约保险是指进口企业与保险公司订立预约保险合同，合同具体规定进口货物的投保险别、保险费率、赔付方法和承保货物的范围等内容。承保的货物一经起运，保险公司即自动承担保险责任。进口企业在接到出口方的装船通知后，立即填制预约保险启运通知书或将装船通知送达保险公司，即完成了投保手续。

采用预约保险方式，可以简化手续，防止漏保。因此，它成为进口货物运输保险的一种主要方式。

2. 逐笔投保　进口企业如果未与保险公司签订预约保险合同，对进口货物须逐笔办理保险。进口企业在收到国外卖方的装船通知后，应立即填制投保单或装货通知单。其内容包括货物名称、数量、保险金额、投保险别以及船名、船期、启运日期和估计到达日期、装运港和目的港。

（四）审单付款

审核单据是银行与进口企业的共同责任，为保证自身权益，进口企业必须与银行密切配合，做好审单工作。

收到单据后，开证行必须确定其是否表面上与信用证条款相符。如单据表面上与信用证不符，银行可以拒收单据。在实际业务中，开证银行也征求进口企业意见是否同意接受不符点，对此，进口企业应根据情况决定接受与否。在单据和汇票内容与信用证规定相符的情况下，通常开证行也要交进口企业复审。按我国习惯，如进口企业在 3 个工作日内没有提出异议，开证银行即应即期付款或承兑后到期付款，开证银行在对外付款的同时，通知进口企业付款赎单。

（五）接货报关

1. 接货　进口企业可以委托货运代理公司，也可以自行办理接货业务。提单上的被通知人相应地分别为货运代理公司的名称和地址或进口企业的名称和地址。船舶到港后，船方即向被通知人寄交"准备卸货通知"。货运代理或进口企业应负责现场监卸，监卸时，如发现货损货差，应会同船方和港务当局填制货损货差报告。

2. 报关　即进口报关，是指进口企业或其代理人向海关交验有关单证，办理进口货物申报手续的行为。

进口报关须填写"进口报关单"，交验提单或运单、发票、装箱单、检验证书、产地证以及海关认为有必要提供的其他文件。

海关接受申报后，对进口货物进行查验。进口货物在接受查验，缴纳关税后，由海关在货运单据上签章放行，即为结关。进口企业或其代理人可持海关签章的货运单据提取货物。进口企业应特别注意进口报关的时限。法定申报时限为自运输工具申报进境之日起 14 天内，超过 14 天期限未向海关申报的，由海关按日征收进口货物 CIF 或 CIP 价格 0.5‰的滞报金。

（六）进口备案

进口备案是履行国际医药贸易进口合同必须执行的特殊环节，进口药品在报关之前，必须办理进口备案手续。

《药品管理法》规定，药品必须从允许药品进口的口岸进口，并由进口商向口岸药监局登记备案，且办理进口备案的进口商须是具有药品经营许可证的法人或是具有药品生产许可证的药品生产企业。

不同性质的进口药品，备案程序不同。

1. 已获得进口药品注册证或医药产品注册证的普通进口商品　进口商应持有进口药品注册证或医药产品注册证（针对港澳台地区生产的药品）原件，填写进口药品报验单，向口岸药监局报送所进口药品品种的有关资料，包括：进口药品注册证或医药产品注册证的复印件；进口商的药品经营许可证或药品生产许可证，企业法人营业执照复印件；原产地证明复印件；购货合同复印件；装箱单，提单和货运发票复印件；出厂检验报告书复印件；药品说明书及包装，标签的式样；最近一次进口药品检验报告书和进口药品通关单复印件；经其他国家或者地区转口的进口药品，还需提交从原产地到各转口地的全部购货合同、装箱单、提单和货运发票等。

口岸药监局逐项核查所报资料是否完整、真实，查验进口药品注册证或医药产品注册证原件的真实性。审查全部资料后，认为提交的资料符合要求的，准予进口备案，发给进口药品通关单，进口商凭进口药品通关单向海关办理报关验放手续。同时口岸药监局向负责检验的口岸所在地药检所（简称口岸药检所）发出进口药品口岸检验通知书，并转交一整套申报资料。口岸药检所抽取样品，进行质量检验，并将检验结果送交所在地口岸药监局，但检验结果合格与否并不影响进口药品的报关验放。

2. NMPA 规定的生物制品、首次在中国境内销售的药品和国务院规定的其他药品　这类药品具有高度的危险，在进口药品中所占比例不大。首先，除应提交普通药品进口所需提交的上述资料外，还需提供特定的申报资料，如 NMPA 规定批签发的生物制品，需要提供生产检定记录摘要及生产国或者地区药品管理机构出具的批签发证明原件。其次，在整个备案的过程中还含有进口商品强制检验程序，即口岸药监局审查全部资料无误后，向负责检验的口岸药检所发出进口药品口岸检验通知书，并转交一整套申报资料，同时向海关发出进口药品抽样通知书。口岸药检所进入海关监管地点，抽取检验样品，进行质量检验，并将检验结果送交口岸药监局。检验符合标准规定的，准予进口备案，由口岸药监局发出进口药品通关单，进口商凭进口药品通关单向海关办理报关验放。不符合标准规定的，不予进口备案，由口岸药监局发出药品不予口备案通知书。也就是说，此类药品必须经口岸药检所检验合格后才能获得进口药品通关单，办理报关手续。

3. 精神药品和麻醉药品　进口商在申请进口备案时，除须持有进口药品注册证或医药产品注册证外，还须持有麻醉药品、精神药品的进口准许证原件，并向口岸药监局提交进口准许证的复印件，其他所应提交的资料与普通进口药品完全一样。口岸药监局审核麻醉药品、精神药品的进口准许证原件的真实性和其他资料无误后，向口岸药检所发出进口药品口岸检验通知书通知口岸药检所对此批进口药品进行抽样、检验。口岸药检所完成抽样后，在进口准许证原件上注明"已抽样"的字样。与其他进口药品不同的是，口岸药监局并不向进口商签发进口药品通关单，进口商凭注明"已抽样"的进口准许证就可向海关办理报关手续。

（七）拨交与索赔

1. 拨交货物　进口商提取进口货物后，如为自用，就不存在拨交货物的环节；如是受委托代理进口，则应拨交给订货方。如果订货方在卸货港附近，则可就近拨交；如果订货方不在卸货港附近，则一般委托外运机构代为将货物转运内地拨交给订货方。

2. 进口索赔　在履约的过程中，如果进口商的合法权益受到侵害，则应向有关责任人索赔。

如果出现卖方不交货或不按期交货，原装数量不足，品质低劣，规格与合同规定不符，包装不良使货物受损等情况，进口方应向卖方索赔；如果卸货数量少于提单记载的数量或由于船方过失导致货物残损，货损应由船方负责；如果因自然灾害，意外事故，其他外来原因造成了货物承保范围内的损失，或在承保范围内船方赔偿金额不足以抵补损失的部分，则由保险公司对进口方进行索赔。对外索赔必须在合同规定的索赔期限内提出，如果在索赔期内来不及出具检验证书，买方应要求对方延长索赔期，或向对方声明保留索赔权。若合同未对索赔期限做出规定，根据《公约》的规定，这一期限应为买方实际收到货物之日起两年。

进口方对外索赔时，应按合同规定提供索赔清单、商检机构的检验证书、发票、装箱单或重量单、提单副本、保险单及其他必要的文件及单据作为索赔的证据。

思考题

答案解析

1. 国际医药贸易合同主要有哪几种形式？
2. 国际医药商品买卖合同的主要内容有哪些？
3. 交易磋商的一般程序中包括哪些环节？为什么发盘和接受是其中不可缺少的两个基本环节？
4. 什么是询盘？作为医药进出口商，询盘时应注意哪些问题？
5. 通常情况下医药进出口合同要满足哪些法律条件才能生效？
6. 案例分析：

某年六月，甲国某医药公司准备向国际招标机构投标，由于缺少货源，向中国一医药外贸公司发来求购意向，中国公司遂于6月25日向其发实盘并规定有效期至同年7月20日。对方为争取得标，6月30日向该公司发来传真，要求降价20%，该公司于7月2日回电拒绝。对方7月12日给该公司来电，同意接受该公司6月25日发盘。此时该公司已将该批药物以高价转卖他国，无法向对方供货，对方遂派专人前来交涉，要求该公司供货。该公司应否向对方供货？

书网融合……

微课　　　　题库　　　　本章小结

第十章 国际贸易术语

PPT

学习目标

1. 通过本章学习，掌握常用的贸易术语的含义及其解释，《2020 通则》《2010 通则》和《2000 通则》的异同点；熟悉《2020 年国际贸易术语解释通则》中对 11 个贸易术语的解释；了解贸易术语的作用及有关贸易术语的国际贸易惯例。

2. 提高学生的理解、记忆和分析能力，通过国际贸易术语应用案例加强学生积极思考问题的主动性和学习的兴趣，减轻面对抽象实务学习时的恐惧感。

3. 树立正确的人生观和价值观，引导学生以正确的方式对待国际贸易活动，遵守规则和伦理要求；提高学生的道德水平和社会责任感，关注社会公益和可持续发展，推动国际贸易活动健康发展；培养创新精神和合作意识，引导学生在国际贸易活动中主动适应变化从而合作共赢。

现代国际医药货物贸易已经越来越依赖于贸易术语（trade terms）。国际贸易术语是在国际贸易的发展过程中逐渐形成的，由当事人自由选择并加以适用的国际贸易惯例。随着经济全球化、运输技术、网络技术和通信手段的迅速发展，贸易术语将不断成熟，进一步趋于国际化、条理化、规范化、系统化。在国际医药贸易中使用国际贸易术语已经非常普遍。因此，要想顺利地开展国际医药贸易就必须学习和掌握国际贸易中现行的各种贸易术语及其相关的其他国际贸易惯例，恰当使用这些贸易术语对明确双方当事人的权利与义务和合理规定价格，具有十分重要的意义。 微课

第一节 贸易术语的概念及作用

一、贸易术语的概念

在国际货物买卖中，由于交易双方分处不同的国家，货物从卖方交到买方手里，要经过储存、装卸、运输等许多环节，涉及多项费用，货物在运输途中还可能遭受各种自然灾害和意外事故的风险。那么，上述各项手续由谁办理、费用由谁承担、风险如何划分等都是买卖双方在交易磋商、订立合同时必须加以明确的问题。这些和价格相联系的诸多内容要用简短的条文来说清楚也并非易事，于是在长期的国际贸易实践中，逐渐形成和发展了适用于各种交易情况的贸易术语。

贸易术语又称贸易条件，也被称为价格条件、价格术语。它是一种用来表示在国际贸易中，交易双方有关责任、费用与风险划分的专门用语。通常用一个简短的概念或缩写的英文字母来表示。

贸易术语具有两方面的含义：一方面表示交货条件；另一方面表示价格的构成，特别是货价中所包含的从属费用。每种贸易术语有着特定的含义，表示其应承担的交货条件和价格构成。在国际货物买卖业务中，贸易术语与商品价格往往是结合在一起使用的，成为价格的一个重要组成部分。

在签订国际医药货物贸易买卖合同时，必须考虑以下问题。

（一）交货地点

由于买卖双方不在同一个国家，交货地点就成为十分重要的因素，因为交货地点能够影响买卖双方

的责任、风险和费用。因此，买卖合同必须首先确定在什么地点交货。

（二）运输责任方

国际买卖的货物通常都要经过长距离的运输，运输的成本较高，从而最终影响商品价格。因此，买卖双方在合同中就必须确定究竟是由买方还是由卖方负责安排货物的运输，并负责签订相应的运输合同。

（三）风险转移的时间和地点

货物在长途运输过程中可能会遇到各种风险，使货物受到损失，甚至毁灭，买卖双方在合同中就必须明确货物的风险从何时起或由何地点从卖方转移给买方，并且确定由谁负责投保并支付保险费用。

（四）相关证书、单据的办理方

世界各国政府都有一系列管理对外医药贸易的措施，如实行药品进出口许可证制度、药品进出口检验制度、海关及关税、配额制度等，由哪一方办理都足以影响商品价格。因此，买卖双方在合同中就必须明确是由卖方还是由买方办理进出口许可证，办理海关手续及缴纳进出口关税，另外，还要确定运输过程中需要的各种装运单据应由哪一方办理。

二、国际贸易术语使用的作用和意义

（一）便于当事人解决贸易争议

贸易术语作为国际贸易惯例是由地区、行业以至于国际组织或商业团体对国际贸易的习惯做法加以整理修订形成的。这些对有关的名词、术语给予明确的定义和解释的习惯做法经过归纳后，已经被世界上大多数国家和地区所接受和认可。但是，国际贸易术语不是国际贸易法律规定，不具有强制性。买卖双方可以自愿选择某种贸易术语，并按此项贸易术语订立合同。在合同中一旦已经明确约定选用某项贸易术语时，这项贸易术语就会对双方当事人产生约束力。将来如果发生争议和纠纷，贸易术语所代表的国际贸易惯例将是解决争议、处理索赔及理赔案件的主要依据。

（二）便于当事人交易磋商和订立合同

国际贸易中使用贸易术语的好处在于虽然表述方式非常简单，但明确了买卖双方的责任、义务与费用，明确了商品价格构成因素，同时还明确了合同的性质。双方当事人在订立买卖合同时，只需使用几个英文字母，如 FOB、CIF 等，就可以明确表示买方和卖方所应承担的责任、费用与风险，不必逐项进行磋商。因此，广泛使用国际贸易术语时，可以缩短交易磋商的过程和简化买卖合同的内容，节省时间和费用，有利于推动国际贸易的发展。

第二节　有关贸易术语的国际惯例简介

国际贸易惯例是指在长期的国际贸易实践中逐步形成的有关贸易术语的习惯做法或解释。早在 19 世纪初，国际贸易中已开始使用贸易术语。但是，最初对贸易术语并无统一的解释。由于各国法律制度、贸易习惯不同，以及受各自传统做法所限制，各国对贸易术语的解释和运用存在着一定的差异，因而容易引起纠纷。为了解决这一问题，一些国际组织及商业团体经过长期努力，制定了一些解释贸易术语的规则，具有一定的权威性。这些规则后来被许多国家或团体组织所熟悉，并加以承认和使用。

国际贸易惯例本身不是法律，不具有强制性，买卖双方有权在合同中做出与某项惯例不符的规定。但是惯例又具有广泛的适用性，若在合同中明确规定了某项惯例，则有了强制性。若在合同中未作明确规定，双方一旦发生争议，有关司法机关或仲裁机构也往往会引用某一惯例进行判决或裁决。对于有关贸易术语的国际贸易惯例也同样如此。

目前，在国际上有关贸易术语的国际贸易惯例主要有以下三种。

一、1932 年华沙 – 牛津规则

1928 年，国际法协会为了对 CIF 贸易术语进行统一的规定和解释，在波兰首都华沙开会，以英国贸易习惯及判例为基础，制定了有关 CIF 买卖合同的统一规则，称为《1928 年华沙规则》（*Warsaw Rules* 1928），并由国际商会分送各国商会征询意见。其后，国际法协会将此规则修订为《1932 年华沙—牛津规则》（*Warsaw – Oxford Rules* 1932），并沿用至今。该规则对于 CIF 合同的性质、买卖双方所承担的风险、责任和费用划分及所有权的转移等问题都做出比较详细的解释。

二、1990 年美国对外贸易定义（修订本）

1919 年，美国 9 个大商业团体在纽约制定了《美国出口报价及缩写条例》（*The US Export Quotations & Abbreviations*）。后来，由于贸易习惯的剧烈变化，在 1940 年召开的美国第 27 届全国对外贸易会议上，该条例被广泛要求进行修订与澄清，最终命名为《1941 年美国对外贸易定义（修订本）》并于 1941 年 7 月 30 日获得通过。这一修订本经美国商会、美国进口商协会和全国对外贸易协会所组成的联合委员会通过，并由全国对外贸易协会予以公布。为了顺应环境的变化，1990 年相关机构在 1941 年修订本的基础上进一步增加了买卖双方的责任，对原有的责任划分更加细致。它主要对以下六种贸易术语进行解释。

（1）EXW（ex works）（产地交货）。

（2）FOB（free on board）（运输工具上交货）。

（3）FAS（free along side）（在运输工具旁边交货）。

（4）CFR（cost and freight）（成本加运费）。

（5）CIF（cost insurance and freight）（成本加保险费、运费）。

（6）DEQ（delivered ex quay）（目的港码头交货）。

《1990 年美国对外贸易定义（修订本）》（*Revised American Foreign Trade Definition* 1990）多年来为美洲国家所采用。它对贸易术语的解释，在某些方面与其他惯例的解释有一定的差异，特别是 FOB 及 DEQ 与国际商会《国际贸易术语解释通则》明显不同，因此在同美洲国家进行交易时应特别注意。

三、国际贸易术语解释通则

《国际贸易术语解释通则》（*International Rules for the Interpretation of Trade Terms*，INCOTERMS，以下简称"《通则》"）是国际商会对各种贸易术语解释的正式规则，其宗旨是"为国际贸易中最普遍使用的贸易术语提供一套解释的国际规则，以避免因各国不同解释而出现的不确定性，或至少在相当程度上减少这种不确定性"。1936 年，国际商会首次制定《通则》，对 9 种贸易术语给予了解释。自创立以来，国际商会先后在 1953 年、1967 年、1976 年、1980 年、1990 年、2000 年、2010 年和 2020 年对此通则进行了八次修改和补充。连续修订的主要原因是为使其适应国际商务的实践。在 1990 年变化较大的一次修订中，《通则》删除了单一运输方式的铁路交货（FOR/FOT）和启运地机场交货（FOA），增加了未完税交货（DDU）。贸易术语由 14 种变为 13 种。这个全世界无可争辩的国际贸易术语方面的国际惯例自诞生后就不断更新以与国际贸易理论和实践的发展保持同步。

需要说明的是，并不是新版本出来旧版本就立即过时，人们就不再使用，《通则》是国际贸易惯

例，不是法律，合同双方当事人有选择适用不同版本的自由。另外，人们认识和学习新版本也需要一个过程，旧版本的淡出需要时间和实践。

第三节　2000 年、2010 年与 2020 年《通则》的对比分析

一、《2000 年国际贸易术语解释通则》

在《2000 年国际贸易术语解释通则》（以下简称"《2000 通则》"）中，国际商会按卖方责任、费用和风险由小到大依次分组，形成 E、F、C、D 四个组。其特点如下。

（一）E 组贸易术语

特点是卖方在其处所（如工厂、仓库等）将货物置于买方控制之下，即完成交货任务，卖方承担的责任、费用、风险最小。

（二）F 组贸易术语

特点是由买方签订运输合同并指定承运人，卖方将货物交给买方指定的承运人或装上运输工具，即完成交货任务。F 组术语属于主运费未付的术语。

（三）C 组贸易术语

特点是卖方负责签订运输合同，支付正常的运费，承担交货前货物的损坏或灭失的风险，在装运港将货物装上船（CFR、CIF）或将货物交至承运人（CPT、CIP）即完成交货任务。C 组术语属于主运费已付的术语。

（四）D 组贸易术语

特点是卖方自负费用和风险将货物运至指定目的地，并将货物置于买方的控制之下，即完成交货任务。

二、《2010 年国际贸易术语解释通则》

《2010 年国际贸易术语解释通则》（以下简称"《2010 通则》"）是国际商会根据此前 10 年来国际贸易发展的变化和需要，在《2000 通则》的基础上修订产生的，并于 2011 年 1 月 1 日起生效。

（一）《2010 通则》与《2000 通则》结构上的比较分析

1. 总体结构上的变动　《2010 通则》与《2000 通则》一样，都是有引言和对各术语解释的正文部分。《2000 通则》的引言部分内容繁多，多达 22 个部分，很容易被阅读者和使用者忽视。因此，《2010 通则》尽量缩减引言内容，而把某些重要内容调整到正文各术语的具体条款和条款前的使用指南（guidance note）中。现在的引言只包括 5 部分内容：如何正确使用通则、《2010 通则》的主要特点、贸易术语的变形、引言的地位和对 6 个专用词含义的解释。

2. 国际贸易术语的变动　在《2010 通则》中，国际贸易术语被整合成 11 种（表 10-1），且按照运输方式被划分成两类。

（1）适用于任何运输方式　适用于任何运输方式的有七种，即 EXW、FCA、CPT、CIP、DAT、DAP、DDP。《2010 通则》删去了《2000 通则》中的 4 个术语：DAF（边境交货，delivered at frontier）、DES（目的港船上交货，delivered ex ship）、DEQ（目的港码头交货，delivered ex quay）、DDU（未完税交货，delivered duty unpaid）。同时新增了 2 个术语：DAT（在指定目的地或目的港的集散站交货，delivered at terminal)、DAP（在指定目的地交货，delivered at place），即用 DAP 取代了 DAF、DES 和 DDU 术语，用 DAT 取代了 DEQ，且扩展至适用于一切运输方式。

（2）适用于水上运输方式　适用于水上运输方式有四种，即 FAS、FOB、CFR、CIF。

表 10-1　《2010 通则》中 11 种贸易术语的中英文名称

类型	国际代码	术语名称	
		英文名称	中文名称
适用于任何运输方式	EXW	ex works（named place of delivery）	工厂交货（指定交货地点）
	FCA	free carrier（insert named place of delivery）	货交承运人（指定交货地点）
	CPT	carriage paid to（insert named place of destination）	运费付至（指定目的地）
	CIP	carriage and insurance paid to（named place of destination）	运费、保险费付至（指定目的地）
	DAT	delivered at terminal（named terminal at port or place of destination）	运输终端交货（指定港口或目的地的运输终端）
	DAP	delivered at place（named place of destination）	目的地交货（指定目的地）
	DDP	delivered duty paid（named place of destination）	完税后交货（指定目的地）
适用于海运及内河水运	FAS	free alongside ship（named port of shipment）	船边交货（指定装运港）
	FOB	free on board（named port of shipment）	船上交货（指定装运港）
	CFR	cost and freight（named port of destination）	成本加运费（指定目的港）
	CIF	cost, insurance and freight（named port of destination）	成本、保险费加运费（指定目的港）

3. 修订后的《2010 通则》取消了"船舷"的概念　卖方承担货物装上船为止的一切风险，买方承担货物自装运港装上船后的一切风险。考虑到对于一些大的区域贸易集团内部贸易的特点，《2010 通则》不仅适用于国际销售合同，也适用于国内销售合同。

4. 电子文件取代纸制文件　新通则亦因应国际贸易市场的电子货运港势，指明在货物买卖双方同意的情况下，电子文件可取代纸制文件。

5. 每一种术语的条款前都有一个使用指南　《2000 通则》每一种术语的条款前有一段序言部分，主要说明了每种术语的含义、风险的转移界限、买卖双方如何分摊费用、卖方可能要承担的主要责任以及适合的运输方式。《2010 通则》每种术语的条款前列出了一个使用指南，该指南内容除了包含《2010 通则》每种术语前的序言部分的内容外，还包括原来引言中对相关术语的说明。这些指南可帮助使用者准确有效地为交易选择最合适的贸易术语。

（二）《2010 通则》与《2000 通则》条款内容上的比较分析

1. 文字措辞更加简洁，易于理解掌握　对于各术语下风险的转移（B5）和费用的划分（B6），《2010 通则》与《2000 通则》一样，都规定了需要具备"特定化"的前提条件，原来的解释是"货物已适当地划归本合同，即已清楚地分开，或以其他方式特定为合同货物为限"；现在简化为"货物已清楚地确定为合同项下之货物者"，表述更为简练。对于各术语下 A8 标题的表述，原为"交货凭证、运输单据或具有同等效力的电子数据"，现在简化为"交货凭证"；而且不同术语下卖方所交单证的具体表述也大为简洁。关于电子交单的规定，《2010 通则》集中体现在 A1/B1 中："A1～A10 和 B1～B10 中所指的任何单证在双方约定或符合惯例的情况下，可以是同等作用的电子记录或程序"，改变了《2000 通则》分散在 A1/B1 和 A8/B8 中的做法。

2. 跟踪最新贸易实践做法和法律动态，体现了与时俱进

（1）FOB、CFR、CIF 下风险划分界限的重大修改　FOB、CFR 和 CIF 三种术语下以船舷作为风险划分的界限应该算是多年的历史遗留问题，一直是通则历次修改中争议的焦点问题。虽然船舷为界在很多情况下不适用，但由于船舷的概念已在商人们的头脑中根深蒂固，多年来一直沿用至今，很多组织和个人认为如果改变船舷原则，将导致商人们放弃使用通则。所以《2010 通则》以前的版本中一直把船舷原则保留了下来。然而，船舷原则不合时宜，因此 ICC 冲破重重阻力，最终对 FOB、CFR、CIF 下的 A4/B4 和 A5/B5 条款做出了重大修改，抛弃船舷原则，取而代之的是货物置于"船上"时构成交货。这样的规定更符合当今商业现实。

（2）链式销售的存在导致的条款修改　在商品的销售中，有一种"链式销售"（string sales）形式，即货物在沿着销售链运转的过程中频繁地被销售好几次。此时，在一连串销售中间的卖方实际并不运送货物，因为它们已经由处于销售链起点的卖方安排了运输。因此，链式销售中间的卖方对买方承担的义务不是运送货物，而是"设法获取"货物。所以，《2010 通则》在四种术语的使用指南和 A4 中规定，卖方应将货物运到船边（FAS）/在船上交付（FOB、CFR 和 CIF）或取得已经这样交付的货物（procure goods already so delivered for shipment）；在 CPT 和 CIP 的 A3a 运输合同中规定，"卖方必须签订或取得运输合同（procure a contract for the carriage）"。

（3）增加安检清关义务　如今对货物在转移过程中的安全关注度很高，因而要求除了其内在属性外，货物不能对生命和财产构成威胁。《2010 通则》在每种术语的 A2/B2 和 A10/B10 条款中增加了买卖双方完成或协助完成安检通关的义务。

（4）无关税区扩大导致的条款调整　近年来，经济一体化速度加快，欧盟作为经济一体化程度最高的组织，范围不断扩张。像欧盟这样的贸易同盟已使不同成员国之间的边界形式显得不再重要。因此《2010 通则》的副标题正式确认这些术语对国际和国内货物买卖合同都可适用，而且在 A2/B2 和 A10/B10 等处明确说明，只有在适用的地方，买卖双方才有义务遵守出口/进口所需手续的要求。

（5）赋予电子记录与纸面单据完全等同的功效　鉴于当前国际贸易实践中电子信息使用的增加，自《1990 通则》版本就已经对需要移交的单据做出了规定，这些单据可被电子数据交换信息（EDI）代替。不过现在《2010 通则》以范围更广的新表述——电子记录或程序（electronic record or procedure）代替 EDI，而且赋予电子记录与纸面单据完全等同的功效。

（6）跟踪最新保险惯例对保险的条款做出调整　2009 年 1 月 1 日，修订后的《伦敦协会货物保险条款》生效。《2010 通则》是该保险惯例修改以来的第一个贸易术语解释通则的版本，其内容中充分考虑了这些保险条款的变动。《2010 通则》在涉及保险合同的 A3b/B3b 条款中罗列了有关保险责任的内容，这些规定已从内容比较泛化的 A10/B10 款中抽出。为了阐明当事人与保险相关的义务，A3b/B3b 中涉及保险的内容做出了修改。A3b 中对卖方投保的险别有更清晰明确的指导，如告知卖方最低投保险别是《协会货物保险条款》的（C）款或类似条款。B3b 增加一条规定，"应卖方要求，买方必须向卖方提供投保附加险的信息"。

三、《2020 年国际贸易术语解释通则》

为适应国际贸易新发展，国际商会于 2019 年对《通则》进行了第 8 次修订，于 2020 年 1 月 1 日实施。目前，它是国际贸易中得到普遍承认和广泛应用的国际贸易惯例。《2020 年国际贸易术语解释通则》（以下简称"《2020 通则》"）相比《2010 通则》并没有进行大幅度的修改，主要是对一些术语的细节问题进行了改进。其中主体内容仍旧延续了《2010 通则》的规定。修改的主要内容如下。

（一）目的地≠终点

《2020 通则》将《2010 通则》的 DAT 术语更名为 DPU（卸货地交货，delivered at place unloaded），并且相应的含义也发生了变化。在《2020 通则》的规定下，DPU 术语的交货地点仍旧是目的地，但这个目的地不再限于运输的终点，而可以是任何地方。除了这一点之外，其余内容均和《2010 通则》中的 DAT 术语完全一致。

（二）最低保险级别

在《2010 通则》中，CIF、CIP 术语下如果双方没有特别约定，卖方只有义务投保最低级别的海上货物运输保险，即平安险。但在《2020 通则》中将 CIP 贸易术语的默认投保险别从《2010 通则》下的最低险别提高到最高险别，即由协会货物保险条款 C 险或是人民保险公司的平安险提高到对应的 A 险或是一切险。由于不同投保险别保费费率有所不同并最终影响价格，所以卖方在核算出口产品价格时需要按照最高险别咨询和计算保险费，同时据此进行投保，避免因违反买卖合同或是信用证的规定，被买方或是开证行拒付。当然，如果买卖双方协商一致，仍然可以投保其他险别。但是没有约定且贸易术语注明受《2020 通则》约束时，则 CIP 贸易术语下的默认投保险别为最高险别。CIF 贸易术语仍旧和以前相同。

（三）自有运输工具

《2020 通则》规定，当采用 FCA、DAP、DPU、DDP 术语进行贸易时，买卖双方可以根据运输义务使用自有运输工具，而不再像《2010 通则》那样推定适用第三方承运人进行运输。双方承担的运输义务不变，仍旧遵循《2010 通则》的规定。

（四）提单附加机制

《2020 通则》规定，FCA 术语下虽然买方负责运输，但买方和卖方同意买方指定的承运人在装货后将向卖方签发已装船提单，然后再由卖方向买方做出交单（可能通过银行链）。

（五）安全义务及费用承担

每个术语下都明确规定了与安全有关的义务分配规则以及相应的费用承担方式，并且《2020 通则》对双方应该承担的费用提供了"一站式费用清单"。

（六）增加了国际贸易术语图示

关于国际贸易术语的图示具体参见《2020 通则》。

（七）增加运输安全申报要求说明

货物运输安全及申报问题是国际航运业务中的一个重要问题。《2010 通则》只是在每种贸易术解释的 A2/B2 许可证、授权、安检通关和其他手续部分笼统规定，卖方必须在需要的时候自负风险和费用取得出口许可或官方授权，办理货物出口所需的一切海关手续，买方必须在需要的时候自负风险和费用取得进口许可或官方授权，办理货物进口所需的一切海关手续。货物运输安全及申报问题可以理解为上述笼统规定中的一项。但是《2020 通则》在每种贸易数据解释的 A7/B7 出口/进口清关部分则把出口/进口安全申报明确列为出口/进口许可同等的要求，并规定出口安全申报由卖方负责，进口安全申报由买方负责。因此外贸业务中常见的去美国的 AMS、ISF 申报费用，去加拿大的 ACI 申报费用，去欧洲的 ENS 申报费用、去日本的 AFR 申报费用等都是进口国海关的要求，都应该由买方分担。如果是由卖方委托货运代理人代申报，所产生的费用应该由买方补偿给卖方。

第四节　《2020 通则》主要贸易术语的解释

本节以《2020 通则》为依据，介绍仅适用于水上运输方式的国际贸易术语的买卖双方权利和义务，以及在使用中应当注意的问题，同时简要介绍适用于任何运输方式的国际贸易术语的基本概念。

一、FAS

（一）FAS 的含义

FAS 是 free alongside ship（named port of shipment）的缩写，即船边交货（指定装运港）。买卖双方负担的风险和费用均以船边为界。当买方所派船只不能靠岸时，要求卖方负责用驳船把货物运至船边，仍在船边交货。装船的责任和费用由买方承担。

（二）FAS 买卖双方应承担的主要义务

1. 卖方义务

（1）必须在买方指定的装运港、在规定日期或期间内，按照该港习惯方式将货物交到买方指定的船边。

（2）承担货物在指定地点交由买方船边为止的风险和费用。

（3）自担风险和费用，取得任何出口许可证或其他官方许可，并办理货物的出口清关手续。

（4）提交商品发票，以及证明完成交货义务的单据或有同等效力的电子信息。

2. 买方义务

（1）自负费用订立运输合同并支付运费，并将船名、装货地点和要求交货时间及时通知卖方。

（2）在船边按照合同规定的时间、地点接收卖方提供的单据，受领货物，并按合同规定支付货款。

（3）承担货物在指定地点交由船边为止的风险和费用。

（4）自担风险和费用，取得任何进口许可证或其他官方许可，办理货物的进口和从他国过境所需的一切海关手续。

（三）FAS 使用中应注意的问题

1. FAS 术语下，船边通常是指船舶装卸设备的吊货机或岸上装卸索具可触及的范围。

2. 当装货港口拥挤或大船无法靠近时，卖方征得买方同意可将交货条件改为"驳船上交货"（free on lighter），此时，卖方的责任仅在货物越过驳船船舷时为止，驳船费用及其风险可由买方承担。

3. 在 FAS 术语下，当买方没有及时向卖方发出关于装运船舶、装运地以及交货时间等通知，或所指定的船舶没有按时抵达装运港，或船舶按时抵达却无法完成装货工作或提前停止装货时，在货物完成特定化后风险和费用可提前转移。

4.《2020 通则》中的 FAS 术语与《1990 年美国对外贸易定义（修订本）》中的 FAS 术语的不同解释。按照美国术语的解释，FAS 的全称是 free alongside ship，即指货交到各种运输工具的旁边，包括陆运在内均适用。因此，对美国出口时则需要在 FAS 之后加上"vessel"字样才表示《2020 通则》中 FAS 的含义。

二、FOB

（一）FOB 的含义

FOB 是 free on board（named port of shipment）的缩写，即船上交货（指定装运港），FOB 也称装运港船上交货。它是指卖方必须在合同规定的日期或期间在指定的装运港将货物交至买方指定的船上，并负担装上船为止的一切货物丢失或损坏的风险。此后的一切费用和货物灭失或损坏的一切风险则由买方负责，卖方负责办理出口通关手续。

（二）FOB 买卖双方应承担的主要义务

1. 买方义务　买方应承担的主要义务如下。

（1）负责租船或订舱，支付运费并给予卖方关于船名、装船地点和要求交货时间的通知。

（2）承担货物在装运港装上船之后的一切费用和风险。

（3）自担费用和风险，办理进口和过境手续和证件。

（4）支付买卖合同规定的价款，并在规定的日期或期限内，在指定的装运港受领货物。

2. 卖方义务 卖方应承担的主要义务如下。

（1）在规定的日期或期限内，按港口习惯的方式在指定装运港将与合同相符的货物交到买方指定的船上，并通知买方货物已装船。

（2）负责办理出口许可证或官方批准的其他证件和货物出口通关手续。

（3）承担货物在指定装运港装上船之前的一切费用和风险。

（4）自担费用向买方提供交货凭证、运输单证或电子单证。

（三）FOB 使用中应注意的问题

1. 风险划分的界线 风险转移点在卖方将货物置于买方指定的船舶上。这一规定改变了以往《通则》中以"船舷"为界的规定。

2. 船货衔接问题 FOB 由买方订立运输合同，即买方安排租船订舱。买方需要给卖方发出装船的通知（包括船名、装货地点和时间），并按规定接货。卖方则按规定交货并向买方发出货已装船的通知。这就涉及船货衔接的问题。

（1）未经卖方同意，船只提前到达，则卖方不负责支付空舱费或滞期费（demurrage）；如果买方按时派船，而卖方未备妥货，则卖方应承担由此造成的空舱费或滞期费。

（2）如果买方不按期派船，卖方有权拒绝交货，由此而导致的卖方仓储费用的增加、空舱费以及因迟收货款而造成的利息损失等，均由买方负责。

3. FOB 的变形（或称与装船费有关的问题） 实际业务中装船作业是一个连续过程，它包括将货物从岸上起吊、越过船舷和装入船舱的整个过程。因此实际业务中就有了 FOB 的变形。但这并不意味着风险划分的界线也因此而被改变了。FOB 变形具体如下。

（1）FOB liner terms（班轮条件） 指装船费用按班轮条件办理，卖方不负担装船的有关费用，由于租船订舱是由买方负责安排的，因此，在按 FOB liner terms 交货的合同中，与装船有关的费用是由买方来承担的。

（2）FOB under tackle（吊钩下交货） 指卖方将货物交到买方指定船只的吊钩所及之处，而货物吊装入舱及其他费用则由买方承担。

（3）FOB stowed（理舱费在内） 指由卖方承担包括理舱费在内的装船费。理舱费是指将货物装入舱后进行安置和整理的费用。

（4）FOB trimmed（平舱费在内） 指由卖方承担包括平舱费在内的装船费。平舱费是指对装入舱后的散装货物进行安置和整理的费用。

4.《1990 年美国对外贸易定义（修订本）》对 FOB 的解释 在《1990 年美国对外贸易定义（修订本）》中，也对 FOB 贸易术语进行了规定，然而在交货地点以及买方承担的责任义务等方面都与《2020 通则》有较大的不同，具体来讲，体现在以下几方面。

（1）使用范围不同 《2020 通则》中对于 FOB 的规定，专指海洋运输和内河运输。《1990 年美国对外贸易定义（修订本）》中，FOB 则既被用作装运港船上交货，也被用作各种运输工具上交货，使用范围非常广。

（2）交货地点不同 按照《2020 通则》的解释，使用 FOB 贸易术语不必加入"vessel"字样，即代表在港口交货。按《1990 年美国对外贸易定义（修订本）》的解释，如果在某装运港口船上交货，则必须加"vessel"字样，如"FOB vessel NEW YORK"代表在纽约港船上交货。

（3）出口税的负担不同　《2020 通则》中，规定由出口方负担出口税，因该笔费用是在装船前发生的。《1990 年美国对外贸易定义（修订本）》中则规定进口方要支付在出口国征收的一切出口税和其他费用。

三、CFR

（一）CFR 的含义

CFR 是 cost and freight（named port of destination）的缩写，即成本加运费（指定目的港），是指卖方必须支付成本费和将货物运至指定目的港的运费，但是货物装船后所产生的任何额外费用，以及自货物于装运港装船后的一切风险应该由卖方转向买方。

（二）CFR 买卖双方应承担的主要义务

1. 买方义务　买方应承担的主要义务如下。

（1）负责货物在装运港装上船以后的一切风险。

（2）支付货款，受领货物。

（3）自负费用办理进口和收货手续。

2. 卖方义务　卖方应承担的主要义务如下。

（1）在合同规定的装运港和规定的期限内，将货物装上船并即时通知买方以便买方办理货物运输保险。

（2）承担货物在装运港装上船之前的风险。

（3）与船方订立运输契约，即负责租船订舱，支付到指定目的港的运费。

（4）办理出口和有关证件手续，并支付相关费用。

（5）自担费用向买方提供交货凭证、运输单证或电子单证。

（三）CFR 使用中应注意的问题

1. CFR 的变形（即与卸货费有关的问题）　在班轮运输情况下，由于班轮运费包括装船费用和在目的港的卸货费用，因此 CFR 条件下的卸货费用实际上由卖方负担。但大宗商品的交易通常采用程租船运输，在多数情况下，船公司一般不负担装卸费。因此，在 CFR 条件下，买卖双方容易在卸货费由何方负担的问题上引起争议。船方是否承担装卸货责任，也即运费是否包括装卸费用，需由租船合同另行规定。故买卖双方在商定买卖合同时，应明确装卸费用由谁负担。CFR 术语中有关卸货费用负担通常采用 CFR 术语的变形来说明。常见的 CFR 术语变形如下。

（1）CFR 班轮条件（CFR liner terms）　卸货费由承运人支付，实际上由卖方支付。

（2）CFR 舱底交货（CFR ex ship's hold）　买方负担将货物从舱底吊卸到码头的费用。

（3）CFR 吊钩下交货（CFR ex tackle）　卖方负责将货卸离船舶吊钩。如船不能靠泊在锚地卸货，买方需承担风险和费用租用驳船，在载货船的吊钩下接收货物。

（4）CFR 卸到岸上（CFR landed）　卖方负责将货卸到岸上。如船不能靠泊在锚地卸货，卖方需承担风险和费用租用驳船。

2. 装船通知的重要性　装船通知也称装运通知（shipping advice），其目的在于让进口商做好付款（payment）、购买保险或提货手续准备。在 CFR 术语下，卖方负责安排运输，而买方自行办理保险，因此《2020 通则》强调卖方必须向买方发出已装船通知，以便买方采取收取货物通常所需要的措施。

3. 明确规定目的港指定地点　CFR 术语下，由于卖方要承担将货物运至目的港的具体地点的费用，特别建议双方尽可能确切地在指定目的港内明确该点。同时建议卖方取得完全符合该选择的运输合同。

4. CFR 与 FOB 的差别　CFR 与 FOB 的差别主要表现在买卖双方在租船订舱方面的责任变化，前者是卖方，后者是买方。这一差异反映在出口报价方面为：CFR = FOB + 海运运费。另外，在 CFR 变形中涉及的是卸货费问题，而不是装货费问题。

5. 关于租船订舱的问题　CFR 术语下，卖方必须签订或取得运输合同，将货物自交货地内的约定交货点运送到指定目的港或该目的港的交付点。在一般情况下，卖方只需按通常条件及惯驶航线租船订舱。如果买方提出限制船舶的国籍、船型、船龄、船级和指定装某班轮公会的船只等方面的要求时，卖方有权拒绝，如果卖方接受了买方限制性的条件，则必须严格执行。

四、CIF

（一）CIF 的含义

CIF 是 cost，insurance and freight（…named port of destination）的缩写，即成本、保险费加运费（指定目的港）。它是指卖方除负责与 CFR 相同的义务外，还必须办理货物在运输途中的海运保险并支付相应的保险费。

（二）CIF 买卖双方应承担的主要义务

1. 买方义务　买方应承担的主要义务如下。

（1）负责货物在装运港装上船以后的相关风险。

（2）接受卖方提交的有关单据，受领货物，支付货款。

（3）自负费用办理进口和收货手续。

（4）在其有权确定装运货物的时间和（或）目的港时，给予卖方有关这方面的充分通知。

2. 卖方义务　卖方应承担的主要义务如下。

（1）负责租船订舱和支付运费。

（2）在合同规定的日期和期限内，将货物装上船。

（3）及时通知买方以便买方提货。

（4）按合同规定自行负担费用取得货物运输保险，并支付保费。

（5）办理出口手续及缴纳有关费用，并按合同规定提供交货凭证或电子单证。

（6）承担货物在装运港装上船之前的相关风险。

（三）CIF 使用中应注意的问题

1. 关于租船订舱、卸货费和风险划分的界线问题　租船订舱和卸货费问题与 CFR 中卖方的责任一样。风险划分的界线与 FOB 和 CFR 一样。CIF 的变形主要有四种：①CIF 班轮条件（CIF liner terms）：指卸货要按班轮条件办理，即由卖方负担卸货费；②CIF 卸到岸上（CIF landed）：指由卖方负担卸货费，包括驳船费和码头费；③CIF 吊钩下交货（CIF ex tackle）：指由卖方负责将货物从船舱吊起，卸离吊钩。如果船舶靠不上码头，那么应由买方自费租用驳船，卖方只负责将货卸到驳船上；④CIF 舱底交货（CIF ex ship's hold）：指货物运抵目的港后，自船舱起吊直到卸到码头的卸货费用由买方负担。

2. 投保险别的问题　在使用 CIF 术语的情况下，卖方负责订立保险合同，按约定的险别和金额投保货物运输险，支付保险费，提交保险单。但如果合同中未能就保险险别等问题做出具体规定，那么就要根据有关惯例来处理。卖方只需要投保责任范围最小的一种险别，而最低投保金额应为合同规定价款的

10%，同时须以合同货币投保。在买方要求下，卖方可加保战争、罢工和暴乱等险，但费用需要买方自行承担。

3. 关于"单据买卖"的问题 按 CIF（包括 FOB 和 CFR）贸易术语签订合同的买卖也有人称其为"单据买卖"。这是因为这类合同的买卖采用的是"象征性交货"（symbolic delivery）的方式。所谓"象征性交货"，是指卖方按合同规定在装运港将货物装船并提交合同规定的全套合格单据，就算完成了交货义务，而无需保证到货；反之，如果卖方提交的单据不符合要求，即使合格的货物安全运达目的地，也不算完成交货。

4. CIF 与 FOB 和 CFR 的主要区别 CIF 与 FOB 和 CFR 的主要区别除上面提到的以外，也体现在出口报价上：CIF = CFR + 保险费 = FOB + 运费 + 保险费。

五、FCA、CPT 和 CIP

（一）FCA

FCA 是 free carrier（insert named place of delivery）的缩写，即货交承运人（指定交货地点），是指卖方应在指定地点将经过出口清关的货物交给买方指定的承运人监管。

（二）CPT

CPT 是 carriage paid to（insert named place of destination）的缩写，即运费付至（指定目的地），是指卖方应支付货物运至指定目的地的运费。在货物交由承运人保管时，货物灭失或损坏的风险，以及由于在货物交给承运人后发生的事件而引起的额外费用，即从卖方转移至买方。

（三）CIP

CIP 是 carriage and insurance paid to（named place of destination）的缩写，即运费、保险费付至（指定目的地），是指卖方除了需承担在 CPT 贸易术语下相同的义务外，还须对货物在运输途中的风险取得货物保险。如果双方未在合同中规定应投保的险别，则由卖方投保一切险，不包括除外责任。

目前国内诸多小型外贸企业通常使用 CPT 和 CIP 两种贸易术语进行操作。

FCA、CPT 和 CIP 使用中应注意如下一些问题。

1. FCA、CPT 和 CIP 可用于各种运输方式，包括多式联运。

2. FCA、CPT 和 CIP 均为向承运人交货的贸易术语。承运人是指在运输合同中承担履行铁路、公路、海洋、航空、内河运输或多式联运，或承担取得上述运输履行的任何人。它既包括实际履行运输义务的承运人，也包括代为签订运输合同的运输代理人。

3. 风险转移均以货交承运人处置时为界。

4. 除以上应注意的一些问题外，这三种贸易术语中有关买卖双方的其他权利与义务可比照 FOB、CFR 及 CIF 进行掌握和记忆。由于 FOB、CFR 及 CIF 只适用于海运和内河运输，因此在滚装运输或集装箱运输的情况下，FCA、CPT 和 CIP 更为适用。

FCA、CPT、CIP 与 FOB、CFR、CIF 的比较如下。

1. 适用的运输方式不同。

2. 交货和风险转移的地点不同。

3. 装卸费用负担不同。

4. 运输单据不同。

5. 承运人不同。

6. 后注地名不同。

六、EXW

EXW 是 ex works（named place of delivery）的缩写，即工厂交货（指定交货地点），是指卖方在其所在处所（即工厂、工场、仓库等）将货物提供给买方，即履行了交货义务，除非另有约定，否则卖方不负责将货物装上买方备妥的车辆，也不负责出口清关。

EXW 使用中应注意这样一些问题：①EXW 是卖方承担风险最小的一种贸易术语；②在 11 个贸易术语中，EXW 是唯一由买方办理出口清关手续的贸易术语。如果买方不能直接或间接地办理出口手续，则不应该使用这一贸易术语。此时应使用 FCA；③EXW 这一术语的使用多见于边境贸易或区域经济集团内成员之间的贸易。在我国多见于内地沿海与我国港澳地区之间的贸易。

七、DPU

DPU 是 delivered at place unloaded（named place of destination），运输终端交货（最终目的地）的缩写，是指卖方在指定最终目的地，或者在该地方的指定地点，从到达的运输工具上把货卸下，交由买方处置及完成交货，风险由买方承担。

DPU 使用中应注意这样一些问题：①卖方应当在指定的目的地或目的港将货物从运输工具卸下，并承担卸货费。②交易双方应对指定的地点进行精确的规定。③如果约定由卖方承担货物从指定地点运输到另一地点的费用和风险，则可采用 DAP 或 DDP 术语。

八、DAP

DAP 是 delivered at place（named place of destination），目的地交货（指定目的地）的缩写，DAP 是指卖方负责将货物运至指定的目的地，交由买方处置，无须将货物从运输工具卸下。

DAP 使用中应注意这样一些问题：①这是新制定的一种贸易术语，它适用任何运输方式。②风险转移的界限是在指定的目的地交货处。③进口清关手续仍由买方负责办理。

九、DDP

DDP 是 delivered duty paid（named place of destination）的缩写，即完税后交货（指定目的地），是指卖方将货物运至进口国指定目的地，并负责办理进出口清关手续。

DDP 使用中应注意这样一些问题：①DDP 是卖方承担义务最多的一种贸易术语，并且适用于任何运输方式。②在 11 个贸易术语中，DDP 是唯一由卖方办理进口清关手续的贸易术语。如果卖方不便直接或间接取得进口许可证，则不宜采用这一贸易术语。而应该采用 DPU 或 DAP，由买方办理进口手续。③另外，如果双方同意，也可排除卖方在进口时需支付的某些税费用。例如，卖方不负责缴纳增值税。这时的贸易术语可写成：DDP vat unpaid。

思考题

答案解析

1. 简述国际贸易术语使用的作用和意义。
2. 《2020 通则》相较于前一版本有何改进？

3. 在使用《2010 通则》中应主要哪些问题？

4. FOB 术语代表什么含义，应用 FOB 术语时，应主要注意哪些问题？

5. 使用 CIF 术语时，买卖双方需要承担哪些义务？

6. 案例分析：

我出口公司按 CIF 条件，凭不可撤销议付信用证支付方式向某外商出售药物原料药一批。该商按合同规定开来的信用证经我方审核无误。我出口公司在信用证规定的装运期限内在装运港将货物装上开往目的港的海轮，并在装运前向保险公司办理了货物运输保险。但装船完毕不久，海轮起火爆炸沉没，该批货物全部灭失。外商闻讯后来电表示拒绝付款。你认为我出口公司应如何处理？并说明理由。

7. 案例分析：

我方以 FCA 贸易术语从意大利进口药物原料一批，双方约定最迟的装运期为 4 月 12 日，由于我方业务员的疏忽，导致意大利出口商在 4 月 15 日才将货物交给我方指定的承运人。当我方收到货物后，发现部分货物有水渍，据查是因为货交承运人前两天大雨淋湿所致。据此，我方向意大利出口商提出索赔，但遭到拒绝。我方的索赔是否合理？为什么？

书网融合……

微课　　　　　题库　　　　　本章小结

第十一章　医药进出口商品品质、数量与包装

PPT

📖 **学习目标**

1. 通过本章学习，掌握医药进出口业务中的品质、数量和包装的相应表示方法；了解医药进出口业务中品质、数量和包装的相关条款规定。

2. 培养学生在医药进出口业务中对医药商品货物品质、数量和包装的正确操作和分析能力。

3. 树立品质意识，理解国际医药贸易中品质管理的重要性。

在国际医药贸易中，作为买卖对象的商品种类很多，每种商品都表现出一定的品质，每份买卖合同的商品都有一定的数量，并且大多数商品都有一定的包装。医药进出口商品的品质、数量和包装是构成国际货物买卖合同最根本的标的物，对买卖双方交易的进行至关重要，这些主要的贸易条件在合同中都要有明确具体的规定。📱 微课

第一节　医药进出口商品的品质

一、品质的重要性

医药商品的品质（quality of commodity）是医药商品的内在素质和外在形态的综合表现形式。前者包括物理性能、化学成分和生物活性等自然属性，后者包括外观形态、色泽、透明度等。

品质的优劣直接影响医药商品的使用价值和价值，是决定和影响医药商品价格的重要因素。国际市场中，不同品质标准的医药商品价格上存在巨大差异，一些植物药的制剂单位价格是粗提品的十几倍甚至几十倍。因此，不断改进和提高出口医药商品的品质，提升性价比，不仅可以增强出口产品竞争能力，还可以提高出口商品在国际市场的声誉。

品质是决定医药进出口商品使用效能的重要因素，任何商品的内在质量和外观形态都应达到某些特定的技术指标或要求。在国际货物买卖中，买卖双方都很重视商品的品质，品质条件的确定是双方交易磋商的基本内容，商品品质的优劣直接影响交易能否达成。此外，医药进出口商品的品质是决定商品销售价格的关键因素，随着各国消费水平的不断提高，优质产品虽然在价格上相对较高，但仍然受到消费者的广泛青睐。为了使进出口医药商品的品质适应国际市场的需求，提高经营利润率，在出口医药商品的生产、运输、存储和销售过程中，必须实施对品质的全面管理，确保商品品质达到合同要求，满足进口商的采购需求。

合同中的品质条款，是构成国际贸易合同的重要组成部分，是买卖双方交付和收取货物的依据，《联合国国际货物销售合同公约》规定卖方交货必须符合约定的品质标准，如卖方交货不符约定的品质条件，买方有权要求损害赔偿，也可要求修理或交付替代货物，甚至拒收货物和撤销合同，可见品质的重要性，特别是对出口商的重要性。

二、对进出口医药商品品质的要求

在国际贸易中进行交易的医药商品，其品质首先应满足一般要求，具有满足消费者某种需要的特性，即有效性和稳定性。其次，进出口医药商品的品质还应满足一些特殊要求，具体如下。

（一）进出口医药商品品质应符合进口国的相关法律法规

各国对进口商品的质量都有某些法令规定和要求，凡质量不符合法令规定和要求的商品，一律不准进口，有的还要就地销毁，并由货主承担由此引起的各种费用。医药商品出口一定要符合进口国的品质检验标准，主要是药典标准。因此，医药出口企业必须充分了解各国对进口医药商品的法律、法规规定和管理制度，实现医药产品顺利进入进口国家或地区市场。

（二）进出口医药商品品质应符合双方买卖合同的规定

进出口医药商品品质还必须符合合同规定，若交货品质低于合同要求显然是违约行为，而若交货品质高于合同要求也有可能构成违约。原因有多方面，如品质过高，买方办理进口手续时可能会多交税；另外品质过高，可能会使货物不能适应买方的使用目的，买方需重新加工后使用，从而增加买方的额外费用。

（三）进出口医药商品品质要适应各国销售市场的消费习惯和消费水平

虽然全球经济保持了多年的持续增长，但世界经济发展存在着很大的不均衡，而且这种状况还有加剧的趋势，造成各国和各地区的购买能力和消费结构存在着相当大差异。医药商品出口企业应从各国的实际消费情况，进行明确的市场细分。

（四）进出口医药商品的品质需要考虑各国人群的基因素质

不同国家和地区的人口基因会存在一定的差异，而医药商品作为一种特殊的进出口商品，需要充分考虑进口国当地人群的医药商品使用习惯和人口的基因条件，选择适合当地人群的药品进行进出口。

综上，医药商品出口企业应立足于目标国的政策法规因素和消费习惯，严格按照买卖合同进行，并从目标市场的购买能力和实际需要出发，为不同的细分市场生产不同要求的商品，使商品的品质、数量、包装、价格等适应目标市场的消费水平和消费习惯。

三、进出口医药商品品质表示方法

在国际货物买卖中，商品种类繁多，商品本身的特点、制造加工情况、市场交易习惯等各不相同，商品品质的表示方法包括很多种形式，概括起来主要有两类：通过文字等描述的形式表示商品品质和通过样品等实物的形式表示商品品质。

（一）凭描述表示品质

在国际贸易中，大部分都是采用凭说明的方法即以文字、数据、图表、图片等描述的方式来说明买卖货物的品质，主要可细分为如下六种。

1. 凭规格表示品质（sale by specification） 商品规格（specification）由一些足以反映商品品质的主要指标构成，是一个指标体系，适于表示工业制成品等技术指标明确的商品品质，如成分、纯度、含量、性能、容量、长短、大小、质量、尺寸、合格率等。在国际贸易买卖双方交易磋商过程中，对于适于按照规格买卖的商品，应提供具体规格来说明商品的基本品质，并在合同中明确规定。由于这种表示品质的方法明确具体、简单易行，在国际贸易中应用相当广泛。

2. 凭等级表示品质（sale by grade） 国际贸易商品的等级（grade of goods）是指同一类或同一种

商品，按品质上的差异，分为品质优劣各不相同的若干等级，不同的等级表示不同的品质。凭等级表示品质的方法适于农产品和其他初级产品品质表示。

3. 凭标准表示品质（sale by standard） 商品的标准是将商品的规格和等级进行标准化而形成的。商品的标准，有的由国家或有关政府主管部门规定，也有的由行业协会或国际性的组织规定。有些商品习惯于按照标准进行买卖，进出口企业往往使用某种标准作为说明和评定商品品质的依据。

国际贸易采用的各种标准，有些具有法律上的约束力，凡品质不符合标准要求的商品，不许进口或出口。但也有些标准不具有法律上的约束力，仅供交易双方参考使用，买卖双方交易磋商时，可另行商定对品质的具体要求。

医药原料药适用于凭标准表示品质，在国际贸易中通常以发达国家的药典标准作为品质标准，经常采用的是《美国药典》《英国药典》《欧洲药典》和《日本药局方》。医用辅料也是通过标准表示品质，《中国药典》对敷料，手术线等少量有规定。消毒监测等 GB 基本靠拢 ISO 标准，同时参考《中国药典》标准。出口产品主要参照欧洲标准 EN 或者美国 FDA，ISO、EN 是出口的基本标准。EN、FDA 有比较大的不同，主要是市场理解不同，通常 FDA 更加先进。由于各国生产技术先进程度不同，同一医药产品品质标准也可能存在差异，并处于定期或不定期的修改和变动之中，因此，不同国家或组织的不同年份版本的品质标准其内容也不尽相同。例如，在凭药典确定品质时，应明确规定以哪国的药典为依据，并同时注明该药典的出版年份。

《美国药典》（USP）由美国政府所属的美国药典委员会（The United States Pharmacopeial Convention）编辑出版。USP 于 1820 年出第一版，1950 年以后每 5 年出一次修订版，最新版为 2022 版。如符合《美国药典》标准的维生素 C 原料药品质指标包括：

Ascorbic Acid（$C_6H_8O_6$ 176.12）

Ascorbic Acid contains not less than 99.0 percent and not more than 100.5 percent of $C_6H_8O_6$.

Identification

A：Infrared Absorption －197K－.

B：A solution（1 in 50）reduces alkaline cupric tartrate TS slowly at room temperature but morereadily upon heating.

Specific rotation －781S－：between ＋20.5 and ＋21.5，the optical rotation being measured immediately，following the preparation of the solution.

Test solution：100 mg per ml，in carbon dioxide－free water.

Organic volatile impurities, Method Ⅳ －467－：meets the requirements.

Assay Dissolve about 400 mg of Ascorbic Acid，accurately weighed，in a mixture of 100 ml of water and 25 ml of 2 N sulfuric acid. Add 3 ml of starch TS，and titrate at once with 0.1 N iodine VS. Each ml of 0.1 N iodine is equivalent to 8.806 mg of $C_6H_8O_6$.

《英国药典》（British Pharmacopoeia，BP）是英国药品委员会（British Pharmacopoeia Commission）的正式出版物，是英国制药标准的重要来源。该药典不仅为读者提供了药用和成药配方标准以及公式配药标准，而且也向读者展示了许多明确分类并可参照的《欧洲药典》专著。最新版本 BP 2024 于 2024 年 1 月生效。

欧洲药典委员会 1964 年成立。1977 年出版第一版《欧洲药典》。从 1980 年到 1996 年期间，每年将增修订的项目与新增品种出一本活页本，汇集为第二版《欧洲药典》各分册，未经修订的仍按照第一版执行。1997 年出版第三版《欧洲药典》合订本，并在随后的每一年出版一部增补本，由于欧洲一体化及国际药品标准协调工作不断发展，增修订的内容显著增多。最新版为第 11 版。

《日本药局方》（The Japanese Pharmacopoeia，JP）由日本药局方编辑委员会编纂。1886 年 6 月 25 日由日本厚生劳动省首次出版。每五年修订一次，遵循 JP 编制基本原则开展常规修订，最新版《日本药局方》第 18 版于 2021 年 6 月 7 日生效。

4. 凭商标或品牌表示品质（sale by trade mark and brand name）   商标（trade mark）是指生产组织或销售组织用来标明所生产或销售商品的标志，由一个或几个具有特色的文字、字母、单词、数字、图形、图片或组合立体标志等组成，产品可经过向工商管理部门申请商标注册而成为注册商标。品牌（brand name）是指生产组织或销售组织为制造或销售的商品标注的名称，以便与其他企业的同类产品区别，一个品牌可用于一种产品，也可用于一个组织的所有产品。

当前国际市场基本处于供过于求的状态，存在着众多同类竞争商品，为了获得持续竞争优势，一些名牌产品的生产组织和销售组织为了维护商标或品牌的声誉，严格规定了产品的品质控制要求，保证产品品质达到一定的标准。因此，商标或品牌实际上是一种品质象征，在国际贸易过程中可以只凭商标或品牌进行买卖。一般在发达国家医药市场上，非名牌医药产品是很难进行市场拓展的。此种表示品质的方法适用于知名企业或知名商品的国际贸易。

5. 凭产地名称表示品质   在国际贸易中，有些医药商品因产地自然条件、传统加工工艺等因素的影响，在品质上具有其他地区产品所不具有的品质和特色，如东北地区所产人参，山东东阿阿胶等。对于这类受产地因素影响较大的医药产品，可用产地名称表示品质。此种表示品质的方法适用于中药材和农副产品的国际贸易。

6. 凭说明书和图例表示品质（sale by descriptions and illustrations）   在国际贸易中，对于部分医药产品，如医疗器械等技术密集型产品，因其结构和性能复杂，对材料和设计的要求严格，用以说明品质的数据较多，很难用几个简单的指标来表明品质的全貌。而且有些产品，即使其名称相同，但由于所使用的材料、设计和制造技术的差别，也可能导致性能上的差异。因此，对这类商品的品质，通常以说明书并附以图例、图片、设计图纸、分析表及各种数据来说明具体品质和结构特点。凭说明书和图例表示品质，卖方所交货物必须符合说明书和图例的要求。由于这类产品的技术要求较高，有时同说明书和图例相符的产品，在使用时不一定能发挥设计所要求的性能，进口商为了维护自身的利益，往往要求在买卖合同中加订卖方品质保证条款和售后服务条款，即买卖双方在合同中明确规定在一定的保证期限内，如发现货物品质与说明书不符，买方有权提出索赔或退货。

（二）凭实物表示品质

以实物表示医药产品品质的方法主要可以分为两种，一种是看货买卖，另一种是凭样品买卖。

1. 看货买卖   在国际医药贸易中，这种交易方式主要表现为由买方或其代理人亲自查看产品再进行买卖。如大批量的药品买卖中，买方会先对药厂进行审计，在对药厂的环境及产品质量满意后再达成交易。非常典型的看货买卖体现在大型的国际医疗产品展销会上，买卖双方可以在展销会上看到实物，确定商品品质。

2. 凭样品买卖   样品通常是从一批商品中抽出来的或由制造组织研究开发部门设计、加工出来的，足以反映和代表整批商品品质的少量实物，凡以样品表示商品品质并以此作为交货依据的，称为"凭样品买卖（sale by sample）"，包括参考样品（reference sample）和标准样品（standard sample）两种形式。

在国际贸易中，根据作为品质标准的样品提供者的不同，可分为以下两种。

（1）卖方样品（seller's sample）   由卖方提供的样品称为"卖方样品"。凡以卖方样品作为交货品质标准的称为"凭卖方样品买卖"，在此情况下，买卖合同中应订明："品质以卖方样品为准（quality as per seller's sample）"。国际贸易中，卖方为了开拓业务，采用寄送样品的方式介绍产品而寄出的样品，即为参考样品，最好标明"仅供参考（for reference only）"字样，以免与标准样品混淆，产生不必要的争议。

（2）买方样品（buyer's sample）　买方为了使其订购的商品符合自身要求，有时提供样品交由卖方依样承制，如卖方同意按买方提供的样品成交，称为"凭买方样品买卖"。通过此种方法表示品质，买卖合同中应订明："品质以买方样品为准"（quality as per buyer's sample）。货物交付时，出口商所交付的商品品质必须与进口商所提供的样品品质保持一致。

在国际贸易中，为了掌握品质方面的主动，卖方往往不愿意承接凭买方样品交货的交易，以免因交货品质与买方样品不符而招致买方索赔甚至退货的危险，在此情况下，卖方可根据买方提供的样品，加工复制出一个类似的样品交买方确认。这种经确认后的样品，称为"对等样品"或"回样"，也有称之为"确认样品"（confirming sample）。当对等样品被买方确认后，货物交付时，出口商所交付的商品品质必须与之前提供的样品保持一致。

在以样品作为品质标准的国际贸易实践中，出口企业应该注意以下问题。

The quality of commodity actually delivered must be in compliance with the sample（出口商所交付的商品品质必须与样品保持一致）。

The quality of sample should be similar to your average quality（样品的品质应与所交付商品的平均质量相似）。

Keep flexibility（所交付商品的质量必须保持稳定性）。

Pay attention to intellectual property（应注意商品的专利问题）。

根据《联合国国际货物销售合同公约》第42条规定："若卖方按照买方提供的技术图纸、规格等进行生产和交货，而第三方根据工业产权或其他知识产权要求任何权利或其他要求时，卖方可不负责任。"

四、品质条款的规定

买卖双方洽商交易和订立合同时，必须就成交商品的品质等主要交易条件商妥，并在买卖合同中，做出明确具体的规定。合同中的品质条款主要包括：品名、货号、品质标准等。

（一）品名

商品名称（name of commodity）或称"品名"是指能使某种商品区别于其他商品的一种称呼，在一定程度上表明了商品的自然属性、用途以及主要的性能特征。在国际贸易中，买卖双方商订合同时，必须列明商品名称。按照有关的法律和惯例，对成交商品的描述是构成商品说明的一个主要组成部分，是买卖双方交接货物的一项基本依据，关系到买卖双方的权利和义务。若卖方交付的货物不符合约定的品名或说明，买方有权提出损害赔偿要求，直至拒收货物或撤销合同。同时商品名称差异也可能导致进口报关时所缴纳的关税与增值税比率差异。因此，准确列明成交商品的具体名称，具有重要的法律和实践意义。

国际货物买卖合同中的品名条款并无统一的格式，通常都在"商品名称"或"品名"的标题下列明交易双方成交商品的名称，也可不加标题，只在合同的开头部分。品名条款的规定，取决于成交商品的品种和特点。

国际货物买卖合同中的品名填写时应注意下列事项：

1. 内容必须明确、具体，避免空泛、笼统的规定；

2. 规定的品名，必须是卖方能够供应而买方所需要的商品；

3. 尽可能使用国际上通用的名称，并符合国际上的习惯；

4. 注意选用合适的品名，以利降低关税，方便进出口和节省运费开支。

（二）品质机动幅度

在国际贸易中，为了避免因交货品质与买卖合同稍有不符而造成违约，以保证合同的顺利履行，可以在合同品质条款中做出某些变通规定，同时为了体现对符合合同规定品质范围内商品的"奖优罚劣"，国际贸易实践中引入了品质机动幅度。品质机动幅度是出口商交付货物品质的范围区间，在此范围内交付的货物都是合格的。品质条款中有品质机动幅度时，价格也要做相应的调整。进口商根据实际的品质情况适当调整单价，体现优质优价的原则，即所谓品质增减价款，可按照实际交货品质规定予以增价减价。品质上下波动一个百分比，价格也将上下调整一个百分比，作为合同的附加价格条款。

例如，浙江台州某原料药生产企业出口一批原料药，合同中规定杂质含量最高不得超过2%，若杂质含量每降低0.1%，则价格可提高1%。

要注意的是，在签订合同时，价格的调整要对买卖双方平等，不能只对一方有利。

品质机动幅度有下列两种确定方法。

1. 规定一定的范围，即对品质指标的规定允许有一定的差异范围。卖方交货，只要在此范围内都算合格。

2. 规定一定的极限，指对所交货物的品质规格，规定上下极限，卖方交货只要没有超过规定的极限，买方就无权拒收。

（三）品质公差

品质公差（quality tolerance）是指国际上公认的产品品质的误差，为了明确起见，应在合同品质条款中订明一定幅度的公差。同时这种公认的误差，即使合同没有规定，也不能视作违约，凡在品质公差范围内的货物，买方不得拒收或要求调整价格。

第二节　医药进出口商品的数量

一、商品的数量

商品的数量（quantity of commodity）是指以一定的度量衡单位表示的商品的重量、个数、长度、面积、容积等。它反映交易的规模，是国际货物销售合同中不可缺少的主要条件之一。

二、数量的重要性

有些国家的法律规定，卖方交货数量必须与合同相符，否则买方有权提出索赔，甚至拒收。《联合国国际货物销售合同公约》也规定，按约定数量交付货物是卖方的一项基本义务，如果卖方交货数量大于约定的数量，买方可拒收多交的部分，也可以收取多交部分中的一部分或全部，但应该按合同价格付款。如果卖方交货数量少于约定的数量，卖方应在规定的交货期内补交，但不得使买方遭受不合理的不便，或承担不合理的开支。即使如此买方也可保留要求赔偿的权利。

可见在国际贸易中数量多装与少装对出口商来讲影响重大。

此外根据一般商业规则，商品的数量与价格成反比。确定合适的进出口数量能够最大限度地降低成本，实现经济利益最大化。正确掌握成交数量，对促进贸易的达成和争取有利的价格，也具有一定的作用。

三、商品的数量的计量单位

目前国际上使用的计量单位如下。

米制（又称公制）（the metric system）：主要用于东欧、西欧、东南亚、非洲、中美洲等。

英制（the British system）：主要用于英国、新西兰、澳大利亚等英联邦国家。

美制（the U. S. system）：主要用于北美地区。

但在用同一种方法计量的时候往往用的单位名称不同，表示的医药产品实际数量也会有很大的差异。例如，就表示重量的吨而言，实行公制的国家一般采用公吨，每公吨是1000kg；实行英制的国家一般采用长吨，每长吨为1016kg；实行美制的国家一般采用短吨，每短吨为907kg，这种情况给国际医药贸易带来了很大的不便，客观上便要求应有一个统一的计量制度，因此便诞生了国际单位制。

国际单位制（the international system of units, SI）：是一种新的计量单位，主要为了统一全球的度量衡制度，促进国际贸易的发展。国际单位制是在公制的基础上发展起来的，由7个基本单位组成。

中国政府引导企业使用国际单位制，并以法律的形式加以明确。

以上的各种计量单位制度所包含的计量单位可以分为以下六类。

1. 重量（Weight）单位　如克（gram）、公斤（kilogram）、盎司（ounce）、公吨（metric ton）、长吨（long ton）、短吨（short ton）。重量计量单位多适用于初级产品，如农副产品、矿产品等，包括中国一些原料药品。

2. 个数（number）单位　如卷（roll）、罗（gross）、件（piece）、打（dozen）、套（set）、对（pair）、令（ream）等。个数计量单位多适用于日常消费品轻工业品、机械产品等。

3. 长度（length）单位　如米（meter）、英尺（foot）、码（yard）等。长度计量单位多适用于纺织品、金属绳索等国际贸易。

4. 面积（area）单位　如平方米（square meter）、平方英尺（square foot）、平方码（square yard）等。面积计量单位多适用于玻璃、木板、皮革、地毯等产品。

5. 体积（volume）单位　如立方米（cubic meter）、立方英尺（cubic foot）、立方码（cubic yard）等。体积计量单位多用于木材、化学气体、天然气等。

6. 容积（capacity）单位　如公升（liter）、加仑（gallon）、蒲式耳（bushel）等。容积计量单位多用于粮食、石油等。

四、计算重量的方法

在医药国际贸易中应用的数量计量单位主要是重量单位，如克、千克等。根据一般的商业习惯，以下主要对重量计量单位进行介绍。

（一）毛重

毛重（gross weight, G. W.）指药品本身的重量和外包装（tare）的重量总和。皮重指包装材料的重量。仅称量毛重忽略皮重的计量方法一般适用于单位价值不高或低值的医药产品。

在医药国际贸易中，合同中明确用以计算总货款的数量是指药品本身的重量，一般不包括药品包装的重量。但对于单位价值量较低的中药材，国际贸易实践中经常将药品包装的重量计入总重量，这种做法称作"以毛作净"（gross for net），如天麻100kg，单层麻袋包装则以毛作净。

（二）净重

净重（net weight, N. W.）指除去包装后药品本身的重量，是国际医药贸易中最常见的一种方式，即净重=毛重－皮重。

毛重很容易称量，只要确定皮重就可以得到药品的净重，皮重的计算方法如下。

按实际的皮重（real tare）：即将整批药品的全部包装物过磅后得出的皮重计算。这种方法比较麻烦，成本高，因此用得很少。

按平均皮重（average tare）：如果药品的包装整齐划一，就可以从整批货物中抽取若干件，分别称出其皮重，再求出平均值，用平均数乘以整件数，就可以得出整批药物的总皮重。

按习惯皮重（customary tare）：一些药品采用规范的包装，这种包装的皮重是市场公认的。这些药品的皮重可按公认的习惯计算。需对包装物的过磅。医药原料药基本上以这种方法确定皮重。

约定皮重（computed tare）：皮重的确定由进出口双方事先约定。

国际上计算皮重的方法有很多，究竟采用哪一种方法求得净重，应根据商品的性质、适用包装的特点、合同数量的多少以及交易习惯，由双方当事人在合同中事先订明，以免引起争议。

（三）公量

公量（conditioned weight）是指用科学方法去掉商品中的水分后，再加上标准含水量的重量计算方法。这种计重方法主要适用于吸湿性较强，所含水分受客观环境影响大，重量很不稳定的医药产品，如医用棉花等。公量是以货物的国际标准回潮率计算出来的，其公式有以下两个。

公量 = 医药产品实际重量 ×（1 + 标准回潮率）/（1 + 实际回潮率）

公量 = 医药产品干净重 ×（1 + 标准回潮率）= 干量 + 标准含水量

例如，出口 10 公吨医用棉花，标准回潮率为 11%，求该批货物的公量。

取 10kg 的医用棉花，用科学的方法去掉水分，干量为 8kg，则该批货物的实际回潮率为 2/8 = 25%。因此，该批医用棉花的公量为 10 ×（1 + 11%）/（1 + 25%）= 8.889 公吨。

（四）理论重量

理论重量（theoretical weight）是指从商品的规格中推算出的重量。以每件货物重量相等为基础。医药商品的买卖一般按重量计算，以克、公斤或吨为计量单位。包装也较为规范，皮重一般可按习惯皮重计算。

（五）法定重量和实物净重

按照一些国家海关法的规定，在征收从量税时医药产品的重量是以法定重量（legal weight）计算的。所谓法定重量是指医药产品重量加上直接接触医药产品的包装物料，如销售包装等重量。而除去这部分重量所表示出来的纯医药产品质量，称为实物净重（net weight）。

在国际贸易合同中，如果货物是按重量计量或计价的，而未明确规定采用何种方法计算重量和价格时，根据惯例应按净重计量或计价。

五、合同中的数量条款

买卖合同中的数量条款就是指合同中有关交货数量、计量单位、计算方法以及数量的机动幅度等规定。

数量的机动幅度是指某些商品的数量计量不是精确的，加上自然条件、包装和运输等因素的影响，实际交付数量常与合同中对数量的规定形成差异，这种差异的最大幅度就是数量的机动幅度，该条款一般称为数量增减条款或溢短装条款（more or less clause）。规定方法主要包括约量法和溢短装法。

约量法（about or approximate）是指在合同中规定交付的数量大约值，因为大约的范围各地理解不同，虽然 UCP 600 规定了 10%，但强制力不足，建议尽量少用。

溢短装法（more or less）是指在数量后加注大约的范围，只有在范围之内才算符合合同中的数量规定。国际贸易实践中，数量的机动幅度主要有三种表示方法。

500 metric tons 5% more or less at seller's option（500 公吨，卖方可溢装或短装 5%）。

500 metric tons 5% more or less at buyer's option（500 公吨，买方可溢装或短装 5%）。

500 metric tons 5% more or less at shipping company's option（500 公吨，船公司可溢装或短装 5%）。

规定三方有权确定数量机动幅度的范围，主要是因为从降低总体交易成本的角度考虑，这三方都有做出决策的信息基础。规定不同的主体有溢短装选择权可能会出现损人利己的情况，为了体现公平，国际贸易实践对多装或少装部分的价格确定以装运日的市场价格计算，这样使获取差价的多装或少装失去了意义。

如卖方有权多装或少装 5%，多装或少装部分，按提单签发日的市场价计算，如有争议，由仲裁机构确定。

第三节　医药进出口商品的包装

国际贸易中商品种类繁多，性质特点和形状各异，因而它们对包装的要求也各不相同，除少数商品难以包装、不值得包装或根本没有包装的必要，而采取裸装或散装的方式外，其他绝大多数商品都需要有适当的包装。医药产品包装是实现医药产品价值和使用价值的主要手段之一，是医药产品生产和消费之间的桥梁。商品包装是商品生产的继续，凡需要包装的商品，只有通过包装，才算完成生产过程，商品才能进入流通领域和消费领域，才能实现商品的使用价值和价值。

包装在一定程度上反映了一个国家经济、技术和科学文化等方面的综合水平。在国际市场上，包装的好坏关系到医药产品销售价格的高低、销路的畅通，也关系到一个国家及其产品的声誉。鉴于包装如此重要，所以生产企业和销售企业应共同搞好包装工作。在国际货物买卖中，包装还是货物说明的重要组成部分，包装条件是买卖合同中的一项主要条件，按照某些国家的法律规定，如卖方交付的货物不符合规定的包装条件，或者货物的包装与行业习惯不符，买方有权拒收货物。如果货物另按约定的方式包装，但却与其他货物混杂在一起，买方可以拒收违反约定包装的那部分货物，甚至可以拒收整批货物。由此可见，包装和按约定的条件包装，对医药国际贸易企业具有重要意义。

一、包装的种类及作用

1. 出口货物，根据是否需要包装以及包装程度不同，可分为三类。

（1）散装货物（bulk cargo）　无需包装，可直接装于承载运输工具的产品，如粮食、水泥、矿砂、原煤等。

（2）裸装货物（nude cargo）　形态上自成件数，只需略加捆扎即可成件的货物，如钢材、锡块、车辆等。

（3）包装货物（packed cargo）　需要加以包装的货物，大多数商品，包括医药进出口商品在内的绝大多数商品的都是这一种。

2. 货物包装根据其在运输中所起作用不同，可分为两种。

（1）销售包装（sales packing）　销售包装又称内包装（inner packing）、小包装（small packing）或直接包装（immediate packing），是指直接接触医药产品并随医药产品进入零售网点和消费领域的产品包装。销售包装除了可以保护商品，还具有美化商品、宣传商品、便于销售使用等作用。销售包装的设计、制作是出口企业或销售公司企业形象识别系统（corporate identity system，CIS）和市场营销战略的一部分，随着国际市场竞争日趋激烈，销售包装的好坏直接关系到出口商品的战略目标的实现。

销售包装上除了有商标、牌号、品名、数量、产地外，一般还根据不同商品的需要，印有规格、成分、用途或使用方法等中外文说明文字。《中华人民共和国药品管理法》第四十九条规定"药品包装应当按照规定印有或者贴有标签并附有说明书。标签或者说明书应当注明药品的通用名称、成分、规格、上市许可持有人及其地址、生产企业及其地址、批准文号、产品批号、生产日期、有效期、适应症或者功能主治、用法、用量、禁忌、不良反应和注意事项。标签、说明书中的文字应当清晰，生产日期、有效期等事项应当显著标注，容易辨识。麻醉药品、精神药品、医疗用毒性药品、放射性药品、外用药品和非处方药的标签、说明书，应当印有规定的标志"。随着电子扫描自动售货设备使用日益广泛，"条形码"已经成为销售包装上不可缺少的标记。医药产品包装上的条形码是由一组带有数字的黑白粗细间隔不等的平行条纹所组成，是利用光电扫描阅读设备为计算机输入数据的特殊的代码语言。

（2）运输包装（shipping packing）　运输包装又称外包装（outer packing）、大包装（big packing），是指在出口医药产品的储运过程中，为了保护医药产品，防止损伤、失散所设计的包装。它的作用主要在于方便运输、装卸和储存，减少以至杜绝运输过程中的货损货差等。

运输包装的方式分为两类。

1）单件运输包装　单件运输包装指货物在运输过程中作为一个计件单位的包装。常见的如下。

①箱：纸箱（carton）、板条箱（crate）、夹板箱（plywood case）、木箱（wooden case）、金属箱（metal case）等。

②桶：木桶（wooden cask）、铁桶（drum）、塑料桶（plastic cask）等。

③袋：麻袋（gunny bag）、布袋（sack）、玻璃纤维袋（fiber glass bag）、纸袋（paper bag）等。

④其他：包（bundle）、瓶（bottle）、捆（bundle）、卷（roll）、听（tin）、罐（can）等。

2）集合运输包装　集合运输包装指将若干单件运输包装组合成一件大的包装或装入一个大的包装容器内。常见如下。

①托盘（pallet）：指用木材、金属、塑料或玻璃纤维等材料制成的托板。托盘上面可堆放货物并加以固定，下面有供铲车起卸的插口。每一托盘可装载约一吨或一立方米的货物。常见的托盘有平板式托盘、箱形托盘、柱形托盘等。

②集装箱（container）：指一种外形如货箱，具有一定强度和刚度，能满足多种特殊要求和条件并能反复使用的流动货舱。集装箱容积较大，能容纳一立方米以上的货物，并能适应多种运输方式。

③集装袋（flexible container）：指一种用合成纤维或复合材料制成的大口袋，可用来装载诸如化肥、矿砂、面粉、水泥等粉粒状散装货物。

随着运输方式和包装方式的变革，对包装的要求也发生了变化，如集装箱的快速发展已经使许多商品的包装发生了很大的变化。总的来说，国际贸易中，运输包装的选择要根据商品的特性，方便运输、装卸和储存，若考虑有关国家的法律规定和客户的要求，还要在保证包装牢固的前提下节省费用。

医药商品通常用纸板桶、塑编袋等包装，贵重药常用铝桶等包装。《中华人民共和国药品管理法》第四十六条规定，"直接接触药品的包装材料和容器，应当符合药用要求，符合保障人体健康、安全的标准。对不合格的直接接触药品的包装材料和容器，由药品监督管理部门责令停止使用"。

二、包装标志

为了在运输过程中便于识别货物，在商品外包装上要刷制一定的包装标志。包装标志主要有以下三种。

（一）运输标志

运输标志（shipping mark），习惯上称为"唛头"或"唛"。它通常由以下四部分组成。

1. 收货人及（或）发货人名称的代用简字或代号和简单的几何图形（有时不用几何图形）。

2. 参考号，如运单号、订单号或发票号。

3. 目的港或目的地名称。

4. 件号，即该批货物的总件数和本件的顺序号。一般两者兼而有之，也有只择其一。

除此之外，有的运输标志还按照买方要求列入合同号、信用证号或进口许可证号等。

例如，浙江某原料药生产企业一笔对德国出口贸易的唛头如下：

KIRSCH PHARMA GMBH

NCRC – SUD – SER. 1 – 7 38299 SALZGITTER

TEL：+49 – 5341 – 8797 – 1

ATTN：CHINA KIRSCH

随着电子数据交换（electronic data interchange，EDI）等无纸贸易的发展，对唛头形式的要求越来越高，国际标准化组织建议：唛头中尽量少用几何图形；应该采用不易褪色的油墨刷写，并且在外包装的对称部位同时刷写；每行的内容不能太长；包装上的广告不能影响唛头的识别。

（二）指示性标志

指示性标志（indicative mark），指用在易碎、易坏、易变质一类商品外包装上的醒目的图形与文字，以提醒有关人员在装卸、搬运和储存时注意的事项，也有人称之为"注意标志"。在运输包装上标打何种标志，应根据医药产品性质正确选用。在文字上使用上，最好采用出口国和进口国的文字，但一般使用英文居多，如 this end up（此端向上）、handle with care（小心搬运）、use no hooks（请勿用钩）等，如图 11 – 1 所示。

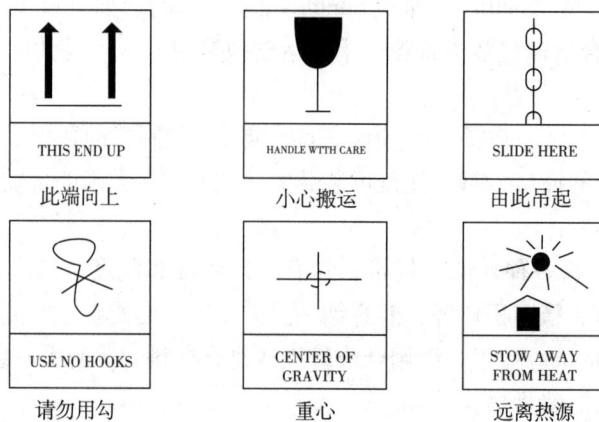

图 11 – 1　指示性标志

（三）警告性标志

警告性标志（warning mark），又称危险品标志，是指在那些易燃、易爆、有毒、腐蚀性、放射性物品的运输包装上清楚明确地标明危险性质的文字说明和图形。主要起到告知危险品运输中参与各方加以预防和发生危险时采取正确的处理方法。

国际海事组织（IMO）规定了一套《国际海运危险品标志》，在国际上已被许多国家采用。此外，根据中国国家技术监督局发布的《危险货物包装标志》规定，在运输包装上标打的警示性标志共包括 21 种，如图 11 – 2 所示。

三、中性包装

中性包装（neutral packing）是指买方要求卖方在商品的内外包装上不注明产地、生产国别和厂商名称的包装。中性包装分两种：无牌中性包装，即既无生产国别和产地又无商标和牌号；定牌中性包装，即无生产国别和产地，但有买方指定的商标或牌号。

采用中性包装是为了打破某些国家或地区对某些商品实行的关税壁垒配额限制及其他限制进口的措施，从而使出口商品能进入这些国家或地区的市场。

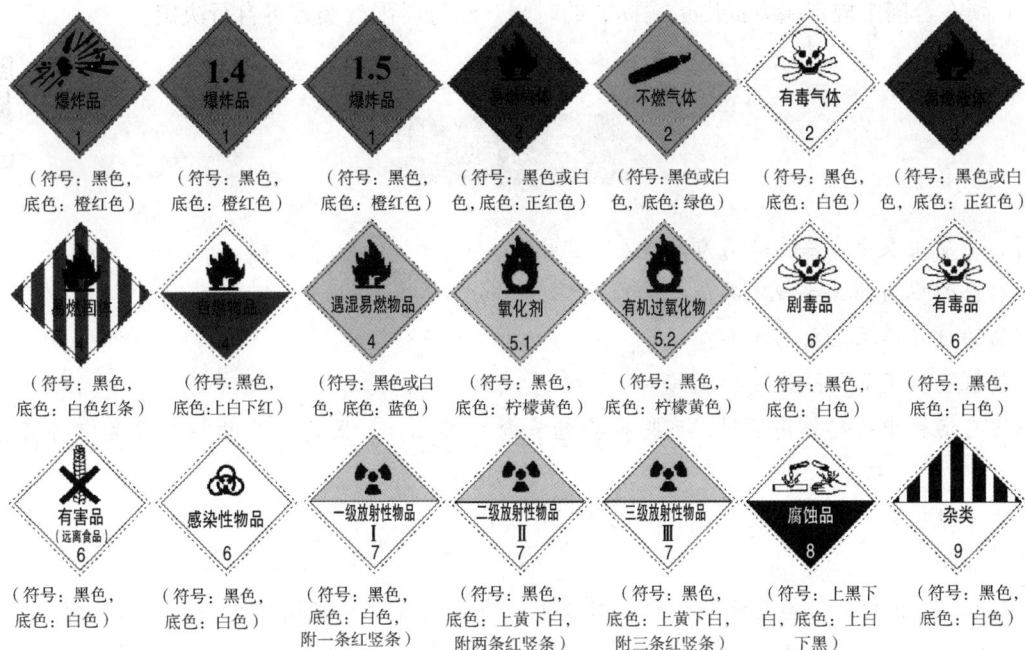

图 11 - 2　危险货物包装标志

使用中性包装应注意以下问题。

1. 在国际市场上已建立起良好信誉的商品：如名牌、供不应求的商品，分销渠道广的商品和定位于培养品牌的产品，不应轻易接受中性包装的条件。

2. 对于买方有长期、大量的订货，使卖方可以有计划地组织生产，而且能建立起比较稳定的供应关系的可以考虑接受中性包装条件（在第 1 点除外的情况下才可用第 2 点）。

3. 对于定牌包装，卖方要审视买方指定商标的图案，不能有违反本国和对方国家法律规定和习惯的内容，也不能有侵犯工业产权的情况，对于此种情况下的定牌包装，最好在合同中规定，若有侵权纠纷发生，由买方承担责任，与卖方无关。

4. 如果采用定牌中性包装后，货物遭买方拒收，转售货物时应去掉原来的定牌商标，加上新的未经第三者注册的商标。

四、合同中的包装条款

根据《联合国国际货物销售合同公约》的有关规定，买方应该按合同所规定的方式装箱或包装。包装应适用于订立合同时曾明示或暗示通知卖方的任何特定目的。可见在国际贸易销售合同中必须具备包装条款。一般情况下合同仅对包装做出明确规定，具体规定包括下列内容：包装方式、包装材料以及包装单位内的商品含量。例如：

Packed in cartons of 25kg net each.

还有一种包装条款，即笼统的包装条款。例如："适合海运包装"（seaworthy packing）、"习惯包装"（customary packing）、"卖方习惯包装"（seller's usual packing）。有一点要注意：在合同中，一般以采用具体规定的包装方法为宜，除非买卖双方包装方式的具体内容经事先充分交换意见或由于长时期业务往来已取得一致认识。

关于包装费用，按国际惯例，包装费用（packing cost）包括在货价之内，所以一般不须另行订明。如果进口方要求使用特殊包装，则超出正常的包装费应由买方负担。

关于运输标志，按国际惯例，卖方负责设计确定运输标志。但如果买方要求提供唛头，卖方也应接受，但是必须在合同中规定买方提出运输标志的时限。超过时限，卖方可自行决定。

思考题

答案解析

1. 商品品质的表示方法主要有哪几种？

2. 买卖合同中为什么要规定品质机动幅度？

3. 商品的计量单位主要有哪些？

4. 数量机动幅度如何规定？

5. 根据在运输中所起作用不同，可将货物包装分为哪几种？医药商品的相关规定中对其包装有何要求？

6. 何谓中性包装？中性包装主要有哪几种？有何作用？

7. 案例分析：

英国某医药进出口公司与天津某医药公司洽谈业务，打算在从我国进口某品牌普通药品 30000 箱。但要求我方改用原有商标，并在包装上不得注明产地。请问我方是否可以接受？在处理此项业务时，应注意什么问题？

书网融合……

微课　　　　　　　题库　　　　　　　本章小结

第十二章　医药进出口商品的价格

PPT

📖 **学习目标**

1. 通过本章学习，掌握国际医药贸易合同中的价格条款以及医药商品出口成本和经济效益核算；熟悉医药进出口商品的单价构成和主要定价方法；了解医药进出口中涉及的佣金和折扣。

2. 具备医药进出口定价能力，能够根据不同交易条件和需求制定价格策略，选择合适的定价方法合理定价；具备医药进出口价格核算和经济效益分析能力，能够识别和计算各类成本因素，开展准确的价格核算和全面的经济效益分析。

3. 树立成本控制意识，理解国际医药贸易中成本管理的重要性，通过准确核算成本来优化定价和提高经济效益；树立风险管理意识，明确国际医药贸易中的各种风险因素，如汇率波动、政策变化、国际运输费用上涨等，能够科学决策并采取适当的应对措施，确保经济效益。

在国际货物买卖中，价格条款是合同中的核心条款，直接关系买卖双方的经济利益。因此，如何确定进出口价格，是买卖双方洽谈交易和订立合时最为关心的问题之一。在实际业务中，正确掌握进出口商品价格构成，合理采用作价方法、佣金与折扣，综合考虑其他条款对价格条款的影响，制定好进出口合同中的价格条款，对完成进出口业务和提高外贸经济效益具有重要意义。 📱 微课

第一节　医药进出口商品的定价方法

一、定价指导思想

（一）成本导向定价

采用成本加成定价时，只需要了解有关进出口商品的成本和相对于成本的利润率（或利润），并以相应的外币表示，即能获得基本价格。

如果一家抗生素生产企业以 CIF 贸易术语出口一批原料药，则基本成本要素如下。

（1）制造成本。

（2）其他成本及费用（包括出口包装、国内运输、保险费用、码头费用、仓储费用、各种国内税、海关关税及费用、出口企业管理费用等）。

（3）管理费用。

（4）财务费用。

（5）可能的汇兑损失。

（6）国外运费（自装运港至目的港的海上运输费用）。

（7）国外保险费（海上货物运输保险）。

（8）如果有中间商，包括将支付给中间商的佣金。

通过上述成本分析可以计算出大致的出口成本，在此之上加一定比率的预期利润即可得到出口原料药的价格。

（二）竞争导向定价

这种定价是根据市场竞争情况，以对付竞争对手、占领市场为主要目标进行定价。定价前，出口企业应该广泛搜集竞争对手的准确信息，并与本企业生产的同类商品加以比较，根据对比情况确定价格水平，以保持自身市场竞争力。

（三）价值导向定价

这种定价以产品为客户带来的价值进行定价，更加关注消费者对产品价值的认可程度，即愿意为产品价值支付的价格。价值导向定价能够最大限度利用消费者剩余，而精准预测价格是成功运用该方法的关键。

二、定价方法

在国际医药贸易中，可以根据不同的情况，分别采用以下定价方法。

（一）固定价格

固定价格是指由买卖双方在签订合同时将价格确定下来，任何一方不得擅自改动。这一做法明确具体、便于核算，是国际上常见的定价方法，但只适用于短期内立即交货的情况。由于国际市场行情多变，规定固定价格，就意味着买卖双方要承担从订约到交货付款这段时间内汇率波动、价格变动的风险，因此对于远期交货的情况，一般不采用。若要采用，可在合同中列入附加条款，例如：No price adjustment shall be allowed after conclusion of this contract（合同成立后，不得调整价格）。

（二）非固定价格

即一般业务中所说的"活价"。有以下三种。

1. 待定价格　待定价格是指对价格暂不固定，只在合同中规定将来定价的时间和方法，又称"暂不作价"。例如，合同中规定"由双方在×月×日协商确定最终价格"。这种作价方法是针对价格变动频繁、交货期较远，或买卖双方有长期往来、关系比较稳固的情况，有助于减少市价变动给买卖双方带来的风险。

2. 暂定价格　暂定价格指在签订合同时订立一个初步价格，作为开立信用证和初次付款的依据，待最终价格确定后再进行清算，多退少补，又称"可变价格"。如果在交货前市场价格发生变化，暂定价格还可以加以修订，合同中要规定允许修订的市场价与合同价的偏差范围，如偏差2%或5%。

3. 滑动价格　滑动价格指先在合同中规定一个基础价格（basic price），交货时或交货前一天时间，按工资、原材料价格变动的指数作相应调整，以确定最后价格。在合同中需要对价格调整方法，也一并具体订明。

三、影响进出口商品价格的因素

进出口商品的定价，应在平等互利的原则下根据国际市场价格水平，结合国家和地方政策，并按照经营意图确定适当的价格。此外还要密切关注市场供求关系变化以及影响进出口商品价格的各种具体因素。

1. 商品的质量和档次　在国际市场上，一般都按照"按质论价"原则进行交易，品质优劣、档次高低、商标和品牌知名度等，都会影响商品价格。例如，高端医药产品，通常具有更加严格的生产工艺和质量控制，其生产成本和价格也高于普通产品。

2. 成交数量　按成交量大小来确定进出口价格是国际市场的通行做法。如果成交量较大，价格上可以给予适当优惠，或者采用数量折扣的做法；反之，如成交量过少，甚至低于起订量时，也可以适当提高售价。

3. 交货地点和交货条件　在国际贸易中，交货地点决定了运输、保险、关税等相关费用，而交货条件则规定了这些费用和责任的分配方式。因此交货地点和交货条件不同，买卖双方承担的责任、费用和风险也有差别。在确定进出口商品价格时，必须考虑这些因素。例如，同一运输距离内成交的同一商品，按 EXW 条件与按 DDP 条件成交，其价格不同。

4. 季节性需求的变化　国际市场上某些商品季节性需求很强，季节前后商品售价会出现很大差别。例如，流感季节到来通常会导致抗病毒药物和疫苗的需求激增；春季花粉季节，抗组胺药等过敏用药需求随之显著增长，在这种情况下，供应商需根据季节性需求变化，灵活调整库存和价格策略，争取有利的价格成交。

5. 运输距离和运输条件　国际货物买卖一般都要经过长途运输，运输距离的远近，直接影响运费和保险费开支，从而影响商品价格。对于一些需要特殊储存条件的商品，还会有额外的物流管理和处理费用支出，运输成本会进一步提高，如疫苗等药品需要在冷链条件下运输储存，以确保安全有效，则运输成本会高于一般药品。

6. 支付条件和汇率变动风险　支付条件是否有利和汇率变动风险大小，都影响商品价格。例如，同一商品在其他交易条件相同的情况下，采取预付货款和凭信用证付款两种不同支付方式，其价格应当有所区别。同时，确定商品价格时，一般应争取采用对自身有利的货币成交，如采用不利的货币成交时，应当把汇率变动的风险考虑到货价中去，适当提高出售价格或压低购买价格。

7. 其他因素　交货期远近、市场销售习惯和消费者偏好等因素，对商品价格也有不同程度的影响，必须在调查研究基础上通盘考虑和准确掌握，以确定适当的价格。

知识拓展

多措并举推动抗癌药降价

"抗癌"对中国医疗来说是一项严峻挑战。中国抗癌药市场规模超过千亿元，而其中约一半依赖进口。为了降低抗癌药品费用，2018 年国家出台了一系列政策举措。其中一项措施就是进口药品实行"零关税"，包括抗癌药在内的所有普通药品、具有抗癌作用的生物碱类药品及有实际进口的中成药，自 2018 年 5 月 1 日起进口关税降至零，使中国实际进口的全部抗癌药实现"零关税"。同时，较大幅度降低抗癌药生产、进口环节增值税税负。"零关税"与"较大幅度降低增值税"相结合，将使进口抗癌药降价至少 20%，让患者能够用得起、用得上更便宜的抗癌药，以真正实现惠民目的，解决老百姓"用药贵"的问题。

第二节　佣金与折扣

在进出口合同的价格条款中，有时会涉及佣金或折扣的规定。从这一角度，价格条款中所规定的价格可分为两种，一种是不包含佣金和折扣的"净价"（net price），另一种是包含佣金或折扣的"含佣价"（price with commission）。

一、佣金

（一）含义

佣金（commission）指中间商介绍业务或代卖代买而向卖方或买方收取的酬金。有时佣金也可称为"手续费"（brokerage）。

佣金的构成是国际贸易价格谈判的基本内容之一，是否支付佣金以及佣金比例大小会影响买卖双方以及中间商的利益分配和买卖能否达成。佣金率通常在双方签订协议时规定，若佣金率不在对外报价时明示在价格中，称为"暗佣"；如果在价格条款中明确表示佣金多少，则称为"明佣"。正确运用佣金，有利于调动中间商或代理商的积极性和扩大交易。

（二）表示方法

在国际贸易中，订立合同的价格条款时，可通过以下两种方式来表示佣金。

1. 用百分比表示 即佣金使用佣金率的百分比来表示。

（1）以文字说明 例如：USD 1000 per M/T CIF New York including 2% commission（每公吨 1000 美元 CIF 纽约，包含 2% 的佣金）。

（2）用字母表示 在贸易术语上加注佣金的缩写英文字母"C"和佣金的百分比 例如：USD 1000 per M/T CIF C 2% San Francisco（每公吨 1000 美元 CIF 旧金山，包含 2% 的佣金）。

2. 用绝对数表示 即用每单位数量支付多少佣金额来表示。例如：Commission USD 30 per M/T（每公吨支付佣金 30 美元）。

在实践中，规定佣金率的做法比较常见。给予佣金能够提高中间商或代理商成交的积极性，但也意味着进出口费用的增加，因此佣金率的高低应该合理规定，一般掌握在 1% ~ 5%。

（三）计算方法

在国际贸易中佣金额有不同的计算方法，包括按成交金额的百分率计算、按每一单位商品成交数量支付等。在按照成交金额计算佣金时，通常以商业发票总金额作为计算佣金的基数，不区分具体贸易术语的种类。佣金的计算公式如下：

$$佣金额 = 含佣价 \times 佣金率$$

$$净价 = 含佣价 - 佣金额 = 含佣价 \times （1 - 佣金率）$$

$$含佣价 = \frac{净价}{1 - 佣金率}$$

例如，CIF 发票金额为 10000 美元，佣金率为 2%，则应付佣金为 204.08 美元。

（四）支付方法

佣金的支付通常有两种做法：一种是由中间代理商直接从货款中扣除；另一种是在出口商收清货款后，再按约定的期限和佣金比率，支付给中间商或代理商。其中，由卖方收到全部货款后再行支付的做法比较常见，这样可以促使中间商协助履行合同，促成交易，使整个交易过程更加顺畅。佣金可以逐笔支付，也可汇总支付，由双方事先达成书面协议。

二、折扣

（一）含义

折扣（discount）指卖方在原价基础上给予买方一定百分比的价格减让，也称"优惠"。使用折扣方式减让价格，而不直接降低报价，使卖方既保持了商品的价位，又明确表明了给予买方的某种优惠，是一种促销手段，如数量折扣、清仓折扣、新产品促销折扣等，可以调动买方积极性和扩大交易。凡在合同的价格条款中明确规定折扣的，称为"明扣"；不在合同中明示折扣的称为"暗扣"。当交易双方采取"暗扣"时，有关折扣问题按交易双方暗中达成的协议处理，而在合同的价格条款中不予规定，这种做法属于不公平竞争。因此，卖方在开具发票时，应标明折扣，并在总价中予以减除。

（二）表示方法

1. 用百分比表示　一般采用文字说明或字母"D"（discount）和"R"（rebate）表示折扣率，例如：

£ 5.00 per kg CIF London less 2% discount/£ 5.00 per kg CIF D 2% London（每公斤 5 英镑 CIF 伦敦，减 2% 折扣）。

2. 用绝对数表示　用每单位数量的折扣金额来表示，例如：

USD 5.00 Discount per M/T（每公吨折扣 5 美元）。

（三）支付方法

折扣的支付，一般由买方在支付货款时预先扣除。如果合同中价格条款未对含佣金或有折扣做出任何表示，则通常理解为不含佣金或不给折扣，除非双方事先已另有约定。

不包含佣金或折扣的价格称为"净价"，有时为了明确起见，特地加列"净价"（net）字样，例如：

£ 5.00 per kg CIF net London（每公斤 5 英镑 CIF 净价伦敦）。

第三节　国际医药贸易合同中的价格条款

一、价格条款的构成

国际医药贸易合同中的价格条款一般包括总价（total price）和单价（unit price）两项基本内容。

单价即货物的单位价格。从构成形式来看，国际贸易的单价远比国内贸易的单价更为复杂，通常由四个部分构成：①计价货币（money of account）；②单位价格金额（price）；③计量单位（the measuring units）；④贸易术语（trade terms）。例如：

USD 4.90/kg CIF rotterdam（每千克 4.90 美元 CIF 鹿特丹）。

其中，"USD"是计价货币；"4.90"是单位价格金额；"kg"是计量单位；"CIF rotterdam"是贸易术语。

总价，即总值，是用货物单价乘以数量计算得出的一笔交易的总金额。为了避免数字书写错误或误解，通常会用大写文字表述总价。例如：壹万美元整（US DOLLARS TEN THOUSAND ONLY）。

二、计价货币与支付货币

（一）货币的选择

在国际货物买卖合同中，价格是使用一定数量的特定货币表示的，因此买卖双方在商定价格时，还需要约定使用何种货币来计价和支付。

1. 计价货币（money of account）　计价货币是指合同中规定用来计算价格的货币。根据国际贸易的特点，用来计价的货币，可以是出口国的货币，也可以是进口国的货币或双方同意的第三国货币，还可以是某一种记账单位，由买卖双方协商确定。

2. 支付货币（money of payment）　支付货币是指合同中规定用来支付货款、结算费用的货币。

在国际货物买卖中，双方既可以选择同一种货币为计价货币和支付货币，也可以选择一种货币为计价货币，另一种货币为支付货币。如果合同中商品价格只用双方约定的一种货币（如美元）来表示，没有规定用其他货币支付，则美元既是计价货币又是支付货币。若合同中在计价货币之外，还规定了其他货币支付（如英镑），则英镑就是支付货币，在这种情况下，就要在合同中规定不同货币的兑换比率（即汇率）。按照国际上的一般做法，通常是按付款日美元和英镑的比价，把美元表示的货款折算成英镑进行支付。在中国进出口业务中，多数情况下计价和支付采用的是同一种货币。

（二）货币风险的防范

进出口业务中使用何种货币计价、支付和结算，关系着买卖双方的切身利益。货币选择得当，就能减少和避免汇率波动的风险。为防范货币风险，在选择货币时通常有以下做法。

1. 出口选硬币，进口选软币 国际货物买卖合同从签订到履行，一般要经过较长的时间，其间市价和汇率都会发生变化，而影响买卖双方利益，所以在选用计价和支付货币时，应充分考虑汇率波动带来的风险，尽量选用对我方有利的货币。从理论上讲，出口贸易中争取使用"硬币"（hard currency），即汇价（即汇率）相对稳定或呈上浮趋势的货币；进口贸易中争取使用"软币"（soft currency），即汇价不稳定且呈下浮趋势的货币，即"收硬付软"，但需要注意的是硬币与软币是相对而言的。

在实际业务中，以何种货币作为计价货币和支付货币，还应视双方的交易习惯、经营意图以及价格，由双方协商确定。对于买卖双方所在国与我国政府签订有贸易支付协定的，应使用协定中指定的货币。

2. 根据汇率变动调整价格 如果为达成交易不得不采用对我方不利的货币，应在合同中规定，根据使用货币币值变动趋势来确定价格调整幅度，相应提高出口报价或压低进口价格，以抵消货币币值变动对交易双方的影响，降低外汇风险。

3. 订立外汇保值条款 买卖双方为了防范外汇风险，减少汇兑损失，可以根据汇率浮动情况在进出口合同中制定外汇保值条款。

合同中规定外汇保值条款的办法主要有三种：①计价货币和支付货币均为同一"软币"。在订约时确定该货币与另一"硬币"的汇率，支付时按当日汇率将其折算成原货币进行支付。②"软币"计价、"硬币"支付。将商品单价按照计价货币与支付货币当时的汇率，折合成另一种"硬币"，并按此货币支付。例如，在合同项下每一美元相当于××欧元，发票和汇票均须以欧元开立。③"软币"计价、"软币"支付。确定这一货币与另几种货币的算术平均汇率，或用其他计算方式的汇率，按支付当日与几种货币算术平均汇率或其他汇率的变化作相应的调整，折算成原货币支付。这种保值方法可称为"一篮子汇率保值"。几种货币的综合汇率可有不同的计算方法，如简单平均法、加权平均法等，主要由双方协商确定。

三、医药商品出口报价和盈亏核算

（一）出口价格的构成

出口商品价格的构成包括出口商品成本（cost）、出口费用（expenses/charges）和预期利润（expected profit）三部分。

1. 出口商品成本 成本是出口商品价格构成中重要组成部分，主要有生产成本、加工成本和购货成本三种类型。生产成本是指生产商生产某一产品所需的投入，加工成本是指加工商对成品或半成品进行加工所需的成本，购货成本是贸易商向生产商或供货商购进商品的价格，亦称采购成本或进货成本，通常是包含增值税的价格，在实际计算时需要考虑出口退税制度，从中扣除出口退税额，计算出实际成本。对于不从事生产的出口商来说，生产成本即为购货成本（含增值税），其计算公式如下：

$$采购成本 = 货价 + 增值税 = 货价 \times (1 + 增值税率)$$

$$出口退税额 = 货价 \times 退税率 = \frac{采购成本}{1 + 增值税率} \times 出口退税率$$

$$实际成本 = 采购成本 \times \left(1 - \frac{出口退税率}{1 + 增值税率}\right)$$

2. 出口费用　出口费用是出口商品价格构成中最复杂的部分，按照其与出口业务的关系分为直接费用和间接费用。直接费用是指出口商品项下直接发生的相关费用，如商品的仓储费、包装费等；间接费用是指虽然与出口商品无关，但每一笔出口业务项下应该分摊的出口商的费用，如通信费、交通费等。按照出口业务中费用发生（或支付）地点，出口费用分为国内费用和国外费用。

（1）国内费用　在以 FOB、CFR、CIF 出口时，出口商品的国内费用包括货物装上船之前的一切费用，一般有如下项目。

1）包装费（packing charges）　一般包括在采购成本中。

2）仓储费（warehousing charges）　需要提前采购或另外存仓的货物会产生仓储费。

3）国内运费（inland transport charges）　从货源地到装运港之间的内陆运费，如车运费、内河运费、路桥费、装卸费等。

4）港区港杂费（port charges）　在港区码头发生的各种费用。

5）认证费（certification charges）　办理出口许可证、配额、产地证等的费用。

6）商检费（inspection charges）　办理商检的费用。

7）捐税（duties and taxes）　主要是出口关税。

8）垫款利息（interest）　是指从国内采购商品到收到国外货款期间，因垫付资金产生的利息支出。由于垫款利息比例很小，实践中常采用高估其他费用的方式对其忽略不计。

9）银行手续费（banking charges）　委托银行收取货款、办理结算支付的费用。

10）业务费用（operating charges）　又称经营管理费，如通信费、交通费、差旅费等。

在实际业务中，国内费用的计算通常由各企业按采购成本的定额费用率进行核定。也就是，出口商有时对一些费用并不实际计算，而是根据往年情况估算一个在采购成本中所占的百分比（通常在5%左右，不同商品会有差异），即定额费用率。在计算国内费用时，用采购成本直接乘以定额费用率。此外，在委托货代办理运输时，货代会一次收取包括国内运费、港区港杂费、商检费、报关费、单证费等包干费，一般按货物类别和装箱方式以人民币收取，如每个20英尺集装箱若干元，每个40英尺集装箱若干元等。

（2）国外费用　在以 FOB、CFR、CIF 出口时，出口商品的国外费用包括：

1）国际货运费（freight charges）　从装运港到目的港的海洋运费。

2）国际货运保险费（insurance premium）　跨国货物运输过程中的货物保险费。

3）佣金（commission）　支付给国外中间商的服务酬金。

3. 预期利润　预期利润是出口商出口每批商品想要获得的利润额或达到的利润率。利润是出口价格的三要素之一，价格中所包含的利润大小往往由行业、市场、商品、需求以及企业的价格策略等一系列因素来决定。出口商的预期利润率计算基础，可以是采购成本，也可以是出口报价，实际中由出口商自行确定，一般以出口报价居多。

（二）主要贸易术语的价格构成

在不同贸易术语下，进出口商承担的风险、责任和费用不同，价格构成也有差别。

1. FOB/FCA 术语的出口价格构成

$$FOB/FCA\ 价 = 购货成本(含增值税) - 出口退税额 + 国内费用 + 预期利润$$
$$= 实际成本（不含增值税）+ 国内费用 + 预期利润$$

2. CFR/CPT 术语的出口价格构成

$$CFR/CPT\ 价 = 实际成本(不含增值税) + 国内费用 + 出口运费 + 预期利润$$
$$= FOB/FCA\ 价 + 出口运费$$

3. CIF/CIP 术语的出口价格构成

$$CIF/CIP\ 价格 = 实际成本(不含增值税) + 国内费用 + 出口运费 + 出口保险费 + 预期利润$$
$$= CFR/CPT\ 价 + 出口保险费$$
$$= FOB/FCA\ 价 + 出口运费 + 出口保险费$$

（三）主要贸易术语之间的价格换算

在进出口交易磋商中，经常会涉及以某种贸易术语表示的商品价格，需要改变原报价贸易术语，用其他贸易术语表示商品价格的问题，即贸易术语之间的价格换算。

如果以"F"代表出口运费，"I"代表出口保险费，"投保加成"代表"1 + 投保加成率"，常用的贸易术语之间换算关系如下（以 FOB、CFR、CIF 为例进行介绍）。

1. FOB 价和 CFR 价之间的换算

$$CFR\ 价 = FOB\ 价 + F(出口运费)$$
$$FOB\ 价 = CFR\ 价 - F(出口运费)$$

2. FOB 价和 CIF 价之间的换算

$$CIF\ 价 = FOB\ 价 + F(出口运费) + I(出口保险费)$$
$$= \frac{FOB\ 价 + F（出口运费）}{1 - 投保加成 \times 保险费率}$$
$$FOB\ 价 = CIF\ 价 \times (1 - 投保加成 \times 保险费率) - F(出口运费)$$

3. CFR 价与 CIF 价之间的换算

$$CIF\ 价 = \frac{CFR\ 价}{1 - 投保加成 \times 保险费率}$$
$$CFR\ 价 = CIF\ 价 \times （1 - 投保加成 \times 保险费率）$$

（四）出口盈亏核算

在国际贸易中，不仅要完成出口数量，更要注重质量，也就是要进行商品出口成本和经济效益的核算，保证盈利水平达到预期。在实际业务中，出口盈亏核算的指标主要如下。

1. 出口商品盈亏率　出口商品盈亏率是出口商品盈亏额与出口总成本的比率。出口商品盈亏额是指出口产品销售净收入与出口总成本的差额，其中出口产品销售净收入是由该出口商品的 FOB 价格按当时外汇牌价折成人民币，出口总成本是指该商品的采购成本加上出口前的一切费用和税金。计算公式如下：

$$出口商品盈亏额 = 出口销售人民币净收入 - 出口总成本$$

$$出口商品盈亏率 = \frac{出口商品盈亏额}{出口总成本} \times 100\%$$

2. 出口商品换汇成本　出口商品换汇成本是指某商品的出口总成本（人民币）与出口销售该商品的外汇净收入（美元）之比。通过计算得出该商品出口收入一美元需要多少人民币的总成本，也就是说，多少元人民币换回一美元。计算公式如下：

$$出口商品换汇成本 = \frac{出口总成本（人民币）}{出口销售净收入（外汇）}$$

$$出口总成本 = 进货成本 + 国内费用$$

出口销售外汇净收入是指出口外汇总收入扣除劳务费用等非贸易外汇后的外汇收入，即出口商品按 FOB 价出售所得的外汇净收入。如果出口商品换汇成本高于结汇时银行的外汇牌价，则出口为亏损；反之，则说明出口有盈利。

3. 出口创汇率　出口创汇率亦称"外汇增值率"，原是用来考核进料加工的经济效益，具体做法是以成品出口所得的外汇净收入减去进口原料所支出的外汇，算出成品出口外汇增值的数额，即创汇额，再将其与原料外汇成本相比，计算出百分率。在采用国产原料的正常出口业务中，也可计算创汇率，这就要以该原料的 FOB 出口价格作为原料外汇成本。计算公式如下：

$$出口创汇率 = \frac{成品出口外汇净收入 - 原料外汇成本}{原料外汇成本} \times 100\%$$

思考题

答案解析

1. 医药进出口中有哪些具体因素会影响进出口商品价格？

2. 佣金和折扣在国际医药贸易合同的价格条款中如何表示？

3. 医药商品出口盈亏如何核算？如何计算出口商品盈亏率、出口商品换汇成本和出口创汇率？

4. 某出口公司向中国香港客户报某药品价格为 USD 450 FOB 天津新港，客户要求改报 CIF 中国香港的价格，假定出口运费为每箱 USD 50，出口保险费率为 0.8%，在保持原报价格不变的情况下，该公司应报的 CIF 中国香港价是多少？

5. 案例分析：

我方某出口公司拟出口原料药去中东某国。正好该国某佣金商主动来函与我方出口公司联系，表示愿为其推销原料药提供服务，并要求按每笔交易的成交金额给予 5% 的佣金。不久，经该佣金商中介与当地进口商达成 CIF 5% 总金额 5 万美元的交易，装运期为订约后 2 个月内从中国港口装运，并签订了销售合同。合同签订后，该佣金商即来电要求我方出口公司立即支付佣金 2500 美元。我方出口公司复电称：佣金需待货物装运并收到全部货款后才能支付，于是，双方发生了争议。

（1）请分析这起争议发生的原因。

（2）在该案例中，我方出口公司应接受哪些教训？

书网融合……

微课　　　　　题库　　　　　本章小结

第十三章 医药进出口商品的运输与保险

PPT

学习目标

1. 通过本章学习,掌握国际贸易运输的主要方式——海运以及海洋运输保险的承保范围和险别;熟悉国际贸易运输中的运输单据以及运输保险的基本程序;了解国际医药贸易合同中的运输条款和保险条款。

2. 具备运输方式选择能力,能根据货物类型、运输成本和时效要求合理选择运输方式;具备保险方案设计和风险应对能力,能够评估运输过程中货物损失风险,设计合适的投保方案,有效覆盖货运风险;具备国际货运单据和保险单据处理能力,能够准确填写和处理相关单据,确保运输和保险顺利进行。

3. 树立效率意识,有效安排运输和管理保险事务,降低成本,提高工作效率;树立风险意识,学会识别和分析货运中的潜在风险,主动评估并管理运输风险。

货物运输是医药商品进出口中必不可少的一个重要环节。与国内运输相比,国际货物运输路线长、环节多、时间性强、涉及面广、情况复杂多变、风险较大。因此,在医药商品进出口业务中,应根据货物的性质和数量、运输的路程和时间等因素合理地选择运输方式,在国际医药贸易合同中订立明确的运输条款,正确地处理各种运输单据,以确保医药商品进出口顺利开展。

由于外贸运输的特点,药品在运输、装卸、存储过程中可能会遇到自然灾害或意外事故等各种风险而遭受损失。为了保障货物受损后能够得到经济补偿,货主就需要在货物起运前为货物办理运输保险。国际货物运输保险的种类多种多样,其中海洋运输保险的历史最为悠久,尽管各种不同货运保险的具体责任不尽相同,但其基本原则、承保范围等基本一致。因此,本章关于医药进出口商品保险的介绍将以海洋运输保险为主。🅔 微课

第一节 医药进出口商品的运输方式

进出口商品的运输根据运输工具和路线的不同,分为陆上运输、水上运输、航空运输、管道运输和邮政运输,其中陆上运输包括铁路运输和公路运输,水上运输包括海洋运输和内河运输,各种运输方式组合起来又可以形成国际多式联运的方式。而对于医药进出口商品,可采用的运输方式多种多样。比如,一批药品需要从上海运往瑞典的斯德哥尔摩,可采用的运输方式有国际海上货物运输、国际铁路运输、国际航空运输等,但是哪一种是最佳运输方式呢? 需要结合货物以及各种运输方式自身特点合理选择。本节将详细介绍每种运输方式及其优势和劣势,为实践中选择最佳运输方案提供依据。

一、海洋运输

海洋运输(ocean transport)又称"国际海洋货物运输",简称海运,是指使用船舶或其他水运工具通过海上航道运送货物和旅客的运输方式,在国际货物运输中运用最为广泛。国际贸易货运总量的 2/3

以上是通过海洋运输完成的，在进出口货运总量中海运承担了中国约 95% 的对外贸易运输量。

随着经济快速发展，中国已经成为世界上最重要的海运大国之一。全球目前有 1/5 的大宗海运货物运往中国，有 1/5 的集装箱运输来自中国，中国国际海运量接近全球海运量的 1/3。目前，中国已与 100 多个国家和地区建立了航线联系，服务网络不断完善，海运连接度全球领先，船东拥有的船队规模从总吨上成为世界最大船东国。中国的港口货物吞吐量和集装箱吞吐量连续多年位居世界第一位；世界港口吞吐量、集装箱吞吐量排名前十位的港口，中国分别占 8 席和 7 席。随着中国经济影响力的不断扩大，国际航运中心正在逐步从西方转移到东方，中国海运业已经进入世界海运竞争舞台的前列。

（一）海洋运输的特点

1. 海洋运输的优势

（1）运载量大　海洋运输船舶的运载能力远远大于铁路运输车辆和公路运输车辆。例如，一艘万吨级船舶的载重量一般相当于 200 节 50 吨级火车车皮的载重量或 1250 辆 8 吨级卡车的载重量。随着国际航运业的发展，现代化的造船技术日益精湛，船舶日趋大型化。目前超级 TI 级油轮的最大载重量通常达到 30 万吨，最大集装箱货轮的载箱能力已超过 24000TEU（TEU 是国际通用的集装箱标准换算单位，以 20 英尺集装箱为基准进行计量）。

（2）通过能力大　海洋运输通过的是四通八达的天然航道，不像火车、汽车等运输受到轨道和道路的限制，因此具有通过能力大的优势。

（3）运费低　一方面，海洋运输的航路多是天然形成，不需要像铁路运输和公路运输那样投资修建铁路和公路，海运航线的港口修建也不需要像航空运输的机场那样耗费巨大投资；另一方面，海洋运输的运载量大，运输里程远，平均每单位的运输成本较低。由于上述原因，海洋运输的运费相对低廉。一般而言，在同样的运载量和运输里程的情况下，海洋运输的费用约为铁路运费的 1/5，公路运费的 1/10，航空运费的 1/30。

2. 海洋运输的不足

（1）速度较慢　与其他运输方式相比，海洋运输的航行速度比较慢，普通货轮一般在每小时 15～20 海里，大型集装箱船航速最大能达到每小时 30 海里（约 55 公里/小时），货物运送到目的地所需的时间较长。

（2）风险较大　海洋运输受自然条件和气候的影响较大，因此难以确保航行日期的准确性；此外，海洋运输的船舶在海上航行的过程中遭遇自然灾害和意外事故的可能性较大。

（3）不完整性　海洋运输只是整个运输过程的一个环节，它的两端的港口必须依赖其他运输方式的衔接和配合。

（二）海洋运输的种类

按照海运船舶的经营方式，可将海洋运输分为班轮运输和租船运输两类。其中班轮运输又称定期船运输，租船运输又称不定期船运输。

1. 班轮运输

班轮运输（liner transport）是指船舶按照固定的船期表在固定的航线上和港口间往返运输，并按照相对固定的运费率收取运费的海洋运输方式，是当今国际海洋运输中不可缺少的主要运输方式之一。

（1）班轮运输的特点　班轮运输主要有以下特点：一是"四固定"，这是班轮运输的基本特点，即固定船期、固定航线、固定港口和相对固定的费率。二是手续简便。班轮运输一般采用码头仓库交货，货物的装卸由船方（承运人）负责，装卸费已包括在运费中，不需另外支付，并且船方（承运人）和货方（托运人）不计滞期费和速遣费，这些都为货方提供了很大的方便。三是权责清晰。船货双方的权利义务和责任豁免都以船方签发的提单条款为依据。四是班轮承运货物的品种、数量、批次比较灵活。不论货物的种类如何、数量多少、是否转船，班轮公司一般均接受承运，因此有利于成交额小、批次多、目的地分散的货物运输。五是货运质量较好。班轮公司一般专业化较强，船舶质量较高，拥有专用的码头、仓库、装卸设备和相关人员，运输质量比较有保证。目前全球排名靠前的班轮公司具体见表13-1。

表13-1 全球二十大班轮公司排名及数据（截至2024年8月14日）

排名	公司	TEU	集装箱船数（艘）	运力全球占比（%）
1	地中海航运	6027550	847	19.9
2	马士基航运	4352306	712	14.4
3	达飞轮船	3809876	650	12.6
4	中远海运集团	3258189	507	10.8
5	赫伯罗特	2174497	286	7.2
6	海洋网联船务	1927794	244	6.4
7	长荣海运	1694611	220	5.6
8	现代商船	856682	78	2.8
9	以星航运	747194	130	2.5
10	阳明海运	695108	93	2.3
11	万海航运	514173	123	1.7
12	太平船务	342659	93	1.1
13	海丰国际	175065	111	0.6
14	X-Press	171381	91	0.6
15	高丽海运	159290	65	0.5
16	海领船务	148572	41	0.5
17	Unifeeder	143517	90	0.5
18	伊朗国航	143178	30	0.5
19	长锦商船	122143	78	0.4
20	德翔海运	104563	23	0.3
全球合计		30454300	7047	100

（2）班轮运费的计算 班轮运费是班轮公司（承运人）运送货物所收取的报酬，通常按照班轮运价表（liner's freight tariff）的规定计算。国际航运业务中班轮运价表的种类很多，不同班轮公司的班轮运价表不尽相同，但一般都包括相关规定和条款、货物分级表、航线费率表、附加费率表、冷藏货和活牲畜费率表等内容。

班轮运费由基本运费和附加运费两部分构成。基本运费是指货物从装运港运至目的港所收取的基本费用，是构成班轮运费的主要部分。附加运费是指对一些需要特殊处理的货物或者由于客观情况变化而另外加收的费用，如超重附加费、超长附加费、选择卸货港附加费、直航附加费、转船附加费、港口附加费等。

班轮运费通常采用的计算标准如下。

1）按货物的毛重计收 在运价表内以字母"W"（weight）表示，一般以一公吨为计算单位，也有的按长吨或短吨计算。

2）按货物的体积计收 在运价表内以字母"M"（measurement）表示，一般以一立方米为计算单位，也有的按尺码吨计算。

3）按货物的毛重或体积计收 在运价表内以字母"W/M"表示，是指在货物的重量和体积中选择费用较高的一种计收。

4）按货物的价格计收　称为从价运费。在运价表内以字母"A. V."或"Ad. Val"（AD VALO-REM）表示，一般按货物的 FOB 价格计收。

5）按货物的毛重、体积或价值三者中费用最高的一种计收　在运价表中以"W/M or A. V."表示。

6）按货物重量或体积中费用最高的一种加上一定比例的从价运费计收　在运价表中以"W/M plus A. V."表示。

7）按货物的件数计收　对一些特殊货物，如汽车、活牲畜等，可按每辆、每头等特定的计费单位计收。

8）按议价计收　对于一些班轮运价表中未规定具体费率的货物，由船方和货方临时协商约定运费，如粮食、煤炭等大宗货物。

2. 租船运输　租船运输（shipping by chartering）又称不定期船运输，是指租船人向船东租赁船舶，用于完成特定的货物运输，并按照双方协定收取运费的运输方式。租船运输没有预定的船期表和固定的航线及港口，船舶的航行时间、经过的航线和停靠的港口、运费和租金等，均由船东和租船人双方在签订的租船合同中约定。租船运输适宜低价大宗货物的运输，在国际海洋货物运输中占据较大比重，发挥着不可替代的作用。

（1）租船运输的特点　租船运输主要有以下特点：一是船期、航线、港口和费用都不固定，都可以根据租船人需要和船东意向约定，有利于满足国际贸易中的不同需要。二是适用于装运量大、价值较低的货物运输，且一般以整船装运为主。例如，粮食、煤炭、医药商品中大宗原料药的运输。三是运费由船东和租船人双方根据租船市场的行情协商决定，受租船市场供求情况的影响较大。四是由于运输量大，且运费是竞争价格，租船运输的单位运输成本较低。

（2）租船运输的方式　租船运输的常见方式有定程租船、定期租船和光船租船。

1）定程租船（voyage charter）　定程租船又称程租船或航次租船，是一种以航程为基础的租船方式，是指船方按航程出租船舶，按照租船合同中规定的航线和港口进行指定货物的运输。船方负责船舶的航行、经营管理和航行中的各项开支费用，对货物运输负责，租船人按约定支付运费。双方的责任和义务以定程租船合同为准。定程租船业务中一般按装运货物的数量计算运费，规定一定的装卸期限和装卸率，计算滞期费和速遣费。按照不同运输形式，定程租船又可分为单程租船、来回程租船、连续航次租船、航次期租船和包运合同租船。

2）定期租船（time charter）　定期租船又称期租船，是指船方按一定期限将船舶出租给租船人使用。船方负责船舶的维护、修理和机器的正常运转以及船员的工资，租船人负责船舶的经营管理，可以将此期租船充作班轮或承租船使用。定期租船的租赁期限由船东和租船人双方根据需要约定，短则几个月，长则几年、十几年，甚至到船舶报废为止。这种租船方式不规定船舶的航线、港口和装运的货物，运费一般按租期每月每载重吨若干金额计算，不规定装卸期限和装卸率，不计算滞期费和速遣费。船东和租船人的责任和义务以定期租船合同为准。

3）光船租船（bare boat charter or demise charter）　光船租船又称船壳租船，是指船方按一定时期将船舶出租给租船人使用，但只提供一艘空船，不提供船员。租船人必须自行配备船长、船员，负责船舶运营管理、船舶维护、船员给养等一切事项及开支费用。这种租船方式比较复杂，在当今国际贸易业务中较少采用。

（3）租船运输的程序　租船运输的第一步从租船询价开始，租船人通过询盘使船方了解货物名称、数量、包装、装卸港、目的港等信息。第二步是租船报价，船方以对方的询价为基础，经过成本估算或者比较其他询价条件，就租船业务中涉及的主要内容给予答复。第三步是租船还价，租船人与船方对报价条件中不能接受的条件提出修改或增删，或提出自己的条件。第四步是接受，经过多次讨价还价，双方对租船合同条款的意见达成一致。第五步是签订订租确认书，订租确认书是租船程序的最后阶段，一旦签订，一项租船业务即告成交。

二、铁路运输

以进出口货运量计算，铁路运输（rail transport）是国际货物运输中仅次于海洋运输的一种重要运输方式。我国与亚洲、欧洲、中东许多国家间的进出口货物运输都是通过铁路完成的。与其他运输方式相比，铁路运输具有运量较大、速度较快、运输成本较低、安全可靠、运输准确性和连续性强、受气候条件影响较小、手续简单等特点。

铁路运输一般分为国际铁路货物联运和国内铁路货物运输两种。

（一）国际铁路货物联运

国际铁路货物联运是指两个或两个以上国家按照协定，利用各自的铁路联合起来完成一票货物的运输方式。这一运输过程使用一份统一的国际联运票据办理货物的全程运送，在由一国铁路向另一国铁路移交货物时，无须发货人和收货人出面，铁路当局对全程运输负连带责任。

国际铁路货物联运的办理方式很多，按照发货人托运货物的情况，可以分为整车货物和零担货物，集装箱、托盘和货捆货物，慢运、快运和整车货物随旅客列车挂运等多种方式。采用国际铁路货物联运的当事国必须事先订立书面约定，目前国际铁路货物联运常用的国际条约有两个。

1. 《关于铁路货物运输的国际公约》　简称《国际货约》，是在 1890 年制定的伯尔尼公约基础上发展而来的，1961 年由奥地利、法国、比利时、德国等国家在瑞士伯尔尼签订，于 1970 年 2 月 7 日修订，1975 年 1 月 1 日生效。

2. 《国际铁路货物联合运输协定》　简称《国际货协》，是关于国际铁路货物联运的多边条约，1951 年由苏联、波兰等 8 国在华沙订立。现行协定 1971 年 4 月由铁路合作组织核准，并于 1974 年 7 月 1 日生效。

国际货物铁路联运适用于原《国际货约》参加国之间的运输，也适用于《国际货协》参加国与《国际货约》参加国之间的货物运输。在我国，凡可办理铁路货运的车站均可办理国际铁路货物联运。

（二）国内铁路货物运输

国内铁路货物运输是指进出口货物在一国范围内的铁路运输。在我国范围内是指按照《国内铁路货物运输规程》办理的货物运输。我国的出口货物经铁路运至港口集中，进口货物卸船后经铁路运往内地，以及国内各地区间经铁路对外贸物资进行分拨调运，均属于国内铁路运输的范畴。

对香港、澳门地区的铁路运输也属于国内货物铁路运输，但与一般的国内运输又有所不同。①内地往香港地区铁路货物运输：对港铁路运输包括内地段铁路运输和港段铁路运输两段，由中国对外贸易运输公司各地分支机构中国香港中国旅行社联合组织。具体办理流程是把货物从始发站托运至深圳北站后，由深圳分公司接货，由其负责向海关申报，海关放行过轨后，由中国香港中国旅行社负责办理港段铁路运输托运工作，将货物运至九龙目的站，交给收货人。②内地往澳门地区铁路货物运输：货物自发货地运往广州站，广东省外运公司接货，由其办理水路中转，将货物运往中国澳门，货到中国澳门后由南光集团运输部负责接货并交付收货人。采用这种特定的运输方式时，国内铁路运单不能作为对外结汇的凭证，而需要各地外贸运输公司以承运人身份签发的承运货物收据，作为向银行结算货款的凭证。

三、航空运输

作为一种现代化的运输方式，航空运输（air transport）在当今国际货物运输中使用越来越广。目前，国内航线、国际航线的日益增多，也为我国利用航空运输进出口货物创造了有利条件。

（一）航空运输的特点

1. 运输速度快 航空运输的运送速度远远高于海洋运输、铁路运输等其他运输方式。一些鲜活、易腐商品和销售季节性强的商品对时间要求很高，运送时间过长会对商品的价值造成损害，这类商品适合采用航空运输。例如，买方急需或有效期短的药品运送。

2. 运输安全性强 航空运输管理比较完善，且货物在运送途中的时间较短，因此运送过程中发生货损、货差的可能性较小，货运质量高。一些精密仪器和贵重物品的运输，适合采用此种方式。例如，一些精密的医疗器械或贵重稀有药品的运送。

3. 运量小 航空运输工具的限制决定了其运输量较小，不适于大批量货物的运输。

4. 运输费用高 航空运输的运价一般要包括货物的计费重量、有关运价和费用、货物的声明价值等几个部分。其中计费重量是按重量（kg）或体积重量（6000cm³ 折合 1kg）计算，且以两者中较高的一种为准。

5. 涉及当事人较多 航空运输过程中涉及的有关当事人，与其他运输方式相比略为复杂，主要有货方、航空货运代理公司、航空公司和地面运输公司。我国的航空货运代理公司是中国对外贸易运输总公司，代办进出口货物的航空订仓、包机、发运、制单、报关等业务。

（二）航空运输的方式

进出口货物的航空运输主要包括以下方式。

1. 班机运输（scheduled airline） 班机是指在固定始发站和目的站之间按照固定航线定期航行的航班。航空公司使用的班机通常是客货混合型飞机，一些较大的航空公司在一些航线上也开有定期全货机航班。班机具有定时、定站、定航线等特点，能够保证货物准时、安全、迅速地运送到确切的地点，但货运仓位有限，因此适用于少量的急需物品、鲜活商品和时令性商品的运送。

2. 包机运输（chartered carrier） 包机运输适用于批量较大的货物的运输，可分为整架包机和部分包机。前者是指航空公司或包机代理公司将整架飞机租给租机人，供其将货物运送到指定目的地的运输方式，适用于大批量货物的运送。后者是指由几个航空货运代理公司（或发货人）联合包租一架飞机来运送货物，适用于多个发货人，货物批量较大且到达站相同的货物运输。

3. 集中托运（consolidation） 集中托运是指航空货运公司把若干需要单独发运的货物组成一整批，向航空公司办理托运，使用一份总运单将货物整批发运到预定目的地，再由航空货运公司的代理人收货、报关，并分拨给各实际收货人的运输方式。总运单之后应附有每一个单独货主出具的航空运单。由航空货运公司安排集中托运一般可获得比班机更低的运价。

4. 航空快递业务（air express service） 航空快递业务是由快递公司与航空公司合作，向货主提供的快递服务，其业务包括由快递公司派专人从发货人处提取货物后，以最快航班将货物出运，飞抵目的地后，由专人接机提货，办妥进关手续后直接送达收货人，被称为"桌到桌运输"（desk to desk service）。这是一种最为快捷的运输方式，特别适合于各种急需药品、医疗器械、贵重物品、图纸资料、货样及单证等急需物品和文件资料的传递。

外贸企业办理航空运输，需要委托航空运输公司作为代理人，负责办理出口货物的提货、制单、报关和托运工作。委托人应填妥国际货物托运单，并将有关报关文件交付航空货运代理，空运代理向航空公司办理托运后，取得航空公司签发的航空运单，即为承运开始。航空公司需对货物在运输途中的完好负责。货到目的地后，收货人凭航空公司发出的到货通知书提货。目前，比较专业可靠的国际货代公司主要有 TNT、EMS、FedEx、DHL 等。

四、成组运输、托盘运输和集装箱运输

成组运输（unitized transport）是指用一定的办法将分散的单件货物组合在一起，形成一个规格化、标准化的运输单位，以采用机械化、自动化操作开展运输的运输方式。成组运输的初级形态是托盘运输（pallet transport），是将货物按一定要求组装在一个标准托盘上组合成为一个运输单位，并使用铲车、托盘升降机等机械化工具进行装卸、搬运和堆存等操作。集装箱运输（container transport）是成组运输的最高形态，是将货物组装在一个集装箱内成为一个运输单位，并使用自动化设备进行操作的现代化运输方式。

集装箱运输被称为"运输领域的一次革命"，已成为当今国际贸易的重要运输方式，以下着重介绍集装箱运输方式。

（一）集装箱运输的特点

与传统货物运输相比，集装箱运输具有以下特点。

1. 高效益的运输方式　集装箱运输经济效益高，主要体现在以下方面。

（1）简化包装，节约包装费用　集装箱具有坚固、密封的特点，其本身就是对货物的二次包装。使用集装箱可以简化包装，有的甚至无须包装，实现杂货无包装运输，可大大节约包装费用。

（2）减少货损货差，提高货运质量　货物装入集装箱并铅封后，途中无须拆箱倒载，即使经过长途运输或多次换装，箱内货物也不易损坏，货损货差率降低。集装箱运输还可以减少被盗、潮湿、污损等引起的货损和货差，深受货主和船公司欢迎。

（3）减少营运费用，降低运输成本　由于集装箱的装卸基本上不受恶劣气候影响，船舶非生产性停泊时间缩短，又由于装卸效率高，装卸时间缩短，对船公司而言，可提高航行率，降低船舶运输成本；对港口而言，可以提高泊位通过能力，提高吞吐量，增加收入。

2. 高效率的运输方式　传统的运输方式具有装卸环节多、劳动强度大、装卸效率低、船舶周转慢等缺点，而集装箱运输完全改变了这种状况。集装箱相比于普通货船装卸，装卸效率大幅度提高。同时，由于集装箱装卸机械化程度高，每班组所需装卸工人数较少，可以大大提高工人的劳动生产率。此外，由于集装箱装卸效率高，受气候影响小，船舶在港停留时间少、周转快，航行率和运输能力随之提高。在不增加船舶艘数情况下，集装箱运输可完成更多运量，增加船公司收入，高效率带来高效益。

3. 高投资的运输方式　集装箱运输虽然是一种高效率的运输方式，但同时又是一种资本高度密集的行业。首先，船公司必须对船舶和集装箱进行巨额投资。集装箱船因其复杂的结构、特殊的装卸设备和先进的技术要求，造价通常显著高于普通货船。其次，集装箱运输中的港口建设也耗资巨大。专用集装箱泊位的码头设施包括码头岸线和前沿、货场、货运站、维修车间、控制塔、门房，以及集装箱装卸机械等，需要相当大的投资。再者，开展集装箱多式联运，还需有相应的内陆设施及内陆货运站等配套建设，需要兴建、扩建、改造、更新现有的公路、铁路、桥梁、涵洞等。

4. 高协作的运输方式　集装箱运输涉及面广、环节多、影响大，是一个复杂的运输系统工程。集装箱运输系统包括海运、陆运、空运、港口、货运站以及与集装箱运输有关的海关、商检、船舶代理公司、货运代理公司等单位和部门，需要各环节、各部门之间高度协作。如果互相配合不当，某一环节失误，就会影响整个运输系统功能，甚至导致运输生产停顿和中断。

5. 适于组织多式联运　由于集装箱运输在不同运输方式之间换装时，无需搬运箱内货物而只需换装集装箱，这就提高了换装作业效率，适合于公路、铁路、港口等不同运输环节之间的联合运输。在换装转运时，海关及有关监管单位只需加封或验封转关放行，从而大大提高运输效率。

（二）集装箱运输的方式

集装箱按照货物的装箱方式可分为整箱和拼箱两种。整箱（full container load，FCL）是指当货主有足够的货源装载一个或数个集装箱时，在海关人员监督下在自己的工厂或仓库自行将货物装满整箱并加铅封，然后以箱为单位直接运往集装箱堆场（container yard，CY）交由承运人托运的一种方式，适用于货主托运的货物数量较大的情况。拼箱（less than container load，LCL）适用于少量货物，是指在货物不够装满整箱的情况下，货主可将货物交至承运人，由承运人或代理人在集装箱货运站（container freight station，CFS）根据货物的性质和流向分类整理，将运往同一目的地的货物拼装在一个集装箱内运输，货到目的地（港）后再由承运人拆箱分拨给各收货人。

集装箱的常见交接方式有以下四种。

1. 整箱交、整箱接（FCL/FCL） 发货人整箱交货，收货人整箱接货，即承运人从启运地到目的地都是整箱交接货物。该方式效果最好，最能发挥集装箱的优势。集装箱的具体交接地点有"门到门"（door to door）、"场到场"（CY to CY）、"门到场"（door to CY）、"场到门"（CY to door）四种情况。

2. 拼箱交、拆箱接（LCL/LCL） 发货人拼箱交货，各收货人凭单拆箱接货，承运人负责货物的装箱和拆箱，集装箱的具体交接地点为"站到站"（CFS to CFS）。

3. 整箱交、拆箱接（FCL/LCL） 发货人以整箱交货，各收货人凭单拆箱接货。在这种交接方式下，集装箱的具体交接地点有"门到站"（door to CFS）、"场到站"（CY to CFS）两种情况。

4. 拼箱交、整箱接（LCL/FCL） 各货主以不足整箱的小票货物交承运人，承运人分类整理后，将同一收货人的货物集中拼成整箱运往目的地，收货人整箱接货。集装箱的具体交接地点有"站到门"（CFS to door）、"站到场"（CFS to CY）两种情况。集装箱的交接方式具体见表 13-2 所示。

表 13-2 集装箱货物的交接方式

交货方式	出口	进口	交货地点
整箱交，整箱接	FCL	FCL	door–door、CY–CY、door–CY、CY–door
整箱交，拆箱接	FCL	LCL	door–CFS、CY–CFS
拼箱交，拆箱接	LCL	LCL	CFS–CFS
拼箱交，整箱接	LCL	FCL	CFS–door、CFS–CY

五、国际多式联运

（一）国际多式联运的定义

国际多式联运（international combined transport）是以集装箱运输为基础，把海、陆、空等多种运输方式有机地结合起来的一种联合运输方式。《联合国国际货物多式联运公约》将国际多式联运定义为按照多式联运合同，以至少两种不同的运输方式，由多式联运经营人把货物从一国境内接运货物的地点运至另一国境内指定交付货物的地点。"国际多式联运主要由海陆联运、海空联运、陆空联运等。

（二）国际多式联运的特点

根据《联合国国际货物多式联运公约》的定义，国际多式联运主要有以下特征：第一，由一个国际多式联运经营人承担或组织完成全程运输工作；第二，签订一个运输合同，对货物运输的全程负责；第三，采用两种或两种以上不同运输方式来完成运输工作；第四，采用一次托运、一次付费、一票到底、统一理赔、全程负责的经营方式；第五，可以实现"门到门"运输。

国际多式联运是一种较高级的运输组织方式，将各种运输方式融为一体，组成连贯运输，达到简化货运环节，加速周转，减少货损货差，降低运输成本，实现合理运输的目的。其优点主要表现在以下方面。

1. 提高运输组织水平 国际货运中各种运输方式自成体系，经营范围和承运数量相对有限。多式联运的开展，实现了不同运输的衔接协作，使得运输过程更加合理化。

2. 综合利用各种运输的优势 多式联运通过各种运输方式的合理搭配，充分发挥各类运输工具的效能，提高运输效率，减少了货物的库存时间和费用，降低了运输成本。

3. 实现"门到门"运输的有效途径 国际多式联运综合了各种运输的特点，组成了直达连贯运输，可以把货物从发货人的工厂或仓库，直接运到收货人的工厂或仓库，还可以运到收货人指定的任何适宜地点。

4. 手续简便、提早结汇 在多式联运方式下，不论全程运输距离多远，需要使用多少种不同运输工具，也不论中途需要经过多少次装卸转换，所有运输事宜均由多式联运承运人统一负责。货物在启运地装上第一程运输工具后，货主即可取得多式联运单据，并可凭此向银行办理收汇手续。相比于海运，需要在起运港装船后才可取得装船提单并凭以收汇，多式联运手续更为简便，结汇时间也更早，有利于加速资金周转，节省利息支出。

5. 安全迅速 整个多式联运过程由多式联运经营人对全程运输实行统一组织与管理，同时经营人与各区段承运人一般采用包干费率，各运输环节配合密切，衔接紧凑，中转迅速而及时，能大大缩短货物在途停留时间。

六、其他运输方式

医药进出口商品的运输除了采用如上所述的海洋运输、铁路运输、航空运输、集装箱运输、国际多式联运等方式以外，还有公路运输、内河运输、国际邮政运输、管道运输、大陆桥运输等运输方式。

（一）公路运输

公路运输（road transportation）是一种基本的陆上运输方式，在运输领域中发挥着重要的作用。与海洋、铁路、航空运输相比，公路运输的主要优点是机动灵活，方便快捷，起点（发货地）和终点（收货地）"两端"大多依靠公路运输完成。但是公路运输也有一些不足，一是载重量小，不适合大件货物或重量过大的货物运送；二是成本较高，运送单位耗费的人力和燃油等资源较多；三是运输质量不高，车辆行驶过程中的颠簸震动以及遭遇车祸的风险导致出现货损的可能性较大。

（二）内河运输

内河运输（inland water transportation）是水上运输的一种重要方式，是连通内陆腹地和沿海地区的纽带。内河运输运量较大，成本较低，在进出口货物国际运输前的集中和运送后的分流过程中发挥着重要作用。内河运输的船舶与海运船舶有所不同，主要使用内河货船、拖船、推船、驳船等运输工具。我国目前已初步形成了一个包括长江、珠江等主要江河的内河航运网，为我国内河运输的发展提供了条件。

（三）国际邮政运输

国际邮政运输（parcel post transportation）是一种快速、简便的国际运输方式，主要通过全球的邮政运输网进行邮件包裹传递。国际邮政运输按运输途径可分为水陆路邮件和航空邮件，按货物性质可分为函件和包裹。国际邮政运输的主要优点是实现了"门到门"运输，不论货物的传送要经过几个国家，运送过程如何复杂，托运人只要将货物交送邮局，支付相关费用，收件人就可于货物到达目的地后在当地就近邮局提取货物，托运和支取手续十分方便。但是，国际邮政运输对货物重量和体积的限制较大，只适于重量较轻、体积较小的商品的运输。例如一些小型医疗器械或少量药品可选用国际邮政运输，但大宗原料药的运输不可采用这一方式。

（四）管道运输

管道运输（pipeline transportation）是在管道内借助高压气泵的压力，将货物输送到目的地的一种运输方式，是一种高度专业化的特殊运输方式。管道运输的固定投资大，建成后的运输成本低，货损货差小，但只适用于特殊的液体和气体货物，且同一管道只可单方向运输。各种石油成品、化学品、天然气、碎煤浆等液体和气体产品可采用管道运输。

（五）大陆桥运输

大陆桥运输（land bridge transportation）是指以横贯大陆的铁路或公路为桥梁，将大陆两端的海洋连接起来的连贯运输方式。大陆桥运输过程中一般要经过多次装卸，通常以集装箱为运输单位。在实践中，大陆桥运输将全程海运改为"海－陆－海"运输，可以有效地缩短运输里程，降低运输成本，提高运输速度，具有良好的经济效益。

目前世界上主要有三条大陆桥运输路线。

1. 西伯利亚大陆桥　西伯利亚大陆桥以俄罗斯西伯利亚铁路为桥梁，将太平洋远东地区与波罗的海和黑海沿岸以及西欧大西洋口岸连接起来。

2. 北美大陆桥　北美大陆桥主要指美国的两条横贯东西的铁路、公路大陆桥。一条是连接西部太平洋口岸和东部大西洋口岸的铁路、公路运输系统；另一条是连接西部太平洋口岸和南部墨西哥湾口岸的铁路、公路运输系统。

3. 新亚欧大陆桥　新亚欧大陆桥横跨亚欧两个大洲，东起中国连云港，西至荷兰鹿特丹，途经哈萨克斯坦、俄罗斯、德国、荷兰等二十多个国家和地区，连接太平洋和大西洋。

知识拓展

医药冷链物流运输

药品尤其是生物医药因其特殊的化学和生物特性，与普通货运相比，在运输过程中对环境条件有着极高的要求。医药冷链物流产品种类较多，包括血液制品、体外诊断试剂、生物制品等。医药冷链服务行业作为生物医药关键支撑，随着生物医药行业蓬勃发展而迅猛增长。航空运输由于快捷高效的特点，是生物医药冷链运输的首选。根据民航局数据显示，我国航空冷链物流下游需求产品中，37％为生物医药类。《"十四五"冷链物流发展规划》的发布，加快了我国现代医药冷链物流体系建设进程，医药产品冷链物流网络逐步建立。"十四五"新阶段，医药冷链物流行业发展将处于重要战略机遇期，为保障医药产品储存、运输、配送全过程的安全作出巨大贡献。

第二节　医药进出口商品运输过程中的主要单据

医药进出口商品的运输过程中涉及许多单据，这些单据在货物交接、货款结算、索赔与理赔等环节中都发挥着举足轻重的作用。运输单据的种类很多，包括海运提单、铁路运输单据、航空运单等。

一、海运提单

海运提单（ocean bill of lading，B/L）简称提单，是船方或其代理人签发的，证明海上运输合同成立，承运人已经接管货物或已将货物装船，并允诺将货物运至指定目的地交付给收货人的书面凭证。

（一）海运提单的作用

1. 货物的收据（receipt of goods）　　海运提单是承运人或其代理人签发给托运人的货物收据，证明承运人已经收到所承运的货物。

2. 运输协议的证明（evidence of the contract of carriage）　　海运提单是承运人与托收人之间订立运输协议的证明，是规定双方权利、义务、责任、豁免和处理双方争议的主要依据。

3. 物权凭证（document of title）　　随着航海贸易发展和承托双方经验积累，提单的上述两种功能已不能满足航运实践的需要。由于货物通过海运时间长，对需要资金周转急于处理货物的商人带来不便。为了解决这一问题，提单在贸易中可以直接代表货物的物权凭证性质逐渐获得认可，提单持有者可凭以向承运人提货，亦可通过背书转让以实现货物所有权的转让，或凭以向银行办理抵押贷款或叙做押汇。

（二）海运提单的类型

海运提单可以按照不同方法进行分类。

1. 按货物是否已装船分　　可分为已装船提单（on board B/L 或 shipped B/L）和备运提单（received for shipment B/L）。

已装船提单是指承运人已经将货物全部装上指定船舶后签发的提单。按照国际商会《跟单信用证统一惯例》（UCP 600）的规定，当信用证要求以海运提单作为运输单据时，银行接受注明货物已装船或已装指定船只的提单。这种提单必须以文字载明装货船名和装船日期，并由船长或其代理人签字，同时提单上必须有"货已装船"（on board）字样。在国际贸易中，买方一般要求卖方提供已装船提单。

备运提单又称收讫待运提单，是承运人在收到托运货物但未装运时签发的提单。国际贸易中通常不能凭备运提单结汇。货物装船后，发货人可凭备运提单调换已装船提单，或由承运人在备运提单上加注"已装某船"和装船日期并签字盖章成为已装船提单。

2. 按提单抬头分　　可分为记名提单（straight B/L）、不记名提单（bearer B/L）和指示提单（order B/L）。

记名提单又称收货人抬头提单，是指在提单的收货人一栏内填明特定收货人名称的提单。承运人只能将货物交付给已指定的收货人，收货人不能以背书方式将提单转让给第三方，因此记名提单不能流通。

不记名提单又称来人抬头提单，是指提单的收货人一栏内没有指定具体的收货人，只注明向提单持有人（bearer）交付的提单。承运人将货物交付给提单持有人，任何持有提单的人均可提取货物。不记名提单的转让不需记名，流通性极强，风险很大，在国际贸易中很少使用。

指示提单是指提单的收货人一栏填写"凭指示"（to order）或"凭××指示"（to order of...）字样的提单。指示提单可以经过背书（endorsement）转让流通，背书方法有"空白背书"和"记名背书"两种。空白背书仅由背书人在提单背面签字，而不注明被背书人名称；记名背书除了需要背书人在提单背面签字外，还需注明被背书人名称。

3. 按提单是否有批注条款分　　可分为清洁提单（clean B/L）和不清洁提单（unclean B/L 或 foul B/L）。

清洁提单是指未载有明确宣称货物及（或）包装状况有缺陷的条款或批注的运输单据。清洁提单说明货物在装船时表面状况良好，是银行办理结汇和提单转让的必要条件之一。

不清洁提单是指承运人在提单上对货物及（或）包装的不良状况有明确批注的提单，如"货物表面有污渍""包装不牢固"等。根据 UCP 600 第 27 条规定，"除非信用证明确规定可以接受上述条款或批注，否则银行将不接受载有此类条款或批注的运输单据。"在国际贸易中，卖方有义务提交清洁提单，只有清洁提单才可以转让。

4. 按运输方式分　可分为直达提单（direct B/L）、转船提单（transhipment B/L）和联运提单（through B/L）。

直达提单是指船舶从起运港装货后，中途不转船，直接驶往目的港所签发的提单。如果信用证规定不准转船，则必须出具直达提单。

转船提单是指船舶从起运港装货后，中途需要换装另外的船舶再驶往目的港所签发的提单，签发转船提单的货运全程至少由两艘轮船承运。这种提单上一般有"转船"或"在××港转船"的批注。

联运提单是指货物经过两种或两种以上的运输方式联运时，由第一承运人签发的涵盖运输全程的提单。

5. 按提单内容的繁简分　可分为全式提单（long form B/L）和简式提单（short form B/L）。

全式提单是指提单背面列有承运人和托运人权利义务等详细条款的提单。

简式提单是指只在正面列出必须记载的事项，而略去背面全部条款的提单。这种提单上一般印有"各项条款与条件均以×月×日签订的合同为准"之类的字样。

6. 按提单使用效力分　可分为正本提单（original B/L）和副本提单（copy B/L）。

正本提单是指提单上有承运人正式签字盖章，并注明签发日期的提单。这种提单是具有法律效力的单据，上面必须标有"正本"字样，以示与副本提单有别。

副本提单是指提单上没有承运人签字盖章，仅供工作上参考使用的提单。提单上一般标有"副本"字样。

7. 其他提单种类　除了按照上述标准分类的各种提单以外，进出口货物海运过程中还经常用到如下提单。

（1）过期提单（stale B/L）　过期提单是指迟于货物抵达目的港或者错过规定的交单期限的提单。UPC 600第14条规定，"如信用证无特殊规定，正常运输单据必须由受益人或其代表按照相关条款在不迟于装运日后的21个公历日内提交，但无论如何不得迟于信用证到期日。"

（2）舱面提单（on deck B/L）　舱面提单又称甲板货提单，是指承运人将货物装在甲板上的情况下所签发的提单。在《海牙规则》的规定中，承运人负责的货物不包括甲板货，对甲板货在运输途中的任何损失不负责。根据UCP 600的规定，除非信用证另有规定，银行不接受舱面提单。

（3）倒签提单（antedated B/L）　倒签提单是指承运人签发时倒填签发日期的提单。一般情况下，承运人必须在合同或信用证规定的装船期限内将货物装船后签发提单，提单签发日期应当是货物全部装载完毕的日期。但有时承运人由于各种原因无法按时装运，又不能修改信用证，为了不违反合同或信用证的约定，则在装船期限后完成装运但将提单的签发日期填为规定期限之内。此种提单行为是不合法的，应尽量避免。

（4）预借提单（advanced B/L）　预借提单是指托运人为了及时结汇，在货物装船或装船完毕之前向承运人预先借用的提单。由于提单在货物装船前或装船完成前已经签发，如果货物装船前或装船完毕前因各种原因发生损失，在法律上有关各方都将处于被动地位。因此这种提单的风险很大。

（三）海运提单的格式和主要条款

海运提单没有固定的统一格式，各船公司签发的提单会有自己的格式，但提单的基本内容大致相同，一般包括提单正面和背面两部分条款。

1. 提单正面的主要条款　提单正面的条款是由托运人和承运人或其代理人分别提供并填写。

托运人填写的部分主要包括：托运人、收货人或受让人、通知人、货物名称、标志和号数、件数、毛重、尺码等。

承运人提供或填写的部分如下。

（1）外表状况良好条款 说明提单所列外表状况良好的货物，都已经装在提单所列船上，并应在所列卸货港或该船能安全到达并保持浮泊的附近地点卸货。

（2）内容不知条款 说明重量、尺码、标志、号数、品质、内容和价值是托运人提供的，承运人在装船时并未核对。

（3）承认接受条款 说明托运人、收货人和提单持有人明白表示接受并同意提单和它背面所载的一切印刷、书写或打印的规定、免责事项和条件。

（4）承运人的名称和主要营业场所，船舶名称，装货港和在装货港接收货物的日期，卸货港，提单的签发日期、地点和份数，运费和其他费用的支付，承运人或其代理人的签章等。

2. 提单背面的主要条款 海运提单背面印的条款是承运人和托运人（或提单持有人）之间发生争议的依据，通常是根据有关国际公约和各国的法律条款制订的运输条款，规定承运人和托运人以及提单持有人之间的权利、义务、责任、豁免关系。提单背面的主要条款包括：名词定义、首要条款、承运人的责任与豁免、责任期间、包装和标志、运费和其他费用、自由转船条款、责任限额、共同海损条款等。

目前国际上采用的关于提单的国际公约主要有三个。

（1）1924年签署的《关于统一提单若干法律规则的国际公约》，简称《海牙规则》（*The Hague Rules*），目前为大多数国家所采用。

（2）1968年签署的《布鲁塞尔议定书》，简称《维斯比规则》（*The Visby Rules*）。

（3）1978年签署的《联合国海上货物运输公约》，简称《汉堡规则》（*The Hamburg Rules*）。

（四）海运提单欺诈及对策

海运提单在国际贸易中扮演着至关重要的角色，提单的大量普及伴随着提单欺诈风险的发生，提单欺诈形式多种多样，严重阻碍了国际贸易的正常运转。提单欺诈的常见形式如下。

1. 倒签、预借、顺签提单 其中，顺签提单是在货物装船完毕后，承运人应托运人要求，以晚于货物实际装船完毕的日期作为提单签发日期的提单。三种提单的签发都是为了使提单签发日期符合信用证关于装运期的规定，以满足卖方顺利结汇需要，都存在掩盖货物实际装船日期与信用证规定不符而弄虚作假的情况，有一定的法律风险。一旦被发现，可能导致提单无效，引发贸易纠纷，承、托双方甚至可能面临法律责任。

2. 伪造提单 伪造提单是指将提单表面的内容伪造成符合信用证内容的要求，来骗取买方的货款。伪造提单的表现形式如下。一是空单，即装上船的货物与实际的货物极为不符，货物根本就不存在或是货物未装船而签发的提单，是由承运人及其代理或船长签发的；二是溢短装货物，即货物虽然装船了，但却与实际货物的数量存在很大差异。这两种表现形式都属于伪造提单。

3. 凭保函换取结汇提单 在国际贸易中，当货物外表状况存在包装不坚固、不完整等缺陷时，托运人为了换取清洁提单而向承运人出具保函，声明若出现任何损失由自身承担，保证承运人及其代理人利益，要求签发符合信用证规定的提单以便顺利结汇。这种行为实质上构成了对收货人的欺诈，存在一定法律风险和责任，承运人和托运人都需要谨慎对待。

4. 无正本提单放货 无正本提单放货，是指承运人或其代理人（货代）、港务当局或仓库管理人在未收回正本提单的情况下，依提单上记载的收货人或通知人凭副本提单或提单复印件，加保函放行货物的行为。在国际贸易实务中，当承运人凭副本提单加保函交货后，常常又会出现持正本提单持有人要求承运人再次交货的情况，这一做法容易引发贸易纠纷，给当事人造成经济损失。

二、铁路运输单据

铁路运输过程中常用的单据主要有国际铁路货物联运运单和承运货物收据。

（一）国际铁路货物联运运单

国际铁路货物联运运单是国际铁路联运中的主要单据，是发货人与发送国铁路之间签订的运输合同，规定了参加联运的铁路和发货人、收货人之间的权利、义务、责任、豁免关系。

国际铁路货物联运运单的性质与海运提单基本相同，但不具备物权凭证功能，不能用于转让货物的所有权，主要用于铁路运输过程中的货物记录和责任划分，其格式一般由以下五联组成。

第1联：运单正本，主要记载货物全程运送的费用，随货物到达终点站后交给收货人。

第2联：运行报单，是参加联运的各铁路办理货物交接、划分责任及核算费用和收入的原始依据，随货物到达终点站后留存铁路。

第3联：运单副本，在运输合同签订后交给发货人，是发货人凭以向收货人结算货款和向铁路提出运输变更要求的主要凭据。在货物和运单正本全部灭失时，发货人可凭运单副本向铁路索赔。

第4联：货物交付单，是铁路已经将货物交付给收货人的证明，随货物到达终点站后留存铁路。

第5联：货物到达通知单，是记载货物在运送过程中发生滞留等情况的单据，随货物到达终点站后交给收货人。

国际铁路货物联运运单第1联至第3联的背面详细记载向发货人、收货人核收运费和其他费用的事项，第4联和第5联背面由参加联运的铁路在运输过程中记载各种必要事项。

（二）承运货物收据

承运货物收据（cargo receipt）是我国内地对港澳地区进行铁路货物运输过程中使用的一种特定性质和格式的运输单据。我国内地通过铁路对港、澳出口货物时，须由运输承运人出具从深圳或广州口岸向港澳中转货物的承运货物收据作为向银行办理结汇的凭证。

承运货物收据的第一联为正本，背面印有说明承运人责任范围的"承运简章"，其中第二条注明"由本公司承运之货物，在铁路、轮船、公路、航空及其他运输机构范围以内，应根据该机构各规章办理"，该条款扩大了承运货物收据适用的运输方式范畴。

三、航空运单

航空运单（air waybill）是航空货物运输过程中的主要单据。

（一）航空运单的性质和作用

1. 货物的收据　航空运单是承运人或其代理人签发给托运人的货物收据，证明已经接受所承运的货物。

2. 运输合同　航空运单是承运人与托运人之间签订的运输合同。航空运单的签发是承运合同签署的书面证据。

3. 报关单据　在航空货物运达目的地后的报关程序中，航空运单是海关查验放行的基本单据。

4. 运费账单或发票　航空运单上记载着收货人应付的费用，可以作为承运人核收运费的依据。

5. 保险证书　如果承运人承办或代办保险，可将航空运单作为保险证书。载有保险条款的航空运单又称为"红色航空运单"。

与海运提单的作用不同的是，航空提单不能作为货物所有权的物权凭证，因此不可背书转让也不可议付。收货人提货不能凭航空运单，而需凭航空公司的提货通知单。

（二）航空运单的类型

按照不同的签发人，航空运单可分为航空主运单（master air waybill）和航空分运单（house air waybill）两类。

航空主运单是航空公司（实际承运人）签发给航空货运代理公司（托运人）的运单，是承运人发运和交付货物时必备的总运单。航空分运单是航空货运代理公司（承运人）办理集中托运业务时签发给各个发货人（托运人）的运单。两类运单的内容和法律效力基本相同，只是有关当事人有所不同。

（三）航空运单的格式和内容

每份航空运单由三份正本和至少六份副本组成。正本背面印有承运条款，第一份注明 "original – for the shipper"，交发货人作为货物收据；第二份注明 "original – for the issuing carrier"，交航空公司作为记账凭证；第三份注明 "original – for the consignee"，随货交收货人作为接收货物的依据。航空运单的副本由航空公司在报关、结算等过程中根据规定和需要分发。

第三节　我国海洋运输保险的承保范围

在前两节中，已经介绍了国际贸易运输的特点。由于国际贸易运输风险较大，国际货物运输保险在进出口贸易中至关重要。国际货物运输保险（international transportation cargo insurance）是以运输过程中的各种货物为保险标的，被保险人（投保人）向保险人投保一定的险别并按规定交纳一定金额的保险费，保险人承保后，如果保险标的在运输过程中遭受约定范围内的损失，应按照规定给予被保险人经济补偿。本节将在海洋运输相关知识的基础上，介绍海洋运输保险。

我国海洋运输保险承保的范围，主要包括风险和损失两部分。其中所承保的风险主要有海上风险和外来风险，所承保的损失包括海上风险和外来风险造成的损失与费用。

一、我国海洋运输保险承保的风险

（一）海上风险

海上风险（perils of the sea）是指船舶和货物在海上航行中发生的或随附海上运输过程中发生的风险，又称海难。我国现行的海洋运输保险条款所承保的海上风险的范围并不包括所有在海上发生的风险，也不仅仅局限于在海上发生的风险，还包括在内陆或陆海、海河及海轮与驳船联接处等发生的风险。随着时代的发展，海上保险的保障范围从原来的海上运输风险与责任，发展到陆上、航空运输以及多式联运的风险与责任，形成了广义的海上保险。海上风险主要包括自然灾害和意外事故两类。

1. 自然灾害（natural calamities）　所谓自然灾害，是指不以人的意志为转移的自然界力量所引起的灾害。海上运输保险业务中的自然灾害，并不是泛指所有由于自然力量造成的灾害，而是仅指恶劣气候、雷电、海啸、洪水、地震、火山爆发等人力不可抗拒的灾害。

2. 意外事故（accidents）　意外事故一般是指由于偶然的、非意料中的原因所造成的事故。海上运输保险业务中的意外事故，并不是泛指所有海上发生的意外事故，而是仅指运输工具遭受搁浅、触礁、沉没、船舶与流冰或其他物体碰撞以及失踪、失火、爆炸等事故。

（二）外来风险

外来风险（extraneous risks）一般是指海上风险以外的其他各种外来原因所造成的风险，可分为一般外来风险和特殊外来风险。

1. 一般外来风险（general extraneous risks）　一般外来风险是指被保险货物在运输途中由于偷

窃、短量、雨淋、沾污、渗漏、破碎、受热受潮、串味等一般的外来原因所造成的风险。

2. 特殊外来风险（particular extraneous risks）　特殊外来风险是指由于军事、政治、国家政策法令以及行政措施等特殊的外来原因所造成的风险。例如，战争、罢工、因船舶中途被扣而导致交货不到、货物被有关当局拒绝进口或没收等。

二、我国海洋运输保险承保的损失

在海洋运输保险中，被保险人因被保险货物遭遇海上风险或外来风险而受到的损失，通常表现为两种形式：一种是货物本身损坏或灭失的损失，另一种是为营救货物而支出的费用损失。

（一）货物本身损坏或灭失的损失

被保险货物本身损坏或灭失的损失，按其损失程度可分为全部损失和部分损失。

1. 全部损失（total loss）　全部损失简称"全损"，是指运输途中的整批货物或不可分割的一批货物的全部灭失或视同全部灭失的损坏。依照损失的程度，全部损失有实际全损和推定全损之分。

（1）实际全损（actual total loss，ATL）　实际全损是指该批被保险货物完全灭失，或严重损害已失去原有的使用价值，或被保险人已不可挽回地失去货物的所有权。例如，货物遭遇海难全部沉没，药品被海水浸泡失效，或船舶失踪已达一定时期（我国海商法规定为 2 个月）。

（2）推定全损（constructive total loss，CTL）　推定全损是指货物发生保险事故后，预见实际全损已经不可避免，或者为避免发生实际全损所需支付的费用与继续将货物运抵目的地的费用之和超过保险价值。

在推定全损的情况下，被保险人可以要求保险人按部分损失赔偿，也可以要求作为推定全损获得全部损失的赔偿。如果要求按全部损失赔付，被保险人必须向保险人发出委付通知（notice of abandonment），无条件地把货物委付给保险人。所谓委付（abandonment），就是指被保险人声明愿意将保险标的物的全部权利和义务转移给保险人，以取得保险人按全损给予的赔偿。

2. 部分损失（partial loss）　部分损失是指被保险货物的损失没有达到全部损失的程度。一般将不属于全部损失的损失归为部分损失。部分损失可依照损失的性质，分为共同海损和单独海损。

（1）共同海损（general average）　共同海损是指载货的船舶在海上遇到灾害或事故，威胁到船、货等各方的共同安全，为了解除这种共同危险，维护船货安全或者使航程得以继续完成，由船方有意识地采取合理的救难措施所直接造成的特殊牺牲或支付的额外费用。船舶发生共同海损后，属于共同海损范围内的牺牲和费用应通过共同海损理算，由有关获救受益方按照最终获救价值的比例进行分摊，称为共同海损分摊（general average contribution）。共同海损涉及各方的利益，其构成应具备以下条件。

1）导致共同海损的危险必须是实际存在的，或者是不可避免的，而并非主观臆测的。

2）共同海损的措施必须是为维护船、货共同安全而采取的措施。如果只是为了船舶或货物单方面利益而造成的损失，则不能作为共同海损。

3）共同海损的损失必须是人为的、有意识的合理措施所造成的直接后果。例如，船只遭遇风暴时，为避免船身因剧烈倾斜而导致沉没，将偏重部分货舱中的物资抛弃一定数量入海以维持船身平衡。

4）共同海损必须属于特殊情况下的损失，费用损失必须是额外支付的。导致共同海损的直接原因不是海上危险，而是为了解除这种危险的救难措施所造成的。所支付的费用是额外的，不包括在船舶正常营运费用之内。

5）造成共同海损的救难措施必须最终有效。共同海损分摊的前提是各方都有获救财产，如果抢救措施无效，船货遭受全损，也就没有受益方，不存在共同海损。

（2）单独海损（particular average） 单独海损是指承保范围内的风险所直接导致的船舶或货物的部分损失。单独海损的损失由各受损方单独负担。单独海损和共同海损的比较，如表13-3所示。

表13-3 单独海损和共同海损的比较

海损	相同点	不同点	
		起因	补偿方法
单独海损	均属部分损失	承保风险所直接导致的船、货损失	受损方自行承担损失
共同海损		为了解除或减轻共同危险，人为造成的一种损失	受益方按照受益大小比例共同分摊

（二）为营救货物而支出的费用损失

被保险货物遭遇保险责任范围内的事故，除了会使货物本身受到损毁，还会导致营救费用方面的损失。我国海洋运输保险承保的费用主要包括施救费用和救助费用。

1. 施救费用（sue&labor charges） 施救费用是指保险标的物遭遇承保责任范围内的灾害事故时，被保险人或其代理人为了避免或减少损失，采取各种抢救或防护措施所支出的合理费用。当被保险人发生施救费用时，不论施救是否有效果，都可获得赔偿。保险人对施救费用的赔偿以一个保险金额为限，即保险人对保险标的损失的赔款和对施救费用的赔偿之和，不得超过保险金额的两倍。

2. 救助费用（salvage expenses） 救助费用是指保险标的物遭遇承保责任范围内的灾害事故时，保险人和被保险人以外的第三者采取救助措施取得成功后，由被救方向救助方支付的报酬。救助费用一般都可归为共同海损的费用项目。国际上一般采用"无效果-无报酬"（no cure，no pay）原则，只有在救助有效果时，被救方才需向救助方支付救助费用，并且保险人对救助费用的赔偿额度不超过获救财产的价值。

第四节　我国海洋运输保险的险别

保险险别是指保险人对风险和损失的承保责任范围，是保险人与被保险人履行权利和义务的基础，也是保险人界定承保责任和被保险人缴付保险费的依据。为了适应我国外贸发展的需要，中国人民保险公司根据我国保险业务的实际情况，并参照国际保险市场的习惯做法，分别制订了海洋、陆上、航空、邮包等运输方式的货物保险条款及适用于上述各种运输方式货物保险的附加险条款，总称为"中国保险条款"（China insurance clause，CIC）。海洋运输保险的险别很多，一般可分为基本险、附加险和专门险三类。基本险主要承保"自然灾害"和"意外事故"造成的损失和费用，可以单独投保；附加险主要承保其他外来风险造成的损失和费用，只能在投保基本险的基础上加保；专门险承保的主要是某些具有特性的货物的损失和费用。

一、基本险

基本险（basic coverage）也称主险，承保的主要是自然灾害和意外事故所造成的损失和费用。根据我国现行的《海洋运输货物保险条款》，基本险包括平安险、水渍险和一切险三种。

（一）平安险

平安险（free from particular average，FPA）一词在我国保险业沿用已久，其英文原意是"单独海损不赔"。平安险的承保责任范围如下。

（1）被保险货物在运输途中由于恶劣气候、雷电、海啸、地震、洪水等自然灾害造成货物的全部损失或推定全损。

（2）由于运输工具遭受搁浅、触礁、沉没、互撞、与流冰或其他物体碰撞、失火、爆炸等意外事故造成货物的全部损失或部分损失。

（3）在运输工具已经发生搁浅、触礁、沉没、焚毁等意外事故的情况下，货物不论在此之前或者之后在海上遭遇恶劣气候、雷电、海啸等自然灾害所造成的部分损失。

（4）在装卸转船时，被保险货物中的一件或数件落海造成的全部损失或部分损失。

（5）被保险人对遭受承保责任内危险的货物采取抢救、防止或减少货损的措施而支付的合理费用，但以不超过该批被救货物的保险金额为限。

（6）运输工具遭遇海难后，在避难港由于卸货所引起的损失及在中途港或避难港由于卸货、存仓及运送货物所产生的特别费用。

（7）共同海损的牺牲、分摊和救助费用。

（8）运输契约订有"船舶互撞条款"，按该条款规定应由货方偿还船方的损失。

从以上责任范围可以看出，平安险的承保范围较小。对由于自然灾害造成的单独海损不负责赔偿，而对由于搁浅、触礁、沉没、焚毁等意外事故造成的单独海损负责赔偿，并且如果运输途中发生过上述四种意外事故，则对于事故发生之前或之后的由于自然灾害造成的单独海损，也负赔偿责任。

（二）水渍险

水渍险（with average or with particular average，WA or WPA）也是我国保险业沿用已久的名称，其英文原意是"负责单独海损责任"。水渍险的承保责任范围除了平安险所承保的各项责任外，还负责被保险货物由于恶劣气候、雷电、海啸、地震、洪水等自然灾害所造成的部分损失。因此，水渍险的责任范围其实是在平安险全部责任范围基础上，加上海上自然灾害造成的货物损失，也就是包括了由于自然灾害或意外事故所造成的货物全部损失和部分损失。医药商品贸易中一些散装化工原料的进出口常投保这一险别。

（三）一切险

一切险（all risks）的承保责任范围除包括平安险和水渍险的责任外，还包括被保险货物在运输过程中，由于一般外来原因所致的全部损失或部分损失。因此，一切险实际是在平安险、水渍险范围的基础上，加上一般外来风险（如偷窃、提货不着、淡水雨淋、短量、混杂、沾污、渗漏、碰损、破碎、串味、受潮受热等）造成的货物全部损失或部分损失。一切险的责任范围是三种基本险中承保范围最广的一种，是平安险、水渍险和一般附加险的总和。值得注意的是，一切险的承保责任虽较平安险和水渍险为广，但保险人并不是对任何风险所致的损失都负责。

我国《海洋运输货物保险条款》除了对上述三种基本险的责任范围作了规定之外，还对除外责任、责任起讫、索赔时效等做了明确规定。

首先，除外责任（exclusions）是指保险人不负责赔偿的范围。我国《海洋运输货物保险条款》规定的除外责任主要包括以下内容。

（1）被保险人的故意行为或过失所造成的损失。

（2）属于发货人责任所引起的损失。

（3）在保险责任开始前，被保险货物已存在的品质不良或数量短差所造成的损失。

（4）被保险货物的自然损耗、本质缺陷、特性以及市价跌落、运输延迟所引起的损失或费用。

（5）属于海洋运输货物战争险和罢工险条款规定的责任范围和除外责任。

其次，根据我国《海洋运输货物保险条款》的规定，海运保险中承保责任的起讫，均采用国际保险业惯用的"仓至仓条款"（warehouse to warehouse clause，W/W clause）的规定。依照该条款的原则，保险人所承担的保险责任，从被保险货物运离保险单所载明的起运地发货人仓库或储存处开始，直至货物运达保险单载明的目的地收货人仓库或储存处，或运达保险单载明的目的地或中途被保险人用作货物分配、分派、分散转运或非正常运输的其他仓库或储存处为止。但是，当被保险货物从最后卸载港卸离海轮之日起满 60 天时，保险责任终止。

另外，我国《海洋运输货物保险条款》规定，被保险人向保险人提出索赔的有效期限为两年，自被保险货物在最后卸载港全部卸离海轮后起算。

二、附加险

附加险（additional coverage）主要承保的是基本险承保范围之外的由于外来原因引起的风险损失，是对基本险的补充和扩大。附加险不能单独投保，只能在投保一种基本险的基础上才可加保一种或数种附加险。附加险的险别很多，可分为一般附加险、特别附加险两类。

（一）一般附加险

一般附加险（general additional risk）主要承保由于一般外来风险所造成的损失，共包括下列 11 种险别：偷窃、提货不着险（theft pilferage and non-delivery，T. P. N. D），淡水雨淋险（fresh water and/or rain damage，F. W. R. D），短量险（risk of shortage），混杂、沾污险（risk of intermixture and contamination），渗漏险（risk of leakage），碰损破碎险（risk of clash and breakage），串味险（risk of odour），受潮受热险（damage caused by sweating and heating），钩损险（hook damage），包装破裂险（breakage of packing）和锈损险（risk of rust）。

由于一切险的责任范围内已包括一般附加险，所以投保一切险时就不必再加保一般附加险。

（二）特殊附加险

特殊附加险（special additional risk）是以导致货损的某些政府行为风险作为承保对象的，它不包括在一切险范围内，不论被保险人投任何基本险，要想获取保险人对政府行为等政治风险的保险保障，必须与保险人特别约定，经保险人特别同意。否则，保险人对此不承担保险责任。特殊附加险只能在投保"平安险""水渍险"或"一切险"的基础上加保。

特殊附加险共有 8 种，包括海上货物运输战争险（war risk），海上货物运输罢工险（strikes risk），进口关税险（import duty risk），舱面险（on deck risk），黄曲霉素险（aflatoxin risk），拒收险（rejection risk），交货不到险（failure to deliver risk），出口货物到中国香港（包括九龙在内）或中国澳门存仓火险责任扩展条款（fire risk extension clause for storage of cargo at destination HongKong，including Kowloon，or Macao，F. R. E. C.）。

特殊附加险与一般附加险的共同之处在于两者不能单独投保，必须附属于主险项之下。两者的区别则主要体现在两方面：第一，承保风险不同，一般附加险承保一般外来风险，如偷窃、雨淋、短量、破碎、串珠受潮等；而特殊附加险承保特殊外来风险，如战争、罢工、拒收、交货不到等。第二，一般附加险都包括在一切险中，投保一切险，就不必加保各项一般附加险；而特殊附加险不包括在一切附加险的范围内，投保人即使投保了一切险仍需要与保险人保持特定约定，才能将特殊附加险的责任包括在承保范围内。

三、专门险

（一）海洋运输冷藏货物保险

海上运输冷藏货物保险是专门适用于冷藏货物的海上货物运输保险。我国各保险公司开办的海上运输冷藏货物保险是以中国人民保险公司于 1981 年 1 月 1 日修订的海洋运输冷藏货物保险条款为依据的，具体内容包括海上运输冷藏险（risks for frozen products）和冷藏一切险（all risks for frozen products）。其保险责任，分别为一般货物险中的水渍险和一切险，加上由于冷藏机器停止工作连续 24 小时以上造成的腐败或损失。

（二）海洋运输散装桐油险

桐油作为制作油漆的重要原料，是我国大宗出口商品之一。桐油因其自身特性，在运输过程中容易受到污染、变质而导致损失，因此，保险公司设置海上运输散装桐油险，是专门以散装桐油作为保险标的物的一种海上货物运输险种，用于承保散装桐油在海上运输过程中，因遭受保险范围内的自然灾害或意外事故所造成的损失。我国各保险公司的海上运输散装桐油保险，是以中国人民保险公司于 1981 年 1 月 1 日修订的海洋运输散装桐油保险条款为依据。

第五节　伦敦保险协会海运货物保险

目前，世界上大约 2/3 的国家在海上保险业务中都直接采用英国伦敦保险协会制定的"协会货物条款"（institute cargo clause，ICC）。伦敦保险协会海运货物保险条款最早制定于 1912 年，后来经过多次修改，是目前国际保险市场上最有影响力并被普遍采用的海运货物保险条款。

一、伦敦保险协会海运货物保险的险别

《协会货物条款》共有六种险别。

（1）协会货物条款（A）[institute cargo clause（A）]，简称 ICC（A）。

（2）协会货物条款（B）[institute cargo clause（B）]，简称 ICC（B）。

（3）协会货物条款（C）[institute cargo clause（C）]，简称 ICC（C）。

（4）协会战争险条款（货物）（institute war clauses - cargo），简称 IWCC。

（5）协会罢工险条款（货物）（institute strike clauses - cargo），简称 ISCC。

（6）恶意损害险条款（malicious damage clauses）。

以上保险条款中，除了恶意损害险条款外，其余五种险别均按条文性质统一划分为八个部分内容：①承保范围（risks covered）；②除外责任（exclusions）；③保险期间（duration）；④索赔（claims）；⑤保险的利益（benefit of insurance）；⑥减少损失（minimising losses）；⑦防止迟延（avoidance of delay）；⑧法律惯例（law and practice）。

在六种险别中，ICC（A）、ICC（B）、ICC（C）是基本险，可以单独投保。由于战争险和罢工险也完整地包括上述八个部分内容，在征得保险公司同意后，也可以作为独立的险别进行投保。

二、伦敦保险协会海运货物保险的主要内容

（一）ICC（A）险

ICC（A）险承保责任范围较广，对承保风险的规定采用"一切风险减去除外责任"的方式，即承保除了"除外责任"外的一切风险所造成保险标的损失。

除外责任包括以下四类。

（1）一般除外责任　包括货物自身包装不当、缺陷、渗漏、自然损耗或被延迟造成的损失；船方不尽责的原因造成的货物损失；使用原子或热核武器所造成的货物损失。

（2）不适航、不适货除外责任　主要是指被保险人在装船时已知船舶不适航，以及船舶、运输工具、集装箱不适货，但仍装船造成的货物损失。

（3）战争除外责任　是指由于战争、内战、敌对行为、武装冲突等造成的损失和产生的费用；由于上述原因引起的捕获、拘留、扣留、禁制、扣押（海盗行为除外）所造成的损失和费用；各种常规武器，包括水雷、鱼雷、炸弹造成的损失和产生的费用。

（4）罢工除外责任　是指由于罢工者、被迫停工工人或参加工潮、暴动、民众斗争的人员的行为所造成的直接损失和产生的费用；任何恐怖主义者或出于政治动机的敌意行动所造成的直接损失和产生的费用。

ICC（A）险的除外责任中不包括海盗行为和恶意损害责任，即ICC（A）险对海盗行为和恶意损害要负赔偿责任。

（二）ICC（B）险

ICC（B）险承保责任范围采用"列明风险"的方法，即在条款中把保险人所承保的风险一一列出，其承保风险具体包括以下方面。

（1）火灾、爆炸。

（2）船舶或驳船触礁、搁浅、沉没或倾覆。

（3）陆上运输工具倾覆或出轨。

（4）船舶、驳船或运输工具同水以外的外界物体碰撞。

（5）在避难港卸货。

（6）共同海损牺牲。

（7）抛货。

（8）地震、火山爆发、雷电。

（9）浪击落海。

（10）海水、湖水或河水进入船舶、驳船、运输工具、集装箱、大型海运箱或贮存处所引起保险标的损失。

（11）货物在装卸时落海或跌落造成整件的全损。

ICC（B）险的除外责任是在ICC（A）险的除外责任基础上，对海盗行为和恶意损害责任也不负责赔偿。

（三）ICC（C）险

ICC（C）险与ICC（B）险的责任规定方式相同，也采用"列明风险"方法，但它只承保"重大意外事故"风险，不承保ICC（B）险中的自然灾害（如地震、火山爆发、雷电等）和非重大意外事故（如货物装卸过程中的整件灭失等），承保风险比ICC（B）险小。其承保风险具体包括以下方面。

（1）火灾、爆炸。

（2）船舶或驳船触礁、搁浅、沉没或倾覆。

（3）陆上运输工具倾覆或出轨。

（4）船舶、驳船或运输工具同水以外的外界物体碰撞。

（5）在避难港卸货。

（6）共同海损牺牲。

（7）抛货。

ICC（C）险的除外责任与ICC（B）险的除外责任完全相同。

从ICC（A）、ICC（B）、ICC（C）三种险别承保的范围看，依次与中国人民保险公司所规定的三种基本险的一切险、水渍险、平安险大体相当。为了便于理解，将 ICC（A）、ICC（B）、ICC（C）三种险别的风险进行比较，具体见表 13-4。

表 13-4　ICC（A）、ICC（B）、ICC（C）承保风险范围

承保风险	ICC（A）	ICC（B）	ICC（C）
1. 火灾、爆炸	√	√	√
2. 船舶、驳船的触礁、搁浅、沉没、倾覆	√	√	√
3. 陆上运输工具的倾覆或出轨	√	√	√
4. 船舶、驳船或运输工具同除水以外的任何外界物体碰撞	√	√	√
5. 在避难港卸货	√	√	√
6. 地震、火山爆发或雷电	√	√	×
7. 共同海损牺牲	√	√	√
8. 抛货	√	√	√
9. 浪击落海	√	√	×
10. 海水或湖水或河水进入船舶、驳船、运输工具、集装箱、起重运货车或贮存处所	√	√	×
11. 货物在船舶或驳船装卸时落海或跌落造成任何整件的全损	√	√	×
12. 海盗行为	√	×	×
13. 恶意损害行为	√	×	×
14. 由于一般外来原因所造成的损失	√	×	×

注："√"表示在责任范围内；"×"表示不在责任范围内。

（四）附加险

1. 协会战争险条款（货物）　保险责任包括以下方面。

（1）战争、内战、革命、造反、叛乱或由此引起的内乱或任何交战方之间的敌对行为所造成的损失。

（2）由于上述原因所引起的捕获、拘留、扣留、禁制、扣押，以及这些行动的后果或任何进行这些行为的企图所造成的损失。

（3）被遗弃的各种常规战争武器，包括水雷、鱼雷、炸弹造成的损失。

（4）由于上述原因所引起的共同海损的牺牲、分摊和救助费用。

协会战争险条款（货物）的除外责任包括 ICC（A）险列出的"一般除外责任"和"不适航、不适货除外责任"两部分。

2. 协会罢工险条款（货物）　保险责任包括以下方面。

（1）罢工者、被迫停工工人或参加工潮、暴动、民众斗争的人员的行动所造成的直接损失。

（2）任何恐怖主义者或出于政治动机的敌意行动所造成的直接损失。

（3）由于上述行动或行为引起的共同海损的牺牲、分摊和救助费用。

协会罢工险条款（货物）的除外责任同样包括 ICC（A）险列明的"一般除外责任"和"不适航、不适货除外责任"两部分。

3. 恶意损害险　承保被保险人以外的其他人（如船长、船员）的故意破坏行为（如沉船、纵火等）所致被保险货物的损坏和灭失。但出于政治动机造成货物的损坏和灭失除外。恶意损害险须在投保 ICC（B）险、ICC（C）险基础上另行加保。

三、伦敦保险协会海运货物保险的保险期限

"协会货物条款"的保险责任起讫也采用"仓至仓条款"（W/W clause），但比我国海洋运输保险条款的规定更详细；战争险也是以"水上或运输工具上的危险"为限，不使用"仓至仓条款"。

第六节 医药进出口商品运输保险的基本程序

医药商品的进出口过程中都需要办理保险，其基本程序主要包括投保和索赔，其中涉及险别的选择、保险金额和保险费的计算、保险单的操作、赔偿金额的计算等许多具体内容。被保险人掌握这些基本程序是处理好货物保险的必要条件。

一、投保

（一）投保手续

在我国的医药国际贸易中，由进口方和出口方中的哪一方办理投保一般是由双方在买卖合同中选用的贸易术语决定的。

如果选用 FOB、CFR 或 CPT 贸易术语，则由进口方办理保险。进口商品的投保有逐笔投保和预约保险两种方式。采用逐笔投保方式时，进口方必须在接到国外的装运通知后，立即向保险公司索取"进口货物国际运输预约起运通知书"，填写后送交保险公司，经保险公司盖章后即完成了投保手续。采用预约保险方式时，进口方与保险公司签订预约保险合同，由保险公司签发预约保险单证，规定保险人对属于该合同海运进口的货物负有自动承保的责任。进口方不必对每批进口货物填制投保单，只需在收到国外的装运通知时按要求将装运情况通知保险公司。预约保险的投保手续比较简单，是我国通常采用的方法。

如果选用 CIF 或 CIP 贸易术语，则由出口方办理保险。出口商品的投保一般是以逐笔投保的方式办理。出口方应根据合同或信用证规定，在备妥货物并确定装运日期和运输工具后，及时向保险公司办理投保手续，详细明白地逐笔填写投保单或要保书，缴纳保险费并办理其他手续，在保险公司接受投保后向其领取保险单或保险凭证。

（二）投保险别的选择

投保险别不仅决定着保险人承担的保险责任，而且对保险费率也有影响。险别不同，保险人承担的责任范围不同，保险费率也不相同。投保人在对投保险别进行选择时，要尽可能在保证为货物提供充分保障的同时避免多余的保险费支出，应当根据货物特点、运输路线、时间等多方面因素进行考虑。

1. 货物的性质、特点和包装 不同的货物由于性质、特点、包装等有所不同，在运输途中可能遭遇的风险和损失也有很大不同。药品是一种特殊商品，不同的药品对存放的温度、湿度、光照等条件都有相应要求，并且药品质量受到影响会导致货物价值的巨大损失。因此，医药商品进出口中办理投保必须考虑商品的性质和特点。例如，一些散装化学原料药受潮受热时会引起变质，一般可以在平安险或水渍险的基础上加保受潮受热险。在货物运输和装卸转运的过程中，货物的包装可能遭受损坏，从而造成货物质量或数量上的损失，因此在投保时还应考虑货物包装在运输和装卸转运过程中可能受到的损坏及其可能造成的货物损害。例如，一些需要避光保存的药品对包装有特殊要求，如果包装破裂会损害药品质量，一般可以在平安险或水渍险的基础上加保包装破裂险。

2. 运输工具、运输线路和港口情况 货物运输的路线、时间不同，在运输过程中可能遭受的风险

和损失也会有所不同。例如，如果装载货物的船舶在航行中要经过已经发生战争的海域，则货物遭受损失的可能性就会增大，可考虑在基础险之外加保战争险。再如，许多药品的储藏条件要求常温或冷藏，如果货物的运输是在夏季高温时期，药品发生变质的可能性会增大，在投保时要考虑相应的险别。

3. 货物的运输方式 在不同运输方式下，保险标的发生损失的可能性及损失程度也是不同的。例如，海洋运输风险就大于陆地运输风险，而海陆联运的风险则更大。除此以外，直达运输、转换船舶运输或扩展内陆运输的危险程度也相当大。因此，确定保险费率时应区别对待，实行差别费率。

4. 保险责任范围和保险条件 保险责任范围和保险条件是决定费率高低的主要因素，承保责任范围与保险费率成正比，承保范围越广，保险费率就越高。在运输货物保险中，一切险的费率最高，平安险的费率最低。此外，附加的保险条件越多，保险公司承担的风险就越多，费率也高，如果不计免赔额的保险条件，或超过一定比例加成的保险条件，其保险费率相应提高。

（三）保险金额和保险费的计算

1. 保险金额的计算 保险金额是被保险人对保险标的物的实际投保金额，是保险人责任范围内的最高赔偿限额，也是计算保险费的基础。

医药进出口商品运输保险金额的计算与一般国际贸易货物运输保险金额的计算方式相同，通常是按照 CIF 发票金额加成计算。计算公式为：

$$保险金额 = CIF 货价 \times （1 + 投保加成率）$$

在我国的进出口业务中，投保加成率一般按 10% 计算。如果国外贸易方要求更高的加成率，则应由其负担保费差额，并且投保加成率一般不可超过 30%。如果贸易过程中的报价采用的不是 CIF 价格，则可要求改报 CIF 价格，或者将其他价格转化为 CIF 价格再计算保险金额。

2. 保险费的计算 保险费是被保险人向保险人交付的费用，是保险人经营业务的基本收入，也是其承担保险责任的前提条件。保险费的计算公式为：

$$保险费 = 保险金额 \times 保险费率$$

保险费率是保险公司按照不同货物、不同目的地、不同运输工具和投保险别，并根据货物损失率和赔付率等制定的。

3. 赔款的计算 损失不同其计算标准也不同，保险人可以按照船舶全损、部分损失、费用损失、碰撞责任和共同海损分摊等损失项目分别进行赔款计算。

二、主要单据

（一）投保单

投保单（application for insurance）是进出口企业向保险公司申请对运输货物进行保险的书面单据，也是保险公司出立保险单的依据。进出口企业在投保单中需要明确填写的内容一般包括：被保险人名称、与提单上所载标记符号一致的标记、包装的性质及数量、货物名称、保险金额、保险险别、运输工具、开航日期、提单或运单号码、航程或路程、赔付地点和投保日期等。投保单的内容填制应当真实、具体、明确，并且与买卖合同及信用证上的有关规定一致。

（二）保险单

保险单（insurance policy）俗称"大保单"，是保险人和被保险人之间订立正式保险合同的书面凭证，是保险公司出具的承保证明，也是被保险人凭以向保险人索赔和保险人向被保险人理赔的依据。保险单的格式一般是保险人印就的固定格式。

中国人民保险公司的保险单大致包括以下内容。

正面主要包括证明双方当事人建立保险关系的文字、被保险货物的情况、保险险别、理赔地点、签发日期等。

背面主要罗列一些保险条款，包括平安险、水渍险和一切险的责任范围、除外责任、责任起讫、被保险人的义务、索赔期限等。

除了保险单之外，中国人民保险公司海洋货物运输保险常用的保险单证还有保险凭证（insurance certificate），俗称"小保单"，是一种简化的保险单，其效力与保险单相同。保险凭证的背面没有保险条款，仅表明按照正式保险单上所列保险条款办理，其余内容与保险单相同。

三、索赔

索赔（claim）是指被保险货物抵达目的地后，如果发生保险责任范围内的损失，被保险人可以按照保险单的有关规定向保险人提出赔偿要求。索赔应当在保险有效期内提出并办理，否则保险公司可以不予受理。

收货人应在发现货物短损等问题后立即通知保险人或保险代理人，申请检验以确定损失原因和程度，并出具检验报告。索赔过程中需要提供的单证，主要包括检验报告、保险单或保险凭证的正本、运输契约、发票、装箱单和重量单、索赔清单等与索赔相关的证明和资料。赔偿金额的计算一般根据全部损失、部分损失等不同情况，采用不同的计算方法。

被保险人在索赔时应做好下列工作。

1. 向保险公司发出损失通知　被保险人在发现被保险货物受损后，应立即通知保险人，以便保险人检验损失，提出施救意见，确定保险责任和查验发货人或承运人的责任等。延迟通知会耽误保险人进行有关工作，引起异议，影响索赔。

2. 采取合理的施救、整理措施　被保险货物受损后，被保险人应对受损货物采取措施，防止损失扩大，特别是对剩余的受损货物，被保险人仍须协助保险人开展转售、修理和改变用途等工作。

3. 向承运人等有关方面提出索赔　被保险人在提货时发现货物受损或短少，除向保险人报损外，还应立即向承运人、受托人以及海关、港务局索取货损货差证明，并及时向有关责任方提出索赔书面文件，并保留追偿权利，必要时还要申请延长索赔时效。

4. 备妥索赔单证　被保险人向保险公司提出索赔时，应备妥保险单或保险凭证正本、运输契约（海运提单、陆运、空运单、邮包收据、联运单据等）、商业发票、装箱单、重量单、货物受损检验报告、海事报告摘录、货损货差证明，列明索赔金额和计算依据，以及有关费用和对应项目的清单。

第七节　医药进出口贸易合同中的运输条款与保险条款

在国际贸易实务中，运输条款和保险条款是国际医药贸易合同中的重要组成部分之一。在国际医药进出口合同中运输与保险条款的内容主要包括：装运时间、装运地和目的地、装运方式——分批装运和转船、装卸时间、装卸率和滞期、速遣条款、装运通知、投保人、保险人、保险条款、保险金额和险别的约定等事项。

一、装运时间

装运时间（time of shipment）是指卖方按照买卖合同的规定将货物交给承运人或装上运输工具的期限。

（一）装运时间的规定方法

装运时间的规定方法通常如下。

1. 规定具体的期限　例如"×年×月×日装运"（shipment on …），"装运日期不迟于×年×月×日"（shipment not later than …）或"3月份装运"（shipment during March）。这种规定装运时间的方法具体明确，在国际医药贸易中使用最广。

2. 规定收到信用证后一定时间内装运　例如"收到信用证后××天内装运"（shipment within … days in receipt of L/C），这种规定使装运时间取决于买方的开证时间。为了防止买方拒绝开证或不按时开证，一般还规定"买方必须不迟于×月×日将信用证开至卖方"之类的条款。这种方式可以在一定程度上帮助卖方避免因买方不如期付款或开证所带来的损失。

3. 笼统规定近期装运　例如"尽快装运"（shipment as soon as possible）、"立即装运"（immediate shipment）、"即期装运"（prompt shipment）等，这种方法不规定具体期限，只是用一些大概的词语表示。由于各国或各行业对这些词语的解释不尽相同，除非买卖双方都有明确一致的理解，一般不宜采用这种方法规定装运时间。

（二）规定装运时间的注意事项

在国际医药贸易合同中规定装运时间还应注意以下方面。

（1）装运时间和交货时间是不同的概念，不可随意相互替代。对于使用 FOB、CIF、CFR、FCA、CIP、CPT 等贸易术语签订的买卖合同，装运时间和交货时间通常可以相互替代，卖方按照合同规定将货物交给承运人接管则是完成了交货任务。对于采用 DAP、DPU、DDP 贸易术语订立的买卖合同，装运时间和交货时间是完全不同的概念。前者是指卖方按照合同在装运地点将货物装上运输工具的时间，后者是指在目的港将货物交给买方的时间，二者不可相互替代。

（2）装运时间的规定应当尽可能明确具体，并与信用证的开证日期相衔接。

（3）装运时间的规定应当考虑货物的性质和特点。医药商品是特殊的商品，在生产、运输、销售等各个环节都有特殊要求。例如，有效期短的药品，其装运期应尽可能提前；需要干燥储存的药品，应尽量避免在雨季装运；临时特殊需求的药品，应根据需求时间确定装运时间。

（4）装运时间应当根据买卖双方的运作能力和运输工具的供应状况适度规定，避免出现当事人被迫违约或"有船无货"或"有货无船"的情况。

二、装运地和目的地

装运地（place of shipment）和目的地（place of destination）分别是货物起始装运和最终卸下的地点。在国际医药贸易合同的运输条款中，装运地通常是由卖方根据有利于货物装运出口的条件提出，经买方同意后确定；目的地一般是由买方根据有利于货物接收进口的条件提出，经卖方同意后选定。一般情况下，装运地和目的地只需各规定一个，但如果实际业务需要，也可分别规定两个或两个以上装运地或目的地。例如，如果货物数量较大且货源分散，可以考虑规定多个装运地；如果签订买卖合同时无法确定目的地，可以笼统规定几个目的地，在最后交货前由买方选定其中一个地点并通知卖方。

在确定装运地和目的地时，应注意以下问题。

（1）对装运地和目的地的规定应尽量明确具体，尤其是对国外装运地和目的地的规定应明确所在国家和地区的名称，防止因重名等问题发生纠纷。

对"美国口岸""地中海主要港口"等笼统规定应谨慎对待。如果暂时无法规定具体地点而采用选择港口方式，要注意供选港口应尽量不超过三个且在同一航线上，并应规定卖方或买方确定最后装运地或目的地的时间。

（2）对装运地和目的地的规定应考虑所选地点的具体情况和所需运输条件及费用支出。装运地的选择应尽量接近货源所在地，目的地的选择应尽量接近用货单位或消费地区。还需要考虑装卸条件、运输便利程度、运费和附加费水平、是否属于政府禁止贸易往来的国家和地区、港口有无冰冻期等因素。

三、装运方式——分批装运和转船

买卖双方可以根据具体情况在合同中订立分批装运条款或转运条款。

（一）分批装运

分批装运（partial shipment）是指将一个买卖合同项下的货物分为若干批或若干期完成装运。如果进出口货物的数量较大，买卖双方可以基于货物数量、运输条件等情况，在合同的运输条款中规定分批装运条款。

根据 UPC 600 第 20 条规定，"除非信用证另有规定外，允许分批装运""运输单据表面已注明是使用同一运输工具装运并经同一线路运输，即使运输单据上注明的装运日期不同及（或）装运港、接受监管地或发运地点不同，只要运输单据注明是同一目的地，将不视为分批装运"。买卖双方在合同中规定允许分批装运条款的同时，通常还要明确规定分批装运的数量或限批、限时、限量等条件。根据 UPC 600 第 20 条规定，"如信用证规定在指定的时期内分期装运，任何一期未按信用证所规定期限装运时，信用证对该期及以后各期均告失效。除非信用证另有规定。"因此，在合同中有分批装运条款时，卖方应严格按照约定的规则办理装运。

（二）转运

转运（transhipment）是指货物从装运港到目的港的运输过程中从一个运输工具转移到另一个运输工具上，或者由一种运输方式转为另一种运输方式的行为。货物中途转运，不仅延误时间、增加费用开支，还有可能出现货损货差，但在没有直达或暂时没有合适的运输工具的情况下，转运无法避免。因此，有必要在买卖合同中规定是否允许转运，有时还需规定在何地和以何种方式装运的条款。

根据 UCP 600 的规定，除非信用证另有规定外，允许转运，即使信用证中有"禁止转运"的规定，只要运输单据表明货物是用集装箱、拖车或联合运输工具装运，并且同一份运输单据涵盖全程运输，银行仍会接受这样的单据。简言之，按此规定，信用证中如规定禁止转运，仅指海运港至港非集装箱货物运输的转运。如果合同中规定了转运条款，买卖双方还应明确规定有关转运的方法和转运费的支付等问题。

四、装卸时间、装卸率和滞期、速遣条款

国际医药贸易中通常采用程租船方式进行大宗商品的运输。在程租船情况下，船方已经将船舶在港停泊时间（包括装卸货物时间）和在港停泊期间所发生的港口费用作为成本要素包括在运费之中。装卸时间的长短和装卸效率的高低，直接关系到船方的利害得失，因此为约束租船人，船方出租船舶时都要求在定程租船合同中规定装卸时间、装卸率，并规定延误装卸时间的惩罚方法和提前完成装卸任务的奖励方法。如果负责租船和装卸货物的是买卖合同的双方当事人，如 FOB 合同中的买方负责租船，卖方负责装货，或 CIF 合同中的卖方负责租船，买方负责卸货，则负责租船的一方为了促使对方及时完成装卸任务，通常在买卖合同中也规定装卸时间、装卸率，以及滞期和速遣条款。

（一）装卸时间

装卸时间（lay time）是指允许完成装卸任务的约定时间。装卸时间的规定通常有以下方法。

1. 日（days）或连续日（running days/consecutive days）　即按时钟连续走 24 个小时就算一天，

其中没有任何扣除。在此期间，不论是否是星期日或节假日，或是否实际无法装卸货物（如暴雨、施工等），均计为装卸时间。

2. 工作日（working days） 即按港口正常工作的日子计算，扣除星期日和节假日。

3. 累计 8 小时工作日（working days of 8 hours） 即无论各港口正常工作时间如何，均以累计 8 小时作为一个工作日计算，扣除星期日和节假日。

4. 累计 24 小时工作日（working days of 24 hours） 即无论各港口正常工作时间如何，均以累计 24 小时作为一个工作日计算，扣除星期日和节假日。

5. 连续 24 小时好天气工作日（weather working days of 24 consecutive hours） 即只计算晴天可作业的工作日，连续工作 24 小时算一天。如果中间有不良天气或因其他原因不能作业，则将此段时间从装卸时间中扣除。这种规定明确合理，是国际上普遍采用的规定方法，我国一般也采用此种方法。

由于各港口的习惯和规定有所不同，买卖双方在订立装卸时间条款时除了要明确计算方法，还要进一步明确规定星期日和节假日是否计算等有关问题。

（二）装卸率

装卸率也就是装卸效率，是指每日装卸货物的数量。买卖合同中一般应按照港口习惯的正常装卸速度具体确定适当的装卸率，不宜规定得过高或过低。如果规定过高，则可能因不能按时完成装卸任务而承担滞期费的损失；如果规定过低，虽然可能因提前完成装卸任务而得到船方的速遣费，但船方会因装卸率过低、船舶停留在港时间过长而增加运费，导致租船成本上升。

（三）滞期费和速遣费

滞期费（demurrage）是指如果在合同规定的装卸时间内未能完成装卸任务，导致船舶在港滞留时间延长而使船方遭受经济损失，为了弥补这种损失，租船人根据合同约定条款，按超过的时间向船方支付的赔偿金。速遣费（dispatch/despatch）是指如果在规定的装卸期限结束之前提前完成了装卸任务，会使船方节省船舶在港的费用与开支，船方根据合同约定条款向租船人支付的奖励金。按照国际贸易惯例，滞期费和速遣费通常按每天若干金额约定，速遣费一般为滞期费的一半。

对于滞期时间，按航运界国际惯例，遵循"一旦滞期，永远滞期"（once on demurrage, always on demurrage），即一旦超过规定的装卸时间进入滞期状态后，则可扣除的星期天、节假日或天气等因素就不再扣除，而按照自然日来逐日计算。对于速遣时间，一般按照节约的全部时间或节约的工作时间计算。

五、装运通知

装运通知（shipping advice）是装运条款中不可缺少的一项重要内容。不论按何种贸易术语成交，交易双方都要承担相互通知的义务。规定装运通知的目的在于明确买卖双方的责任，促使双方互相配合和协调，共同做好"车、船、货"的衔接工作，确保贸易顺利进行。

依照国际惯例，为了便于买方及时办理保险、进口报关等手续并做好接卸货物的准备，对于按 FOB、CFR、CIF 术语签订的买卖合同，卖方应当在货物装船之后，按照约定的时间将合同号、货物的品名、件数、重量、发票金额、船名及装船日期等各项内容告知买方；对于按 FCA、CPT、CIP 术语签订的买卖合同，卖方应当在将货物交付承运人接管后，按规定时间将货物的有关情况和交付日期电告买方。对于按 FOB 术语签订的买卖合同，卖方应当在约定的装运期前 30～45 天内向买方发出货物已备妥的通知，以便买方及时派船接货。买方收到卖方的备货通知后，应当按约定的时间将船名、船舶到港受载日期等有关事项告知卖方，以便卖方及时安排货物出运和准备装船。需要强调的是，买卖双方按 FOB、CFR 术语成交的贸易，卖方在装运后一定要及时发出装船通知，如果卖方未能按照要求及时发出装船通知而导致买方未能为货物购买保险，本质上说，即使货物已经在装运港安全装船，货物损坏或灭失的风险也不能转移给买方。

六、投保人的约定

在我国的医药国际贸易中，由买方和卖方中的哪一方办理投保，一般是根据双方在买卖合同中选用的贸易术语决定。例如，以 FOB、CFR 或 CPT 条件成交时，在买卖合同的保险条款中一般注明由买方投保，可表述为"保险由买方自理"。以 CIF 或 CIP 条件成交时，合同的保险条款中一般注明由卖方负责办理投保，可表述为"保险由卖方自理"。如果需要对方代办保险，也应在保险条款中订明。例如，如果以 FOB 成交时买方要求卖方代办保险，可在买卖合同中的保险条款中表述为"由买方委托卖方按发票金额××%代为投保××险，保险费由买方承担"。

七、保险人和保险条款的约定

在国际贸易中，保险人和保险条款的选取对以后保险索赔工作的顺利进行和买卖双方的利益保障都有很大影响。在买卖合同的保险条款中，应明确表明双方约定向哪个保险公司投保，按照哪个保险公司的保险条款办理。例如，向中国人民保险公司投保，则采用《海洋运输货物保险条款》。

八、保险金额和险别的约定

按照国际惯例，保险金额通常以 CIF 或 CIP 的价格加成计算，一般取 10% 为投保加成率。保险金额可以由买卖双方经过磋商确定，如果以 CIF 或 CIP 条件成交，一方当事人要求以较高加成率计算保险金额时，在保险公司同意承保的条件下，另一方可酌情考虑接受。如果买卖合同中没有订明保险金额，习惯上按 CIF 或 CIP 价格的 110% 投保。

在买卖合同的保险条款中，双方当事人对保险险别的约定通常是确定平安险、水渍险、一切险三种基本险中的一种，有时根据货物特性、运输路线、时间等具体情况加保一种或若干种附加险。在买卖合同中采用 CIF 或 CIP 贸易术语时，CIF 或 CIP 货价一般不包括加保战争险等特殊附加险的费用。因此，如果要加保战争险等特殊附加险，买卖双方需要约定由哪一方负担保险费的增加部分。

九、合同中装运条款与保险条款示例

（一）装运条款

以下是常用的出口合同中的装运条款。

（1）Shipment during Jan. /Feb. /Mar. 2023, with partial shipments and transshipment allowed.

2023 年 1/2/3 月份装运，允许分批装运和转运。

（2）Shipment during Nov. /Dec. 2022 in two about equal lots.

2022 年 11/12 月份分大约相等的两批装运。

（3）During Mar. /Apr. in two shipment, transshipment is prohibited.

3/4 月份分两次装运，禁止转运。

（4）Shipment within 30 days after receipt of L/C and the L/C shall reach the seller not later than Sep. 1st, 2023.

收到信用证后 30 天内装运，信用证必须不迟于 2023 年 9 月 1 日开抵卖方。

（二）保险条款

国际医药贸易合同中常见的保险条款如下。

1. 以 FOB、CFR 或 FCA、CPT 术语成交合同的保险条款　该类贸易术语成交的合同，一般由买方办理保险，其保险条款可以简单表述。

Insurance：To be covered by the buyer.

保险由买方负责。

2. 以 CIF 或 CIP 术语成交合同的保险条款　该类贸易术语成交的合同，由卖方办理保险，而实际风险的承担者为买方，因此应在合同中明确规定投保人、保险金额、投保险别、是否投保附加险，以及适用的保险条款等。例如：

（1）Insurance：To be covered by the seller for 110% of total invoice value against W. P. A, including Risk of Clashing and Breakage as per the relevant Ocean Marine Cargo Clauses of People's Insurance Company of China dated 1/1 1981.

保险：由卖方按发票金额的 110% 投保水渍险，加保破损破碎险。以中国人民保险公司 1981 年 1 月 1 日的有关海洋运输货物保险条款为准。

（2）Insurance：To be covered by the seller on behalf of the buyer for 110% of total invoice value against Marine Risks as per Ocean Marine Cargo Clauses（A）dated 1/1/2009. Premium to be for Buyer's account.

保险：由卖方代表买方按发票金额的 110% 投保 ICC（A）险，按照伦敦保险协会 2009 年 1 月 1 日的协会货物 A 险条款负责。保险费由买方承担。

思考题

答案解析

1. 医药进出口商品的运输方式主要有哪几种？它们各有什么特点？

2. 海运提单的作用是什么？在我国医药商品进出口贸易中通常采用的是哪种提单？

3. 如何界定实际全损和推定全损？在索赔操作中有何区别？

4. 我国某贸易公司出口一批黄芪药材到韩国，起运港是广州，目的港是釜山。CFR 价格成交，USD 10/kg，保险费率为 1%，按 CIF 价格加成 10%，计算保险金额和保险费。

5. 案例分析：

中国某外贸公司以 FOB 价格条件出口医用纱布 1000 包，每包净重 100 公斤。装船时已经双方认可的检验机构检验，货物符合合同规定的品质条件。该外贸公司装船后因疏忽未及时通知买方，直至 3 天后才给予装船通知。但在启航 18 小时后，船只遇风浪致使棉纱全部浸湿，买方因接到装船通知晚，未能及时办理保险手续，无法向保险公司索赔。买方要求卖方赔偿损失，卖方拒绝，双方发生争议。

结合以上案例分析：

（1）货物风险是否已转移给买方？

（2）遇到上述情况，应该如何处理？

书网融合……

微课　　　　　　　题库　　　　　　　本章小结

第十四章 医药进出口业务中的货款收付

PPT

📖 学习目标

1. 通过本章学习，掌握医药进出口贸易中货款的收付方式；熟悉医药进出口贸易中货款的收付工具；了解医药进出口合同中的收付条款。

2. 具备在各种复杂国际贸易合同下，熟练应用各种收付方式的能力。

3. 树立法律意识，养成在国际贸易活动中遵守国际规则、国家法律法规和贸易惯例的意识和习惯。培养工匠精神，对单据处理做到精益求精。

国际贸易中的货款收付是进出口双方的基本权利和义务。它直接影响买卖双方的资金周转以及各种风险和责任的承担，关系到买卖双方的切身利益。与一般的国际贸易业务相同，医药进出口业务中采用何种收付工具、以何种收付方式结算货款等问题，都需要买卖双方经过磋商达成一致意见，并在合同的收付条款中明确规定。

目前，在我国的对外贸易中，货款的结算除了一部分是根据两国政府间签订的贸易收支协定，由买卖双方所在国银行分别相互开立账户，按规定的货币采用记账结算，其他大多数进出口货款的收付是通过外汇来结算。本章将从货款的收付工具、收付方式、贸易合同中的收付条款等方面，介绍医药进出口业务中的货款收付。 ℮ 微课

第一节 医药进出口的收付工具

一、货币

货币是商品交易中一种计价、结算的工具。在我国的对外贸易中，每笔交易最终选用何种货币进行收付，主要由交易双方按照自愿的原则协商确定。目前我国进出口合同中货币的收付只有一部分是使用人民币计价和结算，从各国的实践来看，在国际贸易结算中美元仍然占据着主导地位。

经过将近40年的讨论与研究，国际学术界大致达成以下共识，即当国际贸易参与者在选择结算货币的时候，至少需要考虑以下五个因素。

第一，由贸易商品的同质性所造成的凝聚效应。即当贸易各方所出口的商品越是具有同质性的时候，在一价定律的作用下，就越是会采用具有规模效应的货币来充当结算手段。

第二，出口目标国的经济规模的大小。当出口目标国的经济规模越大，那么就越有可能选择目标国的货币作为结算货币。

第三，出口国的市场大小。当出口国家的市场越大时，人们就越是会倾向于采用出口国家的货币作为结算货币。

第四，宏观经济的稳定性。即一国货币的汇率波动是否比生产商的边际生产成本的波动更大，假如

汇率的波动大于生产商边际生产成本的波动幅度，那么就可以认定该国的宏观经济缺乏稳定性，从而该国的货币是不适合充当国际贸易中的结算货币。

第五，货币兑换的交易成本。货币兑换交易成本的大小大致上涉及两个层面的问题：一是可否自由兑换；二是兑换价格是内生的还是外生的。假如一国存在资本项目下的货币兑换的管制，那么就不太可能被人们用作结算货币。另外，当被兑换的货币因为成交量的增加而导致价格大幅波动时，那么就可以认为这种货币的兑换价格是内生的，从而是不适合充当国际贸易的结算货币。

二、票据

国际贸易中的货款金额一般较大，除了一些少量价款的业务以现金结算之外，大多数情况下不使用现金，而主要采用票据代替现金进行结算。票据是国际通行的结算和信贷工具，是可以流通转让的债权凭证。国际进出口业务中常用的票据主要有汇票（bill of exchange；draft）、本票（promissory note）和支票（cheque；check），其中汇票使用得最多。

（一）汇票

1. 汇票的定义 根据 2004 年 8 月 28 日修订并施行的《中华人民共和国票据法》第 19 条的规定，"汇票是出票人签发的，委托付款人在见票时或者在指定日期无条件支付确定的金额给收款人或持票人的票据。"

根据国际贸易中各国普遍参照的《英国票据法》的规定，汇票是一个人向另一个人开立的，要求对方于见票时或将来的固定时间或一定的时间之内，对某人或其指定的人或持票人无条件支付一定金额的书面支付命令。

2. 汇票的基本内容 汇票的内容和格式，没有统一的规定，也没有固定的格式，但汇票必须载明法定事项，具备法定的形式要件，才具有法律效力。汇票的内容一般包括以下要项。

（1）汇票名称 标明汇票的字样。中国人多用"BILL OF EXCHANGE"，外国人多用"DRAFT"。

（2）无条件支付命令。

（3）确定的金额。

（4）付款人（payer/drawee） 即接受汇票命令付款的人。进出口业务中，汇票的付款人一般是进口方或其指定的银行。在托收支付方式下，付款人一般买方或债务人；在信用证中，一般为开证行或其指定的银行。

（5）收款人（payee） 即接受汇票规定金额的人。进出口业务汇票中的收款人一般是出口方或其指定的银行。进出口业务中，一般填写出票人提交单据的银行。之所以不直接填写出票人自己，主要是因为出票人一般在付款人的银行没有户头，付款人无法直接将款项付进来，而必须先将款项付进收款银行的账户，然后再由收款银行解付给出票人（即收款人）。

（6）出票日期。

（7）出票人（drawer）签章。

不同国家对汇票内容的规定不尽相同，但汇票一般应具备上述七项内容，这样汇票才不至于产生歧义。汇票可能还包括一些其他内容，但汇票的七个要项必须齐全。如果未记载规定事项中的任何一条，则汇票无效。

3. 汇票的格式 汇票的格式如图 14-1 所示。

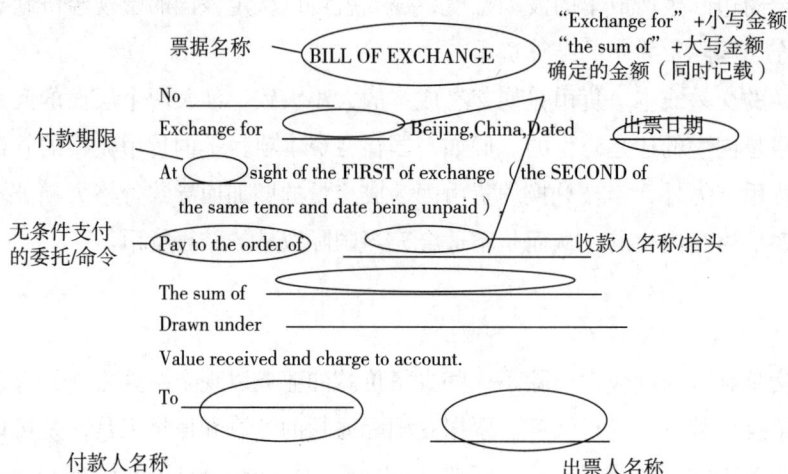

图 14 – 1　汇票

　　为了防止遗失，国际进出口业务货款收付中的商业汇票，通常开立一式两份分开邮寄，但付款人只对其中一份承兑或付款。当对其中一份承兑或付款后，另一份随即作废，因此汇票上应当写明"付一不付二"（the SECOND of the same tenor and date being unpaid）或"付二不付一"（the FIRST of the same tenor and date being unpaid）的字样。

　　4. 汇票的类型　汇票的类型按照不同的标准可以有不同的划分，如图 14 – 2 所示。

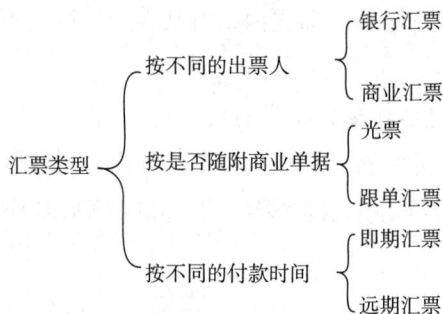

图 14 – 2　汇票类型

　　（1）银行汇票（banker's draft）　是指出票人是银行、付款人也是银行的汇票。

　　（2）商业汇票（commercial draft）　是指出票人是商号或个人，付款人可以是商号、个人，也可以是银行的汇票。

　　（3）光票（clean bill）　是指不附带商业单据（主要指货运单据）的汇票。

　　（4）跟单汇票（documentary bill）　是指附带商业单据的汇票。银行汇票一般是光票，商业汇票多为跟单汇票。

　　（5）即期汇票（sight draft）　是指在提示或见票后立即付款的汇票。

　　（6）远期汇票（time bill or usance bill）　是指在特定日期或一定时间后付款的汇票。远期汇票付款时间的规定方法通常有：出票后若干天付款（at × × days after date）、见票后若干天付款（at × × days after sight）、指定日期付款（fixed date）、提单签发日后若干天付款（at × × days after date of bill of lading）。

　　一张汇票可以同时具备几种性质，如一张银行汇票，同时又可以是即期光票；一张商业汇票，同时又可以是远期跟单汇票等。

　　5. 汇票的使用　汇票的使用中通常有出票、提示、承兑、付款等手续。如需转让，则要有背书行为；遭到拒付时，还要涉及制作拒绝证书和追索等操作。

（1）出票（issue）　汇票的出票是指出票人在汇票上填写付款人、受款人、付款金额、付款日期和地点等内容，签章后交给受票人的行为。

其中，收款人的填写通常有三种方法。

1）限制性抬头，例如，"付××公司，不准流通"（pay ××Co. not negotiable）或"仅付××公司"（pay ××Co. only）。限制性抬头的汇票只能由指定的公司收取货款，不可以流通转让。

2）指示性抬头，例如，"付××公司或其指定人"（pay ××Co. or order）。指示性抬头的汇票可以通过所指定公司或其指定人背书转让。

3）持票人抬头，例如，"付给来人"（pay bearer）。这种抬头的汇票流通性很强，仅凭交付汇票而无须背书，即可转让。

（2）提示（presentation）　汇票的提示是指持票人向付款人提交汇票，要求其承兑或付款的行为。付款人见到汇票被称为见票（sight）。按持票人要求付款人履行的行为不同，可将提示分为承兑提示和付款提示。

（3）承兑（acceptance）　承兑是指对于远期汇票，付款人在提示或见票后承诺到期付款的行为。承兑手续一般是付款人在汇票上写明"承兑"字样，承兑日期，签字后交还持票人。付款人对汇票做出承兑后，即成为承兑人，承担在远期汇票到期时付款的责任。

（4）付款（payment）　付款标志着该汇票代表的债权债务关系的终结。即期汇票的付款人应当在持票人提示汇票时立即付款；远期汇票的付款人承兑之后，在汇票到期日付款。

（5）背书（endorsement）　作为国际贸易中的一种流通工具，汇票可以在票据市场上流通转让。汇票的流通转让过程中通常要经过的法定手续就是背书。所谓背书，是指由汇票持有人（背书人endorser）在汇票背面签上自己的名字，但不记载被背书人名称（空白背书），并将汇票交给受让人的行为；或签上自己的名字，再加上受让人（被背书人 endorsee）的名字（记名背书）并将汇票交给受让人的行为。汇票的收款权利在背书后便转移给受让人。例如：A 将票据背书转让给 B，之后 B 将票据背书转让给 C，C 将票据背书转让给 D 的连续记名背书如图 14－3 所示。

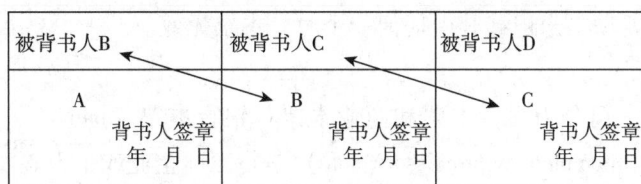

图 14－3　记名背书

汇票可以多次背书转让。对于受让人来说，出票人和所有在他以前的背书人是他的"前手"；对于出让人来说，所有在他以后的受让人都是他的"后手"。前手对后手负有担保汇票必然会被承兑或付款的责任，还须保证在他以前的一切前手在该汇票上的签字的真实性和背书的连续性。如果日后付款人对汇票拒绝承兑或付款，持票人有权向任何背书人进行追索，要求偿还汇票上载明的金额。

（6）贴现（discount）　贴现是指对于经过承兑但尚未到期的远期汇票，由银行或贴现公司按一定贴现率计算贴现息，并从票面金额中扣减后，将余款付给持票人的行为。在国际市场中，一张远期汇票的持有人如果需要在付款人付款之前取得票款，可通过背书的方式将汇票转让给银行或贴现公司，即把汇票贴现。

（7）拒付（dishonor）　拒付，也叫退票，是指持票人向付款人出示汇票要求承兑或付款时，遭到拒绝承兑（dishonor by non－acceptance）或拒绝付款（dishonor by non－payment）。除此之外，付款人拒不见票、死亡或宣告破产，以致付款事实上已不可能时，也称为拒付。

（8）追索（recourse） 当汇票遭到拒付时，持票人对"前手"出票人和背书人具有请求偿还汇票金额及费用的权利，称为追索权（right of recourse）。

根据我国和其他一些国家的规定，如果汇票遭到拒付，持票人立即具有追索权，但持票人行使追索权时，应当提供被拒绝承兑或被拒绝付款的有关证明。在实际操作中，持票人通常应在被拒付后及时制作拒付证书（protest）。拒付证书是由付款地的法定公证人（notary public）或法院、银行、公会、邮局等其他依法有权做出证书的机构出具的，证明拒付事实的文件，是持票人向其前手进行追索的法律依据。如果拒付的汇票已经承兑，出票人可仅凭已承兑的汇票向法院起诉，要求汇票的承兑人付款。

为了避免承担追索的责任，汇票的出票人或背书人可以在出票或背书时加注"不受追索"（without recourse）字样，但这种汇票一般不易在市场上流通转让。

（二）本票

1. 本票的定义 根据 2004 年 8 月 28 日修订并施行的《中华人民共和国票据法》第 73 条的规定，"本票是出票人签发的，承诺自己在见票时无条件支付确定的金额给收款人或持票人的票据。"

根据《英国票据法》的规定，本票是一个人向另一个人签发的，保证自己于见票时或特定日期或将来一定时间之内，对某人或其指定人或持票人无条件支付一定金额的书面承诺。

2. 本票的内容 各国的票据法对本票内容的规定各不相同。在 2004 年 8 月 28 日《中华人民共和国票据法》修订之前，规定本票的内容主要包括：

（1）标明"本票"字样；

（2）无条件的支付承诺；

（3）确定的金额；

（4）收款人名称；

（5）出票日期；

（6）出票人签章。

以上各项均为本票的要项，未记载其中任何一个时，本票无效。

3. 本票的类型

（1）按出票人的不同，可分为银行本票和商业本票 银行本票（banker's promissory note）是指银行签发的本票；商业本票（commercial promissory note）是指工商企业或个人签发的本票。国际贸易中使用的本票大多为银行本票。《中华人民共和国票据法》第 73 条规定"本法所称本票，是指银行本票"，所以我国票据法只适用于银行本票，而不适用商业本票。

（2）按付款时间的不同，可分为即期本票和远期本票 即期本票（sight promissory note）是指见票后立即付款的本票。远期本票（usance promissory note）是指在特定日期或一定时间内付款的本票。银行本票都是即期的，商业本票有即期和远期之分。《中华人民共和国票据法》第 73 条只规定了"本票是出票人签发的，承诺自己在见票时无条件支付确定的金额给收款人或者持票人的票据"，因此，我国票据法只适用于"见票时无条件支付"的即期本票，而不适用远期本票。

（3）记名本票 根据本票上是否记载收款人的名称，国际上本票可分为记名本票和无记名本票。根据《中华人民共和国票据法》第 75 条规定，本票必须记载收款人名称等六项法定事项，未记载收款人名称的本票无效。这一法律要件确立了记名本票作为我国唯一合法的本票形式。

我国票据法只适用于即期本票、银行本票和记名本票，而不适用于远期本票、商业本票和无记名本票，其原因是因为我国的社会主义市场经济尚处于起步阶段，信用制度还很不成熟。本票具有通过信用进行融资的功能，如果利用不当，流通中的本票没有相应的货币或商品作为保障，有可能产生信用膨胀，并扰乱经济秩序。所以，我国票据法在现阶段只调整信用度较高的即期本票、银行本票和记名本票。

（三）支票

1. 支票的定义　《中华人民共和国票据法》第 81 条的规定，“支票是出票人签发的，委托办理支票存款业务的银行或其他金融机构在见票时无条件支付确定的金额给收款人或持票人的票据。”

根据《英国票据法》的规定，支票是以银行为付款人的即期汇票，即存款人（出票人）对银行提出的在见票时无条件支付一定金额给特定人或持票人的委托或命令。

2. 支票的内容　根据《中华人民共和国票据法》第 84 条的规定，支票的内容必须包括：

（1）标明“支票”字样；

（2）无条件的支付委托；

（3）确定的金额；

（4）付款人名称；

（5）出票日期；

（6）出票人签章。

支票上未记载规定的事项之一的，支票无效。

3. 支票的类型　根据是否限制支付方式，我国票据法把支票分为没有限制支付方式的支票和有限制支付方式的支票。没有限制支付方式的支票，可以支取现金，也可以转账；用于转账时，应当在支票正面注明，注明的方式可以写明“转账”二字，如果没有注明，就是支取现金的支票。也可以根据《日内瓦国际公约》的规定，在支票正面划两条平行线以表明转账。限制支付方式的支票，又分为现金支票和转账支票。现金支票是专门用于支取现金的支票，是出票人委托付款人支付一定数额现金给收款人的支票。转账支票是只能用于转账的支票，是出票人签发给收款人办理转账结算的支票，不得支取现金。转账支票式样如图 14－4 所示。

根据各国票据法的规定，由付款银行加“保付”（certified to pay）字样并签字的支票称为保付支票。支票保付后，付款银行必须付款。这种支票的风险最小，易于流通。

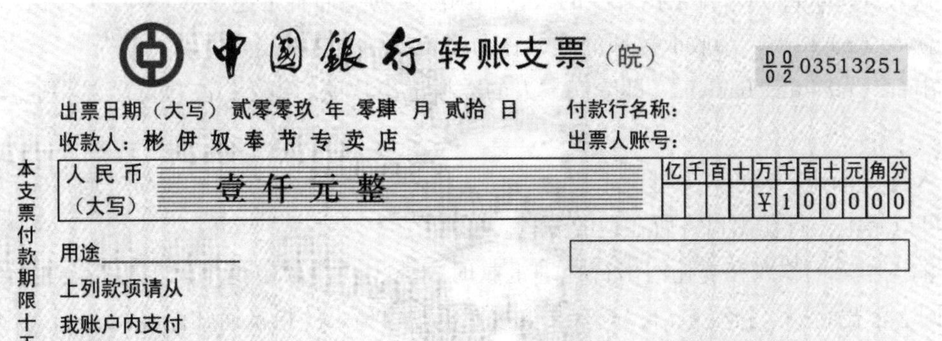
中国银行 转账支票（皖）　D0 02 03513251
出票日期（大写）贰零零玖 年 零肆 月 贰拾 日　付款行名称：
收款人：彬伊奴奉节专卖店　出票人账号：
本支票付款期限十天
人民币（大写）壹仟元整

亿	千	百	十	万	千	百	十	元	角	分
				¥	1	0	0	0	0	0

用途
上列款项请从
我账户内支付
出票人签章　复核　记账

图 14－4　转账支票

此外，支票的出票人签发的支票金额超过其付款时在付款人处实有的存款金额时，这种支票被称为空头支票。签发空头支票是不合法的，出票人要承担相应的法律责任。

（四）汇票、本票和支票的区别

汇票、本票和支票都是国际金融市场中的流通票据，是进出口业务中的支付工具，三者之间的区别如表 14－1 所示。

表 14 - 1　汇票、本票和支票的比较

	汇票	本票	支票
票据当事人	出票人、付款人、收款人	出票人、收款人	出票人、付款人、收款人
付款人	出票人、银行或指定人	出票人	银行或其他金融机构
是否承兑	远期汇票需要承兑	远期本票不需要承兑	—
出票人责任	承兑前，出票人是主债务人，承兑后，主债务人变为承兑人	任何情况下都是主债务人	任何情况下都是主债务人

第二节　医药进出口货款的收付方式

收付方式可以按照资金的流向和收付工具的传递方向，分为顺汇和逆汇两种。顺汇是指由进口方签发支票、本票等支付工具，主动将货款支付给出口方，资金的流向和支付工具的传递方向相同；逆汇是指由出口方出具汇票等支付工具，向进口方收取货款，资金的流向与支付工具的传递方向相反。

我国对外贸易中常用的收付方式主要有汇付、托收和信用证三种。其中汇付方式属于顺汇；托收和信用证方式属于逆汇。

一、汇付

(一) 汇付的含义和特点

汇付 (remittance) 又称汇款，是指付款人主动通过银行或其他途径将款项汇交收款人。进出口业务中的汇付，是指进口方按照合同规定的时间，通过银行将货款汇交给出口方。采用汇付的方式时，手续比较简单，银行费用也较低。但合同能否顺利完成，完全取决于买卖双方的信用，风险较大。

(二) 汇付的当事人及流程

1. 汇付的当事人　汇付的当事人通常有下列四个。

(1) 汇款人 (remitter)　即汇出款项的人，在国际贸易中通常是进口方。

(2) 收款人 (payee)　即收取款项的人，在国际贸易中通常是出口方。

(3) 汇出行 (remitting bank)　即受汇款人的委托汇出款项的银行，在国际贸易中通常是进口方所在地的银行。

(4) 汇入行 (paying bank)　即受汇出行委托解付汇款的银行，在国际贸易中通常是出口方所在地的银行，也可以是汇出行在出口方所在地的分行。

2. 汇付的流程　汇款人在委托汇出行办理汇款时，要出具汇款申请书。汇出行与汇入行之间事先订有代理合同。汇出行一经接受申请，就有义务按照汇款申请书的指示通知汇入行，汇入行在代理合同规定的范围内对汇出行承担解付汇款的义务。

(三) 汇付的类型

按汇付方式的不同，汇付可分为信汇、电汇和票汇三种。

1. 信汇　信汇 (mail transfer, M/T) 是汇出行按照汇款人申请，将信汇委托书寄给汇入行，授权解付一定金额给收款人的汇款方式。信汇的费用低廉，但收款人收到汇款的时间较迟。

2. 电汇　电汇 (telegraphic transfer, T/T) 是汇出行按照汇款人的申请，拍发加押电报或电传给汇入行，指示其解付一定金额给收款人的汇款方式。通过电汇的方式，收款人可以快速地收到汇款，但费用较高。

3. 票汇　票汇（remittance by banker's demand draft，D/D）是指汇出行按照汇款人的申请，代汇款人开立以汇入行为解付行的银行即期汇票，支付一定金额给收款人的一种汇款方式。票汇方式下，汇入行无须通知收款人取款，而由收款人持票登门收取。这种汇票可以经收款人背书转让流通，有限制转让和流通规定的情况除外。电汇和信汇的收款权均不能转让流通。

（四）汇付的流程

汇款人在委托汇出行办理汇款时，要出具汇款申请书，汇出行一旦接受申请，就有义务按照汇款申请书的指示通知汇入行，汇入行在代理合同规定的范围内，对汇出行承担解付汇款的义务。汇付的流程如图 14 - 5 和图 14 - 6 所示。

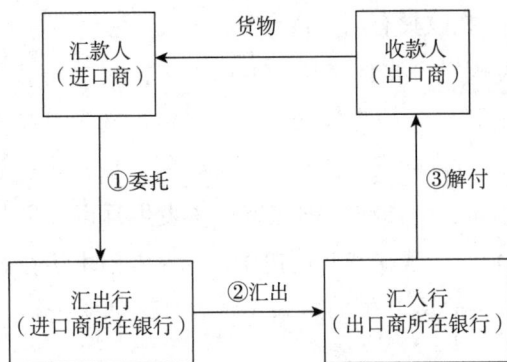

图 14 - 5　电汇、信汇的简化版流程图

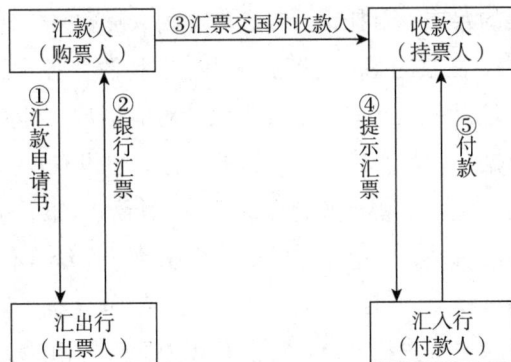

图 14 - 6　票汇简化版流程图

（五）汇付的使用

在国际贸易中，汇付方式通常用于预付货款和货到付款等业务。

1. 预付货款　预付货款（payment in advance）是指进口方在订货时或交货前，预先将全部或部分货款汇付给出口方，之后出口方按照合同约定发货。采用此种方式支付时，出口商可以收款后再发货，从而掌握主动权，甚至收款后再购货发运，做一笔无本生意；而对进口商有钱货两空的风险，或资金长期被人占用而损失利息。这种支付方式在国际贸易中较少使用。在医药商品进出口业务中，除了个别小额交易；或买方对药品的剂型、包装等有特殊要求；卖方资信极佳；或市场畅销的稀缺药品才可能采用此种方式，进口商可以要求出口商提供银行保函等确保出口商按合同规定交货。

2008 年 11 月 15 日（含）起，企业新发生进口预付货款，须登录国家外汇管理局网上服务平台上的贸易信贷登记管理系统办理逐笔登记和注销手续。企业预付货款可付汇额度实行余额管理，除大型成套设备进口企业外，原则上企业的预付货款额度不得超过该企业前 12 个月进口付汇额的30%。企业预付货款额度不能满足需求的，可向外汇局申请调整预付货款额度。银行只能为已经办理预付货款登记，且在可付汇额度内的预付货款办理对外付汇。

2. 货到付款　货到付款（cash on delivery，C. O. D.）是指在出口商先发货，待进口商收到货物后再付款。这种方法实际上是一种赊销。采取这种支付方式时，进口方可以提前取得货物的所有权，有利于资金的周转和货物的销售，并且降低交易过程中的风险和费用；但出口方承担着很大的风险，除了货物本身的风险外，还有买方信用风险和可能遭遇到的资金风险。如果货物在运输途中发生意外或货物未按指定时间到达，买方就可以不履行付款义务；或货物已经到达，买方无力支付货款，就会给卖方造成重大经济损失。在实际的贸易过程中，货到付款一般也会有一些措施对卖方的权利进行保障，比如要求买方在指定账户存入一定合同金额比例的保证金，或者进口方向出口方出具银行保函，保证收到货物后付款。

在医药商品贸易中，采用货到付款的支付方式主要有以下情况：一是为了促进出口，扩大市场，同时进口方商誉可靠的情况下采用；二是在寄售出口业务中，国外代销商需要凭实货向买方销售时采用。

二、托收

（一）托收的含义和特点

托收（collection）又称银行托收，是指出口人（债权人）出具汇票等债权凭证，委托银行向进口人（债务人）收取货款的一种支付方式。即出口方发货后取得装运单据，根据发票金额开出以进口方为付款人的票据，委托银行向进口方收取货款并传递装运单据。托收具有以下特点。

1. 托收的基础是商业信用　在托收业务中，银行只需核实可收到单据在表面上与托收委托书所列内容是否一致（单据的种类以及对应份数），除此之外没有进一步检查单据的义务；银行既没有检查货运单据正确与否或完整与否的义务，也没有承担付款人必须付款的责任。按照国际惯例，在托收业务中的银行应以"善意和合理的谨慎"行事，银行对于任何通知、信件或单据在寄送中发生延误或失落所造成的后果，对电报、电信、电子传送系统在传送中发生延误、残缺和其他错误，或对专门术语在翻译上和解释上的错误，对由于天灾、战争、罢工等不可抗力事故所产生的后果不负责任。如果进口人拒付，除非事先约定，银行没有代为保管货物的义务。

2. 托收对出口方风险较大　托收方式对出口方而言是先发货后收款，能否收回货款主要取决于进口方的商业信誉，风险较大。如果进口方破产倒闭，丧失付款能力，或货物发运后进口地货物价格下跌，进口方借故拒不付款，或进口方事先没有领到进口许可证，或没有申请到外汇，被禁止进口或无力支付外汇等，出口方不但无法按时收回货款，还可能造成货款两空的损失。如果货物已经到达进口地，进口方借故不付款，出口方还要承担货物在目的地的提货、存仓、保险费用和可能变质、短量、短重的风险，如果货物转售它地，会产生数量与价格上的损失，如果货物转售不出去，出口方就要承担货物运回本国的费用，以及承担可能因为存储时间过长，被当地政府低价出售的损失等。

3. 托收对进口方较有利　对于进口方而言，托收可以减少费用支出，较早取得货物的所有权。当然托收对进口方也不是没有一点风险。因为进口方付款后才取得货运单据，之后才能领取货物，如果进口方发现货物与合同规定不符，或者相关单据是伪造的，也会因此而蒙受损失。但总的来说，托收对进口方比较有利。在对外贸易中采用托收方式收付货款有利于促进出口。

（二）托收的当事人和流程

1. 托收的当事人　托收的当事人通常有以下四个。

（1）委托人（principal）　即委托银行办理托收业务的客户，通常为出口方。

（2）托收行（remitting bank）　即接受委托人的委托，办理托收业务的银行，通常为出口地银行。

（3）代收行（collecting bank）　即接受托收银行的委托，向付款人收取货款并提交单据的银行，通常是托收银行在进口地的分行或代理行。

（4）付款人（drawer）　即根据托收提示向代收行付款并领取有关单据的人，通常为进口方。

如果代收行与付款人之间没有账户关系，可能还会有提示行（presenting bank），即向付款人提示票据的银行。提示行可以由代收行兼任，也可由代收行委托与付款人有账户关系的银行担任。

2. 托收的流程　托收的具体过程见图14-7。

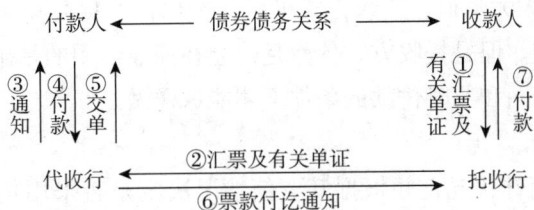

图 14-7　托收流程图

委托人在委托银行办理托收时，须附具一份托收委托书，在委托书中明确提出各种指示。银行接受委托后，按照委托书的指示内容办理托收。

（三）托收的类型

托收按照使用的汇票不同，可分为光票托收和跟单托收。

光票托收（clean collection）是指债权人仅向托收行提交汇票等金融单据，委托其代为收款。跟单托收是指债权人向托收行提交发票、提单等商业单据，委托其代为收款的结算方式。

在国际贸易中，光票托收使用较少，主要用于一些小额交易或贸易从属费用的收取，大多数情况下货款的收取采用跟单托收的方式。跟单托收按照向进口方交单条件的不同，又可分为付款交单和承兑交单两种。

1. 付款交单　付款交单（documents against payment，D/P）是指出口方向进口方交单的条件是进口方付款，即出口方发货后取得全套出口单据，委托银行办理托收，并在托收委托书中指示银行，只有在进口方付清货款后，才可将全套单据交给进口方。

付款交单按付款时间的不同，又可分为即期付款交单和远期付款交单两种。

即期付款交单（documents against payment at sight，D/P at sight）是指出口方发货后开具即期汇票，并附带包括装运单据在内的全套出口单据，通过银行向进口方提示，进口方见票后立即付款，并在付清货款后，向银行领取全套单据。远期付款交单（documents against payment after sight，D/P after sight）是指出口方发货后开具远期汇票，并附带包括装运单据在内的全套出口单据，通过银行向进口方提示，进口方见票后进行承兑，并于汇票到期日付清货款后，再向银行领取全套单据。

2. 承兑交单　承兑交单（documents against acceptance，D/A）是指出口方向进口方交单的条件是进口方在汇票上承兑，即出口方发货后开具远期汇票，并附带包括货运单据在内的全套出口单据，通过银行向进口方提示，进口方承兑汇票后，向银行领取全套单据，汇票到期后付款。在承兑交单方式下，进口方在汇票上承兑即可取得货运单据，获得货物所有权，在汇票到期时才履行付款义务，而出口方在进口方承兑后就交出了物权凭证，承担因进口方在汇票到期时拒付，而无法收回货款或迟于规定时间收回货款的风险。出口方采取这种收付方式应考虑与银行保函等方式结合。

（四）托收的使用

1. 相关规则　在国际贸易中，由于各银行的具体办理方法有所不同，并且有关当事人对各方权利、义务、责任、豁免的理解存在差异，各国银行在办理托收业务的过程中有时会出现争议和纠纷。为了促进国际贸易的顺利进行，国际商会于 1958 年公布了草拟的《商业单据托收统一规则》，几经修改后，于 1995 年公布了新的《托收统一规则》，简称 URC 522。URC 522 于 1996 年 1 月 1 日正式生效，主要包括总则及定义，托收的方式及结构，提示方式，义务与责任，付款，利息、手续费及费用，其他规定等七部分内容，目前已被许多国家的银行参照使用，但只有在有关当事人事先约定的情况下，托收业务才接受该规则的约束。

2. 注意事项　相对于汇付方式可能导致买方或者卖方钱货两空，托收方式相当于"一手交钱，一手交货",风险相对汇付已经大大降低。托收方式可以促进出口,提高竞争力,因此我国医药商品进出口业务中有时会使用这种方式。但是托收方式依然是建立在商业信用的基础上,对出口商风险很大,只有在确信进口商能遵守买卖合同和及时付款的条件下才能这样做。

在使用中应注意以下事项。

(1)认真调查进口方的商誉状况,并根据其资信情况决定是否采用托收方式,以及可以成交的金额限度。一般情况下,只允许付款交单,采用承兑交单要从严。

(2)考察了解进口国家的贸易管理、外汇管制条例和商业惯例,避免货物到达目的地后,由于进口国不准进口或收汇失败而造成损失,或由于当地的商业惯例,承担不必要的风险。

(3)建立健全的检查和管理制度,及时发现问题并采取措施,以避免或减少可能发生的损失。

在使用跟单托收时,出口商应注意单据的以下几点。

(1)汇票金额是否一致。

(2)汇票出票人签字或盖章。

(3)汇票是否已经背书。

(4)汇票的出票人和签发人要一致。

(5)汇票要与发票等单据保持一致。

(6)价格条款是 CIF,要有保险单,保险单的金额要超过发票金额。

(7)运输条款与价格条款与合同规定保持一致。

(8)根据合同的规定,运输单据是否要求背书。

(9)各种单据中的货物描述,要保持一致。

在使用光票托收时,出口商应注意单据的以下几点。

(1)票据的名称、种类、期限、金额、币种。

(2)收款人的名称和地址。

(3)付款人的名称和地址。

(4)票据的背书。

(5)远期票据是否承兑。

(6)票据的利息条款。

(7)票据签发人的名称和签字。

(8)其他条款。

三、信用证

(一)信用证的含义

信用证(letter of credit, L/C)支付方式是随着国际贸易的发展,在银行与金融机构参与国际贸易结算的过程中逐步形成的。信用证是当今国际贸易货款收付中普遍采用的一种主要支付方式。根据 UCP 600 第 2 条的规定,信用证指一项不可撤销的安排,无论其名称或描述如何,该项安排构成开证行对相符交单予以交付的确定承诺。

进出口业务中的信用证支付方式,是指开证银行根据进口方的请求和指示,授权出口方凭提交的符合信用证规定的单据,和开立以该行或其指定的银行为付款人的不超过规定金额的凭证(可以是汇票)向其付款,并保证向出口方或其指定人,按信用证规定进行支付。

(二)信用证的性质

1. 信用证支付方式是银行信用　信用证是银行开立的有条件承担付款责任的书面文件,是开证行以自己的信用做出的付款保证，因此是一种银行信用。在进出口业务中如果使用信用证收付，则第一付款人是开证银行，开证行对受益人（出口方）承担独立的付款责任。

由于银行信用一般比商业信用可靠，这种支付方式有利于降低因买卖双方之间信用问题导致的风险，保证进口方能够按照约定的时间和质量，获得货物和全套单据，同时保证出口方在提交单据后取得货款，并且便于银行为进出口双方提供银行信用、资金融通等服务，取得相关服务的收益。

2. 信用证与合同是相互独立的文件　根据 UCP 600 的规定，信用证与作为其开立基础的销售合同或其他合同是相互独立的交易。即使信用证中含有对此类合同的任何援引，银行也与该合同无关，且不受其约束。因此，银行关于承付、议付或履行信用证项下其他义务的承诺，不受申请人基于与开证行或与受益人之间的关系而产生的任何请求或抗辩的影响。

在国际贸易中，虽然信用证是以进出口双方订立的买卖合同为基础，进口方根据合同规定，按时向银行申请开出信用证，信用证条款理应与合同规定相一致，但信用证一经开立，即成为独立于买卖合同的另一个契约。买卖合同是进出口双方之间的契约，只对进出口双方有约束力。信用证则是开证行与申请人和受益人之间的契约（单据买卖合同）。开证行、申请人、受益人以及参与信用证业务的其他银行，均受信用证的约束，开证行以及其他参与信用证业务的银行只对信用证负责，不受货物买卖合同的约束。

3. 信用证业务是一种单据业务　根据 UCP 600 的规定，"银行处理的是单据，而不是单据可能涉及的货物、服务或履约行为。"信用证业务完全是一种单据业务，实行"严格符合的原则"，既要做到"单证一致"，即受益人提交的单据在表面上与信用证规定的条款一致；又要做到"单单一致"，即受益人提交的各种单据之间表面上一致。根据 UCP 600 的规定，银行有义务"合理谨慎地审核信用证规定的所有单据，以确定其是否表面与信用证条款相符"，但"对任何单据的形式、完整性、准确性、真实性、虚假性或法律效力，或对于单据上规定的或附加的一般及（或）特殊条件，概不负责"，银行只依照信用证规定的有关单据办事，不负责有关货物的情况。

（三）信用证的内容

各国银行使用的信用证没有固定的统一格式，但一般都包括以下基本内容。

1. 对信用证本身的说明　如信用证的编号、种类、开证日期、有效期限等。

2. 信用证的当事人名称　包括开证人、开证行、受益人、付款行、议付行等。

3. 有关汇票的内容　包括汇票金额、出票人、受票人、受款人、付款期限及主要条款等。

4. 有关货物装运的内容　包括货物的名称、数量、单价、装运期限、装运地、目的地、可否分批、转运等。

5. 有关货运单据的内容　主要规定应提交何种单据（如发票、提单、保险单、装箱单、重量单、产地证明、商品检验证书等）及份数，单据内容以及是否签字、背书等。

6. 特殊条款　根据进口国政治、经济和贸易情况的变化，或每一笔具体交易的需要所做出的特殊规定。

（四）信用证的当事人和流程

1. 信用证的当事人　信用证支付方式的当事人比较多，主要有以下六个。

（1）开证申请人（applicant 或 opener），即向银行申请开立信用证的人，一般是进口方。由银行以自身的名义开立的信用证中，没有开证申请人。

（2）开证行（opening bank 或 issuing bank），即接受开证申请人的委托，开立信用证的银行，一般是进口方所在地银行。

（3）通知行（advising bank 或 notifying bank），即接受开证行的委托，将信用证转交出口人的银行，一般是出口方所在地的银行。通知行根据印鉴或者密押，鉴别信用证的真实性。

（4）受益人（beneficiary），即信用证上指定的有权使用该证的人，一般是出口人。

（5）议付行（negotiating bank），即按照开证行的授权，买入或贴现受益人提交的符合信用证规定的汇票或单据的银行，信用证上会规定，是否限制议付行为指定的银行。

（6）付款行（paying bank），即在信用证项下付款的银行。一般是开证行，也可为开证行指定的其他银行。

2. 信用证的流程　信用证支付的一般程序见图 14 - 8。

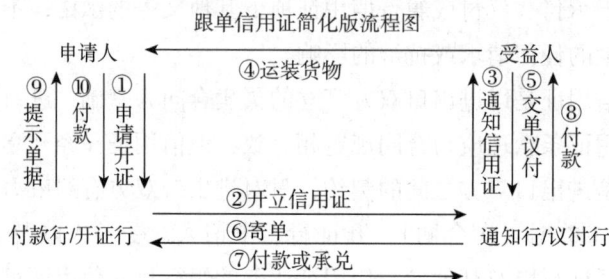

图 14 - 8　跟单信用证简化版流程图

（五）信用证的种类

根据不同的分类标准，信用证可分为不同种类。

1. 根据信用证项下的汇票是否附带货运单据，分为跟单信用证和光票信用证　跟单信用证（documentary letter of credit）是开证行凭跟单汇票或仅凭货运单据付款的信用证。光票信用证（clean letter of credit）是指不附带货运单据，开证行凭光票付款的信用证。国际贸易中使用的信用证大多为跟单信用证，以信用证方式预付货款或者无需货运单据的少数情况下采用光票信用证。

2. 根据开证行承担责任的不同，分为可撤销信用证和不可撤销信用证　可撤销信用证（revocable letter of credit）是指开证行有权随时撤销或者修改所开信用证，而不必征得受益人或有关当事人的同意。但如果受益人已经在银行通知撤销或修改之前使用了信用证，则开证行的撤销或修改不发生效力。这种信用证对受益人很不利，在国际贸易中很少采用。

不可撤销信用证（irrevocable letter of credit）是指信用证一经开出，在有效期内，未经受益人及有关当事人的同意，开证行不得单方面修改或撤销信用证，只要受益人提供的单据符合信用证规定，开证行必须履行付款义务。不可撤销信用证上载有开证行保证付款的文句。这种信用证对受益人比较有保障，在国际贸易中使用广泛。

UCP 600 取消了无实际意义的"可撤销信用证条款"。在 UCP 500 时代，可撤销信用证历来是进行信用证诈骗的工具之一。不法分子利用卖方急于出货的心理，开立可撤销的信用证，并在受益人议付之前就将信用证撤销，以此来进行诈骗，他们往往同承运人勾结，由承运人将货物转卖，然后开证申请人同承运人分赃。可撤销信用证本身与信用证独立抽象原则是矛盾的，既然信用证开立后银行就具有第一性的付款责任，与基础交易无关，如果允许开证申请人撤销信用证，则使得卖方处于毫无保障的处境，即使其提供了完全符合信用证要求条件的单据，也可能因信用证被撤销而无法或者付款。因此 UCP 600 删除了 UCP 500 第 6 条"可撤销与不可撤销信用证"条文，将信用证定义为"开证行对提供的相符单据的不可撤销的付款保证"。

3. 根据受益人对信用证的权利是否可以转让，分为可转让信用证和不可转让信用证　可转让信用证（transferable letter of credit）是指开证行根据进口方的申请，在信用证上明确注明"可转让"字样，信用证的受益人有权指示通知行或付款行，要求将信用证的全部或一部分转让给一个或一个以上的人

（第二受益人）使用。

可转让信用证的使用中有以下几个问题需要注意。

（1）可转让信用证只能转让一次，第二受益人不能将信用证作第二次转让。在信用证准许分批装运的条件下，可转让信用证应分别办理转让，此项分割转让的总额仍视为信用证的一次转让。

（2）信用证的转让不等于买卖合同的转让。除信用证另有规定外，可转让信用证的第一受益人可将该信用证转让给本国或另一国家的第二受益人，但如果第二受益人不能履行合同，则第一受益人仍需对其与进口人签订的买卖合同负责。

（3）可转让信用证只能按原证规定条款转让，但信用证申请人可以变动信用证金额、商品单价、到期日、交单日，最迟装运日期可以减少或缩短，保险加保比例可以增加。信用证转让后，第一受益人有权在信用证项下以自身的发票和汇票（通常为原信用证规定的金额）替换第二受益人的发票和汇票（通常低于原信用证规定的金额），以取得自身发票与第二受益人发票之间的差额。

不可转让信用证（non - transferable letter of credit）是指信用证的受益人不能将信用证的权利转让给他人的信用证。凡信用证中未注明"可转让"的，就是不可转让信用证。

4. 根据是否有另外银行加以保兑，分为保兑信用证和不保兑信用证　保兑信用证（confirmed letter of credit）是指开证行开出的信用证，由另一银行保证对符合信用证条款规定的单据履行付款义务。根据开证行的请求在信用证上加具保兑文句，保证对信用证承担付款义务的银行称为保兑行（confirming bank）。保兑行具有与开证行相同的责任和地位，其承担付款责任须以在规定的时间内，向保兑行提交符合信用证条款规定的单据为条件。保兑信用证下，开证行和保兑行都负第一付款责任，这种双重保证的信用证对出口方非常有利。

不保兑信用证（unconfirmed letter of credit）是指开证行开出的信用证没有经另一银行保兑。当开证行资信好或成交金额不大时，一般都使用不保兑信用证。

5. 根据付款方式不同，分为付款信用证和承兑信用证　付款信用证（payment letter of credit）是指由某一银行付款的信用证。一般不要求受益人开具汇票，而仅凭受益人提交的单据付款。这种信用证通常有以下文句："我们凭提交符合信用证条款的单据付款"。

承兑信用证（acceptance letter of credit）是指由某一银行承兑的信用证。当受益人向指定银行开具远期汇票并提示时，指定银行即行承兑，并于汇票到期日履行付款。这种信用证通常有以下文句："我们保证凡符合信用证条款的汇票被提示时及时承兑，并于到期日及时付款"。

6. 根据付款时间的不同，分为即期信用证和远期信用证　即期信用证（sight letter of credit）是指开证行或指定的付款行收到符合信用证条款的单据之后，立即履行付款义务的信用证。这种信用证的特点是出口方收汇迅速安全，利于资金周转。在即期信用证中，有时还加列电汇索偿条款（T/T reimbursement clause），是指开证行允许议付行用电报或电传通知开证行或指定付款行，说明各种单据与信用证要求相符，开证行或指定付款行接到电报或电传通知后，有义务立即用电汇将货款拨交议付行。

远期信用证（usance letter of credit）是指开证行或付款行收到信用证规定的单据之后，在规定期限内履行付款义务的信用证。远期信用证可分为银行承兑远期信用证、延期付款信用证、假远期信用证几种。银行承兑远期信用证（banker's acceptance credit）是指以开证行作为远期汇票付款人的信用证。延期付款信用证（deferred payment credit）是指开证行在信用证中规定货物装船后若干天付款，或开证行收单后若干天付款的信用证。这种信用证不要求出口方开立汇票（免开汇票，避免向政府缴纳印花税），所以出口方不能利用贴现市场资金，只能自行垫款或向银行借款。在出口业务中，使用这种信用证的货价应比银行承兑远期信用证的货价略高一些，以拉平利息率与贴现率之间的差额。假远期信用证（usance credit payable at sight）是指由受益人开立远期汇票，由付款行负责贴现，并规定一切利息和费用由进口方负担的信用证。这种信用证对出口方而言，实际上仍属于即期收款，但对进口方而言，则要在远期汇票到期时才向付款行付款，因此这种信用证也称为买方远期信用证（buyer's usance L/C）。UCP 600 强调了议付是对单据的买入行为，明确可以垫付或同意垫付给受益人，按照这个定义，远期信用证的议付就是合理的。

7. 预支信用证　预支信用证（anticipatory letter of credit）是指开证行授权代付行（通常是通知行）在受益人货物发运或提交规定单据之前，向其预付信用证金额的全部或一部分，由开证行保证偿还并负担利息的信用证，有全部预支或部分预支两种。与远期信用证相反，预支信用证的开证人付款在先，受益人交单在后。预支信用证的付款凭证一般是出口方开具的以开证行为付款人的光票，还可以要求出口方附一份负责补交信用证规定单据的声明书。出口方交齐货运单据之后，代付行将扣除预支货款利息后向其支付剩余货款。

8. 对开信用证　对开信用证（reciprocal letter of credit）是指两张信用证的开证申请人互以对方为受益人开立的信用证。在对开信用证下，两张信用证的金额相等或大体相等，可以同时互开，也可先后开立，第一张信用证的开证申请人和受益人分别是第二张信用证的受益人和开证申请人，第一张信用证的通知行通常是第二张信用证的开证行。对开信用证多用于易货交易或来料加工、补偿贸易业务，保证一方出口或进口后，另一方履行相应的进口或出口的义务。

9. 背对背信用证　背对背信用证（back to back credit）又称转开信用证，是指信用证的通知行或其他银行按照受益人要求，以原信用证为基础另开的一张内容相似的新信用证。背对背信用证只能根据不可撤销信用证开立，其内容除开证申请人、受益人、金额、单价、装运期限、有效期限等可以变动之外，其他条款一般与原证相同。背对背信用证的修改必须经过原信用证开证行的同意。这种信用证通常用于通过第三方转售货物的贸易。

10. 循环信用证　循环信用证（revolving letter of credit）是指信用证被全部或部分使用后，其金额又恢复到原金额，可再次使用，直至达到规定的次数或规定的总金额为止。这种信用证通常在分批均匀交货的情况下使用。

循环信用证又可分为按时间循环信用证和按金额循环信用证。按时间循环信用证是指受益人在一定时间内可多次支取规定金额的信用证；按金额循环信用证是指信用证金额议付后，仍恢复到原金额可再使用，直至用完规定的总额为止。

11. 议付信用证　议付信用证（negotiation letter of credit）是指开证行允许受益人向某一指定银行或任何银行交单议付的信用证。议付是指由议付行善意行事并对汇票和（或）单据付出对价后，拥有该汇票和（或）单据及与此相对应的权利。

议付信用证可分为公开议付信用证和限制议付信用证。

（1）公开议付信用证（open negotiation credit）又称自由议付信用证（freely negotiation credit），是开证行对愿意办理议付的任何银行作分开议付邀请和普遍付款承诺的信用证。任何银行均可按信用证条款自由议付。这种信用证中通常有下列文句："根据本信用证并按其所列条款开具之汇票向我行提示并交出本证规定之单据者，我们同意对其出票人、背书人及善意持有人履行付款责任。"

（2）限制议付信用证（restricted negotiation credit）是指由开证银行指定的某一银行或开证行本身进行议付的信用证。这种信用证中通常有以下文句："本证限××银行议付。"

12. 备用信用证　备用信用证（standby letter of credit）又称商业票据信用证（commercial paper letter of credit）或担保信用证（guarantee letter of credit），是指开证行根据开证申请人的请求，对受益人开立的承诺承担某项义务的凭证。在备用信用证条件下，如果开证申请人未能履行其应履行的义务，受益人只要按备用信用证的规定，提交开证申请人未履行义务的声明或证明文件，向开证行开具汇票（或不开汇票），则可获得开证行的偿付。如果开证申请人履行了约定的义务，则备用信用证就只是"备而不用"的文件。

（六）电子信用证

电子信用证（electronic letter of credit）是利用电子手段开展的信用证业务，它是集电子开证、电子通知、电子交单、电子审单、电子支付全过程的电子化运作，是信用证运作全过程、各环节的电子化。电子信用证因其方便、快捷、准确等优点，正逐步成为国际贸易结算的新工具。

在全球信用证电子化的过程中，我国政府做出积极的响应。1999 年 10 月 1 日《中华人民共和国合同法》生效，明文认可电子单证的发行。我国国内银行也紧跟潮流，纷纷加入各种电子贸易结算网络，并开展电子信用证业务。在我国，以电子银行业务领先著称的招商银行，于 2000 年 9 月在青岛开出了国内第一张网上人民币信用证。

电子信用证与传统的纸制单证相比有着巨大的优势，在电子贸易环境下，单据的审核更多借助电子计算机，提高了信用证处理及传输速度，加快了信用证业务处理流程的效率。信用证到达受益人手中的速度也提高了，对出口商而言，国际结算时间由原来的 10～15 天缩短到 3～4 天甚至半天，给出口方提供了更多贴现、背书、打包放款等方式的融通周转资金的机会。在电子贸易中，数据信息被一次性地输入计算机系统，进行自动审核、处理，增强了单证的准确性，降低了错误率，信息传递更规范，减少了单证不符，确保了交易安全。

当前国内外的电子信用证主要应用于 B2B 商务结算，在国际贸易结算实践中本质是一致的，只是在推广应用程度上有所不同。虽然我国电子化贸易的发展迅猛，电子信用证所带来的仍然只是信用证形式上的变化，电子信用证业务仍局限于开证和通知阶段，对信用证核心环节——交单及审单没有产生实质性影响。由于电子化本身带来的问题，如安全性、法律效力等可能会对信用证业务的内容带来实质的影响。

纸质国际结算方式在一段时间内特别是在发展中国家将保持不变，电子网络化国际结算的实务性操作统一规范有待进一步推广和完善，即使是在目前的国际电子信用证实践中，也只有 Bolero 系统由于一直与 SWIFT 密切合作，因此明确声明采用 EUCP 规则。而其他的电子信用证实践都是自成一家，国际商会统一电子信用证运用规则的努力遇到了挑战。另外，国际商会推出的 EUCP 1.0 目前仍是采用准立法的方式完成的，从这个意义上说，UCP 500 加上 EUCP 1.0 仍不能完全解决电子信用证的规则之需。因此，电子信用证的实践对于完善电子信用证的规则有着至关重要的作用。同时，也只有建立在丰富的实践基础之上的 EUCP 规则，才是名副其实的电子信用证的业务惯例。

第三节　医药进出口合同中的收付条款

国际进出口合同中的收付条款通常是由进出口双方根据所选货款支付方式约定。不论采取何种方式，支付条款一般都包括支付时间、支付方式、应收付的金额和收付条件等内容。

一、汇付方式下的支付条款

汇付方式下，买卖合同中的支付条款一般表述为：

"买方应于×年×月×日前将全部货款用电汇（信汇/票汇）的方式汇付给卖方。"

"合同签署后×天内，买方应以电汇（信汇/票汇）的方式付给卖方合同价格的××%（×××美元）。"

二、托收方式下的支付条款

国际进出口合同中通常使用的托收方式包括即期付款交单、远期付款交单、承兑交单等。

1. 即期付款交单　支付条款中通常有如下表述。

"买方对卖方开具的即期跟单汇票，应于见票时立即付款，卖方于付款后交单"。

2. 远期付款交单　支付条款中通常有如下表述。

"买方对卖方开具的跟单汇票，应于提示时承兑，提单日后××天付款，卖方于买方付款后交单"。

"买方对卖方开具的跟单汇票，应于提示时承兑，汇票出票日后××天付款，卖方于买方付款后交单"。

"买方对卖方开具的见票后××天付款的跟单汇票，应于第一次提示时予以承兑，于汇票到期日立即付款，卖方于买方付款后交单"。

3. 承兑交单　支付条款中通常有如下表述。

"买方对卖方开具的跟单汇票，应于提示时承兑，于提单日后（或出票日后）×××天付款，卖方于买方承兑后交单"。

"买方对卖方开具的见票后××天付款的跟单汇票，应于第一次提示时予以承兑，于汇票到期日立即付款，卖方于买方承兑后交单"。

三、信用证方式下的支付条款

（一）信用证方式下的支付条款内容

信用证方式下的支付条款的内容主要如下。

1. 开证时间　按照国际贸易惯例和有关法律规定，在信用证支付条件下，按时开立信用证是买方应当履行的一项主要义务，也是卖方履约的前提条件。如买方不按时开证，即构成违约。

2. 信用证的种类　信用证种类繁多，交易双方应根据具体交易的不同情况，在合同明确订立所使用信用证的种类。UCP 600 删除了可撤销信用证，在我国出口业务中，只接受不可撤销信用证。

3. 汇票的付款日期　汇票的付款日期与出口人的收汇时间有密切关系，因此应在合同中明确规定。

4. 信用证的金额　信用证金额，一般规定为发票价格的100%。如果预计履约时可能发生额外费用，而需要在信用证项下超金额支付时，必须在合同和信用证中明确规定。

5. 信用证的有效期和到期地点　信用证有效期是指银行承担议付、承兑、付款责任的期限。在我国的进出口业务中一般规定："议付有效期至装运后第 15 天"。信用证的到期地点是指信用证有效期终止的地点。为了便于掌握交单时间，及时议付，进出口业务中一般规定信用证的到期地点为出口国。

（二）信用证方式下的支付条款表述

"买方应于×年×月×日前（或接受卖方通知后×天内或签约后×天内）通过银行开出以卖方为受益人的（由××银行保兑的）不可撤销的（可转让的）全部发票金额的即期信用证。信用证议付有效期至装运日期后15天在中国到期"。

"买方应于×年×月×日前（或接受卖方通知后×天内或签约后×天内）通过银行开出以卖方为受益人的（由××银行保兑的）不可撤销的（可转让的）见票后××天（或装船后××天）付款的银行承兑远期信用证。信用证议付有效期至装运日期后15天在中国到期"。

"买方应于第一批装运月份前××天通过卖方接受的银行，开立不可撤销的循环信用证并送达卖方，该证在20××年期间，将自动恢复每月一期，每期金额××美元，总金额为××美元，并保持有效至20××年×月×日在上海议付"。

四、各种收付方式的选用

各种收付方式在风险大小、收汇时间长短等方面有较大差别。为了保证安全结汇、加速资金周转、促进贸易往来并适应不断变化的市场形势，买卖双方在订立合同的支付条款时必须认真研究了解国际市场中各种惯用的支付方式，灵活地选择并正确加以运用。

汇付的操作比较简单，银行手续费也较少，但对于货到付款的出口方或预付货款的进口方来说，能否按时安全收汇或收货完全取决于对方的商业信用，风险较大，并且在交易过程中要单方面垫付大部分费用，资金负担不平衡。托收方式是先发货后付款，可以减少进口方费用支出并便于其资金融通，而出口方要承担不能按时收取货款、货物运输中及到达目的后的存仓、提货等风险，对进口方较有利而对出口方比较不利。但是托收方式有利于调动买方购货的积极性，有利于达成交易，促进出口。信用证支付方式由于银行信用的介入，买卖双方的风险较小，货物和资金的收取比较安全准时，并且可以获得银行的资金融通，但信用证的开具需要向银行支出一定的押金及服务费，操作费用较高。

在实际进出口业务中，有时会根据各种不同收付方式的特点，采用信用证与汇付相结合、信用证与托收相结合、汇付和托收及信用证三者相结合的收付方法。

信用证与汇付相结合是指用信用证支付部分货款，余数用汇付方式结算的收付方法。例如，对于大宗原料药、中药材等初级产品交易，买卖双方可以约定采用信用证方式，进口方先凭装运单据支付发票金额若干，待货物到达目的地后进行检验，根据检验结果，按照实际品质或重量计算出确切的金额，再用汇付方式支付余数。

信用证与托收相结合是指用信用证支付部分货款，余数用托收方式结算的收付方法。在这种支付方式下，由出口方开立两张汇票，进口方按照规定时间开立信用证，在信用证上规定全套货运单据跟随汇票托收，信用证下的部分货款凭光票收付，开证行在进口方付清全部货款后向其交单。采用这种收付方法对进出口双方均有好处。进口方可以降低开证金额，减少开证押金的支出；出口方因有部分信用证的保证，收汇比单独采用托收方式安全。需要特别强调的是，为了避免开证行在未收妥全部货款前向进口方交单，信用证中必须注明"在发票金额全部付清后方可交单"，并在买卖合同中订明支付条款，明确进口方的开证和付款责任。

汇付、托收、信用证三者相结合方式常用于成套设备、大型机械产品和交通工具等的交易中。因为这些交易成交金额较大，产品生产周期较长，一般采用按工程进度和交货进度分若干期付清货款的方法。这种方法在医药进出口业务中使用较少，一般只在一些大型医疗器械交易中的分期付款和延期付款情况下采用。

思考题

答案解析

1. 什么是汇票？汇票有哪几种？汇票在市场上是如何流转使用的？
2. 汇票、本票和支票有何联系和区别？
3. 汇付的含义和特点是什么？主要用于何种情况下的货款收付？
4. 托收的含义和特点是什么？付款交单和承兑交单有何区别？
5. 信用证的含义和性质如何？为何在国际贸易中得到广泛应用？
6. 国际贸易中常见信用证的类型有哪些？它们的使用情况如何？
7. 案例分析：

A 从巴黎的 B 进口一批原料药，总价值 10000 美元，订单号：95E03LC001，装运日期：2011 年 7 月 10 日，合同规定应在装运后 30 天内付款；巴黎的 C 从纽约的 D 那里购买了价值 1 万美元的医疗器械。与此同时，C 向 B 提供了价值 10000 美元的制药设备。如何发行三种不同的工具来明确四方之间的债权债务关系？

书网融合……

| 微课 | 题库 | 本章小结 |

第十五章　医药进出口商品的检验与索赔

学习目标

1. 通过本章学习，掌握国际仲裁的程序及仲裁条款的内容；熟悉医药进出口商品的主要检验方法、检验程序和检验依据，医药进出口中争议的处理方法；了解医药进出口中不可抗力的特征及其法律后果。

2. 具备熟练书写合同检验条款，不可抗力，仲裁条款的能力。

3. 树立重合同，守信用，诚实信用的职业道德规范。

商品检验是医药进出口业务中的重要环节，除了满足法定检验的要求外，商检还可以充分保护进出口商的利益，明确国际贸易环节中的责任关系。本章内容将主要介绍进出口业务中的商品检验以及双方发生争议时的解决方法。 微课

第一节　医药进出口商品的检验

一、商检的概念

商检（commodity inspection）是指商品检验机构对进出口商品的品质、数量、包装、卫生、装运条件以及对涉及人类健康安全、动植物生命和健康保护、环境保护、欺诈行为防止、国家安全维护等项检验内容进行检验、鉴定和监督管理。

商检的作用主要有两个方面：一是证明货物是否合格。对于卖方来说，只有持有合格货物的检验证书，才可以在海关申报出口，之后商检证书用作出口结汇单据。对于买方来说，商品在目的地复检，如果不合格，检验证书可以作为索赔的依据之一。二是国际贸易相关部门的需要，例如海关用于关税税率及各类优惠关税的确定依据。

二、检验时间和地点

依照国际贸易惯例，买方在接受货物之前有权检验货物，如发现货物不符合合同规定，而且确属卖方责任者，买方有权要求卖方予以损害赔偿等补救措施，甚至拒绝收货。应该在何时、何地检验货物，各国法律并无统一规定，这通常与合同采用贸易术语的交货地点有密切关系。

在我国国际贸易的实践中，通常对检验时间、地点的规定如下。

1. 在出口国检验（inspection at the exporting country）

（1）工厂检验（inspection at the factory）　是指货物离开产地（如工厂、仓库等）之前由卖方或其委托的检验人员或买方的验收人员对货物进行检验或验收。卖方只承担货物离开产地之前进行检验的责任。例如，Exws 和 FCA 等。

（2）装船前或装船时检验（inspection to be made at or before the shipment）　装运港船上交货类成交，例如，FOB、CFR 和 CIF 等，卖方需要确认交货时货物品质合格，合同中约定货物在装运前或装运时，由双方约定的装运港的检验机构进行检验，该检验机构出具的品质和重量检验证书作为交货品质、重量（或数量）的最后依据。货物运抵目的港后，虽然买方可以自行或委托检验机构对货物进行复验，从而明确货物品质是否在交货后出现问题，即使不合格，买方也无权向卖方就货物的品质和重量提出异议和索赔。

2. 在进口国检验（inspection to be made at the importing country）　D 组术语成交的情况下，买方需要知道货物抵达目的港卸船后，品质等是否符合要求，可由双方约定的目的港商检机构验货，并出具品质、重量（或数量）的检验证明作为最后依据。如发现与合同规定不符，买方可以凭检验证明向卖方提出索赔或按合同规定处理。

对于一些不便在目的港卸货后立即检验的货物，如密封包装的货物，或规格复杂、精密度高的货物，或需要具备一定的检验条件和检验设备才检验的货物，可以将货物运至买方营业处所或最终用户所在地进行检验。由双方约定的该地的检验机构所出具的品质数量检验证书就作为交货品质、重量的最后依据。

3. 出口国装运港检验，进口国目的港复验（inspection at the port of shipment of the exporting country and re – inspection at the port of destination of importing country）　出口国装运港商品检验机构验货后出具的检验证明，作为卖方向银行议付付款的单据之一，但是不作为最后依据。货到目的港后，由双方约定检验机构在规定时间内复验，如发现货物品质、重量（或数量）与合同规定不符，而责任属于卖方时，买方可依据检验机构的品质不符合合同的证明，向卖方提出异议，并作为索赔的依据。这种检验办法对买卖双方都有好处，且比较公平合理，因此在国际贸易中被广泛接受。

4. 装运港检验重量，目的港检验品质（weight inspection at the port of shipment and quality inspection at the port of destination）　在大宗商品交易中，为调和买卖双方在检验问题上存在的矛盾，可以采用装运港检验重量、目的港检验品质方法，即以装运港检验机构验货后出具的重量证书为最后重量依据，以目的港检验机构验货后出具的品质证书为最后品质依据。

三、检验机构与相关法律

（一）检验机构

在国际货物买卖中，交易双方除了自行对货物进行必要的检验外，还必须由某个机构进行检验，经检验合格后方可出境或入境。这种根据客户的委托或有关法律的规定对进出境商品进行检验、鉴定和管理的机构就是商品检验机构。

国际上的检验机构，主要类型如下。

1. 官方检验机构　由国家或地方政府投资，按国家有关法律、法令对出入境商品实施强制性检验、检疫和监督管理的机构，如美国食品药品管理局（FDA）。

我国检验机构主要有两个：①国家出入境检验检疫局（China Entry – Exit Inspection and Quarantine Bureau，CIQ）及各地的直属检验检疫局。②中国检验认证（集团）有限公司 [China Certification & Inspection（Group）Co.，Ltd.，CCIC]。

2. 半官方检验机构　有一定权威，由国家政府授权，代表政府行使某项商品检验或某一方面检验管理工作的民间机构，如美国保险人实验室（Underwrites Laboratory，UL）。

3. 非官方检验机构　由私人创办，具有专业检验、鉴定技术能力的公证行或检验公司，如瑞士通用公证行（SGS）、英国劳氏公证行（Lloyd's Surveyor）、Intertek Testing Services 和 BIVAC International。

瑞士通用公证行（SGS）1878 年成立于瑞士日内瓦，是目前世界上最大、资格最老的民间第三方从事产品质量控制和技术鉴定的跨国公司。在世界各地设有 1250 多家分支机构和专业实验室，在全球 143 个国家开展检验、鉴定、测试和认证服务。中国总部位于上海，陆续在天津、大连、青岛等地注册了 15 个分支机构。

天祥集团（Intertek，Intertek Testing Services），总部设在英国伦敦，1997 年更名为 Intertek Testing Services（ITS），2002 年 Intertek 在伦敦证券所上市。目前已在全球 107 个国家拥有 863 个办事处及实验室。

上海毕法克检验有限公司（Bureau of Inspection，Valuation Assessment and Control BIVAC International），系法国船级社（法国船舶协会）——Bureau Veritas（BV）下属专业公司，负责进出口商品检验和估价。

根据《商品检验法》规定，我国商检机构基本任务如下。

1. 法定检验（making legal inspection） 商检机构依据国家的法律、行政法规的规定，对进出口商品实施强制性的检验。按规定属于法定检验的出口商品，未经检验合格，不准进口；属于法定检验的进口商品，未经检验合格，不准销售、使用。实施法定检验的商品由《商检机构实施检验的进出口商品种类表》和其他法律法规加以规定。

2. 公证鉴定（authentic attesting business） 应国际贸易关系人的申请，商检机构以公证人的身份，办理规定范围内的进出口商品的检验鉴定业务，出具证明，作为当事人办理有关事务的有效凭证。比如品质、数量证明；残损鉴定和海损鉴定；车、船、飞机和集装箱的运载鉴定；普惠制产地证。

3. 监督管理 商检机构依据国家法律，对进出口商品的质量，通过行政和技术手段进行宏观控制和监督管理。

（二）相关法律

为了保证药品质量，增进药品疗效，保障人民用药安全，维护人民身体健康，根据《中华人民共和国药品管理法》和国务院《关于加强医药管理的决定》，凡进口的药品，必须有卫健委核发的进口药品注册证并列为法定检验，必须经口岸药品检验所检验合法后方准进口。进口药品的外贸企业，须具有卫生行政部门核发的药品经营企业许可证。

一般药品、药材的进口，货物到岸后收货人应向口岸药检所报验。经营单位凭口岸药检所出具的进口药品报验证明或者加盖"已接受报验"印章的进口货物报关单向海关报关。

对用于医疗急救、科研或国外赠送的进口药品，海关凭省级卫生厅（局）出具的免验证明验放。

麻醉药品的进出口业务，必须由卫健委审核批准，发给麻醉药品进出口许可证，并通知出口国政府和国际麻醉管理局。进出口麻醉药品，必须向海关提供卫健委核发的麻醉药品进（出）口准许证，海关凭以验放。

我国进出口的精神药物，需凭卫健委审核批准并发放的精神药物进（出）口准许证向海关报关，精神药物的进出口业务由中国医药保健品进出口总公司和中国化工进出口总公司统一经营。

四、检验程序和检验证书

（一）检验程序

检验程序主要有四个环节：接受报验、抽样、检验和签发证书。

1. 接受报验 报验是指对外贸易关系人向商检机构报请检验。报验时需填写"货物报检单"，填明申请检验、鉴定工作项目和要求，同时提交对外所签买卖合同、发票、箱单、厂检单及其他必要的资料。

2. 抽样　商检机构接受报验之后，及时派员赴货物堆存地点进行现场检验、鉴定。抽样时，要按照规定的方法和一定的比例，在货物的不同部位抽取一定数量的、能代表全批货物质量的样品（标本）供检验之用。

3. 检验　商检机构接受报验之后，认真研究申报的检验项目，确定检验内容，仔细审核合同（信用证）对品质、规格、包装的规定，弄清检验的依据，确定检验标准、方法，然后抽样检验，仪器分析检验；物理检验；感官检验；微生物检验等。

4. 签发证书　如果进出口商品在《出入境检验检疫机构实施检验检疫的进出境商品目录》中海关监管条件为"A""B"，须实施进出境强制性检验。该目录每年调整，主要针对食品和危险品。需要凭借进出境通关单报关进出口。

出境货物通关单 2 联：第一联给海关，第二联副本，留检验检疫局存档。入境货物通关单 4 联返给货主：①给海关报关用；②办理运递用（去验货）；③通关单调离联（检务处异地实施检验，寄送通知用）；④归档。

如果进出口货物产地没有在口岸，则需要在当地先领出境货物换证凭条或凭单，再由报关员到口岸换通关单报关出口，通关单有效期一般商品为两个月，鲜活类为 14 天，植物产品为 21 天。

《进出口商品检验种类表》以外的出口商品，应由商检机构检验的，经检验合格发给证书或放行单后，方可出运。在进口方面，进口商品经检验后，分别签发"检验情况通知单"或"检验证书"，供对外结算或索赔用。凡由收、用货单位自行验收的进口商品，如发现问题，供对外索赔用。对于验收合格的，收、用货单位应在索赔有效期内把验收报告送商检机构销案。

（二）检验证书

进出口商品经商检机构检验鉴定后出具的证明文件，称为检验证书。

检验证书的作用：可以证明卖方所交货物的品质、重量或数量等是否符合合同规定；可以作为卖方向银行议付货款的单据；可以作为通关验放的有效证件；还可以作为买方提出异议、拒收货物、索赔、解决争议的凭证。

常见的检验证书包括：品质检验证书、数量检验证书、价值检验证书、产地检验证书、消毒检验证书、卫生检验证书等。

五、检验依据与检验标准

（一）检验依据

在进行商品检验时主要是以买卖合同、信用证中约定的检验标准和国家的法律、法规所规定的强制性的检验标准为依据。

1. 法律、法规规定有强制性检验标准或其他必须执行的检验标准的，按规定的标准实施检验。

2. 法律、法规没有规定的，按对外贸易合同约定的检验标准检验；凭样品成交的，应当按照样品检验。

3. 法律、法规规定的强制性检验标准，低于合同约定的标准，按合同约定的检验标准实施检验。

4. 法律、法规未规定有强制性检验标准，对外贸易合同也没有约定检验标准或约定不明确的，按照生产国标准、有关国际标准或者国家商检机构指定的标准检验。

（二）检验标准

1. 对买卖双方具有法律约束力的标准　这种标准是国际货物买卖中普遍采用的检验标准，其中最常见的是买卖合同和信用证。

2. 与贸易有关国家所制定的强制执行的法规标准 主要指商品生产国、出口国、进口国、消费国或过境国所制定的法规标准。

3. 国际权威性标准 如国际标准、区域性标准化组织标准、国际商品行业协会标准、某国权威性标准。

进口药品合同必须载明质量标准，进口药品的质量标准应为现行版《中华人民共和国药典》或国际上通用的药典，上述药典或标准未收载的，应采用国家药品监督管理局核发进口药品注册认证时核准的质量标准。

六、商检的发展趋势和对国际贸易业务人员的要求

世界各国为了保护本国市场，往往通过各种绕过国际公约的手段加强贸易保护，设置更高检验标准，更复杂的检验程序来阻碍国际贸易发展。如美国为了对商品的安全性能进行认证，设立了保险商实验室，国外商品必须通过 UL 认证后，才能进入美国市场，检验程序相当复杂，这种办法将很多发展中国家的商品阻止在美国市场之外。

可以预见基于本国、本地区局部利益的考虑，通过商检等技术壁垒限制进口的情况将持续大量存在。这就要求医药国际贸易企业加强对目标国市场商检法律、法规的研究，尽量减少因商检而带来的经济损失。

国际贸易业务人员应全面熟知商检约定有关内容，包括选择、联系检验检疫机构；明确检验依据，包括国际惯例或国家技术规范强制性要求、标准、合同规定的检验项目或成交样品等，知道标准是否有效和对产品品质等有哪些要求，熟知有关贸易国对产品的强制性要求；清楚怎样按合格评定程序进行检验，包括检验规程、检验方法、检验流程、怎样确定检验有效期；检验对象；商品数量计算方法；检验索赔条款等。

第二节 医药进出口贸易的索赔

一、争议及处理方法

争议（disputes）是指交易的一方认为另一方未能全部或部分履行合同规定的责任而引起的业务纠纷。在国际贸易业务中，常见的纠纷原因主要如下。

1. 卖方不交货，或未按合同规定的时间、品质、数量、包装条款交货，或单证不符等。

2. 买方不开或缓开信用证，不付款或不按时付款赎单，无理拒收货物，在 FOB 条件下不按时派船接货等。

3. 合同条款的规定欠明确，买卖双方国家的法律或对国际贸易惯例的解释不一致，甚至对合同是否成立有不同的看法。

4. 在履行合同过程中遇到了买卖双方不能预见或无法控制的情况，如某种不可抗力，双方有不一致的解释等。

由上述原因引起的争议，集中起来讲，包括是否构成违约、双方对违约的事实有分歧、对违约的责任及其后果的认识相悖。

发生争议以后，双方基于未来继续国际贸易的利益和未来的打算进行分析，尽量采取友好协商的方式解决，如果协商解决不成，可以采用第三方介入调解的方式解决，如果调解的方式也难以解决，可以

通过仲裁或者诉诸法律。但一旦走到法律程序，当事人各方的合作关系即告终结，同时对各方在国际市场中的品牌和信誉培育都相当不利。

当发生争议时，买方可以向承运人、保险公司、卖方等当事人提出诉求，要求有责任的当事人给予解决。国际贸易实践中，买方按照一定的顺序提出诉求更加有利，一般如果收到货物后发现存在与合同不符，买方应该进行商检，取得检验证书，然后首先向承运人提出要求赔偿申请，如果承运人以合理理由拒绝后，买方可以向保险公司提出赔偿要求，如果保险公司不予赔偿的理由充分，买方只有向卖方提出解决问题的要求。

二、索赔

（一）索赔与理赔

索赔（claim）是受害方向违约方提出损害赔偿的意思表示；而理赔（claim settlement）则是违约方对受害方所提出索赔要求所作的处理措施。索赔和理赔是一个问题的两个方面，是国际贸易中解决争议经常采用的手段。

属于卖方责任而引起买方索赔的主要有：卖方所交货物的品质、数量、包装和合同不符；卖方未按期交货；卖方其他违反合同或法定义务的行为。属于买方责任而引起卖方索赔的有：买方未按期付款；未及时办理运输手续；未及时开立信用证；买方其他违反合同或法定义务的行为。

在国际贸易中，特别是在国际医药进出口贸易中，由于业务环节多，涉及面广，履约时间长，商品包装运输等要求高，往往会出现各种因素影响合同的履行。另外，当国际市场变化对当事人不利时，也会导致合同得不到履行。所以合同双方当事人在订立合同时应考虑到以上因素，订立索赔条款，以便日后索赔时有据可依。

索赔的范围如下。

1. 金钱的索赔

（1）拒付价款　如因品质不佳，延迟装船而拒付。

（2）要求减价或折价　如因品质不佳，延迟装船而要求减价或折价。

（3）要求赔偿损失

①买方索赔：如卖方延迟装货致买方工厂停工而发生的损失。

②卖方索赔：如买方不开或迟开信用证。

2. 非金钱的索赔

（1）拒收货品并要求退还货款　若因此影响工厂停工，或因需另补进货物而发生损失，则这种附带损失也可一并向卖方索赔。

（2）调换货物。

（二）合同中的索赔条款

国际医药进出口销售合同中索赔条款有两种形式，一是异议和索赔条款，另一是罚金条款。前者是针对一般医药商品销售订立的，后者则是针对大宗医药商品和医疗仪器设备销售订立的。

1. 异议与索赔条款（discrepancy and claim clause）　异议与索赔条款的内容包括：①明确一方如违反合同，另一方有权提出索赔。②索赔依据，规定索赔时需提供的证件以及检验出证的机构。③索赔期限，包括索赔有效期和品质保证期（或称质量保证期）。④赔偿损失的估损办法和金额等，如规定所有退货或索赔所引起的一切费用（包括检验费）及损失均由卖方负担等。

如合同中可写明索赔期限为自设备到达目的港两年内，或者设备正常运行 7200 小时（以后到的时间为准）。买方对于装运货物的任何索赔，必须于货到提单规定的目的地××内提出，并须提供经卖方同意的公证机构出具的检验报告。如果在合同中未约定索赔期限，则依照法律规定索赔期限。《联合国国际货物销售合同公约》规定，索赔期限为自买方实际收到货物之日起两年之内。营业地处于公约缔约国的买卖双方，在合同中无约定索赔期限时，将以公约规定的两年为索赔期限。

2. 罚金条款（penalty clause）　　罚金条款是在合同中预先规定罚金的数量（通常以违约金额的百分比来确定，但不能超出某一设定的上限），如出现违约行为，对方有权收取罚金。罚金条款适用于卖方延期交货或买方延期接货或延期付款的情况。

罚金又称"违约金"或"罚则"，对违约金的性质，各国法律有不同解释。英美法不承认罚金的有效性，大陆法承认并执行罚金条款，我国法律对罚金条款予以承认和保护。

考虑到各国法律对违约金解释上的分歧，联合国国际贸易法委员会制订《关于在不履行合同时支付约定金额的合同条款的统一规则》，联合国大会于 1983 年通过决议，建议各国郑重考虑，将这些规则付诸实施。在外贸业务中，了解以上各种对违约金的解释是十分重要的。

以下是罚金条款一个例子：如卖方不能按合同规定的时间交货，在卖方同意由付款银行在议付货款中扣除罚金，或由买方于支付货款时直接扣除罚金的条件下，买方应同意延期交货。罚金率按每七天收取延期交货部分总值的 0.5%，不足七天者以七天计算，但罚金不得超过延期交货部分总值的 5%。如卖方延期交货超过合同规定期限十周时，买方有权撤销合同，但卖方仍应不延迟地按上述规定向买方支付罚金。

第三节　医药进出口贸易中的不可抗力

一、不可抗力的概念及特征

不可抗力是一项免责条款，是指买卖合同签订后，不是由于合同当事人的过失或疏忽，而是由于发生了合同当事人无法预见、无法预防、无法避免和无法控制的事件，以致不能履行或不能如期履行合同，发生意外事件的一方可以免除履行合同的责任或者推迟履行合同，根据 2020 年 5 月颁布的《中华人民共和国民法典》第 180 条，"不可抗力是不能预见、不能避免且不能克服的客观情况"。

不可抗力必须具有以下三个特征。

1. 意外事故是在合同签订后发生的。

2. 意外事故的发生不是由当事人造成的。

3. 意外事故不是当事人所能控制的，是不可预见、无法避免、无法预防的。

二、不可抗力的起因

引起不可抗力的原因有两种：一是自然原因，如洪水、暴风、地震、干旱、暴风雪等人类无法控制的大自然力量所引起的灾害事故；二是社会原因，如战争、罢工、政府封锁禁运等引起的。在实践中，对不可抗力的认定是很严格的，要与商品价格波动、汇率变化等正常的贸易风险区别开来，不能将所有的由自然原因和社会原因引起的事故都划定为不可抗力事故。至于哪些事故属于不可抗力事件，国际上并无统一的规定，得由当事人在订立不可抗力条款时自行商定。

三、不可抗力的处理

不可抗力事故所引起的法律后果主要有两种情况：一种是延迟履行合同；另一种是解除合同。如果不可抗力事故导致不可能履行合同，或者延期履约已经没有意义，则应解除合同；如果不可抗力事故导致暂时不可能履行合同，则可延迟履行合同，这种情况最好在当事人订立合同时予以明确说明。

我国法律规定，当不可抗力发生后，当事人一方因不能按规定履约要取得免责权利，必须及时通知另一方，并在合理时间内提供必要的证明文件，以减轻可能给另一方造成的损失。按《联合国国际货物销售合同公约》，如果当事人一方未及时通知而给对方造成损害的，仍应负赔偿责任。在实践中，为防止争议发生，不可抗力条款中应明确规定具体的通知和提交证明文件的期限和方式。

我国的不可抗力事实性证明文件一般由中国国际贸易促进委员会或其设在口岸的分会出具。申请的方法是：登录中国国际贸易促进委员会商事认证中心线上认证平台在线申请，申请时需提供相关的佐证资料。一般情况下，贸促会开具的事实性证明可以获得合同相对人谅解，同时在可能发生的诉讼或仲裁中，作为免除自身责任的证据。如由对方提供时，则大多数由当地的商会或登记注册的公证机构出具。另一方当事人收到不可抗力的通知及证明文件后，无论同意与否，都应及时回复。

不可抗力条款是一种免责条款，订立时必须认真。一般应确定不可抗力事故的范围、证明不可抗力事故的书面报告、出证机构、发生事故后通知对方的期限和方式。在外贸业务中，如遇对方援引不可抗力条款要求免责时，一定要严格审查，搞清对方所陈述的事故是否属于双方约定的范围之内，以及这种事故对合同履行造成多大影响。要防止当市场不利于当事人时，该当事人借用不可抗力条款来推卸自己的履约责任。

我国进出口合同中的不可抗力条款主要有以下规定方式：如由于战争、地震、地灾、火灾、暴风雨、雪灾或其他不可抗力的原因，致使卖方不能全部或部分装运合同货物，卖方对于这种不能装运或延迟装运本合同货物不负有责任。但卖方须用电报或电传通知买方，并须在 15 天内，以航空挂号信件向买方提交由中国国际贸易促进委员会（China Council for the Promotion of International Trade，C. C. P. I. T.）出具的证明此类事件的证明。

第四节　医药进出口贸易中的仲裁

在医药进出口贸易中，买卖双方在履行合同过程中难免会出现种种争议。处理这些争议的方式一般有四种：协商、调解、仲裁及诉讼。

经过长期实践，仲裁方式由于其灵活性和迅速性，包括我国在内的许多国家，都采用仲裁方式来解决争议。

一、仲裁的含义及特点

仲裁（arbitration）是指买卖双方达成协议，同意将有关争议交给双方均同意的仲裁机构裁决，并遵照执行裁决结果。

在国际经济贸易活动，仲裁日益成为解决各种争议的有效方式，为各方当事人所广泛采用。这是因为，与协商、调解和诉讼相比，仲裁具有下列优势。

1. 自愿性　各方当事人通过签订合同中的仲裁条款，或事后达成的书面仲裁协议，可以自行约定或选择仲裁事项、仲裁地点、仲裁机构、适用法律及仲裁使用的语言等。

2. 专业性　当事人可以自由指定对特定种类的争议，由专门知识和实际经验的人士担任仲裁员，确保争议得到正确顺利解决。

3. 保密性　除非当事人一致要求公开审理的，所有仲裁案件都不对外公开，裁决亦然。因此，仲裁能保守各方当事人的商业秘密，使其商业信誉不致因发生争议而受影响。

4. 快捷性　仲裁实行一裁终局制，仲裁裁决一经仲裁庭作出即发生法律效力。因此，通过仲裁解决争议，可谓"一锤定音"，便于迅速解决争议。

5. 独立性　仲裁机构独立于行政机构，仲裁机构之间也无隶属关系。在仲裁过程中，仲裁庭独立进行仲裁，不受任何机关、社会团体和个人的干涉，亦不受仲裁机构的干涉，显示出最大的独立性。

6. 经济性　仲裁的经济性主要表现在时间上的快捷性使得仲裁所需费用相对减少；仲裁无需多审级收费，使得仲裁费往往低于诉讼费；仲裁的自愿性、保密性使当事人之间通常没有激烈的对抗，且商业秘密不必公之于世，对当事人之间今后的商业机会影响较小。

二、仲裁协议的形式和作用

仲裁协议是合同双方自愿订立的有关运用仲裁来解决争议的一种书面协议，是申请仲裁时的必备材料。

仲裁协议必须是书面的，根据仲裁协议达成的时间，仲裁形式可分为两类。

在争议发生之前在买卖合同中订立的"仲裁条款"。

在争议发生之后，双方当事人所订立的"提交仲裁协议"。

这两种仲裁协议具有同等法律效力，大多数国家认为，如果合同中订有仲裁条款，争议发生后提交仲裁时，无须再订立提交仲裁协议。

仲裁协议的作用是：

1. 表明双方当事人同意只利用仲裁方式解决争议；

2. 提供仲裁机构受理争议案件的法律依据，任何仲裁无权受理没有仲裁协议的案件；

3. 使仲裁机构取得对争议案件的管辖权，同时排除了法院的管辖权，如果一方违背仲裁协议，擅自向法院起诉，另一方可根据仲裁协议，要求法院不予受理。

三、仲裁程序

（一）仲裁的受理

仲裁程序是以当事人向仲裁机构申请仲裁为起始。仲裁委员会收到当事人提交的仲裁申请书后，认为符合受理条件的，在收到仲裁申请书之日起五日内，向申请人发出受理通知书，同时向被申请人发出仲裁通知书及附件。

在我国，根据《中国国际经济贸易仲裁委员会仲裁规则》，仲裁申请书应当包括：

1. 申诉人和被诉人的名称、地址；

2. 申诉人所依据的仲裁协议；

3. 申诉人所依据事实（附证明文件）；

4. 申诉人所提的要求。

如果申诉人委托代理办理仲裁事项或参与仲裁，还应提交书面委托书。

（二）组织仲裁庭

世界各国一般允许双方当事人在仲裁协议中规定仲裁员的人数的指定方法，如果仲裁协议中没有此项规定，则按有关国家的仲裁法则或仲裁机构的程序规则办理。

根据我国仲裁规则，申诉人和被诉人各自在仲裁委员会仲裁员名册中指定一名仲裁员，再由仲裁委员会主席指定一名首席仲裁员，三人组成仲裁庭。双方当事人亦可在仲裁员名册中共同指定或委托仲裁委员会主席指定一名仲裁员作为独任仲裁员，单独审理案件。如被诉一方拖延或拒不指定或委托指定仲裁员，而超规定期限时，则由仲裁机构代为指定。由双方当事人指定仲裁员，目的是让争议案件得到公平解决，但仲裁员并非代理人，不代表当事人的任何利益。如果被指定的仲裁员与案件有利害关系，应当向仲裁委员会请求回避。

（三）审理

审理分为两种：一种是不开庭审理，这种审理一般是经当事人申请或由仲裁征得双方当事人同意，只依据书面文件进行审理，做出裁决；另一种是开庭审理，这种审理不公开，但当事人可要求仲裁庭作公开审理。

审理一般有以下内容。

1. 确定开庭审理的日期和地点，并将此及时通知双方当事人　根据我国仲裁规则，开庭日期应于开庭前 30 天通知双方当事人。仲裁庭开庭后，如果一方当事人不出席，仲裁庭可以进行缺席审理并做出缺席裁决。

2. 调查取证　对当事人在申诉或答辩过程中所提出的证据，仲裁庭认为有必要时可以进行调查取证；在某些情况下，仲裁庭还可以向专家咨询或指定他人进行鉴定，专家和鉴定人可以是中国或外国的机构或公民。

3. 保全措施　该项措施又称临时性保护措施，它是指在仲裁开始至裁决前这段时间内，有关机构对有关当事人的财产采取临时性强制措施，如临时扣押财产以防止转移或变卖，对有争议的易腐货物先行出售等。有的国家仲裁规则认为保全措施须由法院来执行，仲裁机构只能提出申请。我国仲裁规则就作了这样的规定：仲裁委员会可以根据当事人的申请和法律规定，向被诉人财产所在地或仲裁机构的法院请求保全措施。

4. 裁决　仲裁庭在将争议事实调查清楚、宣布闭庭后，应进行仲裁庭评议，并按照评议中的多数仲裁员的意见做出裁决。若仲裁庭不能形成多数意见时，则按照首席仲裁员的意见做出裁决。裁决是终局性的，对双方当事人均有约束力，必须遵照执行。

根据我国仲裁规则，裁决必须于案件审理终结之日起 45 天内以书面形式做出，除由于调解达成和解而作出的裁决书外，应说明裁决所依据的理由，并写明裁决是终局的和作出裁决书的日期地点，以及仲裁决员的署名等。

在裁决阶段，双方当事人享有以下权利：有权根据实际情况，要求仲裁庭就事实已经清楚的部分先行裁决；在收到裁决书后的 30 天内，当事人有权对裁决书中的文字、计算错误或者遗漏的事项申请仲裁庭补正。

四、仲裁裁决的执行

仲裁裁决一旦做出就必须执行，否则便失去仲裁的意义，但仲裁机构并没有强制执行的权力，如败诉方拒绝执行裁决，胜诉方只能通过法院要求强制执行。由于国际贸易是国际的交易，败诉方往往在其他国家。只有在其他国家承认在本国做出的裁决的前提下，才能要求其他国家的法院强制执行裁决。

为了解决国际仲裁裁决执行的困难，国际上曾缔结过两个公约：一个是 1927 年由国际联盟主持在日内瓦缔结的《关于执行外国仲裁裁决公约》；另一个是 1958 年由联合国主持在纽约缔结的《承认及执行外国仲裁裁决公约》（以下简称“《纽约公约》”）。目前《纽约公约》已成为有关承认和执行外国仲裁裁决的一个很重要的国际公约，该公约强调两点：一是承认双方当事人所签订的仲裁协议有效；二是各缔约国承认其他缔约国的仲裁裁决并有义务予以执行，只有在某些特定状况下，才根据被诉人的申请，拒绝和执行仲裁裁决。我国于 1987 年加入该公约。我国加入时做了两个保留：一是"互惠保留"，一是"商事保留"。互惠保留是指中华人民共和国只在互惠的基础上对另一缔约国领土内的仲裁裁决的承认和执行适用该公约；商事保留是指中华人民共和国只根据中华人民共和国认定为属于契约性和非契约性商事法律关系所引起的争议适用该公约。

在与我国签订的交易协定、航海条约或其他双边协定中，一般都订有互相保证执行仲裁裁决条款。对于未与我国签订相互执行仲裁裁决的外国或对方国未加入公约而需要向它请求强制执行时，只有到对方国的法院去申请执行，或通过外交途径或由当事人直接要求对方国家政府有关部门协助执行，或通过对方国家的有关社会团体如商会、同业公会等机构协助执行。

五、仲裁条款的内容

仲裁条款的内容一般包括下列五方面。

（一）仲裁地点

仲裁地点乃是仲裁条款的核心所在。一般而言，在哪个国家仲裁，就适用哪个国家的法律和仲裁法规。由此可见，仲裁地点不同，所适用的法律可能不同，对双方当事人的权利、义务的解释也会有差异，仲裁结果也就可能不同。因此，买卖双方当事人在协商仲裁地点时，都力争在自己国家或比较了解和信任的地方仲裁。

（二）仲裁机构

仲裁机构分为两种：临时仲裁机构和机构仲裁。

临时仲裁是指由双方当事人共同指定的仲裁员，自行组织临时仲裁庭仲裁，案件审理完毕，仲裁庭即自动解散。机构仲裁是指争议的双方向一个常设的仲裁机构申请仲裁。

一般而言，选择机构仲裁更为方便。选择仲裁机构往往与仲裁地点的选择相关联，要考虑到仲裁机构的信誉、规则及其费用、所用语言等方面因素。

我国常设的仲裁机构主要是中国国际经济贸易仲裁委员会和中国海事仲裁委员会。与我国联系较密切的外国常设机构有：英国伦敦仲裁院、瑞典斯德哥尔摩商会仲裁院、瑞士苏黎世商会仲裁院、日本国际商事仲裁协会、美国仲裁协会、意大利仲裁协会等。此外，许多国际组织的仲裁机构也与我国有业务联系。

我方在订立进出口合同中的仲裁条款时，应争取在我方仲裁，且一般都订明在中国国际经济贸易仲裁委员会仲裁。

（三）仲裁程序法

仲裁条款中应明确采用哪个国家（地区）的哪个仲裁机构的仲裁规则进行仲裁，在我国应订明仲裁适用《中国国际经济贸易仲裁委员会仲裁规则》。值得一提的是，仲裁适用的规则并不一定是仲裁所在地的仲裁规则，双方当事人可约定采用仲裁地点以外的国家（地区）仲裁机构的仲裁规则进行仲裁。

（四）裁决效力

为了明确裁决效力，便于承认和执行，仲裁条款中应规定：仲裁裁决是终局的，对双方都有约束力，任何一方都不允许向法院起诉要求变更。

（五）仲裁费用的负担

仲裁条款中应明确规定仲裁费用的负担问题。一般规定由败诉方承担，也有的规定为由仲裁庭酌情决定。

六、仲裁条款的格式

中国国际经济贸易仲裁委员会提出下列三种可供选择的仲裁条款格式。

（一）仲裁地在中国的仲裁条款

由于本合同或者由于违背本合同、终止本合同或者本合同无效而发生的或与此有关的任何争端、争议或要求，双方应通过友好协商解决；如协商不能解决，应提交中国国际经济贸易仲裁委员会，根据其仲裁规则进行仲裁。仲裁裁决是终局的，对双方都有约束力。

（二）仲裁地在被诉方所在国的仲裁条款

由于本合同或者由于违背本合同、终止本合同或者本合同无效而发生的或与此有关的任何争端、争议或要求，双方应通过友好协商解决；如果协商不能解决，应提交仲裁，仲裁在被诉方所在国进行。如在中国，由中国国际经济贸易仲裁委员会根据其仲裁规则进行仲裁。如在……（对方所在国名称），由……（对方所在国仲裁机构名称）根据该仲裁机构的仲裁规则进行仲裁。仲裁裁决是终局的，对双方都有约束力。

（三）仲裁地在第三国的仲裁条款

由于本合同或者由于违背本合同、终止本合同或者本合同无效而发生的或与此有关的任何争端、争议或要求，双方应通过友好协商解决；如果协商不能解决，应提交……（某第三国某地名称及仲裁机构），根据该仲裁机构的仲裁规则进行仲裁。仲裁裁决是终局的，对双方都有约束力。

在医药进出口贸易中若出现争议，解决争议的主要途径仍然是通过国际仲裁。仲裁的程序和内容与其他商品贸易争议解决的仲裁程序一样。

思考题

答案解析

1. 我国的进出口贸易中对检验时间、地点的规定通常有哪几种办法？各有什么特点？

2. 我国医药产品进出口需要通过何种程序，具备哪些证明文件？检验依据是什么？

3. 国际医药贸易中为什么要订立索赔条款？国际医药商品销售合同中的索赔条款主要有哪几种形式？

4. 在国际医药贸易合同中为什么要规定不可抗力条款？我国进出口合同中的不可抗力条款主要采用哪种方式规定？

5. 仲裁协议有哪几种形式？其作用如何？

6. 仲裁程序中主要有哪些环节？

7. 国际医药贸易合同中的仲裁条款应包括哪些主要内容？

8. 上海某公司向非洲出口一批纸张，以 CIF 方式成交，因上海与非洲湿度不同，货到目的地后因水分过分蒸发纸张无法使用，买方能否向卖方索赔？为什么？

9. 案例分析：

某国公司以 CIF 向鹿特丹出口食品 1000 箱，即期信用证付款，货物装运后，凭已装船清洁提单和已投保一切险及战争险的保险单，向银行收托货款，货到目的港后经进口人复验发现下列情况：①该批货物共有 10 个批号，抽查 20 箱，发现其中 2 个批号涉及 200 箱内含沙门菌超过进口国的标准；②收货人是实收 998 箱, 短少 2 箱。③有 15 箱货物外表情况良好, 但箱内货物共短少 60 公斤。试分析以上情况, 进口人应分别向谁索赔, 并说明理由。

书网融合……

微课　　　　　题库　　　　　本章小结

第十六章　医药进出口商品的报关

PPT

学习目标

1. 通过本章学习，掌握进出口货物报关的详细步骤；熟悉报关备案登记制度和报关程序；了解我国海关的基本状况，海关的主要职责。

2. 培养报关单填写、资料准备、提交审核、缴纳税费及货物放行等全流程操作能力，确保医药进出口业务的报关工作顺利完成。

3. 树立规则意识，在业务开展过程中严格遵守国家法律法规，确保合法合规，高效地完成医药进出口业务相关工作，促进我国医药外贸的高质量发展。

买卖双方经过交易磋商后签订合同，从而各自享有合同所规定的权利，承担合同所规定的义务、履行合同是买卖双方的基本责任。合同的履行涉及办理运输、报关、保险等诸多环节，其中报关有着重要地位。本章主要介绍我国海关的基本情况和进出口报关的一些基本知识。 微课

第一节　我国海关的基本状况

海关作为国家的进出关境监督管理机关，在医药进出口贸易中扮演着关键角色，是连接国内医药市场与国际医药市场的桥梁和纽带。其职责不仅限于对进出口医药商品进行严格的监管、查验与放行，确保商品的质量安全、合规合法，还直接关系到国家医药产业的健康发展、公共卫生安全以及国际贸易的平衡与稳定。

一、我国海关简介

（一）海关的概念

海关（custom）是根据国家法令，对进出关境的运输工具、货物、行李物品、邮递物品和其他的物品进行监督管理，征收关税和其他税费、查缉走私和编制海关统计的国家行政管理机关。简言之，海关是依法执行进出关境监督管理的国家行政机关。

海关是国家发展到一定阶段的产物，在一个国家的国家机器和政治制度比较完备，对外经济交往日益增多的情况下，管理进出境人员与货物的关卡机构便开始建立。我国海关产生于西周，最初各国设关的目的是出于军事和国防需要，征收税费。目前海关管理的主要作用转向促进对外贸易的发展和本国经济的发展。

（二）我国海关的设关原则

国际上海关一般设在沿海一带，内陆国家则设在陆路边境线上，沿海国家也常在内地特别是在首都和大城市设立海关。

根据 2021 年修订的《中华人民共和国海关法》第三条规定："国务院设立海关总署，统一管理全国海关。国家在对外开放的口岸和海关监管业务集中的地点设立海关。海关的隶属关系，不受行政区划

的限制。"依据《中华人民共和国海关法》（以下简称"《海关法》"）的原则，我国一般在下列地方设立海关机构：

1. 对外开放港口、口岸和进出口业务集中的地点；
2. 边境火车站、汽车站及主要国际联运火车站；
3. 边境地区陆路和江河上准许货物、人员进出的地点；
4. 国际航空港；
5. 国际邮件互换局（交换站）；
6. 其他需要设立海关的地点。

海关机构的设立、撤销，由国务院或者国务院授权海关总署决定。

（三）我国现行的海关组织机构

我国海关组织机构经过多次变更与调整，目前海关机构的设置为海关总署、直属海关和隶属海关三级，形成了以海关总署为最高领导机构，各地海关依法独立行使职权的垂直领导体制。1998 年根据党中央、国务院的决定，由海关总署、公安部联合组建走私犯罪侦查局，设在海关总署。

中国海关是国务院直属机构，实行集中统一的垂直领导管理体制。这一体制的特点主要体现在：中国海关的最高领导机关是海关总署，统一管理全国海关，海关总署最高行政领导是署长；国家在对外开放口岸和海关监管业务集中的地点设立海关，海关的隶属关系不受行政区划的限制；各地海关依法独立行使职权，向海关总署负责，不受地方政府及其他机关干预。除广东分署，天津、上海特派办和 2 所海关院校外，全国共设有 42 个直属海关。2003 年，《中华人民共和国海关关衔条例》经全国人民代表大会常务委员会审议通过，并颁布实施，2003 年 10 月 1 日，全国海关工作人员正式佩戴衔级标志上岗工作。

（四）我国海关主要职责

根据《中华人民共和国海关法》，海关的主要职责有以下四项。

1. 进出境监管　海关依照《海关法》规定，对进出境运输工具、货物、行李物品、邮递物品和其他物品进行监管，通过接受报关、审核单证、查验放行等一系列管理制度与管理程序，确保国家关于进出境的各项法律规定得以贯彻执行。

2. 征收关税和其他税　海关税收是国家财政收入的重要来源，也是国家实施宏观调控的重要工具。海关需要依照《海关法》，对准许进出口的货物、进出境的物品征收关税。根据法律规定，中国海关除担负征收关税任务外，还负责对进口货物征收进口环节增值税和消费税。

3. 查缉走私　海关是查缉走私的主管部门。中国海关为维护国民经济安全和对外贸易秩序，对走私犯罪行为给予坚决打击。我国实行"联合缉私、统一处理、综合治理"的缉私体制，海关在公安、工商等其他执法部门的配合下，负责组织、协调和管理缉私工作，对查获的走私案件统一处理。1999年组建的海关缉私警察队伍，是国家打击走私违法犯罪活动的主力军，按照海关对缉私工作的统一部署和指挥，负责对走私犯罪案件的侦查、拘留、执行逮捕、预审工作，综合运用刑事执法与行政执法两种手段严厉打击走私。

4. 编制海关统计　编制海关统计是中国海关的一项重要业务。海关统计是国家进出口货物贸易统计，负责对进出中国关境的货物进行统计调查和分析，科学、准确地反映对外贸易的运行态势，实施有效的统计监督。海关总署按月向社会发布我国对外贸易基本统计数据，定期向联合国统计局、国际货币基金组织、世界贸易组织及其他有关国际机构报送中国对外贸易的月度和年度统计数据，数据发布的及时性居世界领先地位。海关定期编辑出版《中国海关统计》月刊和年鉴，为社会提供统计信息资料和咨询服务。

二、建立现代化海关制度

20 世纪 80 年代以来，从西方发达国家开始，兴起了一场世界性的政府改革运动以及随之而来的国际海关现代化浪潮。海关面临反恐、维护社会稳定、协助解决国际贸易争端等非传统职能不断增加的挑战。各国海关纷纷制定发展战略规划、修订海关法规、实施机构重组、调整人力资源配置、改革业务制度、拓展管理资源、推进信息化应用；同时广泛应用风险分析、信用管理、绩效考核和海关稽查等先进管理方法和技术。海关改革出现四个转变的趋势，即管理理念从行政主导向客户导向转变；管理对象从以物为主向物和人并重转变；管理方法从单一模式向分类管理转变；管理方式从各自为战向广泛合作转变。

1998 年，海关总署党组做出了《关于建立现代海关制度的决定》，勾勒出现代海关制度的基本框架，提出到 2010 年，建成比较完善的现代海关制度。2012 年，海关总署开始推行通关无纸化改革，改变了原先进出口企业需要递交书面报关单及随附单证办理通关手续的做法，转化为对进出口货物报关单电子数据进行审核验放，从线下转为线上，为实现通关一体化在技术上做好了铺垫。2017 年，我国在区域通关一体化的基础上，实行"一次申报，分步处置"为特征的全国通关一体化改革。企业可以在全国任意海关申报通关，一次性提交报关所需资料并完成税费的自报自缴。2020 年，"两步申报"在全国范围开始推广，先"概要申报"再"完整申报"的模式大大压缩了因通关审核产生的滞港时间，大幅提高了进出口货物通关效率。

海关要不断提高把关服务整体水平，确保海关税收应收尽收，全面完成国家交给海关的各项任务。进一步完善区域通关管理模式，健全货物转关机制，加强"应转尽转"工作，优化口岸海关与内陆海关业务分工和资源配置，适应区域经济和区域物流发展要求。积极推广提前报关、集中报关、无纸通关、"两步报关"等通关模式，扩大便捷通关、快速通关等便利通关方式的范围，逐步建立全国海关统一规范的电子化通关作业流程和普遍适用的全程无纸化通关作业模式，实现海关监管的"前推后移"。

三、关务水平测试

报关员（custom declarator）是指依法取得报关从业资格，并在海关备案登记，代表所属企业（单位）向海关办理进出口货物报关业务的人员。报关员只能受雇于一个依法向海关注册登记的进出口货物收发货人或者企业，并代表该企业向海关办理业务。同时，报关员必须具备一定的学识水平和实际业务能力，熟悉与货物进出口、对外贸易有关的法律和商品知识，并具备办理业务的技能。

报关员的工作内容包括：填制报关单、提交报关单证等与申报有关的事宜；申请办理缴纳税费和退税、补税事宜；申请办理保税监管等；申请办理减免税；协助海关查验、结关等。

报关员资格从前需通过参加全国报关员资格考试考取。2013 年，依照党中央、国务院简政放权、转变职能的要求，实行 16 年的报关员资格全国统一考试制度宣告废止，同时取消"报关员资格核准"审批事项、改革报关人员资格管理制度，改为由中国报关协会织开展对报关从业人员的职业技能鉴定和职业水平评价考试。自此之后，报关从业人员由企业自主聘用，由报关协会自律管理，海关通过指导、督促报关企业加强内部管理实现对报关从业人员的间接管理。

报关员资格考试取消后，为满足企业需求和促进就业，关务水平测试应运而生，通过客观、公平、科学、系统的多维度评测，为行业企业选聘专业人才和院校专业人才培养提供客观的标准和依据，达到加强报关行业自律、提升报关从业人员职业素养、提高报关质量的目标。

关务水平测试通常在每年的年末或年初举行，具体日期需参考当年中国报关协会发布的公告。在我国，凡年满 18 周岁，具有完全民事行为能力，具有高中或同等学力及以上学历，从事关务及相关工作满一年者，或大学专科及以上学历应届毕业生均可参加关务水平测试。

关务水平测试内容主要有以下两个方面。

1. 关务基础知识　包括海关制度基础知识、关务合规实务基础知识、国际贸易实务基础知识 3 个模块。

2. 关务基本技能　包括进出境通关、海关出入境检验检疫、保税实务、商品归类、税费核算、数据申报 6 个模块。

参与测试的人员均可获得"关务水平测试成绩报告书"。各科目及各模块分数达到合格标准的，可申请关务水平证书（初级）。关务水平证书是海关对从事关务工作人员专业知识和技能水平的认证，表明持证者具备胜任关务工作的专业能力，为报关单位选聘报关专业人员提供参考依据。

知识拓展

"经认证的经营者"制度

"经认证的经营者"（authorized economic operator，AEO）制度，是由世界海关组织（WCO）于 2005 年倡导并实施的一项促进国际贸易供应链安全与便利化的重要举措。由海关按照一定标准，对国际贸易供应链各环节参与者进行认证，授予其 AEO 资质。获得 AEO 认证的企业不仅能在本国享受快速通关、减少查验等便利，还能在已与本国签订 AEO 互认协议的国家（地区）享受同等通关便利。自 2008 年起，我国海关正式实施 AEO 制度，2021 年出台的《中华人民共和国海关注册登记和备案企业信用管理办法》标志着我国海关信用管理体系建设的新突破。AEO 制度建立以来，不仅促进了全球贸易便利化，还加强了各国（地区）海关间的合作交流，保证了全球贸易供应链的安全高效。截至 2023 年，全球已有 97 个国家（地区）实施 AEO 制度，中国作为该制度的积极参与者与践行者，已与 52 个国家（地区）实现了 AEO 互认，互认数量居世界第一。

第二节　我国进出口商品的报关基本知识

在进出口贸易的实际业务中，绝大多数是卖方负责出口货物报关，买方负责进口货物报关。即绝大多数的贸易公司只是同本国海关打交道。

一、报关的含义及内容

（一）报关的含义

报关（customs declaration）是指进出口货物收发货人、进出境运输工具负责人、进出境物品的所有人或者他们的代理人向海关办理货物、物品、运输工具进出境手续及相关海关事务的全过程。

（二）报关的内容

1. 运输工具报关　进境或离境时，向海关申报运输工具所载旅客人数、进出口货物数量、装卸时间等基本情况。

2. 货物报关　申报商品编码（即海关 HS 编码）、实际成交价格、原产地等，申请办理缴纳税费和退税补税等，申请办理减免税事宜，申请办理保税等事宜，办理查验、结关等。

3. 行李物品报关　红绿通道报关。

4. 邮递物品报关　寄件人填写报税单并向寄达国家海关申报。

二、报关单位

依据《中华人民共和国海关报关单位备案管理规定》，报关单位（customs declaration entity）是指在海关备案的进出口货物收发货人、报关企业。

2021年新修订的《海关法》，将报关单位"海关注册登记制"改为"海关备案制"，简化报关单位备案管理，同时删除关于报关企业和报关人员不得"超出其业务范围进行报关活动"的规定，体现"放管服"改革成果。根据《海关法》，报关单位分为两种类型，即进出口货物收发货人和报关企业。按照规定，进出口货物收发货人、报关企业申请备案的，应当取得市场主体资格；其中进出口货物收发货人申请备案的，还应当取得对外贸易经营者备案。

（一）进出口货物收发货人

进出口货物收发货人（consignee and shipper）是指在中华人民共和国关境内按照备案规定经海关备案，依法直接进口或者出口货物的市场主体。

一般而言，进出口货物收发货人指的是依法向国务院对外贸易主管部门或者其委托的机构办理备案登记的对外贸易经营者。对于一些未取得对外贸易经营者备案登记表但按照国家有关规定需要从事非贸易性进出口活动的单位，如境外企业、新闻、经贸机构、文化团体等依法在中国境内设立的常驻代表机构，少量货样进出境的单位，国家机关、学校、科研院所、红十字会、基金会等组织机构，接受捐赠、礼品、国际援助或者对外实施捐赠、国际援助的单位，在从事非贸易性进出口货物活动时，海关也视其为进出口货物收发货人，应当依法办理临时备案。申请备案时，应当向海关提交《报关单位备案信息表》及相关证明材料。报关单位备案长期有效，而临时备案有效期为1年，届满后可以重新申请备案。

在报关单位实施备案管理制度前，进出口货物收发货人经向海关注册登记后，只能为本单位进出口货物报关，属于自理报关。2022年新修订的《中华人民共和国海关报关单位备案管理规定》明确了申请人可以同时备案为进出口货物收发货人和报关企业的"双重身份"。

（二）报关企业

报关企业（customs clearance company）是指接受进出口货物收发货人的委托，以委托人的名义或者以自己的名义，向海关办理代理报关业务，从事报关服务的企业。

进出口货物报关是一项专业性很强的工作。有些进出口货物收发货人由于经济、时间、地点等方面的原因不能或者不愿自行办理报关手续，便在实践中产生了委托报关的需要。报关企业正是为进出口货物收发货人提供报关服务的企业。

三、报关期限

报关期限是指货物运到口岸后，法律规定收货人或其代理人向海关报关的时间限制。

进出口货物的报关期限在《海关法》中有明确的规定，出口货物报关期限与进口货物报关期限不同。

出口货物的发货人或其代理人除海关特许外，应当在装货24小时前向海关申报。做出这样的规定是为了在装货前给海关以充足的查验货物的时间，以保证海关工作的正常进行。

如果在这一规定的期限之前没有向海关申报，海关可以拒绝接受通关申报，这样，出口货物就得不到海关的检验、征税和放行，无法装货运输，从而影响运输单据的取得，甚至导致延迟装运、违反合同。因此，应该及早地向海关办理申报手续，做到准时装运。

进口货物的报关期限为自运输工具申报进境之日起14天内。做出这样的规定是为了加快口岸运转效率，减少差错，防止舞弊。如果在法定的14天内没有向海关办理申报手续，海关将征收滞报金。在进境地申报的转关运输货物，滞报金的起收日期为运输工具申报进境之日起的第 15 天；在指运地申报的转关运输货物，起收日期为货物运抵指运地之日起的第 15 天；邮运进口货物为邮政企业向海关驻邮局办事机构申报总包之日起的第 15 天。截止日期为海关接受进口货物申报之日。滞报金的每日征收率为进口货物完税价格的 0.5‰，起征点为人民币 50 元。计算滞报金的公式为：

$$滞报金总额 = 货物完税价格 \times 滞报天数 \times 0.5‰$$

进口货物的收货人自运输工具申报进境之日起超过三个月未向海关申报的，其进口货物由海关提取变卖处理。所得价款在扣除运输、装卸、存储等费用和税款后，尚有余款的，自货物变卖之日起一年内经收货人申请，以该三个月期限的最后一天计算征缴滞报金后予以发还；逾期无人申请的，上缴国库。确属误卸或者溢卸的进境货物除外。

四、报关工作程序

根据《海关法》规定，一般进出口货物的报关程序主要包括：报关单位向海关如实申报其进出境货物的情况，配合海关查验货物，对部分货物还需要缴纳进出口税费，最后海关放行货物。除此以外，根据海关监管的要求，对于保税货物、特定减免税货物以及暂准进出口货物在向海关申报前还需办理备案申请，在海关放行后还需办理核销结案等其他海关手续。

（一）申报

进出口货物的收发货人或者代理人，在货物进出口时，应在海关规定的期限内，按海关规定的格式填写进出口货物报关单，随附有关的货运、商业单据，同时提供批准货物进出口的证件，向海关申报。

报关的主要单证有以下三种。

1. 进（出）口货物报关单　一般填写一式二份（有的海关要求报关单份数为三份）。报关单填报项目要准确、齐全、字迹清楚，不能用铅笔；报关单内各栏目，凡海关规定有统计代号的，以及税则号列及税率一项，由报关员用红笔填写；每份报关单限填报四项货物；如发现需变更填报内容的，应主动、及时向海关递交更改单。

2. 随报关单交验的货运、商业单据　任何进出口货物通过海关，都必须在向海关递交以填好的报关单的同时，交验有关的货运和商业单据，接受海关审核各种单证是否一致，并由海关审核后加盖印章，作为提取或发运货物的凭证。随报关单同时交验的货运和商业单据有：海运进口提货单；海运出口装货单（需报关单位盖章）；陆、空运运单；货物的发票（其份数比报关单少一份，需报关单位盖章等）；货物的装箱单（其份数与发票相等，需报关单位盖章）等。海关认为必要，报关单位还应交验贸易合同、订货卡片、产地证明等。另外，按规定享受减、免税或免验的货物，应在向海关申请并已办妥手续后，随报关单交验有关证明文件。

3. 进（出）口货物许可证　凡按国家规定应申领进出口货物许可证的商品，报关时都必须交验由外经贸管理部门签发的进出口货物许可证，并经海关查验合格无误后始能放行。

除上述单证外，对国家规定的其他进出口管制货物，报关单位也必须向海关提交由国家主管部门签发的特定的进出口货物批准单证，由海关查验合格无误后再予以放行。药品检验，文物出口，金银及其制品的管理，珍贵稀有野生动物的管理，进出口射击运动、狩猎用枪支弹药和民用爆破物品的管理，进出口音像制品的管理等均属此列。

（二）查验

进出口货物，除海关总署特准免于查验外，都应接受海关查验。查验的目的是核对报关单证所报内容与实际到货是否相符，有无错报、漏报、瞒报、伪报等情况，审查货物的进出口是否合法。海关查验货物，应在海关规定的时间和场所进行。如有特殊理由，事先报经海关同意，海关可以派人员在规定的时间和场所以外查验。申请人应提供往返交通工具和住宿并支付费用。

海关查验货物时，要求货物的收发货人或其代理人必须到场，并按海关的要求负责办理货物的搬移、拆装箱和查验货物的包装等工作。海关认为必要时，可以开验、复验或者提取货样、货物保管人应当到场作为见证人。

查验货物时，由于海关关员责任造成被查货物损坏的，海关应按规定赔偿当事人的直接经济损失。赔偿办法：由海关关员如实填写"中华人民共和国海关查验货物物品损坏报告书"一式两份，查验关员和当事人双方签字，各留一份。双方共同商定货物的受损程度或修理费用（必要时，可凭公证机构出具的鉴定证明确定），以海关审定的完税价格为基数，确定赔偿金额。赔偿金额确定后，由海关填发"中华人民共和国海关损坏货物、物品赔偿通知"，当事人自收到该通知之日起，三个月内凭单向海关领取赔款或将银行账号通知海关划拨，逾期海关不再赔偿。赔款一律用人民币支付。

（三）放行

海关对进出口货物的报关，经过审核报关单据、查验实际货物，并依法办理了征收货物税费手续或减免税手续后，在有关单据上签盖放行章，货物的所有人或其代理人才能提取或装运货物。海关对进出口货物的监管结束。进出口货物因各种原因需海关特殊处理的，可向海关申请担保放行。海关对担保的范围和方式均有明确的规定。

五、出口退税

出口退（免）税，其基本含义是指对出口货物退还其在国内生产和流通环节实际缴纳的增值税和特别消费税。出口货物退税制度，是一个国家税收的重要组成部分。出口退税主要是通过退还出口货物的国内已纳税款来平衡国内产品的税收负担，使本国产品以不含税成本进入国际市场，与国外产品在同等条件下进行竞争，从而增强竞争能力，扩大出口创汇。

医药国际贸易企业在货物报关出运和货款收妥后，出口人应及时向所在地外汇管理局办理出口收汇核销手续，核销单在出口报关时就要使用，报关时必须要"出口收汇核销单"，否则海关不予受理。货物出境后，海关在核销单上加盖"放行章"或"验讫章"，并随同加盖海关"验讫章"的一份带有海关编号的白色报关单、一份黄色的报关单出口退税联一同返还出口企业，经核销后即向国家税务部门办理出口退税手续，直至税款退回。

第三节　医药商品出口流程

在医药商品出口业务中，租船订舱、报验、申领核销单等工作往往公司内外部的各个部门同时进行，次序不分先后。为了便于介绍，假设这是一笔维生素 C 医药原料药出口贸易，贸易术语 CIF（cost, insurance and freight），采用信用证付款方式，出口大致流程如下。

一、交易磋商和合同签订

进出口双方之间通过展会、老客户介绍、阿里巴巴商务网站等方式认识，并就医药原料药维生素 C 购销事宜进行磋商，经过多次磋商，双方最终确定以每公斤 USD 5.80 CIF Rotterdam 的价格成交。合同签订后，双方就细节进行修改和最终确认。

二、信用证审核、修改

国内银行通知出口公司收到进口公司通过国外银行开来的信用证电开本。

　　出口方仔细审核信用证，发现存在需要修改的部分，通知进口方修改信用证，进口方修改后通过开证行再次传来信用证，出口公司审核合格。

三、备货

　　出口方根据信用证规定生产和采购货物。

四、租船订舱

　　出口维生素 C 采用集装箱班轮运输，出口公司即向上海各家货运代理公司询价，最终确定货运代理公司。

五、报验

　　出口公司凭合同、信用证、商业发票、装箱单、报验委托书向苏州海关申请出口检验。经检验合格，海关签发电子底账数据，作为报关凭证，交由指定的货运代理公司用于报关。

六、申领核销单

　　业务员委托核销员凭出口货物明细单到外汇局申领出口收汇核销单。国家外汇管理部门确认出口公司已上网申领核销单后，凭核销员所持本人操作员 IC 卡、核销员证向该核销员发放核销单。

七、取得配额

　　出口公司已经拥有商务部本年下发的配额。

八、出口报关

　　单证部门拿到核销单和出口许可证后，将报关所需的报关委托书、出口货物报关单、出口收汇核销单、商业发票、装箱单、外销合同、出口许可证填报到中国国际贸易"单一窗口"直接申报。货运代理在报关前，先上网向上海海关进行核销单的口岸备案，并如实向海关申报成交方式（CIF），按成交方式申报成交总价、运费等，外汇局根据实际成交方式及成交总价办理收汇核销手续。

　　报关时需填写中华人民共和国海关出口货物报关单（白色的报关联和黄色的出口退税联），并随附报关委托书、商业发票、装箱单、出口收汇核销单、出境货物通关单、出口许可证等单证向海关报关，海关依此份报关单验货，并退回已盖章的核销单和两份报关单。报关通过后，货运代理安排集装箱拖货至船公司指定的码头。

九、办理运输保险

　　由于是按 CIF 条件成交，运输保险由出口公司办理。出口公司按约定的保险险别和保险金额，向保险公司投保。

　　投保时应填制投保单和支付保险费（保险费 = 保险金额 × 保险费率），并随附商业发票，保险公司凭以出具保险单。

十、装船出运

　　货运代理根据出口公司提供的出口货物明细单缮制集装箱货物托运单，这是外运机构向船公司订舱配载的依据。该托运单一式数联，分别用于货主留底、船代留底、运费通知、装货单、缴纳出口货物港务费申请书、场站收据、货代留底、配舱回单、场站收据副本（大副联）等。

十一、提单

出口方办理完出口通关手续、海关放行后，由外运公司签出、供进口商提货、结汇所用单据。所签提单根据信用证所提要求份数签发，一般是三份，出口商留两份，办理退税等业务，一份寄给进口商用来办理提货等手续。进行海运货物时，进口商必须持正本提单、箱单、发票来提取货物（须由出口商将正本提单、箱单、发票寄给进口商）。若是空运货物，则可直接用提单、箱单、发票的传真件来提取货物。

十二、制单结汇

在办理货物出运工作的同时，出口公司开始议付单据制作。根据信用证的规定，备齐全套议付单据（3/3 海运提单正本、商业发票、装箱单、普惠制产地证、货物运输保险单等），向议付银行——中国交通银行苏州分行交单议付。

十三、支付运费、报关费等

议付单据交单后，出口公司财务向货运代理支付海运费、港杂费等费用，同时催货运代理退核销单。

十四、出口退税

出口公司的财务办税人员将退税要用的单据收集齐全无误后装订成册，将资料送交国税局稽核部门，通过后申报退税额足额退回。

答案解析

思考题

1. 简述我国设立海关的基本原则和设立地点。
2. 我国现行的海关组织机构是怎样的？主要有哪些职责？
3. 我国对进出口商品的报关单位和报关期限有何要求？
4. 报关工作主要经过哪些程序？
5. 案例分析：

我国某医药进出口有限公司在 2023 年 5 月从德国进口了一批用于治疗糖尿病的胰岛素注射剂（属于特殊管理药品），计划将其中一半出口至新加坡用于当地医疗机构的临床使用，另一半则在国内市场进行销售。同年 6 月，该公司又进口了一批非处方药维生素 C 泡腾片，计划全部在国内零售药店上架销售。请问，这两次进口医药产品的报关手续是否相同？请阐述原因，并讨论可能涉及的特殊监管要求和程序。

书网融合……

微课　　　　　　　　题库　　　　　　　　本章小结

第十七章　医药进出口过程中的风险控制与管理

学习目标

1. 通过本章学习，掌握国际医药进出口过程中的风险管理和控制；熟悉医药进出口业务风险的类型；了解医药进出口风险控制的方法。

2. 培养国际医药进出口业务风险的风险识别能力，能够选择合适的风险控制方法对医药进出口业务的风险进行管理。

3. 树立风险意识，理解医药进出口业务中风险管理的重要性，明确国际医药进出口业务中的各种风险因素和类型，能科学决策并采取适当应对措施，确保经济效益。

自加入 WTO 以来，随着世界经济的发展变化，国际贸易环境日趋复杂，医药进出口商品面临着越来越多的风险，包括汇率风险、审计风险、东道国政策风险等。正确地认识风险，及时识别、规避风险并加强风险控制与管理正逐步成为当今进出口企业的重要课题。本章就目前我国医药进出口企业在从事国际贸易活动中常面临的进出口业务风险做简单介绍，并针对这些风险提出相应的风险控制与管理方法。　微课

第一节　医药进出口业务风险来源

加入 WTO 以来，我国对外贸易一直保持持续快速的发展，根据中国海关总署月公布的最新数据显示，2001 年我国对外贸易进出口总额为 5098 亿美元，2024 年我国对外贸易进出口总额已超 6 万亿美元，进出口贸易规模屡创历史新高，我国货物贸易已稳居世界第一。但自 2008 年"次贷危机"引发全球性金融危机以来，我国医药进出口企业受到人民币升值、欧美贸易保护主义政策等多种因素的影响，从事进出口业务的风险进一步增加。

所谓进出口业务风险是指一国在进行对外贸易的过程中，由于环境、政策等原因给本国企业和公众带来的负面影响所形成的风险。根据现实经济状况，条件的不确定是每个人面对的实际，因此人类经济社会的发展时时刻刻都伴随风险。而 Knight 则认为风险不完全与不确定相同，风险是其所有结果已知，或可以得到每个情形的可能发生概率的情况，这样的风险才有进行管理的可能性。本节将从外部风险和内部风险两个层面来进行分析。

一、外部风险

（一）政治风险

虽然当前世界处于整体和平状态，但局部冲突不断，如俄乌战争、巴以冲突等局部地域间的冲突，加剧了国际关系的紧张状态，不利于进出口国家的稳定与发展，使得贸易中断，甚至对其盟友国的对外贸易流量产生影响，损害全球的贸易流动与经济发展。

（二）经济风险

全球经济波动、贸易保护主义、全球供应链的重构、金融市场的动荡等因素时刻影响着世界经济的发展，使各国进出口贸易面临重大经济风险。

（三）文化风险

全球各国的历史文化、宗教信仰与法律法规不尽相同，其差异可能带来一定的贸易风险。如当前诸多的药品是猪等动物的血液与器官中提取而出的，或者以乙醇作为提取物或溶剂，与伊斯兰教的禁忌有所冲突，可能会引起贸易风险。

（四）技术风险

技术性贸易壁垒是一种非关税壁垒，通过制定法律、法规、条例、标准等，对外国商品制定技术、检疫、包装等方面的要求，以此达到限制进口的目的。近年来，技术性贸易壁垒日渐增多，并由自愿性向强制性转化，增大国际贸易的进出口难度。

（五）全球医药贸易格局变化

化学原料药产业格局发生变化，欧盟、美国、印度对加强本土原料药供应能力，外部需求降低，而东盟、南美需求持续增长，贸易额保持小幅增长。

生物药市场规模持续增长，产业中心将由美国、欧盟逐步扩展到中国、日本、新加坡等国家，因此生物药贸易额将增长较快。同时，由于市场规模的增长，对生物原料药的需求也会持续加大，相关贸易额也将出现增长。

二、内部风险

（一）转型升级迫在眉睫但困难重重

我国外贸以一般贸易为主，由于缺乏品牌和渠道，一直处于价值链底端。基于廉价劳动力、引进原材料和技术进行低端加工制造的传统工业发展模式亟待转型升级，但调整结构的难度相对较大，产业升级是一个循序渐进的过程，不能一蹴而就。如何在研发、品牌、服务上得到提升，改善出口产品的档次、增加低消耗、无污染、高附加值产品的生产，提高产品质量和科技含量，还有很长的路要走。

（二）资金运作风险加大

目前国际市场竞争日益激烈，外贸企业为了扩大市场占有率，最大限度地争取客户，大多采取赊销的方式。目前，我国外贸企业出口80%以上都采用赊销的方式，在扩大了销售的同时也增大了贸易风险。据统计，我国外贸企业的坏账比例为5%，而美国企业的坏账比例仅为0.25%~0.5%。同时我国外贸企业出口信用保险意识普遍淡薄，总体投保信用风险比例不到6%，远低于国外12%~15%的投保水平。在金融危机下，这种资金运作方式容易引起企业负债率偏高，在突然发生的流动性短缺状况下造成企业猝死，进而对上下游相关产业造成致命伤害。

（三）风险管理意识薄弱

在近两年的金融危机中，风险防范意识不强，忽视经营风险控制是一些企业形成不良资产的一个重要原因。我国外贸企业风险管理较为薄弱，缺乏有效的风险识别、评价和反应机制，抗险能力较低，风险管理还处于初级状态，制定企业目标几乎没有考虑风险和缺乏有效的风险管理机制。

（四）经济复苏受阻

2020—2024年，国内生产总值增长率在2.3%~5.2%波动，国内经济处于复苏阶段，为实现经济的稳步增长，政府采取一系列政策措施，以稳定和刺激经济增长。但由于房地产行业疲软、外部需求下降、贸易局势紧张等因素制约，经济复苏面临着一系列复杂而严峻的挑战。

第二节　医药进出口业务风险类型

在国际贸易活动中，医药企业面临的进出口业务风险主要分为以下四种。

一、东道国政策及环境风险

产品从一国通过进出口业务的发展到另一国，需要充分考虑东道国的相关政策、法律以及风俗习惯。如产品出口到不同的国家时，需要考虑当地海关的相关通关政策、当地政府对进口业务的态度，是否存在贸易保护现象、当地人的宗教信仰等。另外，从事进出口业务还需要考虑东道国的政治稳定性。近几年来，很多国家内部出现政治动荡，因此产品在出口到这些国家时要注意风险的规避与控制管理。

二、进出口交易结算风险

进出口交易结算风险是企业在从事进出口业务时，从签订合同到最终结算，由于进出口产品计价货币或本币突然发生大幅度变动所造成的收入减少、费用增加的风险。如近年来，随着人民币的升值，国内进出口业务有所下滑。国际贸易与国内贸易有诸多不同之处，结算周期较长，由此为进出口业务风险的产生提供了时空条件。

进出口交易结算风险主要如下。

1. 贸易价格术语风险　在国际贸易中，外贸价格术语的选用关系到买卖双方所应承担的风险、责任以及费用的划分问题，直接关系到双方的切身利益。我国中小出口企业在选择出口贸易术语时，往往使用较多的都是 FOB 术语，而对于其余的几种国际上比较常用的贸易术语，如 CIF、CIP、CPT 等考虑较少。与此同时，近年来针对我国中小企业 FOB 贸易纠纷案却逐年增加。另外，由于中小企业远离装运港口，往往委托货代将货物运往转运港。货物交给货代后，出口企业就丧失了对货物的控制权，而按照 FOB 术语的规定，买卖双方风险的划分地点在装运港货物越过船舷时，一旦货物在到达转运港之前出现问题，卖方将遭受相应损失。

2. 汇率风险　又称"外汇风险"，指在经济主体持有或运用外汇的经济活动中，因汇率变动而蒙受损失的可能。外汇市场所反映的既有正常的外汇价格，也有不正常的汇率波动。如果在结算前出口合同所规定的收汇货币贬值而出口企业生产时所付的币种不贬值或贬值幅度小于前者的幅度，则出口企业将受到损失。损失的大小与两幅度之间的差距成正比。

3. 信用风险　与汇率风险不同的是信用风险主要来自微观方面。撇开出口方的因素，信用风险主要表现为进口商因种种原因所导致的不按时付款或不付款。这里又可分为两种情况：一种是有意的欺诈，另一种是进口商的实力和能力。由于各国对企业的进出口资格认定管理差别是十分大的，在一些国家，企业无论大小都可以经营进出口业务，盈亏自负。于是一些资金实力小又无稳定销售渠道或货源的企业也可以很轻易地签订大额进出口经济合同。

三、贸易欺诈风险

随着我国外贸体制改革的不断深化，大批大中型企业获得了进出口权。但不少企业缺乏从事进出口贸易的专业人才和经验，容易被不法外商所欺骗。外商主要通过以下途径来进行诈骗。

1. 信用证方式下的欺诈　信用证是国际贸易主要的一种结算方式。信用证交易具有银行只审单不审货以及要求"单单相符、单证相符"的特点，同时信用证结算强调信用证与合同分离，因此容易被不法外商所利用。常见的诈骗形式有：假冒信用证、利用假单据行骗、骗取预付款或抵押贷款等。如找资信不佳的银行开证，等到出口企业申请付款时，出现银行已倒闭的现象等。

2. 有意签订无效或部分无效合同的诈骗　一些境外不法商人设置圈套，与我国进出口企业签订进出口贸易合同，骗取我方货物后便以种种理由，包括其国内的法律法规甚至民俗习惯来挑剔货物，迫使我方降价甚至反向我方索赔。而我国亦出现过某些进出口企业法定代表人为外商所收买，违反法律规定，用倒签合同日期、重复使用执行完毕的合同等办法，从而来逃避我国进出口管理规定。更有甚者，为一己私利有意签订损害企业和国家利益的合同，使企业丧失依法减少损失的机会。就具体而言，主要包括以下四个风险点。第一，关于合同主体的风险点，在双方签订合同时，外方一般有签约代表的签字即可，此时需要特别注意签约代表的授权问题，同时还需要关注外方是否存在通过关联企业偷梁换柱的行为。第二，关于知识产权的风险点，由于知识产权存在一定的地域性，同样的商标在一国属于合法注册在另一国可能就会构成侵权，同时在定牌加工贸易中，很多时候国内出口方为获得订单，往往存在忽视审查委托方是否拥有合法的知识产权的情况。第三，关于货物品质风险点，欧美发达国家对于食品、药品等都制定了很高的质量、环保、卫生等强制性标准，而这些标准即使在合同中没有明确载明也将被强制适用。第四，关于仲裁风险点，主要是容易存在仲裁协议约定不明的情况，另外一般而言境外仲裁成本都非常昂贵。

四、运输风险

中小企业从事进出口业务时，由于地理方面的原因，往往需要委托货代公司进行运输。此时，有些小型货代公司为了节约成本而追求低运输价格，而不会很认真地考虑货物的运输情况。在国际水运中，存在一种"鬼船"。鬼船大都是指挂巴拿马旗等方便旗并在这些国家注册登记的船只，由于这些方便旗国家对船舶注册资料并不进行调查，所以这些鬼船往往都是用伪造的资料在主管当局注册，然后以低于市场价的运费，引诱那些租船人上钩。一旦取得货物，往往更改船名、偏离航线，不驶往目的地，而是偷偷转向其他地方，将货物平价或减价卖掉。由于鬼船船东一般提供的都是假资料，所以通常情况下受害方那个往往在受骗后无从追查。

第三节　医药进出口业务风险管理

一、医药进出口业务风险管理概念

根据美国内控研究委员会的定义，企业风险管理是一套由企业董事会与管理层共同设立，并与企业战略相结合的管理流程。它的功能是识别哪些会影响企业运作的潜在事件和把相关的风险管控到一个企业可接受的水平，从而帮助企业达至它的目标。

医药进出口业务风险管理是指医药外贸主体在对外经营过程中对各种相关风险进行识别、测定和分析评价，适时采取风险管理技术或技术组合，对外贸风险实施有效的防范和控制，实现以最小的成本获得最大的安全保障的目标，保证对外贸易活动正常进行的管理行为和过程。外贸风险管理的对象是国际贸易中形形色色的风险因素、风险事件和风险损失。这既包含经济风险，也包含政治、文化风险；既包含国内风险，也包含国际风险；既包含进出口方行为所引起的风险，也包含其他经济主体和行政机构所引起的风险；既包含处于潜在状态的风险，也包含处于现实状态的风险；既包含未起作用的风险，也包含已造成损失的风险。根据外贸风险管理的对象，对外贸风险进行有效的防范、处置即是外贸风险管理的任务。概括来说，外贸风险管理的内容有三个方面：一是健全企业对外经营的风险管理制度和体制，按照风险管理的要求对企业的经营行为进行统一规划、组织和协调。二是预防和控制风险，防止国际贸易风险从潜在状态转化为现实状态。三是处理外贸风险损失，将国际贸易风险损失程度降低到最低限度。

二、业务风险管理背景分析

（一）业务风险宏观层面探讨

1. 在当今国际国内环境下，当今世界经济主要具有以下特点：较多国家面临高通胀问题；全球债务水平保持高位，部分国家的经济情况脆弱，尤其是依赖于外部融资的国家；全球贸易和投资受到保护主义、地缘政治紧张和政策不确定性的影响；新兴市场和发展中国家增长较快，而一些发达国家增长较慢。

2. 当今业务风险产生宏观因素主要包括：第一，限制进口鼓励出口的政策导向带来了业务政策的多边形；第二，国际政治环境恶化，限制禁运等措施引致业务风险性显著增加；第三，经济危机引发的收入和需求减少明显降低了国际贸易总量和利润；第四，经济环境恶化增加了诈骗、违约等业务风险；第五，部分国家存在诸多不良商业记录；第六，国际贸易业务缺乏更多甄别合作伙伴的技术手段。

（二）业务风险整体层面分析

业务风险与企业整体素质和能力直接相关，业务风险产生从整体角度主要包括如下来源：①企业从战略高度缺乏必要的风险控制意识；②企业风险控制组织体系、流程和制度缺失；③尚未建立对业务管理形成软约束的企业文化；④业务人员缺少风险管理等方面专业支持和培养；⑤供应链管理不到位，供应商、客户等合作伙伴不够优质。

（三）业务风险业务操作层面剖析

目前公司国际业务主要包括进口和出口两个方面，下面主要从业务操作角度分析。信用证结算是国际贸易结算中最主要的方式。在当前的国际贸易中，以信用证方式结算的贸易额占世界贸易总额的90%以上，汇付和托收结算方式用的比率较低。由于汇付和托收都是商业信用，业务风险完全来自进出口双方诚信。同时还需要对双方的进出口清关能力有所了解，如果对客户分析判断不准很容易产生风险。

但信用证方式虽比较能为买卖双方所共同接受，但由于它所固有的独特性质（"严格一致"原则）常为不法商人行骗假冒所利用，客观上也存在一系列的风险。

1. 出口业务风险

（1）进口商不依合同开证　信用证条款应与买卖合同严格一致，但实际上由于多种原因，进口商不依照合同开证，造成合同执行发生困难，或者使出口商招致额外的损失。最常见的是第一进口商不按期开证或不开证（如在市场变化和外汇、进口管制严格的情形下）；第二进口商在信用证中增添一些对其有利的附加条款（如单方面提高保险险别、金额、变换目的港、更改包装等），以达到企图变更合同的目的；进口商在信用证中做出许多限制性的规定等。

（2）进口商故设障碍　进口商利用信用证"严格一致"的原则，蓄意在信用证中增添一些难以履行的条件，或设置一些陷阱。如规定不确定，有字误以及条款内容相互矛盾的信用证。信用证上存在字误，如受益人名称、地址、装运船、地址、有效期限等打错字，它们将直接影响要求提示的单据，有可能成为开证行拒付的理由。此外，信用证中规定禁止分批装运却又限定每批交货的期限，或既允许提示联运提单却又禁止转船，或者要求的保险的种类相互重叠等，这些无疑是相互矛盾的。

（3）进口商伪造信用证　如在国际贸易中，某公司没有像往常一样经受益人当地银行通知，真实性未能确定，故该公司在发货前拿该证到某中行要求鉴别真伪。经银行专业人员审核，发现几点可疑之处：格式很陈旧，信封无寄件人地址，且邮戳模糊不清，无法辨认从何地寄出；限制通知行议付有违常规；收单行详细地址在银行年鉴上查无；信用证的签名为印刷体，而非手签，且无法核对；信用证要求货物空运至尼日利亚，而该国为诈骗案多发地。根据以上几点，银行初步判定该证为伪造信用证，后经与开证行总行联系查实，的确是伪造信用证。从而避免了一起伪造信用证诈骗。

（4）进口商规定要求不易获得单据的信用证　如某特定人签字的单据，或注明货物配船部位或装在船舱内的货柜提单，或明确要求 FOB 和 CFR 条件下凭保险公司回执申请议付，这些对作为受益人的卖方来说根本无法履行或非卖方所能控制。如信用证规定，要求受益人提供由商检局出具品质、数量和价格检验证明的条款，根据中国商品检验主管部门的规定，商检局只能出具品质和数量的检验证明，不能出具价格的检验证明。因此，非卖方所能获得，应及时要求买方通过银行修改，取消有关价格检验的词句。

（5）涂改信用证诈骗　进口商将过期失效的信用证刻意涂改，变更原证的金额、装船期和受益人名称，并直接邮寄或面交受益人，以骗取出口货物，或诱使出口方向其开立信用证，骗取银行融资。例如，江苏某外贸公司曾收到一份由中国香港客商面交的信用证，金额为 318 万美元，当地中行审核后，发觉该证金额、装船期及受益人名称均有明显涂改痕迹，于是提醒受益人注意，并立即向开证行查询，最后查明此证是经客商涂改后，交给外贸公司。事实上，这是一份早已过期失效的旧信用证。

（6）伪造保兑信用证诈骗　进口商在提供假信用证的基础上，为获得出口方的信任，蓄意伪造国际大银行的保兑函，以达到骗取卖方大宗出口货物的目的。例如，某中行曾收到一份由印尼雅加达亚欧美银行发出的要求纽约瑞士联合银行保兑的电开信用社，金额为 600 万美元，受益人为广东某外贸公司，但查不到开证行的资料，稍后，又收到苏黎世瑞士联合银行的保兑函，两个签字中，仅有一个相似，另一个无法核对。中行劝阻受益人暂不出运，抓紧与纽约瑞士联合银行和苏黎世瑞士联合银行联系查询，先后得到答复："从没听说过开证行情况，也从未保兑过这一信用证。"

（7）规定必须另行指示通知才能生效的信用证　如果信用证规定须进口商进一步指示才能装船、装船日期另行通知、进口许可证须核准、货物样品经检验认可等，都可能造成因进口商不通知而无法推进业务，致使卖方备货后，由于货价的上涨或下跌而受损失。

（8）规定要求的内容已非信用证交易实质　如果信用证规定必须在货物运至目的地后，货物经检验合格后或经外汇管理当局核准后才付款；或规定以进口商承兑汇票为付款条件，如买方不承兑，开证行就不负责任，这些已非信用证交易，对出口商也没有保障可言。

2. 进口业务风险

（1）信用证欺诈风险　受益人（出口商）欺诈是指受益人或他人以受益人身份，用伪造的单据或具有欺骗性陈述的单据欺骗开证行和开证申请人（进口商），以获取信用证项下的银行付款。受益人实施的欺诈是国际贸易中案发率最高、最容易得逞的信用证欺诈手段。主要的欺诈手段包括出口商伪造单据实施欺诈，信用证通常要求出口商提交商业发票、保险单和运输单等单据。商业发票由出口商制作，最容易伪造。保险单和运输单虽然由保险公司和运输公司签发，但保险公司签发保险单依赖于投保方的诚实告知，如果出口商不作诚实说明，保险单中的内容也会不真实。对于运输单，要求承运人逐个开箱查验货物极不现实，因此承运人只能根据包装物外表和出口商的陈述签发运输单，出口商的不诚实陈述也会导致运输单内容不真实。其次为出口商与承运人联合欺诈，一是在货物实际装船日期已晚于信用证所规定期限时，为了使提单日期与信用证规定相符，出口商要求承运人按信用证上规定的装运日期签署倒签提单；二是出口商由于货未装船或未备妥或船期延误未到港，担心不能按期提供提单而要求承运人先行签发已装船提单；三是保函换取清洁提单，即出口商发的货有重大缺陷而要求承运人签发信用证要求的清洁提单，承运人出于自身利益往往要求出具保函。

（2）信用证修改风险　UCP 600 第 10 条规定："在受益人向通知修改的银行表示接受该修改内容之前，原信用证的条款对受益人仍然有效。受益人应告知向其通知修改的银行是接受或拒绝接受修改。如受益人未发出上述通知，当其提交给指定银行或开证行的单据与信用证以及尚未表示接受的修改的要求一致时，则该事实即视为受益人已做出接受修改的通知，并从此时起，该信用证已被修改。"这些规定使得进口商在信用证修改业务中处于非常不利的地位，要承担出口商不接受修改的风险。

（3）开证行不审核信用证风险　尽管 UCP 600 规定开证行具有审核单据的义务，目前国内许多开证行在接到单据后并不进行审核，而是向开证申请人照转。这一方面容易误导进口商，认为出口商提交的单据是相符单据，不存在不符点；另一方面当进口商想要对外拒付时，已经错过提出拒付的合理时限，使进口商遭受不应有的损失。

（4）非海运教条使用信用证方式带来的风险　一些国外出口商纷纷在中国的保税区投资建厂或设立公司或建有自己的保税仓库，以享受中国的税收优惠和提供现货销售。当买卖合同规定装运地点是中国保税仓库时，若支付方式规定为信用证，出口商获得了银行信用的保证，而进口商实际上仅仅得到的是商业信用。通常出口商将信用证要求的包括放货单或提货单（delivery order）在内的全套单据递交银行后，一般不会马上出运货物，而一直等到进口商向开证行付款赎单，甚至于收妥货款后才会发货。只要单单、单证一致，出口商就能从银行拿到货款，而进口商能否获得完全取决于出口商是否愿意放货。

（5）近洋运输时的信用证支付方式风险　近洋运输时采用信用证支付会给进口商带来麻烦。例如，来自日本和韩国的海运货物，4~5 天即可抵达天津新港；中国香港的货物 2~3 天抵达天津新港，而信用证规定的交单日一般是装船后 15 天，如果出口商于装船后立即交单的话，进口商一般都无法在货物抵港前（或时）收到出口商递交过来的单据，更不用说出口商拖延至交单截止日交单或可转让信用证交单的情况了。按照我国海关的规定，货物到港后 14 天内必须向海关申报进口，由于进口商不能及时承兑付款从而获得海运单据，不仅会产生额外的仓储费，还有可能承担集装箱滞箱费和海关滞报金。

（6）单据的不确定性造成审单困难风险　信用证审核的是单据，所以信用证对单据的规定一定要准确、清晰、明了，然而在进口实务中，特别是设备进口的实务中，有些单据的描述很难达到准确。例如，在设备进口合同的付款方式条款中，经常有"100% 信用证，其中 90% 凭装运单据支付，10% 凭安装验收报告支付"，而对于"验收报告"是否符合信用证要求就很难确定。第一，验收报告通常是中文的；第二，即便做成英文的，签字盖章仍然是中文的；第三，若进口的设备为多种型号和多种数量，验收报告则更不容易在信用证中完整清晰地描述出来。

（7）委托代理人行为带来的风险　进出口业务代理不同于其他代理业务，因为进出口代理涉及外商，代理公司必须与外商签订进出口合同，如果在履行合同中出现纠纷，进出口代理商首先要承担全部责任。一般来讲，外贸代理公司仅收取 1%~5% 的代理费，但对外商、运输公司、海关及外汇管理局要承担全部责任和义务。不管进口代理公司能否收到委托商的货款，只要外商交货，代理公司必须付款。如果遇到国内委托商资金困难，甚至倒闭、破产时，代理公司将会损失很大。

（8）仓储单位行为带来的风险　进出口业务代理中仓储方的选择对业务风险有直接影响。进口代理商应选择资信较好，自己能够控制的仓储机构作为代理进口货物的仓储方。否则如果仓储方与委托代理人串通，即使代理合同条款完备，也很难控制委托代理人不付款就提货的风险。

三、业务风险分析工具

（一）进出口商资信调查

贸易伙伴的资信可靠，是防止信用证欺诈等业务风险的关键。可以通过咨询资信评估机构、商业行业协会、集团内其他成员企业、公共信息检索、同行交流等方式对出口商资信状况进行详细调查，调查内容可以参考企业尽职调查方法。详见表 17-1。

表 17-1　资信调查评价表

指标	分值	权重	指标说明
客户所在区域		10%	
客户经营历史		10%	
客户经营规模		10%	
业务毛利润率		10%	
客户业务能力		10%	
客户管理规范性		10%	
开证行实力		20%	
外部评价		20%	
合计		100%	
客户类型			分值低于 60 为三级客户；在 60~80 为二级客户；80 及以上为一级客户
能否进行业务？			
建议合作条件			
备注			

（二）评估工具

国际贸易业务中存在着各种各样风险，每种风险可能性和影响程度各不一样，通过必要的评估工具能够确保业务人员在有限时间内抓住主要风险重点解决。每种风险管理可以采用 PDCA 循环管理模式，保证系统控制管理效果。

四、业务风险控制方法

（一）出口业务风险控制方法

1. 加强信用风险管理，综合内外部力量利用评估工具进行资信调查，谨慎选择贸易合作伙伴，选择资信良好的客户作为贸易合作伙伴。另外注意采用必要的方法规避风险，如海运方式下，进口商指定货代，出口商一定要全额收汇后才能将提单寄出；空运方式一定要全额收款后方能安排空运出货。无论是信用证还是其他收付方式，一定要投保出口信用险，且对出口信用险及处理理赔程序一定清楚。

2. 进行严格的信用证审查。

3. 在订立商检条款时，应力争客户同意由我国商检机构来实施检验。

4. 销售合同签订认真冷静，避免做力所不能及的业务。

5. 业务操作各个时间点保持足够警惕，发现问题及时应对。

6. 定期不定期获取业务信息，建立内外部关联信息网络。

（二）进口业务风险控制方法

1. 选择资信良好的客户作为贸易合作伙伴　出口商要经过评估，非正常渠道获得的出口商要提高风险防范级别。委托进口代理商也需要进行评价，确保风险可控。

2. 密切关注相关产品市场行情　评估拟做业务利润水平，若明显高于行业平均标准，需慎重对待，特别是经过多个渠道的业务。

3. 留心出口商业务人员心态　若非常急于做业务，且开出的条件具有很强诱惑力，前后邮件之间有很多不符合逻辑或矛盾之处，业务风险将很大。

4. 合理明确地订立信用证条款　首先，根据合同的具体要求对提单、保险单、商业发票、质检证书等单据提出明确而具体的要求，防止出口商针对单据规定上的漏洞提交符合信用证而不符合合同的单据。其次，进口商要充分认识提单的重要性，对提单内容的规定要特别慎重，应要求出口商提交全套正本提单；再次，信用证中对有效期、装船期、交单期这"三期"的规定要合理。近海运输时，对交单期的规定要确保提单于货物之前到达进口地，这样可以使进口商避免承担额外的费用。

5. 注意核对提单的真实性　进口商在信用证中可以要求出口商在装船后一定时间，如 24 小时内发出装船通知，列明提单号码、装卸港、装船日期、货名、装运数量等内容，以便通过相应的机构，如伦敦海事局、劳埃德公司或有关船公司查询跟踪，确定提单内容的真实性。收到单据后，应由有经验的人员对提单的真伪进行鉴别。如有可疑之处，应马上核实，发现有诈，可以"伪造提单"为由拒绝提货并向法院起诉。

6. 合理使用"欺诈例外"原则　信用证业务中，如果进口方有充分证据证明出口方有欺诈行为，且进口方银行尚未在合理时间内付款，可以要求当地法院向银行发出止付令。如果在已付款后才发现欺诈，银行有权追回已付款项。

7. 谨慎对待信用证修改　进口商开立信用证时认真细致地按照贸易合同制定相应的条款，尽量避免在信用证开立后由于开证有误修改信用证；信用证开立后对于出口商提出的修改要求，进口商确认不损害自身权益的基础上谨慎操作。

8. 选择资信良好的开证行　进口商在信用证结算中，应选择资信良好、业务人员素质高的银行作为开证行。

9. 慎重选择仓储方　仓储方选择关系到进口代理商货物安全，所以应该选择与自己有良好合作关系，资信和实力较强的仓储方，避免选择委托代理人关联机构。业务数量较大，尽量派可以信赖人员现场监督接卸过程，定期不定期检查库存情况，形成调查分析报告。同时注意评估仓储方管理情况，若管理规范，岗位人员操作严格按照流程，风险相对较小，反之仓储人员寻租可能性很大。

五、业务风险管理措施

（一）政府出台相关政策

1. 政府出台鼓励出口政策　为确保外贸出口贸易保持稳定增长，首先应确保已出台鼓励措施的顺利实施，根据世界经济发展形势，我国政府应对鼓励出口的政策措施进行适时调整。其次，可通过引导企业加强内部管理，帮助企业做好融资和担保安排，支持企业参加各种展销会或构建国际电子商务平台开拓国外市场，确保外贸出口稳定增长。第三，确保欧美等传统市场保持稳定，促进拉美、非洲、东盟和俄罗斯的等新兴市场保持稳定增长。

2. 大力推行"进口"战略，积极实施"走出去"战略　一方面，应充分利用后危机时代背景下我国经济运行稳健、高速增长、人民币升值的有利时机，大力推行"进口"战略，对先进技术、重要行业所需产品和资源型产品、原材料等进口给予资金支持，促进进口贸易的发展。利用强大的国内市场的吸引力，在贸易纠纷的处理、国外市场的开放、贸易条件的改善等方面取得有利筹码，从而为出口创造更公平的贸易环境。另一方面，金融危机为我国企业海外并购创造了有利时机，政府要引导有条件的企业整合融资、汇率、市场等各方面因素，积极对外投资，收购那些资产被低估的优质企业，变产品的销地为产地，提升企业国际形象，有效规避贸易壁垒。

3. 积极采取有效措施主动应对贸易保护主义　在后危机时代，我国是贸易保护的重灾区，不但传统的贸易摩擦领域问题不断，而且以低碳环保为由的新的贸易保护手段也层出不穷。为此，从宏观上，要构建以政府为龙头、以行业协会为纽带、以企业为主体的应对贸易保护的联动机制，以建立贸易摩擦的预警机制和救助机制为着手点，以争取更多的国家承认我国的完全市场经济地位为载体，为进出口贸易创造一个公平的环境。在微观上，企业应积极主动应诉，争取合法权益。

（二）注意选择有利的计价货币

企业选择交易计价货币应遵循以下原则：第一，选择可自由兑换的货币，如欧元、英镑、美元、港币、日元等主要货币，这有利于转移汇率风险；第二，采用付汇用软币、收汇用硬币的原则。一般来说，硬币汇率上浮的可能性比较大，因此"收硬付软"已是国际贸易的通常做法。

（三）强化风险意识，建立风险防范机制

进出口企业要加强经常性的风险分析、研究各种可能会给企业经营带来的风险，提高识别和防范风险的能力。

1. 进出口企业建立自己的信用管理部门，加强市场调查研究工作。企业设立专职的信用管理部门是十分必要的，有利于制定自己的信用政策，推行全面管理。如对新老客户，对目标国的法律、习俗等进行资料收集和分析，随时掌握客户的最新动向，为业务部门提供决策依据，提高业务管理的质量，对不熟悉的业务要积极主动向有关机构咨询，避免工作失误，减少经济与信誉损失。在开展业务过程中，我国很多企业往往缺乏对信息渠道的建设，不知道如何获取国外企业的相关资料。事实上，企业可以通过银行，再由银行与驻外使领馆联系，或者由银行通过各国银行间的合作关系即可了解到外国企业的有关情况。

2. 要加强制度建设，以制度约束来促进进出口企业经营者，特别是管理者的道德修养和业务水平的提高，从而达到降低风险的目的。也就是说企业要建立健全集体领导和群众监督机制。公司的主管部门要认真履行自身职责，坚决贯彻执行公司法，绝不许以保守商业秘密为由搞个人决策。当前经营管理者自觉学习提高是制度得以长期完整准确执行，特别是得到不断健全完善的关键。

3. 积极主动利用进出口信用保险业务。从国际趋势看，各国纷纷设立政策性出口金融机构，为企业的出口业务提供保险和担保，加大信用支持力度。企业在货物出口后，因进口商的商业信用风险或因进口国的政治风险等，造成出口人收不回货款或不能按时收回货款的，出口信用保险机构将对出口人的损失予以补偿。这是一种政策性金融服务，费用低廉，只要是国家扶持的出口对象，经申请即可获得政府的这项优惠政策的支持。对我国进出口企业而言，要善于运用对外担保以获得银行支持，保证资金安全。

4. 在出口业务结算中，要善于运用国际保理这一新兴结算方式。所谓保理业务是指国际贸易中出口商在商业信用（D/A、O/A）方式出售商品的情况下，由保理组织向出口企业提供的包括收汇风险担保、资信调查、货款催收、资金融通、代办会计处理等内容的综合性服务。企业在出口贸易中，若以信用方式出售产品，必然面临收不回货款的风险。为了使风险尽可能降到最小，要积极主动运用保理这一新兴结算方式，这样一方面能达到扩大出口的目的，同时也能达到防范风险、降低风险的目的。运用保理时要注意，须事先征得银行的同意，即必须是与银行经过资信调查认为符合条件的进出口企业签订的贸易合同。

（四）外贸业务人员应及时提升自身素质

业务风险虽然能够通过企业统一规划系统管理，但最终风险管理效果需要业务人员的工作绩效支

撑。在风险管理体系中，如果把每一个进出口订单看作一个项目，那么业务人员就是自己负责业务的项目经理，承担项目总体管理和协调工作。项目经理职责是在预算范围内按时优质地领导项目小组完成全部项目工作内容，并使客户满意。为此项目经理必须在一系列的项目计划、组织和控制活动中做好领导工作，从而实现项目目标。

从事外贸的业务人员应非常熟悉并及时学习国内外与外贸相关的法律、法规和方针政策，了解国际贸易的法律条款和国际惯例，了解客户所在国的风俗习惯，不断更新知识，不能一味固守以往陈旧的贸易习惯。在具体的履行过程中，应遵照国际上的相关规定严格履行每一个贸易环节，特别是把好合同关，严格审查合同条款与信用证条款，并切实做到单证相符、单单相符，以避免落入"陷阱条款"。合理选择外贸价格术语。中小企业在选择外贸价格术语时，不应固守以往的贸易习惯，一味采用 FOB 术语成交，而应根据自身贸易情况，合理地选用贸易术语。特别是内陆中小企业，由于远离装运港口，货物一般委托承运人运往装运港，而 FCA、CIP、CPT 术语风险的划分界限是货交承运人，与传统的三类主要贸易术语相比，出口方风险相应降低。为了减少贸易风险，内陆中小企业在出口时应尽可能使用这三类衍生术语成交。另外，相对于 FOB 术语而言，CIF 术语由于由出口方负责租船运输，将更有利于出口方掌控货物，从而降低出口风险。

此外，从事业务的人员需要学会如何管理虚拟风险管理团队，主要可从以下几个方面进行：一是主动承担负责业务的团队管理责任。业务人员作为负责业务的第一责任人，个人利益直接与风险管理相关，因此应主动将自己作为以该业务为中心构建虚拟团队的负责人，承担管理责任。二是利用制度权利和个人魅力进行团队管理。业务人员有权筛选进出口商、开证行、货代、保险公司、供应商等，但具体各任务完成需要公司内外部资源支持，所以业务人员更需要依靠个人能力开展工作。对全过程熟悉、组织和领导能力成为优秀业务人员的显著特征。三是针对各成员绩效实施差异化激励，业务人员除了对业务进行过程管理外，还需要根据各成员绩效进行必要的物质和非物质激励。

思考题

答案解析

1. 什么是进出口业务风险？什么是进出口业务风险管理？
2. 常见的进出口业务风险有哪些？进出口业务风险的来源是什么？
3. 进出口业务风险管理与控制应从哪几个角度进行分析？
4. 各类型的进出口业务风险各有哪些特征？
5. 案例分析：

某外贸公司接受国内一物资公司的委托，与其指定的中国香港公司签订了进口原料药的合同。价格、交货期、开证时间、开证保证金、代理费等主要内容均在代理协议中一一明确。在收到物资公司的开证保证金（信用证金额的15%）后，外贸公司通过当地中国银行对外开出了远期信用证。很快外商通过银行寄来了信用证项下的全套单据。根据代理协议的规定，外贸公司将全套单据复印件交物资公司审核并由其确认。之后，外贸公司向银行承兑并取得了提单。当外贸公司要求支付余款时，物资公司称资金一时周转困难，要求外贸公司予以宽限，并保证在外贸公司对外付款前付清余款，外贸公司于是将提单交给了物资公司。可承兑期满后，物资公司却分文未付，因此外贸公司不得不对外支付信用证全额。等此时再去找物资公司时，发现已人去楼空。经了解，该公司早已欠下巨额外债，而外商是与其有多年关系的朋友。他们"合作"使外贸公司遭到了巨额损失。

结合以上案例分析:

(1) 外贸公司遇到了哪些风险?

(2) 外贸公司应如何对这些风险进行管理?

书网融合……

| 微课 | 题库 | 本章小结 |

附　录

参考文献

[1] 徐爱军，杨敬宇 . 医药国际贸易实务 [M]. 北京：人民卫生出版社，2021.

[2] 马爱霞 . 国际医药贸易理论与实务 [M]. 北京：中国医药科技出版社，2015.

[3] 张二震，马野青，戴翔 . 国际贸易学 [M]. 北京：清华大学出版社，2024.

[4] The IQVIA Institute. The Global Use of Medicines 2024：Outlook to 2028 [EB/OL] . (2024 - 01 - 16) [2024 - 7 - 7]. https：//www. iqvia. com/insights/the - iqvia - institute/reports - and - publications/reports/the - global - use - of - medicines - 2024 - outlook - to - 2028.

[5] Regulatory policy and pharmaceutical innovation in the United Kingdom after Brexit：Initial insights [EB/OL]. (2024 - 08 - 15) [2022 - 09 - 15]. https：//www. ncbi. nlm. nih. gov/pmc/articles/PMC9797847/

[6] 王峰 . 国际贸易理论与实务 [M]. 北京：高等教育出版社，2020.

[7] 中国医药保健品进出口商会 . 中国医药产业国际化蓝皮书 [M]. 北京：中国商务出版社，2024.

[8] U. S . FOOD AND DRUG ADMINISTRATION, CENTER FOR DRUG EVALUATION AND RESEARCH. Botanical drug development guidance for industry [EB/OL]. Washington：FDA, (2016 - 12 - 31) [2024 - 07 - 18]. https：// www. fda. gov /media /93113 /download.

[9] 张蓓蓓 . 2020 年对原产于中国的化学药品和生物药品反倾销调查案件分析及应对建议 [J]. 精细与专用化学品，2021，29（6）：1 - 3.

[10] 孔祥生，武志昂 . 我国中药以药品身份在美国注册的策略初探 [J]. 中国临床药理学杂志，2020，36（2）：372 - 376.

[11] 朱诗宇，杨龙会，谭勇，等 . 中成药在加拿大的注册情况分析及对我国中药国际注册的启示 [J]. 国际中医中药杂志，2022（2）：126 - 131.

[12] 史录文 . 中华医学百科全书·医药工商管理学 [M]. 北京：中国协和医科大学出版社，2022.

[13] 薛荣久 . 国际贸易 [M]. 北京：对外经济贸易大学出版社，2020.

[14] 裴长洪，倪江飞 . 坚持与改革全球多边贸易体制的历史使命——写在中国加入 WTO 20 年之际 [J]. 改革，2020（11）：5 - 22.

[15] "WTO 改革：机遇与挑战" 课题组 . 客观认识 WTO 当前困境 以战略思维推进 WTO 改革 [J]. 行政管理改革，2021（7）：19 - 29.

[16] 殷敏 . 《美墨加协定》投资者—国家争端解决机制及其启示与应对 [J]. 环球法律评论，2019，41（5）：160 - 174.

[17] 孙忆 . CPTPP、RCEP 与亚太区域经济一体化的前景 [J]. 东北亚论坛，2022，31（4）：98 - 113 +128.

[18] 邵冰 . 战后日本战略性贸易政策研究 [D]. 长春：吉林大学，2020.

[19] 张茉楠 . 全球化背景下美国贸易失衡的五大真相 [J]. 国际商务财会，2019（8）：4.

[20] 田正 . 日本对外经济合作与经济安全政策分析 [J]. 东北亚学刊，2024（1）：125 - 142.

[21] 陈平 . 国际贸易实务 [M]. 北京：中国人民大学出版社，2022.

[22] 李一鸣 . Incoterms® 2020 的改变、问题解析及贸易术语选用与应用 [J]. 对外经贸实务，2020（3）：62.

［23］张振安.《国际贸易术语解释通则2020》关于通知义务的有关问题［J］.中国外汇，2023
　　　（22）：45.

［24］李贞.进口抗癌药将较大幅度降价 让患者用得起 用得上 用得快［N］.人民日报（海外版），2018
　　　－04－20.

［25］崔忠付.内外联通、安全高效，加速绘就全球药品冷链新图景［EB/OL］.中物联医疗物流分会，
　　　2023－07－20. http：//chinawuliu. com. cn/lhhzq/202307/20/611984. shtml.

［26］张晓燕.UCP 600 对防范信用证欺诈的影响［J］.法商论坛，2012（1）：107－108.

［27］梁琦，国际结算［M］.北京：高等教育出版社，2019.

［28］孙立群.出入境检验检疫之机构出证和公司出证［J］.邯郸职业技术学院学报，2018（3）：69－72.

［29］王慧.外贸企业应对不可抗力事件研究［J］.对外经贸，2023（6）：13－16.

［30］杜晓英，王晓林.我国海关促进贸易便利化的措施研究［J］.对外经贸实务，2023（6）：64－69.

［31］彭德雷，王达坡，孙安艺，等.国际经贸风险合规与应对［M］.上海：上海人民出版社，2023.

［32］甄翔.IMF 副总裁：中美贸易割裂危及全球经济［N］.环球时报，2024－05－10（003）.